# 编委会名单


**主　编：** 张秀梅　钱　庆

**副主编：** 关　健　侯　丽　徐丁尧　毛　嫄

**编　者：**（按首字拼音排序）

步召德　陈松景　范云满　方　安　顾耀文
康宏宇　李　健　李　姣　李俊阳　李彦生
梁　旭　娄　培　马泓智　苗劲蔚　王安然
王　蕾　王　茜　王晰程　王正航　卫　强
魏　伟　吴　萌　吴思竹　修晓蕾　徐子犊
阎　石　杨晨柳　杨　林　张俊平　张一楠
郑　思　李露琪

# 前言

随着生物医学检测分析技术的飞速发展和相关领域研究的不断深入，健康及疾病档案，分子水平多组学指标，行为学、社会学及环境因素等多层次、多类型的生物学和医学数据指数级增长，如何有效获取、融合和利用这些海量数据中隐含的信息，改进传统诊疗方式，为人类提供更好的医疗健康服务是当前生物大数据研究领域所面临的挑战，而精准医学正是以生物医学大数据，特别是组学大数据为基础，根据患者个体在基因型、表型、环境和生活方式等方面的特异性，制定个性化的精准预防、 诊断和治疗方案的全新医学模式，但是由于这个概念的兴起时间短，对于公众而言，还比较深奥与陌生，故有必要针对精准医学进行科普解读。

本书内容分为 8 个章节，分别从精准医学的基础概念、常见资源、术语标准、整合与挖掘、靶向治疗、伦理、国家专项等方面提出了与精准医学相关的一系列问题，给出相应的科普性解答，并对精准医学未来的发展进行了展望。

第 1 章，基础概念篇主要介绍了精准医学的概念、发展历史、本质与内涵、指导思想和发展的总体目标，描述了精准医学与个体化医疗、转化医学、循证医学的关系。

第 2 章，精准医学数据资源篇主要介绍了精准医学常见的数据资源，详细描述了文献数据资源、基因组数据库、转录组数据库、蛋白质组数据库、生物分子网络数据库、复杂疾病数据库、表观遗传数据库、基因型—表型数据库、生物样本数据库。

第 3 章，精准医学术语标准篇主要介绍了精准医学术语的概念和作用，以及常见的医学术语标准和数据库，详细描述了基因本体、疾病本体、人类表型本体、序列本体、一体化医学语言系统、国际疾病分类、观测指标标识符逻辑命名与编码系统、系统化临床医学术语集、药物基因组学数据库、中医临床术语系统、精准医学本体。

第 4 章，精准医学数据挖掘篇主要介绍了精准医学数据的类型与特征，重点描述了高通量组学数据、临床诊疗数据、生物医学文本、生物样本库，利用数据挖掘技术对其进行转化，可实现依据每个个体的基因、健康差异来制定个性化治疗和预防方案的新型治疗方法。

第 5 章，精准医学疾病篇主要介绍了精准医学如何治疗各类疾病，如胶质瘤、胰腺癌、肺癌、乳腺癌、肾细胞癌、胃癌、肝癌、结直肠癌、食管癌、甲状腺癌、卵巢癌、子宫内膜癌、神经罕见病、眼科罕见病、内分泌罕见病、新生儿遗传病、舞蹈症、肌张力障碍、帕金森病、遗传性共济失调。

第 6 章，精准医学伦理篇主要介绍了与精准医学密切相关的有哪些重要伦理要求、伦理挑战、特殊的知情同意、特殊隐私保护以及伦理问题重点。

第 7 章，精准医学计划篇主要介绍了精准医学的国内外政策背景，美国、英国、加拿大、澳大利亚的精准医学发展目标，精准医学的时代机遇及挑战，中医药研究在精准医学发展中起到的作用，我国精准医学的发展目标以及哪些因素确保了我国精准医学计划的顺利实施。

第 8 章，精准医学国家重点专项篇主要介绍了我国在精准医学领域做了哪些重点部署计划以及在精准医学大数据关键技术研发、大型健康队列、重大疾病队列、罕见病队列、临床生物样本库、知识库建设、生命组学临床应用技术、生物医学大数据分析技术、个体化治疗、肿瘤免疫、基因测序、新型生物标志物的发现与应用等方面布局了哪些专项。

# 目录

## 第 2 章　精准医学数据资源篇 /019



## 第 3 章　精准医学术语标准篇 /085

## 第 8 章　精准医学国家重点专项篇 /533

# 第 1 章
# 基础概念篇

## 1.1 精准医学的发展历史你知道吗

精准医学是一种医疗保健的生物医学策略，旨在基于个性化改善患者的诊断、医疗决策、药物、治疗和预后，并使生活质量更好。21 世纪，医学研究技术手段、研究内容、涉及领域和研究方式等均发生了极大变化。随着生物医学研究和技术的快速发展，研究内容不断深入到分子水平。基因重组、分子克隆、免疫技术、生物芯片、细胞工程、组织工程、干细胞、基因编辑等现代分子生物学、生物信息学等生物技术在医学研究领域中应用。分子病理学和分子遗传学等学科的发展，使疾病在分子水平能找到遗传因素的影响，甚至可能找到分子水平治疗的方法。这些技术快速促进人类对疾病认识水平的提高，也构成了精准医学的技术基础。实现精准医学的关键步骤之一是收集、定义、评分个体患者的临床表型，并通过数字评估评分系统将临床信息动态记录并转化为信息学。人体样本，例如手术或活检组织、血液和体液，特别是激光捕获显微切割或分类的靶细胞或组织，用于测量基因表达、测序、表观遗传学或蛋白质表达。

精准医学的发展经历了蕴育、成长和爆发式扩展的过程。现代分子生物学的进展，特别是人类基因检测和基因测序的发展促进了精准医学概念和研究时代的开启。精准医学的实践比精准医学概念的提出要早很多。例如，20 世纪 70 年代后期，分子生物学促成了个性化医疗的概念。1989 年，美国国立卫生研究院（the National Institute of Health，NIH）首次授权基因转移研究。2003 年人类基因组计划的完成标志着进入后基因组时代。在人类基因组计划完成之后的一段时间里，人们投入了更多的精力来探索基因组信息与人类疾病和医疗保健之间的关系。

单核苷酸多态性（Single Nucleotide Polymorphism，SNP）和用于检测它们的微阵列分析两个关键的发现迎来了基因组医学的时代。在我们 0.9% 的基因组中，单核苷酸多态性约占已知遗传多态性的 90%，这使得每个个体都是独一无二的。SNPs 在不同病理类型和治疗成功率中的特征与诊断、预后和个体化患者的治疗相关。高通量测序技术（Next-Generation Sequencing，NGS），提高了基因检测效率和准确性，大大降低了检测成本，使人类基因组测序的成本从人类基因组计划所需的 30 亿美元骤降到仅 1500 美元，更使疾病的分子机制研究得以迅速发展。在此背景下，2011 年，美国国家科学院所属的国家科学委员会发布了《迈向精准医学：建立生物医学知识网络与疾病新分类体系》的报告，在该报告中使用了“精准医学”一词。

但精准医学概念的正式确认是在 2015 年 1 月 30 日，时任美国总统的贝拉克·侯赛因·奥巴马在美国的国情咨文中提出“精准医学计划”（Precision Medicine Initiative，PMI），希望精准医学可以引领一个医学新时代。同年，美国国立卫生研究院发起了一项新的精准医学计划，旨在加速恶性肿瘤等疾病的“治疗”，并让患者和家庭获得个性化的健康信息，以改进医疗保健决策。詹启敏院士提出我国在 21 世纪初就已经认识到医学治疗需要“精准”，并在 2006 年首先提出了“精准外科”的概念，得到了国内外医学界的认可。后被引用到肿瘤放疗、妇科等医学领域。

这个概念提出后，各国也开启了精准医学的战略规划。美国财政预算在 2016 年拨付给美国国立卫生研究院、美国食品药品监督管理局、美国国家医疗信息技术协调办公室等机构共 2.15 亿美元用于资助精准医学相关研究和创新发展。精准医学被广泛认可和推动，特别是近年来广泛应用的各种组学研究，如人类基因组序列、蛋白质组学、代谢组学研究及其产生的大型生物数据库、大数据分析技术，基因转移特别是基因编辑技术，以及互联网和移动健康技术等。我国在“十三五”期间也启动并由科技部设立“精准医疗重点科技研发计划”。以金力院士团队为代表提出表型组学及其与基因型的整合被认为将更有利于精准医学的快速开展和进展。

精准医学从目的来说，概括起来包括三大部分：精准预测、精准诊断和精准治疗。个性化诊断进展相对更加快速，高通量测序技术的快速发展，将分子生物学诊断技术提高到一个崭新的阶段，使基因检测从单一检测发展为多基因，甚至全基因组的检测，并且随着其检测成本的降低，已逐渐进入临床应用阶段。

2007 年直接面对消费者的基因检测（Direct-To-Consumer genetic tests，DTC gt）第一次商业化，此后其应用迅速发展，并被欧洲科学院科学咨询委员会定义为在没有医疗保健专业人员的监督下直接向公众销售市场化的基因检测，包括在柜台进行的基因检测。随着全球合作共享项目“人类基因组计划”共享研究数据的迅速发展，DTC gt 数据的共享也日益发展，23andMe、Family Tree DNA 及 Ancestry.com 等公司提供的 DTC gt 已经成为遗传数据的另一个主要来源。DTC gt 开展的业务更多的是以疾病预测为主，如肥胖、心脑血管疾病、老年痴呆等疾病。通常一些商业检测也把一些恶性肿瘤的相关性比较成熟的基因打包检测，以满足一些消费者的需求。DTC gt 的监管相对缺乏，需要消费者慎重考虑。具体的一些考虑因素，我们将在第 7 章“精准医学伦理篇”部分，对分子遗传检测面临的技术和解读限制性进行说明。

精准医学的另一方面，靶向治疗和基因治疗也取得了一定进展。以基因治疗为例，2004 年初在 24 个国家进行了 918 次试验；2017 年 11 月，在 38 个国家进行了 2597 项试验。但进展远不及精准诊断，在大多数试验中不足以实现治疗预期益处，只有个别案例具有治疗效果已经被通过审核。其中最值得注意的包括治疗几种原发性免疫缺陷性疾病，如 Leber 先天性黑蒙症、血友病 B14 和 X- 连锁肾上腺脑白质营养不良（X-ALD）。这是慢病毒载体成功用于治疗人类遗传性疾病的第一份报告，也是中枢神经系统严重疾病首次得到可测量的疗效治疗。有报道首次使用免疫疗法进行成功的临床试验，2012 年费城艾布拉姆森癌症中心的研究人员描述了用自体 T 细胞治疗 3 名慢性淋巴细胞白血病患者并获得有希望的早期结果。近年来，工业界和创业公司对基因治疗的兴趣空前浓厚。这反映了该领域日益增强的信心，其基础是治疗功效的日益频繁的报告和最近批准的第一种基因治疗产品 Glybera（uniQure），该产品在 2012 年获得 EMA 批准，Strimvelis （GlaxoSmithKline）在 2016 年获得 ADA SCID 的许可。最近，诺华公司开发的第一种 CAR-T 细胞治疗产品 Kymriah（以前称为 tisagencleucel 和 CTL019）在 2017 年 8 月被 FDA 批准。由 Spark Therap.ics 销售的 Kite Pharma 和 Luxturna 分别于 2017 年 10 月和 12 月由 FDA 批准。2020 年诺贝尔化学奖的成果是 CRISPR/Cas9 基因编辑技术，该技术使得基因组的编辑更加精确、高效、灵活和经济，使基因水平的精准治疗可行性进一步提高，并已得到一定发展。

# 1.2 什么是精准医学

有关精准医学的描述很多。精准医学（Precision Medicine，PM）是一种基于患者基因、蛋白质及其环境信息的精确诊断、治疗、预后预测和预防策略的新型医学模式。

精准医学是由于技术进步而提高到更高层次的个性化医学。技术包括分子检测技术，特别是基因测序技术；这些技术产生的数据——基因组学、蛋白质组学、代谢组学等生物信息库，以及用于管理和分析大型数据集的计算工具、生物参考库，例如人类基因组计划、新一代基因组测序，基因组信息与定量成像生物标志物的相关性等共同带来的分子水平的疾病预测、诊断和靶向干预或治疗。

精准医学是一种新的医学方法，它根据个体基因、蛋白质或环境信息将患者分为不同的诊断、治疗和预防组。事实上，“精确医学”“个性化医学”“分层医学”等术语仍被一些组织和科学家交替使用。精准医学概念的提出背景，是生命科学的快速发展，包括基因检测、基因测序，以及基因组学、蛋白质组学等组学技术的进展，特别是基因测序技术成本的降低和大数据分析的应用，使基于分子遗传物质的疾病发病机制、医药研发和疾病预测有了技术和应用的条件。

精准医学包括两个层面，即对个体的个性化治疗，以及群体服务的医疗资源的精准分配。精准医疗专注于为每个人（个体，$n$=1）建立精确诊断、最佳预防和治疗干预的路线图。这是 2015 年提出的精准医学的初衷。

对个体的个性化治疗，精准医学区别于传统医学的重点在于“精准”的层次不同。精准医学更重视个体化基础上“疾病”的深度特征和“治疗”的高度精准性；是在对人、病、药深度认识的基础上，形成的分子水平指导的医疗技术与理念。

对群体服务的精准分配，是基于互联网、大数据，以及移动医疗、可穿带设备等对医疗资源的精准分配，提高医疗资源的使用效率，节省成本。

## 1.3 什么是个性化医疗

个性化医疗（Personalized Medicine），也被认为是一种医疗策略。通过提高患者保健效率，个性化医疗在为医疗系统节省资金的同时，也有可能改善患者保健效果。该策略可以最大限度地减少对患者的副作用。个性化医疗的概念在我国提出较早，具体的时间无法追溯，但是，中医的辨证治疗就是典型的个性化医疗。实际上，西医的发展，包括其研究的目的和成果，也是不断促进个体的个性化治疗。从根据性别、体重、身高的不同而用药不同，到不同血型的输血、是否具有基础疾病，例如糖尿病等，都指导着适合个体的临床诊疗方案的制定，其中一个典型的例子是，血型指导输血超过一个世纪，体现的也是个性化治疗。

个性化医疗还体现在同一药物作用于不同人群。研究表明，没有一种药物是适合所有患者的，大部分药物只对 30% ～ 70% 的患者有效，原因是患者对药物的反应取决于多种因素，如降血脂的他汀类药物对 16% 的患者无效；国家人类基因组南方研究中心的科研人员发现，广泛用于治疗心血管疾病的硝酸甘油，对许多东方人根本没有作用。药物基因组学是个性化治疗的基础，表现在个体的基因型和基因表型上。

与精准医学相对应，个性化医疗是一个倡议或号召，是将分子工具应用于个体的医疗保健，可预测适当的治疗和预防不良健康结果。个性化医疗的目标是使医疗和服务适应个体患者的生物构成。医疗保健机构可以根据使用生物标记物的诊断检测来选择治疗或临床管理策略。这些检测可以提供基因图谱等，以确定使一个人容易受到某些疾病或条件的影响因素，以及他们是否有可能对特定的治疗做出反应。

## 1.4 精准医学与个体化医疗的关系是什么

精准医学与个性化医疗无法完全独立地被阐述或说明。精准医学与个性化医疗是两个相互交叉的概念，很多专家或学者将它们通用。

如果一定要说明精准医学和个性化医疗的关系，可以从目标等方面来加以分析。个性化医疗是精准医学的目标和结果；精准医学更体现过程；精准医学专注于为每个人建立精确诊断、最佳预防和治疗干预的路线图。精准医学这个术语更具机械性，它的目标是整合个体水平的分子和临床数据，以开发更精确的疾病分类法，从而加强诊断、治疗和疾病管理。精准医学是促进个性化医疗的最新路径。个性化医疗的目标是利用组学的大量发现，为个体患者的生物学量身定制药物选择、剂量和干预措施。个性化医疗的承诺是治疗性和经济性的，是以更好的医疗保健为目标，促进诊断和治疗的研究和发现，并预测个人对疾病或条件的倾向。此外，个性化医疗过程中突出生物统计学和生物信息学专家对临床提供信息的作用——帮助预防与临床决策。

## 1.5 精准医学的本质和内涵是什么

精准医学的本质是基于个体的分子或基因及其表达差异考虑的预防

和治疗策略理念。精准医学包括通过科学技术的进步，例如遗传学和基因学的相互融合，是在更精确的水平上实现个体化或个性化医学的概念。2015 年提出的精准医学，不是传统意义的个性化治疗，而是基于分子生物学的宽泛的研究计划，鼓励创造性的方法，促进精确用药，严格的测试，并最终使用它们来建立必要的证据基础，指导临床实践。精准医学为疾病的诊断和治疗提供科学的证据，将疾病的诊断和治疗着眼点推进到了分子水平。

从内涵角度，精准医学是基于分子和组学基础上的生物医学研究。组学，是一个包含多个分子学科的术语，涉及 DNAs、RNAs、蛋白质和代谢等全套生物分子特性和大数据分析。更准确地说，精准医学的内涵是分子遗传学、分子诊断学、分子治疗学和分子病理流行病学的综合。

## 1.6 精准医学的指导思想是什么

精准医学的指导思想包括以下两个方面。

一是个体诊疗层面。精准医学在对个人的诊疗方面是正确的人、正确的药物、正确的用量，以期最佳治疗方案和治疗效果，从临床研究到提供临床决策支持，即个性化医疗，旨在改善医疗、改善患者的诊断、医疗决策、药物、治疗和预后，并使患者生活质量更好。精准医学的概念不仅强调个体化的诊断和治疗，而且还强调个体化的疾病易感性评估、健康监测和预防医学。

二是社会层面。医疗卫生资源的精准使用和精准服务。基于大数据的资源的精准分配、精准安排和精准卫生经济学的成本估算等。

# 1.7 精准医学关注的科学问题是什么

从精准医学的研究特点和相关主题变化，可以看到精准医学关注的科学问题。

精准医学研究的特点：精准医学是基于分子遗传学理论，依赖分子检测、基因转移和干预等技术，以及大数据分析、临床医学和系统生物学等为技术基础的跨学科合作研究。许多科学家，如临床医学、临床肿瘤学、系统生物学或生物化学专业的科学家，都致力于这一新领域的发展。高通量测序、分子成像、组学（基因组学、蛋白质组学、代谢组学和微生物组学）、纳米技术、大数据和人工智能等先进技术已被应用于精准医学的实验室检测。精准医学的项目管理也涉及重大的跨学科合作，且引起新的管理理念，特别是伦理问题。

最近有研究根据研究主题的变化进行分析，将精准医学研究的发展分为两个阶段。

阶段一（2009—2013 年）有 4 个明显的主题演变：① 药物基因组学和药物遗传学脉络，包括药物基因组学、遗传学、多态性、药物不良反应等；② 表皮生长因子受体（EGFR）和 v-raf 小鼠肉瘤病毒癌基因同源物 B1（BRAF）脉络，包括相关分子影像学、药物传递、非小细胞肺癌（NSCLC）和 k-ras 癌基因；③ 蛋白质组学和代谢组学脉络，包括测序、生物信息学和转化医学；④ 伦理和成本效益脉络，包括医疗保健、基因检测、卫生政策等。

阶段二（2014—2018 年）主要有 3 个研究主题：①分子成像与药物传递，包括理论、诊断、免疫治疗和机器学习；② EGFR 与突变脉络，包括 NSCLC、k-ras、肿瘤、靶向治疗、NGS、DNA 和 miRNA；③药物基因组学与药物遗传学，包括细胞色素 P450、表观遗传学、心血管疾病、组学和生物信息学。

## 1.8 精准医学发展的总体目标和阶段性目标是什么

精准医学计划“启动一种新的精准医疗，以更接近癌症和糖尿病等疾病，并使我们所有人获得个性化的信息，我们需要保持自己和我们的家庭更健康”。

精准医学发展的总体目标，使个体获得保持自己和家人更健康的、全面的个性化信息，并用于疾病的诊疗和预防；是适用于整个范围的健康和疾病知识。

阶段性目标是指精准医学计划的两个主要组成部分：长期目标和短期目标。长期目标主要涉及预防相对昂贵的慢性病，而且其被认为遗传因素具有重要作用，包括糖尿病、心血管疾病和老年痴呆症等。短期目标集中在恶性肿瘤。大多国家，包括美国、中国的最初目标都集中或包括恶性肿瘤。尽管许多疾病过程将通过精准医学研究，以便更好地理解和改善治疗反应，但肿瘤学研究和实践转化正引领着这一倡议的最先亮相，被称为近期焦点。之所以选择肿瘤，首先是因为肿瘤是损害人类健康并威胁生命的重大常见病。世界卫生组织（WHO）资料显示，肿瘤为全球人口第二大死因，严重危害人类的健康和威胁生命，肿瘤的预防、诊治是临床、科研、健康管理人员、相关政策制定者所关注的重要健康问题之一。选择肿瘤作为代表，还由于肿瘤本身的异质性、家族遗传性等重要特征，基因及其表达已被现有研究证实与肿瘤的发生、发展和预后等均有一定的关系。因此，肿瘤成为精准医学计划的近期阶段的研究主题。

## 1.9 精准医学与转化医学的关系是什么

转化医学也是在生命科学快速发展以来，先于精准医学提出的医学研究模式。其主要目的是为了打破基础医学与药物研发、临床医学之间固有的屏障，建立起彼此的直接关联，缩短从实验室到病床（bench to bedside）的过程，把基础研究获得的研究成果快速转化为临床上的治疗新方法，从而更快速地推进临床医学的发展，最终使患者直接受益于科技发展。转化医学研究倡导从临床工作中发现和提出问题，由基础研究人员进行深入研究，然后再将基础科研成果快速转向临床验证，进而完成产业化，形成诊断与治疗的新技术和新方法。

转化医学与精准医学具有一定的相似点，都是基于分子生物学技术的快速发展背景提出的；目的都是通过生命科学的进展加快探寻疾病机制，提高疾病诊疗水平和促进人类健康。

但转化医学更强调研究模式，以及研究结果的快速验证和转化。精准医学的研究成果也是转化医学的内容。精准医学可以理解为临床和转化医学的一部分。

转化医学可以促进精准医学的研究和应用。精准医学研究可以采取转化医学的研究模式，因为精准医学研究的问题来自临床工作，所以精准医学研究的成果能够快速转向临床验证，进而成为个性化医疗、预测和预防疾病的产品或方法，促进精准医学的目标——个性化医疗和精准预防得以实现。

## 1.10 精准医学与循证医学的关系是什么

精准医学作为研究模式开启了分子流行病学时代。精准的科学基础是分子病理流行病学，其目的是在分子水平上的循证医学（Evidence-Based Medicine，EBM），主要确定生物标志物、药物反应和疾病结局之间的关系。在人类基因组计划后的后基因组时代，由于技术上的突破和较低的价格，高效、高通量和准确的测序可以应用于基因组学、代谢组学、微生物组学和蛋白质组学，导致了越来越多的致病性生物标记物的发现，特别是各种组学数据库的积累和大数据分析技术，使生物标记物和药物分子靶向药物组学等的发现周期大大缩短，使分子水平的循证医学得以快速发展。虽然，临床医生目前仍使用临床试验和初步研究来评估生物标志物与疾病之间的关系。

## 1.11 我国精准医学发展的战略需求和重点任务是什么

我国精准医学发展的战略需求和重点任务也分两步走，有两个阶段。

### （一）长期战略需求和重点任务

长期战略需求和重点任务是通过精准医学实现我国的健康战略、疾病机制研究和个性化医疗体系。具体来说，未来我国精准医学的重点任务将主要围绕 4 个方面展开。

### 1. 精准防控技术及防控模式研究

治病于未病，防病于未然，是医学发展的目标。以疾病高发区前瞻性人群及易感人群等为探索模型和试点，建立符合中国国情的个体化综合预防模式。

### 2. 分子标志物的发现和应用

通过疾病相关的基因组、表观遗传组、转录组、蛋白质组和代谢组等研究，发现新的疾病特征性诊断和预后标记物，用于早期疾病的预警、筛查和诊断，指导治疗方案的选择及治疗敏感性、疾病预后和转归的预测。

### 3. 分子影像学和分子病理学的精准诊断

精准诊断是精准治疗的基础，包括研发分子影像与现有 MRI、CT、超声等多模态图像融合，无创、微创精准诊断技术。

### 4. 临床精准治疗

精准治疗是精准医学的最终目的，结合患者的个体健康表型信息，包括个体生物信息，如临床分子分型、分子病理和分子影像学等，采取针对疾病特异性的治疗方案，包括分子靶向治疗、抗体靶向治疗、精准免疫治疗及个体化细胞治疗等策略。

## （二）近期战略需求和重点任务

中国的肿瘤发病人数多、发病率上升速度快，死亡率高于全球平均水平。而且，肿瘤发病谱和肿瘤发病率与死亡率的地域分布等都有显著的特点。

为尽快解决肿瘤疾病带来的健康与社会经济压力，亟须在肿瘤疾病的研究和防治方面探索出一个新的有效模式。在当前科技发展的前沿水平下，肿瘤精准医学可能是有效改善上述情况的一个最佳切入点。肿瘤精准医学基于肿瘤患者个体的遗传与疾病特征，通过精准诊断为患者提供一种“量体裁衣”的治疗方案，不但“对症下药”，而且治疗方案因人而异，即针对每一个肿瘤患者的个体特征而定制和实施医疗决策。肿瘤精准医学诊断将包含基因和蛋白检测在内的遗传、分子及细胞学信息、生活方式、环境信息等多角度的大数据综合分析，旨在实现尽可能早期的精确诊断。肿瘤精准医学治疗指在精准诊断基础上的多学科综合治疗方式的准确应用，尤其是未来以高靶向、低不良反应为特点的治疗方式的研发和应用。

具体来说，肿瘤精准医学规划中的重点任务包括以下 6 个方面。

### 1. 大规模人群队列、生物样本库和信息学研究

建设大规模癌症患者及配对健康人群队列，在高发区建立前瞻性人群队列及包含尽可能全面信息的相关生物样本库；构建整个人群队列和生物样本库信息的大型肿瘤数据库系统，统一数据交换格式，便于数据共享和交换。

### 2. 在精准医学思路指导下的病因学探索及防控技术和防控模式的研究

对环境暴露因素和个体内因进行调查及检测研究，对高发现场和高危人群采用基于个体化分层的预防性前瞻研究；建立符合我国肿瘤流行特点和国情的个体化的多因素综合预防模式。

### 3. 发现一系列肿瘤分子标志物

在基因组、表观遗传组、转录组、蛋白质组和代谢组等新技术的支撑下，发现一系列新的肿瘤分子标志物，通过对组学大数据的综合分析，识别出潜在临床应用价值的分子标志物和分子靶点，用于肿瘤的筛查、诊断、治疗、复发转移监测，以及疗效和安全性（及动态）的评估等。

### 4. 肿瘤精准医学中分子标志物的应用

肿瘤精准医学中的分子标志物将服务于肿瘤的早期筛查、诊断、分型，预测疾病预后与复发，监测肿瘤治疗敏感性，指导治疗方案选择。

### 5. 分子影像学和病理学的精确诊断

促进分子标志物与分子影像学和病理学的结合，使肿瘤影像诊断与病理诊断向纵深发展，以及与此相关的分子影像学成像设备研发；研究CT、MRI、超声等影像诊断的多模态图像融合技术；研究无创、微创精准诊断的新技术。

### 6. 临床精准治疗

在肿瘤分子标志物和分子靶点研究的基础上，综合分子分型及个人遗传等方面信息，做个性化肿瘤治疗方案研究；精准医学基础上的靶向治疗、免疫治疗和细胞治疗等生物治疗研究，以及基于大数据分析的多学科综合治疗方案的有效性和合理用药研究。

（关健）

---

关健　医学博士（中国协和医科大学），法学博士后（中国社会科学院），卫生管理学研究员、教授，国家科技基础条件平台——人口健

康科学数据中心（临床医学－协和）常务副主任和肿瘤专题负责人。兼任《中国医学伦理学》杂志副主编，科技部等部门科技伦理治理、人类遗传资源项目管理和法律咨询专家。

**参考文献**

[1] CLARKE A J. Managing the ethical challenges of next generation sequencing in genomic medicine[J]. Br Med Bull,2014,111(1):17-30.

[2] BORRY P,HOWARD H C, Sénécal K,et al. Health-related direct-to-consumer genetic testing: a review of companies' policies with regard to genetic testing in minors[J]. Fam Cancer,2010,9:51-59.

[3] European Academies Science Advisory Council. Direct-to-consumer genetic testing for health-related purposes in the European Union. 2012; Available at: www.easac.eu/fileadmin/Reports/EASAC_Genetic_Testing_Web_complete.pdf, accessed April 26, 2015.

[4] HAEUSERMANN T,GRESHAKE B,BLASIMME A,et al. Open sharing of genomic data: Who does it and why? [J]. PLoS One. 2017,12(5):e0177158.

[5] GUAN J, CHEN J. Translational research and its effects on medicine in China[J]. CMJ,2011,124(19):3170-3175.

[6] 关健，陈杰．转换医学研究——让患者更快受益于医学科技 [J]. 基础医学与临床 ,2008，28(8):785-788.

[7] 詹启敏．中国精准医学发展的战略需求和重点任务 [J]. 中华神经创伤外科电子杂志 ,2015,001(005):1-3.

[8] MORASH M,MITCHELL H,BELTRAN H,et al. The role of next generation sequencing in precision medicine: a review of outcomes in oncology[J]. J Pers Med,2018,8(3): 30.

[9]OLIVIER M, ASMIS R,HAWKINS GA,et al The need for multi-omics biomarker signatures in precision medicine[J].Int J Mol Sci,2019,20(19):4781.

[10]GHASEMI M,NABIPOUR,OMRANI A,et al. Precision medicine and molecular imaging: new targeted approaches toward cancer therapeutic and diagnosis[J]. Am J Nucl Med Mol Imaging,2016, 6(6):310-327.

[11] DAINIS AM AND ASHLEY EA. Cardiovascular precision medicine in the genomics era[J]. JACC Basic Transl Sci,2018,3(2):313-326.

[12] DUGGER SA,PLATT A,GOLDSTEIN DB. Drug development in the era of precision medicine[J]. Nat Rev Drug Discov,2018,17(3):183-196.

[13] FITIPALDI H,MCCARTHY MI,FLOREZ JC,et al. A global overview of precision medicinein type 2 diabetes[J]. Diabetes,2018,67(10):1911-1922.

# 第 2 章 精准医学数据资源篇

## 2.1 精准医学常见数据资源有哪些

精准医学资源涵盖了生命科学的各类数据，包括核苷酸序列、RNA 序列、蛋白质序列、结构、代谢和信号通路、基因组、人类基因和疾病等，以及个体临床数据和健康相关体征数据、文献资源等。这些数据存储于数据库中，根据访问权限的不同，分为公开访问数据库（open accessible database）和订阅数据库（subscription database）；根据收录内容的不同，分为特定内容数据库（specific database）和整合数据库（integrated database）；根据数据加工程度的不同，分为原始数据库（raw database）和加工整理数据库（curated database）。

美国国家生物技术信息中心（U.S. National Center for Biotechnology Information，NCBI）、欧洲生物信息学研究所（EMBL-European Bioinformatics Institute，EMBL-EBI）等机构构建、维护了海量的精准医

学数据资源。

NCBI 成立于 1988 年，是美国国立卫生研究院国家医学图书馆的重要组成部分，旨在为分子生物学家提供一个信息储存和处理的系统。目前，NCBI 建设维护的数据库大致分为文献、健康数据、基因组、基因、蛋白质、化学品等 6 类，其核心资源见表 2-1。这些数据库由 Entrez 检索系统提供统一的、整合式的数据检索服务。

表 2-1 NCBI 数据资源概况

| 数据库 | URL | 数据库描述 |
| --- | --- | --- |
| 文献数据 | | |
| PubMed | https://www.ncbi.nlm.nih.gov/pubmed | 收录自 1860 年以来超过 1800 万条医学文献摘要或引文数据 |
| PubMed Central | https://www.ncbi.nlm.nih.gov/pmc/ | 收录超过 160 万条生命科学领域同行评审期刊全文文献 |
| Bookshelf | https://www.ncbi.nlm.nih.gov/books/ | 收录生物医药类图书和报告 |
| 健康数据 | | |
| ClinVar | https://www.ncbi.nlm.nih.gov/clinvar/ | 存储有关基因组变异及其与人类健康关系的信息 |
| dbGaP | https://www.ncbi.nlm.nih.gov/gap/ | 存储人类基因型和表型相互作用的研究数据和结果 |

（续表）

| 数据库 | URL | 数据库描述 |
| --- | --- | --- |
| 基因组数据 | | |
| SNP | https://www.ncbi.nlm.nih.gov/snp/?term= | 存储关于单个碱基的替换、插入和删除等引起 DNA 序列多态性的数据 |
| Nucleotide | https://www.ncbi.nlm.nih.gov/nuccore/ | 存储核苷酸碱基顺序及其相关注释信息 |
| BioSample | https://www.ncbi.nlm.nih.gov/biosample/ | 存储实验分析中使用的生物样本信息 |
| SRA | https://www.ncbi.nlm.nih.gov/sra/ | 存储来自高通量测序平台的原始测序数据和比对信息 |
| dbVar | https://www.ncbi.nlm.nih.gov/dbvar/ | 收录人类基因组结构大于 50bp 的大型变异信息 |
| Assembly | https://www.ncbi.nlm.nih.gov/assembly/ | 存储基因组拼接信息 |
| Genome | https://www.ncbi.nlm.nih.gov/genome/ | 存储基因组信息，包括序列、图谱、染色体、装配体和注释 |
| 基因数据 | | |
| GEO Profiles | https://www.ncbi.nlm.nih.gov/geoprofiles/ | 存储基因表达谱信息 |

（续表）

| 数据库 | URL | 数据库描述 |
|---|---|---|
| Gene | https://www.ncbi.nlm.nih.gov/gene/ | 存储基因位点相关信息 |
| GEO DataSets | https://www.ncbi.nlm.nih.gov/gene/ | 存储从 GEO 数据库组装的基因表达数据集 |
| PopSet | https://www.ncbi.nlm.nih.gov/popset/ | 存储从已经提交给 GenBank 的种群、系统发育、突变和生态系统研究中衍生的相关 DNA 序列的集合 |
| 蛋白质数据 | | |
| Protein | https://www.ncbi.nlm.nih.gov/protein/ | 存储蛋白质序列数据 |
| Protein Clusters | https://www.ncbi.nlm.nih.gov/proteinclusters/ | 存储相关蛋白质序列（簇）的集合 |
| Sparcle | https://www.ncbi.nlm.nih.gov/sparcle/ | 存储用于蛋白质序列的功能表征和标记的资源 |
| Structure | https://www.ncbi.nlm.nih.gov/structure/ | 存储实验确定的生物分析结构数据 |
| Conserved Domains | https://www.ncbi.nlm.nih.gov/cdd/ | 存储注释蛋白质功能单元的信息 |

（续表）

| 数据库 | URL | 数据库描述 |
| --- | --- | --- |
| 化合物数据 | | |
| PubChem Substance | https://www.ncbi.nlm.nih.gov/pcsubstance/ | 存储化合物原始数据 |
| PubChem Compound | https://www.ncbi.nlm.nih.gov/pccompound/ | 存储整理后的经过验证的化合物化学结构描述信息 |
| BioSystems | https://www.ncbi.nlm.nih.gov/biosystems/ | 存储与基因、蛋白质和化学物质相关的分子通路 |

EMBL-EBI 成立于 1994 年，是欧洲分子生物学实验室（EMBL）的重要组成部分，由原 EMBL 核酸序列数据库管理机构发展演变而来。目前，EMBL-EBI 建设维护的数据库大致分为文献、分子、基因、基因组和变异、分子图谱、蛋白质和蛋白质家族、分子与细胞结构、化学、分子系统等 8 类，其核心资源见表 2-2。

表 2-2 EMBL-EBI 数据资源概况

| 数据库 | URL | 数据库描述 |
| --- | --- | --- |
| 文献数据 | | |
| Europe PMC | http://europepmc.org/ | 收录 3200 万以上的生物医学文献摘要和 400 万以上的全文文献 |

（续表）

| 数据库 | URL | 数据库描述 |
| --- | --- | --- |
| 分子数据 | | |
| ENA | https://www.ebi.ac.uk/ena | 收录核苷酸序列数据 |
| European Variation Archive | https://www.ebi.ac.uk/eva/ | 收录所有物种的遗传变异数据 |
| EGA | https://www.ebi.ac.uk/ega/ | 存储基因型表型数据 |
| BioSamples | https://www.ebi.ac.uk/biosamples/ | 存储生物样本数据 |
| 基因、基因组和变异数据 | | |
| VectorBase | https://www.vectorbase.org/ | 存储基因组、表型和以人群为中心的数据 |
| WormBase | https://wormbase.org//#012-34-5 | 存储有关秀丽隐杆线虫和相关线虫的遗传学、基因组学和生物学信息 |
| 分子图谱数据 | | |
| ArrayExpress | https://www.ebi.ac.uk/arrayexpress/ | 存储芯片和高通量测序数据 |
| PRIDE | https://www.ebi.ac.uk/pride/ | 存储通过质谱测定的蛋白质表达数据 |

（续表）

| 数据库 | URL | 数据库描述 |
|---|---|---|
| 蛋白质和蛋白质家族数据 | | |
| UniProt | https://www.uniprot.org/ | 存储蛋白质序列和功能信息资源 |
| Enzyme Portal | https://www.ebi.ac.uk/enzymeportal/ | 存储酶相关的信息 |
| Pfam | http://pfam.xfam.org/ | 存储蛋白质家族数据 |
| Rfam | http://rfam.xfam.org/ | 存储有关非编码 RNA 家族和其他结构化 RNA 元素的信息 |
| 分子与细胞结构数据 | | |
| PDBe | https://www.ebi.ac.uk/pdbe/ | 存储生物大分子结构数据 |
| EMDB | https://www.ebi.ac.uk/pdbe/emdb/ | 存储大分子复合物和亚细胞结构密度图信息 |
| EMPIAR | https://www.ebi.ac.uk/pdbe/emdb/empiar/ | 存储电子显微镜公共图像数据 |
| 化学数据 | | |
| ChEMBL | https://www.ebi.ac.uk/chembl/ | 存储各种靶点及化合物的生物活性数据 |
| MetaboLights | https://www.ebi.ac.uk/metabolights/ | 存储代谢组学数据 |

（续表）

| 数据库 | URL | 数据库描述 |
|---|---|---|
| 分子系统数据 | | |
| BioModels | http://www.ebi.ac.uk/biomodels/ | 存储数量型生物化学模型数据 |
| IntAct | https://www.ebi.ac.uk/intact/ | 存储分子相互作用数据 |
| Reactome | https://reactome.org/ | 存储信号通路数据 |

此外，全球基因组学与健康联盟（Global Alliance for Genomics and Health，GA4GH，https://www.ga4gh.org）、ELIXIR（https://elixir-europe.org）、Big Data to Knowledge（BD2K）、国际癌症基因组联盟（International Cancer Genome Consortium，ICGC）、国际人类表观基因组联盟（the International Human Epigenome Consortium，IHEC）、国际罕见病协会（the International Rare Disease Consortium，IRDiRC）等组织也构建并维护了各类精准医学数据资源。

## 参考文献

[1] SAYERS E W,BECK J,BRISTER J R, et al. Database resources of the National Center for Biotechnology Information[J]. Nucleic Acids Res, 2020,48(1):9-16.

[2] National Center for Biotechnology Information,U.S. National Library of Medicine[EB/OL].https://www.ncbi.nlm.nih.gov/,2021-6-8/2021-8-4.

[3] COOK C E, STROE O, COCHRANE G, et al. The European

Bioinformatics Institute in 2020: building a global infrastructure of interconnected data resources for the life sciences[J]. Nucleic Acids Res,2020, 48(1):17-23.

[4] European Molecular Biology Laboratory,EMBL-EBI[EB/OL].https://www.ebi.ac.uk/,2021-5-28/2021-8-4.

[5] CIRILLO D,VALENCIA A.Big data analytics for personalized medicine[J].Curr Opin Biotechnol,2019,58:161-167.

## 2.2 如何查询精准医学文献资源

精准医学文献资源可以通过常用的生物医学文献数据库查询，包括：①文摘数据库，如中文的 SINOMED，英文的 PUBMED、EMBASE 等；②全文数据库，主要是指电子期刊、电子图书数据库，如中文的知网（CNKI）、维普网（VIP）、万方数据知识服务平台、万方医学网，英文的 *ScienceDirect*、*Nature*、*PNAS*、*SpringerLink* 等；③事实型数据库，如百科全书、临床指南、循证医学数据库（如 Cochrane）等。

### （一）文献检索步骤

查询精准医学文献资源常遵循以下步骤（图 2-1）：

第一步：分析研究课题并明确检索要求；

第二步：根据检索要求确定检索工具；

第三步：选择检索方法；

第四步：确定检索途径和检索标识：① 文献外表特征的检索途径，如文献名称、著作者；② 文献内容特征的检索途径，如分类、主题等；

第五步：通过文献线索来获取原始文献。

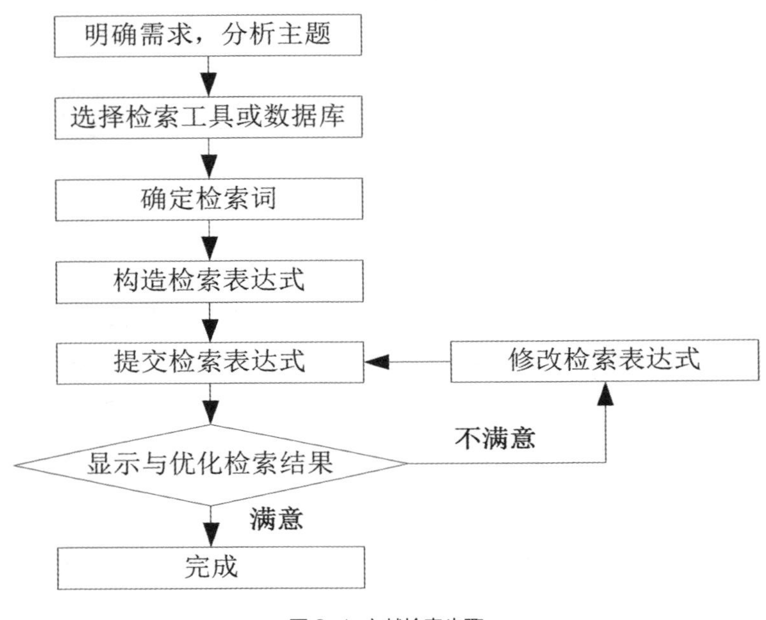


图 2–1 文献检索步骤

## （二）文献检索常用方法

常用的文献检索方法主要包括布尔逻辑检索、主题检索、快速检索、高级检索等。

### 1. 布尔逻辑检索

布尔逻辑检索是指利用布尔逻辑运算符连接各个检索词，然后由计算机进行相应逻辑运算，以找出所需信息的方法。

布尔逻辑运算符包括 AND/OR/NOT。

AND 表示检出记录中同时含有检索词 A 和检索词 B，如查找“胰岛素治疗糖尿病”的检索式为：insulin（胰岛素）AND diabetes（糖尿病）。

OR 表示检出记录中含有检索词 A、B 之一，或同时包括检索词 A 和检索词 B 的信息，如查找“肿瘤”的检索式为：cancer（癌）OR tumor（瘤）OR carcinoma（癌）OR neoplasm（新生物）。

NOT 是用于连接排除关系的检索词，即排除不需要的和影响检索结果的概念。用 NOT 连接检索词 A 和检索词 B，检索式为：A NOT B，表示检索含有检索词 A 而不含检索词 B 的信息，即将包含检索词 B 的信息集合排除掉。如查找“动物的乙肝病毒（不要人的）”的文献的检索式为：hepatitis B virus（乙肝病毒）NOT human（人类）。

在一个检索式中，可以同时使用多个逻辑运算符构成一个复合逻辑检索式。复合逻辑检索布尔逻辑检索式中，运算优先级的顺序依次为：（　）> NOT > AND > OR。如：（A OR B）AND C，即为先运算（A OR B），再运算 AND C。查找“心脏瓣膜病或心力衰竭患者的术后并发症”文献检索式为：（心脏瓣膜疾病 OR 心力衰竭）AND 手术后并发症。

### 2. 主题检索

主题检索即使用医学主题词（medical subject headings，MeSH）进行检索。主题词（headings）是描述文献重点讨论实质内容，对自然语言进行规范化处理的词语，目前共 2.5 万多个，每年更新一次，满足医学科学发展需要。副主题词（subheadings）是对主题词起限定作用的一类词汇，增强专指性，目前共 83 个，包括“诊断”“治疗”“流行病学”“并发症”等。

以检索“基因编辑技术治疗肿瘤”相关文献为例，其文献检索过程如下。

首先，分析检索要点：①基因编辑（技术、手段）；②肿瘤（治疗）。其次，确定布尔逻辑运算符（AND、OR、NOT）和常用检索符：①截词检索 *，combin*=combining OR combined OR combination；②词组检索“ ”，“stem cell”，两词必须在一起；③字段检索 [ ]，“stem cell”[ti]，“stem cell”[ab]，ti 表示“stem cell”在篇名中出现，ab 表示“stem cell”在摘要中出现。

打开 PubMed 数据库首页（https://pubmed.ncbi.nlm.nih.gov/）（图 2-2），红框显示的是快速检索栏（或称为简单检索），黄框所示的为 MeSh 数据库。右上角“Log in”为账号登录，用户在注册 NCBI 的账号后可以保存个人的检索式和设置的筛选条件等。

用简单搜索（或称快速检索）的方法，可直接在检索框中输入 "gene editing" AND (cancer[ti] OR tumor[ti]) 进行查询即可；借助 MeSH 主题词，即根据标准化的主题词进行检索，可以获得更高效的查全率和

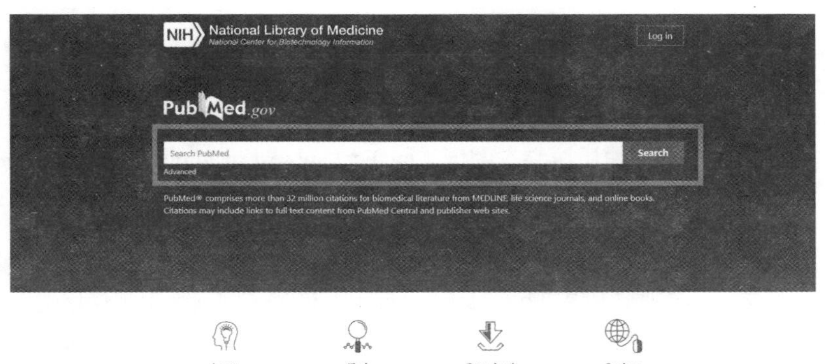


图 2-2 PubMed 官网界面（新版）

查准率。首先确认查询要点有无主题词，然后进行组配表达语义关系。

① 进入 MeSh 搜索首页（https://www.ncbi.nlm.nih.gov/mesh/），分别输入“gene editing”和“cancer”进行查询，如图 2-3。

② 选择第一个主题词“Neoplasms”，并在副主题词中选择“therapy”，点击“Add to search builder”（图 2-4）。

③ 在高级检索中把两个检索 AND 起来以获取最终检索结果（图 2-5）。用户还可以在 Additional filters 根据自己的需求限定语种、文章类别、研究对象等。

④ 点击文献标题进入详细页，可通过界面右上角“full text links”获取文摘全文。

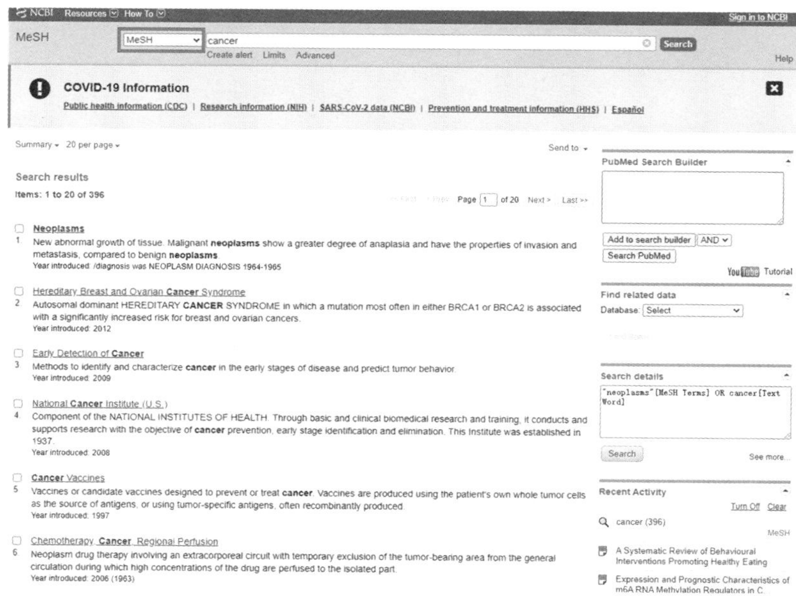


图 2-3 “cancer”MeSH 词搜索结果

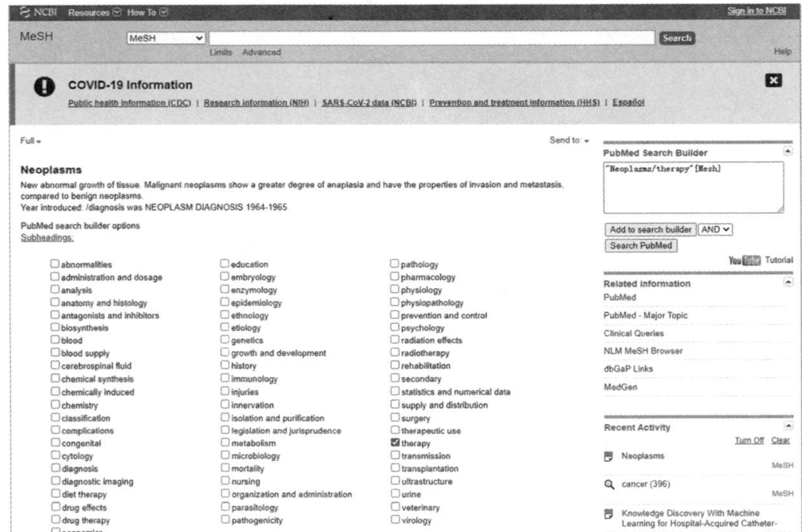


图 2-4 “Neoplasms”MeSH 词搜索结果

# 2.3 什么是基因组数据库

在生物学中，基因组（genome）是指一个生物体所包含的所有 DNA（病毒是 RNA）里的全部遗传信息。基因组包括基因和非编码 DNA。更精确地讲，一个生物体的基因组是指一套染色体中完整的 DNA 序列。人类所有具有细胞核的细胞都包含整个基因组的副本（超过 30 亿个 DNA 碱基对）。

DNA 测序技术的迅速发展及人类基因组计划的实现使得人类已知的 DNA 核酸序列不断增长，数据库技术的进步为有效管理庞大的基因组数据提供可能，由此出现了众多的基因组数据库，将序列与注释信息

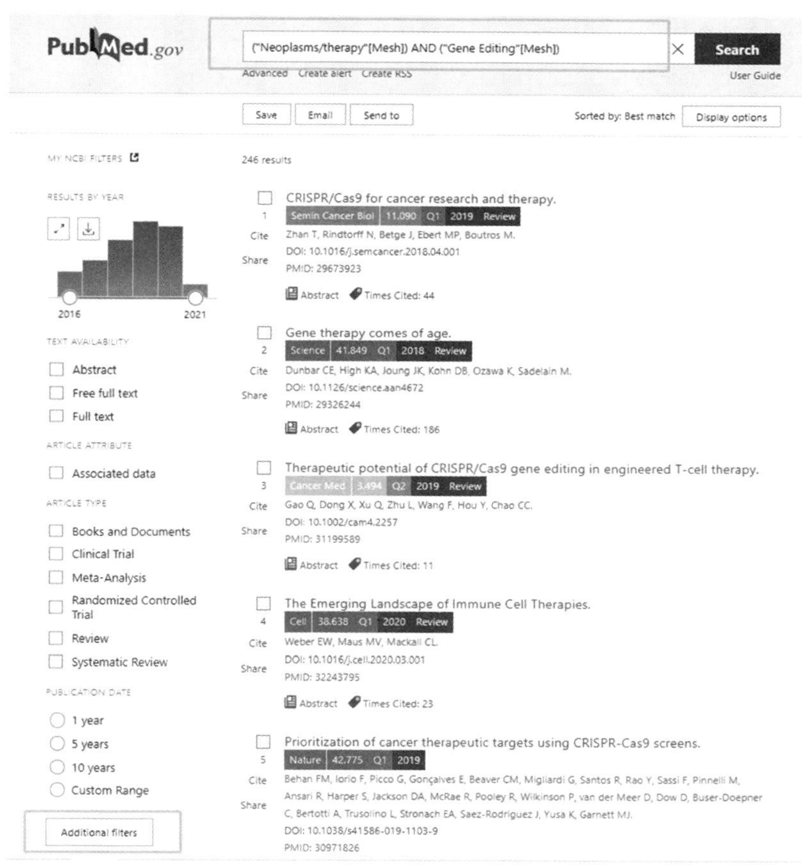


图 2-5 主题检索结果页

整合，为用户提供更便捷的查询功能和序列分析工具。基因组数据库相当于一个物种的官网，可以聚合一个物种的所有基因组信息，收集和共享数据，用户可以在线访问以了解物种信息、科研进展，做 BLAST（Basic local Alignment Search Tool，相似性基本查询工具）等简单分析，下载基因组数据等。目前常用的核酸序列数据库综合了 DNA 和 RNA 的序列数据，来源包括研究机构、核酸测序小组或科技文献，数据库中的每条记录为一条单独、连续、带注释的 DNA/RNA 片段。

国际上有 3 个常用的代表性核酸序列数据库，分别为美国国家生物技术信息中心（NCBI）的 GenBank、欧洲生物信息研究院的欧洲分子生物学实验室核苷酸数据库（European Nucleotide Archive，ENA）和日本 DNA 数据库（DNA Data Bank of Japan，DDBJ）。1988 年，3 大数据库共同成立了国际核酸序列数据库联盟（International Nucleotide Sequence Database Collaboration，INSDC），三方达成协议，进行每日数据交换与同步更新，并制作相同的充分详细的数据库向公众开放，确保能够汇集并注释所有公开的核酸及蛋白质序列。对于特定的查询，3 个数据库的响应结果一致，但在数据格式上有细微的差别。

## （一）GenBank

GenBank（https://www.ncbi.nlm.nih.gov/genbank/）是所有可公开获得的核苷酸序列及其蛋白质翻译的开放数据库，由美国国立卫生研究院下属的美国国家生物技术信息中心（NCBI）建立并维护，汇集了来自 450 万个物种的 16 亿个核苷酸序列中的 6.25 万亿个碱基对。GenBank 中的每个记录代表了一个单独的、连续的、带有注释的 DNA 或 RNA 片段，这些记录按照系统发生学或生成序列数据的技术方法划分。GenBank 所有记录均由最初作者向 DNA 序列数据库的直接提交，用户访问时可通过 Entrez Nucleotides 进行查询，使用 accession number、作者姓名、物质、基因 / 蛋白名等进行搜索。

GenBank 根据 DNA 序列的性质进行分类、存档、维护。按照序列的不同来源可分为 SYN、VRT、PLN 等 21 个分区（表 2-3）。按照生产序列的特定技术，GenBank 分为 3 个部分：①主要集合称为 CoreNucleotide；② dbEST 是表达序列标签集合，包含了单次（测序）读取的短 cDNA 序列，也包括来自于差异显示和 RACE 实验的 DNA 序列，提供了评估基因表达，发现潜在变异和注释基因的资源；③ dbGSS 是基因组调查序列集合，包含随机单次（测序）读取的基因组调查序列，cosmid/BAC/YAC 末端序列，外显子捕获的基因组序列等。

表 2-3 GenBank 分区（核苷酸碱基对）

| 分区 | 序列描述 |
|---|---|
| SYN | 合成序列 |
| VRT | 其他脊椎动物序列 |
| PLN | 植物序列 |
| UNA | 未注释序列 |
| WGS | 霰弹测序法全基因序列 |
| TLS | 目标位点测序 |
| INV | 无脊椎动物 |
| PHG | 噬菌体 |
| BCT | 细菌 |
| TSA | 霰弹测序法转录组序列 |
| VRL | 病毒 |

（续表）

| 分区 | 序列描述 |
| --- | --- |
| PAT | 专利序列 |
| ENV | 环境样本 |
| PRI | 灵长类动物 |
| HTC | 高通量逆转录 |
| MAM | 其他哺乳动物 |
| EST | 表达序列标签 |
| ROD | 啮齿类 |
| HTG | 高通量基因组 |
| STS | 序列标记位点 |
| GSS | 基因组调查序列 |

## （二）ENA

ENA（https://www.ebi.ac.uk/ena）由 EMBL-EBI 创建并维护，保存了大规模平行测序原始数据及比对信息，并且对保存的数据做了注释。

ENA 的数据有多种来源，包括原始数据的提交，小规模测序中的组装序列和注释，以及与 INSDC 的合作伙伴进行全面交换数据，主要集成了 3 个基础数据库中的信息：EMBL 核苷酸序列数据库（EMBL-Bank），跟踪档案和序列读取档案（SRA），并提供与基于测序实验的典型的工作流程，包括隔离和准备用于测序的材料、测序仪以及随后的生物信息学分析流程。ENA 将数据库结构分成 3 层——读取层、组装层、注释层，每层分为不同域，数据域又进一步细分为数据列别，支持不同格式的数据和摘要。用户可以在 ENA 浏览器以 HTML、XML、Fasta、Fastq 等文件格式进行检索，同时可以使用 ENA 浏览器提供的数据和元数据可视化功能。

ENA 为用户提供开放式的服务以支持用户提交、归档、展示和发现核苷酸数据，主要服务可分为 3 类：用户支持、数据提交和数据访问（表 2-4）。

表 2-4 ENA 服务及接入点

| 服务 | 服务接入点 | 服务宗旨 | URL |
| --- | --- | --- | --- |
| 用户支持 | 支持表格 | 用户联系和求助反馈 | https://www.ebi.ac.uk/ena/browser/support |
|  | 支持文档 | 提交，更新和发现指南以及常见问题解答 | https://ena-docs.readthedocs.io/en/latest/ |
| 数据提交 | 提交工具 | 提供各种提交工具 | https://www.ebi.ac.uk/ena/browser/submit |
| 数据访问 | ENA 浏览器 | 提供各种搜索工具 | https://www.ebi.ac.uk/ena/browser/search |

## （三）DDBJ

DDBJ（https://www.ddbj.nig.ac.jp/index-e.html）由日本国家遗传学研究所（National Institute of Genetics，NIG）于1986年建立并维护。

NIG使用超级计算机DDBJ数据库构建提供计算基础和计算资源，并负责该超级计算机系统的管理与运行。2019年，新系统配备了30PB的DNA数据归档存储；大型并行分布式文件系统（总计13.8PB）以及1.1PFLOPS计算节点和图形处理单元（GPU），主要研究对象为基因组分析。为了促进研究组之间的预发布数据共享和分析，DDBJ中心自2017年2月起在NIG SuperComputer上运行了云类型服务DDBJ Group Cloud（DGC）。在DGC数据库中，用户可以使用与公共数据库相同的数据模型上载并与研究合作者共享其出版前数据。发布后，用户可以通过简单地将数据从DGC数据库传输到DDBJ中心的相应公共站点来提交数据。

在INSDC框架内，DDBJ收集核苷酸序列并授予研究者唯一的、国际公认的序列数据发布登录号，其中主要的数据来源是日本研究人员，也包括其他任何国家的研究人员。DDBJ还提供了序列读取归档的服务，获取来自高通量测序平台的原始测序数据和比对信息，用于NCBI中测序项目元数据的BioProject及用于样品信息的BioSample。另外，DDBJ提供了与日本、韩国、美国、欧洲专利申请相关的核苷酸与氨基酸序列数据。

除INSDC数据外，DDBJ还接受了基因组表达档案库（GEA）中的功能基因组学实验数据，该档案库对应NCBI的Gene Expression Omnibus和EBI的ArrayExpress。另外，DDBJ中心与日本科学技术厅（JST）的国家生物科学数据库中心（NBDC）合作提供了需授权访问的数据库日本基因型—表型档案库（JGA）。DDBJ 还提供了搜索和分析生物数据的服务和软件工具，包括 BLAST、DRA Search、DFAST、Maser 等，并举办生物信息学培训课以教授如何提交数据和如何使用 DDBJ 的服务分析数据。

**参考文献**

[1] COOK C E,STROE O,COCHRANE G,et al.The European Bioinformatics Institute in 2020: building a global infrastructure of interconnected data resources for the life sciences[J]. Nucleic Acids Res,2020,48(1):17-23.

[2] OGASAWARA O,KODAMA Y,MASHIMA Jet al. DDBJ Database updates and computational infrastructure enhancement[J]. Nucleic Acids Res,2020,48(1):45-50.

[3] SAYERS E W,CAVANAUGH M,CLARK K,et al. GenBank[J],Nucleic Acids Res,2021,49(1):92-96.

## 2.4 什么是转录组数据库

转录（transcription），是在 RNA 聚合酶的催化下，遗传信息由 DNA 复制到 RNA 的过程，是蛋白质生物合成的第一步，也是合成 mRNA 和非编码 RNA 的途径。转录可分为启动、延伸、终止 3 个阶段，具体过程涉及编码 RNA、非编码 RNA、转录因子、启动子等。

转录组（transcriptome），广义上指在相同环境下的在一个细胞或一群细胞中所能转录出的所有 RNA 的总和，包括信使 RNA、核糖体 RNA、转运 RNA 及非编码 RNA；狭义上则指细胞所能转录出的所有 mRNA。

转录组数据库包含微小 RNA 数据库、微小 RNA 靶基因数据库、非编码 RNA 数据库、转录调控因子数据库、可变剪切数据库、基因表达数据库等。

## （一）微小 RNA 数据库

微小 RNA（microRNA，miRNA）是一类大小约为 22 个核苷酸的非编码 RNA。miRNA 通过与靶信使核糖核酸（mRNA）特异结合，阻断蛋白编码基因的表达，在细胞分化凋亡、生物发育、疾病发生等方面均起重要作用。微小 RNA 数据库是存储微小 RNA 基因数据及相关信息的数据库，常见的 miRNA 数据库包括 miRBase（http://www.mirbase.org/）、miRGen 3.0（DIANA-miRGen v3.0，http://www.microrna.gr/mirgen）、miRWalk（http://mirwalk.umm.uni-heidelberg.de）等。

其中，miRBase 是一个提供包括已发表的 miRNA 序列数据、注释、预测基因靶标等信息的数据库，是存储 miRNA 信息最主要的公共数据库之一。miRBase 提供便捷的网上查询服务，允许用户使用关键词或序列在线搜索已知的 miRNA 和靶标信息。

## （二）微小 RNA 靶基因数据库

miRNA 作为一类进化上高度保守的小分子非编码 RNA 可调控大量的靶基因，能够通过与靶 mRNA 特异性的碱基互补配对，引起靶 mRNA 降解或者抑制其翻译，从而对基因进行转录后的表达调控。因此，找到 miRNA 的靶基因及其相互作用对于 miRNA 的研究至关重要。微小 RNA 靶基因数据库是存储微小 RNA 及其靶基因数据的数据库，常用的 miRNA 靶基因数据库包括 ENCORI（The Encyclopedia of RNA Interactomes，http://starbase.sysu.edu.cn/）、TargetScan（http://www.targetscan.org/）、miRPathDB（miRNA Pathway Dictionary Database，https://mpd.bioinf.uni-sb.de/）等。

其中，TargetScan 是一个 miRNA 靶基因预测数据库，通过搜索和每条 miRNA 种子区域匹配的保守的 8mer 和 7mer 位点来预测靶基因，并提供每个 miRNA 预测靶点的准确排名，这些排名基于进化上保守的靶定概率（PCT 得分）或抑制的预测效果（背景＋得分）。TargetScan 目前提供人、小鼠、斑马鱼、果蝇和线虫的基因预测服务。该数据库支持通过 miRNA 预测靶基因，也支持通过 mRNA 预测相关的 miRNA。以“miR-9-5p”为例，首先选择查询物种，输入需要查询的 miRNA 名称进入查询结果页面（图 2-6），可以看到预测的靶基因列表；同时，可以查询到 miRNA 与靶基因可能结合的位点。

## （三）非编码 RNA 数据库

非编码 RNA（non-coding RNA，ncRNA），是由基因组转录而成的不翻译成蛋白质的 RNA 分子。虽然它们没有编码蛋白质的功能，但参与蛋白质翻译过程，是 RNA 实现功能的关键分子，也在基因表达的表观遗传学调控中发挥重要作用。常见的非编码 RNA 包括 tRNA、rRNA、长链非编码 RNA（LncRNA）、小干扰 RNA（siRNA）、微小 RNA（miRNA）、小核 RNA（snRNA）、小分子核仁 RNA（snoRNA）等。非编码 RNA 数据库是存储生物体转录过程中的非编码 RNA 及其相关信息的数据库，常见的非编码 RNA 数据库包括 RNAcentral（https://rnacentral.org/）、NONCODE（http://www.noncode.org/）、LNCipedia（https://

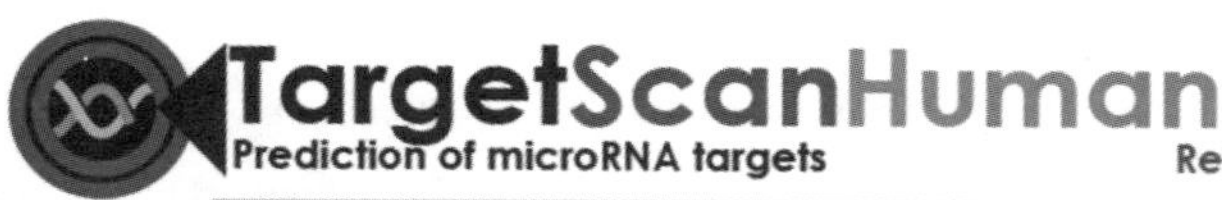
TargetScanHuman
Prediction of microRNA targets
Release 7.2: March 2018
Aga

**Human | miR-9-5p**

**1388** transcripts with conserved sites, containing a total of **1594** conserved sites and **530** poorly conserv
Please note that these predicted targets include some false positives. [Read more]
Genes with only poorly conserved sites are not shown. [View top predicted targets, irrespecti
Table sorted by cumulative weighted context++ score [Sort table by aggregate $P_{CT}$]
The table shows at most one transcript per gene, selected for being the most prevalent, based on 3P-sec

| Target gene | Representative transcript | Gene name | Number o 3P-seq tags supporting UTR + 5 |
|---|---|---|---|
| ONECUT2 | ENST00000491143.2 | one cut homeobox 2 | 847 |
| YBX3 | ENST00000279550.7 | Y box binding protein 3 | 631 |
| LYVE1 | ENST00000256178.3 | lymphatic vessel endothelial hyaluronan receptor 1 | 5 |
| POU2F1 | ENST00000367866.2 | POU class 2 homeobox 1 | 83 |
| ONECUT1 | ENST00000560699.2 | one cut homeobox 1 | 10 |
| SLC50A1 | ENST00000368404.4 | solute carrier family 50 (sugar efflux transporter), member 1 | 3317 |
| POU6F2 | ENST00000518318.2 | POU class 6 homeobox 2 | 5 |
| TRPM7 | ENST00000560955.1 | transient receptor potential cation channel, subfamily M, member 7 | 281 |
| AP1S2 | ENST00000329235.2 | adaptor-related protein complex 1, sigma 2 subunit | 357 |
| PDK4 | ENST00000005178.5 | pyruvate dehydrogenase kinase, isozyme 4 | 5549 |
| LDLRAP1 | ENST00000374338.4 | low density lipoprotein receptor adaptor protein 1 | 111 |
| CTNNA1 | ENST00000518825.1 | catenin (cadherin-associated protein), alpha 1, 102kDa | 2009 |
| C2ORF15 | ENST00000302513.2 | Uncharacterized protein C2orf15 | 166 |
| KCNJ2 | ENST00000243457.3 | potassium inwardly-rectifying channel, subfamily J, member 2 | 5 |
| SGMS2 | ENST00000394684.4 | sphingomyelin synthase 2 | 111 |
| MTHFD2 | ENST00000394053.2 | methylenetetrahydrofolate dehydrogenase (NADP+ dependent) 2, methenyltetrahydrofolate cyclohydrolase | 330 |
| FRMD6 | ENST00000395718.2 | FERM domain containing 6 | 508 |
| FSTL1 | ENST00000295633.3 | follistatin-like 1 | 6788 |

Bioinformatics and Research Computing
© 2006-2018 Whitehead Institute for Biomedical Research

图 2-6 TargetScanHuman 查询结果页

, 2015

onservation]

e one with the longest 3' UTR, in case of a tie). [Download table]

| Conserved sites | | | | Poorly conserved sites | | | | 6mer sites | Representative miRNA | Cumulative weighted context++ score | Total context++ score | Aggregate $P_{CT}$ | Previous TargetScan publication(s |
|---|---|---|---|---|---|---|---|---|---|---|---|---|---|
| total | 8mer | 7mer-m8 | 7mer-A1 | total | 8mer | 7mer-m8 | 7mer-A1 | | | | | | |
| 13 | 8 | 2 | 3 | 7 | 0 | 4 | 3 | 3 | hsa-miR-9-5p | -5.06 | -5.98 | > 0.99 | 2003, 2007, 2009, 2011 |
| 2 | 2 | 0 | 0 | 0 | 0 | 0 | 0 | 0 | hsa-miR-9-5p | -1.23 | -1.25 | 0.92 | 2005, 2007, 2009, 2011 |
| 1 | 1 | 0 | 0 | 3 | 1 | 1 | 1 | 2 | hsa-miR-9-5p | -1.15 | -1.15 | 0.50 | 2009, 2011 |
| 6 | 4 | 2 | 0 | 3 | 0 | 2 | 1 | 5 | hsa-miR-9-5p | -1.11 | -1.20 | > 0.99 | 2011 |
| 13 | 8 | 4 | 1 | 3 | 0 | 1 | 2 | 2 | hsa-miR-9-5p | -1.09 | -4.69 | > 0.99 | 2003, 2005, 2007, 2009, 2011 |
| 2 | 2 | 0 | 0 | 0 | 0 | 0 | 0 | 0 | hsa-miR-9-5p | -0.95 | -0.95 | 0.98 | 2007, 2009, 2011 |
| 4 | 0 | 3 | 1 | 0 | 0 | 0 | 0 | 2 | hsa-miR-9-5p | -0.78 | -0.78 | > 0.99 | |
| 2 | 0 | 1 | 1 | 0 | 0 | 0 | 0 | 3 | hsa-miR-9-5p | -0.77 | -1.36 | 0.99 | 2005, 2007, 2009, 2011 |
| 2 | 1 | 0 | 1 | 0 | 0 | 0 | 0 | 0 | hsa-miR-9-5p | -0.71 | -0.71 | 0.99 | 2005, 2007, 2009, 2011 |
| 1 | 1 | 0 | 0 | 0 | 0 | 0 | 0 | 2 | hsa-miR-9-5p | -0.66 | -0.66 | 0.77 | 2005, 2007, 2009, 2011 |
| 3 | 1 | 2 | 0 | 0 | 0 | 0 | 0 | 1 | hsa-miR-9-5p | -0.65 | -0.65 | > 0.99 | 2011 |
| 1 | 1 | 0 | 0 | 1 | 1 | 0 | 0 | 0 | hsa-miR-9-5p | -0.65 | -0.68 | 0.75 | 2009, 2011 |
| 1 | 1 | 0 | 0 | 1 | 0 | 1 | 0 | 0 | hsa-miR-9-5p | -0.64 | -0.76 | < 0.1 | 2009, 2011 |
| 2 | 2 | 0 | 0 | 0 | 0 | 0 | 0 | 1 | hsa-miR-9-5p | -0.62 | -0.62 | 0.99 | 2011 |
| 3 | 0 | 1 | 2 | 0 | 0 | 0 | 0 | 1 | hsa-miR-9-5p | -0.61 | -0.65 | > 0.99 | 2009, 2011 |
| 2 | 1 | 1 | 0 | 2 | 0 | 0 | 2 | 1 | hsa-miR-9-5p | -0.60 | -0.77 | > 0.99 | 2005, 2007, 2009, 2011 |
| 2 | 0 | 1 | 1 | 0 | 0 | 0 | 0 | 1 | hsa-miR-9-5p | -0.59 | -0.61 | 0.95 | 2007, 2009, 2011 |
| 1 | 0 | 1 | 0 | 1 | 1 | 0 | 0 | 0 | hsa-miR-9-5p | -0.59 | -0.62 | 0.87 | 2005, 2007, 2009, 2011 |

TargetScan Release 7.2
Questions: barc@wi.mit.edu

lncipedia.org/）等。

其中，RNAcentral 是由 EMBL-EBI 建立并维护的非编码 RNA 数据库。该数据库整合了 40 个数据库的信息，每 3 ～ 4 个月更新一次，最近的 V14.0 已经收录了 18504147 条非编码 RNA 的序列。RNAcentral 可提供代表广泛生物体所有非编码 RNA 的集成访问，支持集成文本搜索、序列相似性搜索、批量下载和程序化数据访问。

NONCODE 是专用于非编码 RNA（tRNA 和 rRNA 除外）的集成知识数据库。当前 5.0 版本中，NONCODE 中的物种总数达到 17 个（人类、小鼠、牛、大鼠、鸡、果蝇、斑马鱼、芹菜、酵母、拟南芥、黑猩猩、大猩猩、猩猩、猕猴、鸭嘴兽和猪）。NONCODE 中的数据来源包括文献和其他公共数据库。研究人员使用关键字“ncrna”“noncoding”“non-coding”“no code”“non-code”“lncrna”或“lincrna”在 PubMed 进行搜索，从检索的文章补充材料或网站中找到新鉴定出的 lncRNA 及其注释。NONCODE 还结合了来自 Ensembl（https://www.ensembl.org/index.html）、RefSeq（NCBI Reference Sequence Database，https://www.ncbi.nlm.nih.gov/refseq/）、lncRNAdb（long noncoding RNAs database，https://rnacentral.org/expert-database/lncrnadb） 和 GENCODE（https://www.gencodegenes.org/）的最新数据，通过每个物种的标准管道进行处理。

## （四）转录调控因子数据库

转录调控因子数据库是存储调控基因表达过程的蛋白质分子及其不同研究层面数据信息的数据库，常见的转录调控因子数据库包括 TRRD（Transcription Regulatory Regions Database，http://wwwmgs.bionet.nsc.ru/mgs/gnw/trrd/）、EPD（Eukaryotic Promoter Database，https://epd.epfl.ch//index.php）、JASPAR（http://jaspar.genereg.net/）、TRANSFAC

（Transcription Factor database，http://genexplain.com/transfac/）等。

其中，JASPAR 是收集有关转录因子与 DNA 结合位点模体（motif）最全面的公开数据库，由哥本哈根大学负责日常数据更新与维护工作。JASPAR 是一个非冗余的数据库，数据来源经过严格筛选，有确切的实验依据，通过计算机辅助软件进行整合识别匹配，并用生物学手段进行注释。数据库提供了数据唯一标识符、物种等关键词检索、资源导航、数据下载与分析等功能。

## （五）可变剪切数据库

基因组最初的转录产物不是成熟的 mRNA 分子，而是它的前体 pre-mRNA，pre-mRNA 将非编码蛋白质的内含子（intron）切除，然后拼接剩下的编码蛋白质的外显子（exon）。这个过程中有多种剪切和拼接方式，从而产生不同的剪切异构体。可变剪切，又称选择剪切（Alternative Splicing，AS），是指 pre-mRNA 以多种方式将 exon 连接在一起的过程，可以使一个基因产生多个 mRNA 转录本，不同 mRNA 可能翻译成不同蛋白。可变剪切数据库是存储生物体转录过程中基因的可变剪切过程及相关信息的数据库，常见的可变剪切数据库包括 MiasDB（http://47.88.84.236/Miasdb）、ProSplicer（http://prosplicer.mbc.nctu.edu.tw/）等。

其中，ProSplicer 是通过使用蛋白质序列、mRNA 序列和序列标签（EST）与基因组序列的比对，自动生成的假定剪接数据库。数据库中的替代剪接信息可以帮助用户研究基因的替代剪接形式和组织特异性表达。用户可以基于包含替代剪接的基因注释构建一些其他替代剪接数据库，并通过将 EST 与基因组序列比对来预测替代剪接位点。

## （六）基因表达数据库

基因表达（gene expression）是用基因中的信息来合成基因产物的过程。产物通常是蛋白质，但对于非蛋白质编码基因，如转运 RNA 和小核 RNA，产物则是 RNA。基因表达的过程可分为转录、RNA 剪接、翻译、蛋白质的翻译后修饰这几步。基因芯片测得的基因表达数据可以反映生物个体在特定组织、器官、生理状态或发育阶段的分子水平差异，为疾病标志物的发现、药物靶标的筛选、复杂疾病的病理研究等提供全基因组水平视角，推动疾病的分子诊断、预后和精准化医疗。基因表达数据库是存储有关基因中 DNA 序列生产出蛋白质的过程的数据库，常见的基因表达数据库包括 GEO（Gene Expression Omnibus，https://www.ncbi.nlm.nih.gov/geo/）、ARCHS（all RNA-seq and ChIP-seq sample and signature search，https://amp.pharm.mssm.edu/archs4/）等。

**参考文献**

[1] KOZOMARA A,BIRGAOANU M,GRIFFITHS-JONES S. miRBase: from microRNA sequences to function[J].Nucleic acids research,2019,47(1):155-162.

[2] AGARWAL V,BELL G W,NAM J W,et al. Predicting effective microRNA target sites in mammalian mRNAs[J]. eLife,2015,4: e05005.

[3] FANG S S,ZHANG L L,GUO J C,et al. NONCODEV5: a comprehensive annotation database for long non-coding RNAs[J]. Nucleic acids research,2018,46(1):308-314.

[4] FORNES O,CASTRO-MONDRAGON J A,KHAN A,et al. JASPAR 2020: update of the open-access database of transcription factor binding profiles[J]. Nucleic acids research,2020,48(1):87-92.

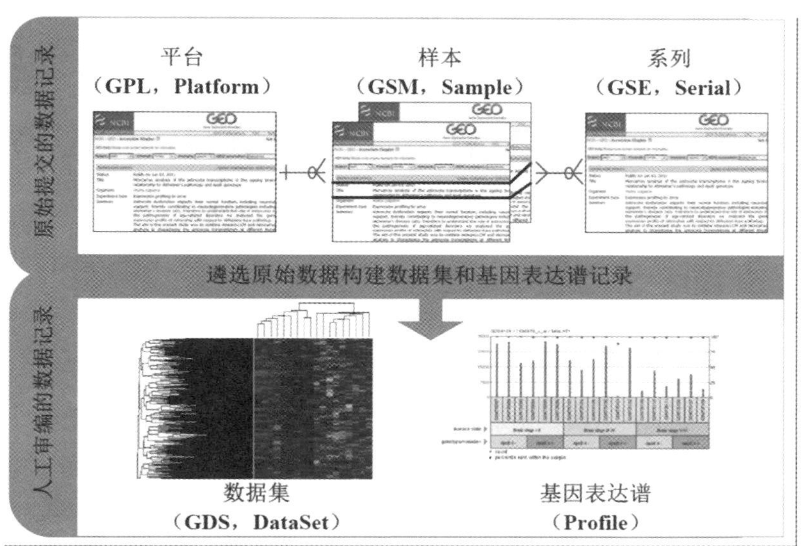


图 2-7 GEO（基因表达数据）的组织方式

注：GEO 创建于 2000 年，由 NCBI 建立并维护，收录了世界各国研究机构提交的高通量基因表达数据。截至 2020 年 3 月，GEO 包含了 3484715 个样本的数万维基因表达谱数据。GEO 中数据分为原始提交数据记录和人工审编的数据记录两部分。用户可以通过以下方式获取和利用 GEO 基因表达数据：① 利用关键词或唯一标识符进行直接检索；② 利用 GEO DataSets（https://www.ncbi.nlm.nih.gov/gds）和 GEO Profiles（http://www.ncbi.nlm.nih.gov/geoprofiles/）检索服务进行查询；③ 输入核酸序列，利用 BLAST 序列比对，查询该序列对应的基因表达谱；④ 利用 GEO 浏览器（https://www.ncbi.nlm.nih.gov/geo/browse/），对全部数据进行浏览、访问和批量导出；⑤ 通过程序批量下载（http://www.ncbi.nlm.nih.gov/geo/info/geo_paccess.html）；⑥ 通过文件传输协议 FTP 批量下载（ftp://ftp.ncbi.nlm.nih.gov/geo/）。

[5] HUANG H D,HORNG J T,LEE C C,et al. ProSplicer: a database of putative alternative splicing information derived from protein, mRNA and expressed sequence tag sequence data[J]. Genome Biology,2003,4(4):R29.

[6] CLOUGH E,BARRETT T. The gene expression omnibus database[M]. Statistical Genomics.New York; Humana Press,2016: 93-110.

## 2.5 什么是蛋白质组数据库

在生物体内，蛋白质是基因经转录和翻译后的产物，蛋白质的组成、功能和活动规律直接关系到生物体的生理状态。随着高通量蛋白质质谱技术的发展与成熟，科研人员开始以蛋白质组为研究对象。蛋白质组( proteome )是由生物体或系统产生并由完整基因组编码的整套蛋白质。围绕蛋白质序列、结构、功能、蛋白质相互作用等方面，系统研究蛋白质在生物体的生长发育和新陈代谢中所发挥的作用，产生了大规模科学数据，存储于蛋白质序列数据库、蛋白质家族数据库、蛋白质结构数据库、蛋白质相互作用数据库及整合式蛋白质数据库中。

### （一）UniProt

UniProt（Universal Protein Resource，https://www.uniprot.org/）被认为是收录最广泛、注释信息最全面的蛋白质数据库，由国际 UniProt 联盟（UniProt Consortium）于 2002 年创建并维护。其数据主要来自于基因组测序项目完成后获得的蛋白质序列，并包含了大量来自文献和人工注释的蛋白质生物功能信息（图 2-8）。

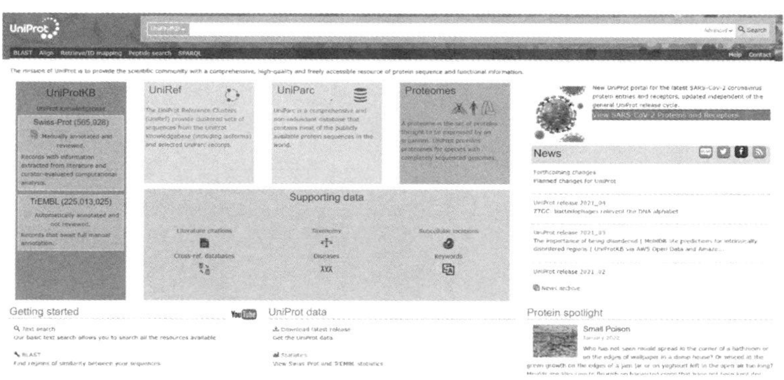


图 2-8 UniProt 首页

UniProt 包括 UniProtKB 知识库、UniParc 归档库和 UniRef 参考序列集 3 部分。UniProtKB 知识库是 UniProt 的核心，除蛋白质序列数据外，还包括大量注释信息。UniProtKB 知识库分 Swiss-Prot 和 TrEMBL 两个子库。Swiss-Prot 是高质量的、手工注释的、非冗余的数据集，而 TrEMBL 子库中 1.4 亿多条序列是由核酸序列数据库 EMBL 中的蛋白质编码序列翻译所得，并由计算机根据一定规则进行注释。UniParc 归档库将存放于不同数据库中的同一个蛋白质归并到一个记录中以避免冗余，并赋予序列唯一性特定标识符。UniRef 参考序列集按相似性程度将 UniProtKB 和 UniParc 中的序列分为 UniRef100、UniRef90 和 UniRef50 3 个数据集。

UniProt 数据库为用户提供了高效实用的高级检索系统和帮助文档，用户可以通过多种方式从 UniProt 获取数据。UniProt 数据库每 4 周更新一次，同时发布数据统计报表。用户可通过统计报表了解该数据库的数据量及更新情况、数据类别和物种分布等基本信息，查看常规注释信息、序列特征注释信息和数据库交叉链接等统计数据。

UniProt 数据库还为用户提供了在线工具，包括数据库相似性搜索工具（blast）、序列比对工具（sequence alignment）、数据批量提取和登录号映射（retrieve/ID mapping）工具和多肽搜索工具（peptide search）。在线获得多序列比对结果后，用户可根据注释信息和氨基酸特性用不同颜色标注不同位点的序列特征信息。

## （二）PDBe

欧洲蛋白质数据库（Protein Data Bank in Europe，PDBe；https://www.ebi.ac.uk/pdbe/）是全球蛋白质数据库（Worldwide Protein Data Bank，wwPDB）的创始成员，由 EMBL-EBI 负责维护和管理。PDBe 维护、存储、管理、验证、归档生物大分子三维结构数据，并提供大分子结构模型的全球存储库蛋白质数据库（PDB）的公开访问和免费试用服务（图 2-9）。PDBe 还与 X-ray 晶体学、核磁共振（nuclear magnetic resonance，NMR）光谱学和低温电子显微镜（EM）委员会合作成立了电子显微镜数据库（Electron Microscopy Data Bank，EMDB），是生物大分子及其复合物的 3DEM 数据公共仓储。EMPIAR 数据集也是 PDBe 的组成部分，用于存储分子和细胞 3D 生物成像实验中获得原始 2D 图像，所有数据均可免费开放获取。此外，PDBe 开发了功能强大的数据搜索和访问工具，可提供约 100 种数据类别和序列搜索，并具有碳水化合物和核酸的可视化功能。PDBe 提供的工具和服务见表 2-5。

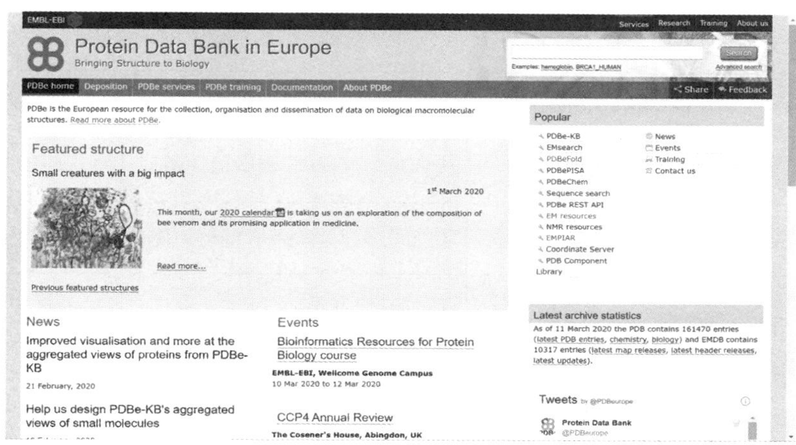


图 2-9 PDBe 首页

表 2-5 PDBe 数据库的工具和服务

| 工具 | 描述 |
| --- | --- |
| PDBeFold | 提供可视化服务，识别 PDB 中的结构同源物，二级结构匹配服务交互式比较，对齐和叠加 3D 蛋白质结构 |
| PDBePISA | 探索大分子（蛋白质，DNA/RNA 和配体）的界面并预测蛋白质的四级结构 |
| PDBeMotif | 结合环境和结构基序搜索和分析蛋白质—配体相互作用 |
| wwPDB validation server | 生成 X 射线结构验证报告，以评估早期、中级和准最终模型的质量 |
| 服务 | |

（续表）

| 工具 | 描述 |
| --- | --- |
| PDBe RESTAPI | 从 PDB 和 EMDB 获取信息的应用程序接口 |
| Sequence search | 蛋白质序列搜索并识别相似序列 |
| EM resource | 通过电子显微镜数据库（EMDB）对大分子结构进行搜索、可视化和分析 |
| NMR resource | 在 PDB 档案库中对 NMR 结构进行搜索、可视化和分析 |
| Biobar | Firefox 工具栏，可直接从浏览器中快速访问 45 种以上的主要生物数据资源 |
| PDBeChem | 搜索出现在 PDB 条目中的化学成分（配体、小分子和单体） |
| Vivaldi | NMR 条目的可视化、分析和验证 |
| PDBeXpress | 快速访问蛋白质—配体相互作用统计数据 |
| UniPDB | 以图形方式将 UniProt 的序列信息，Pfam 的蛋白质家族和 PDB 的 3D 结构整合在一起 |
| FTP access | 通过 FTP 访问 PDB 和 EMDB 条目以及其他 PDBe 资源 |
| SIFTS | 功能、分类和顺序（SIFTS）的结构集成，提供蛋白质结构最新残留水平注释 |

## （三）PRIDE

蛋白质组学鉴定数据库（proteomics identifications database，PRIDE；https://www.ebi.ac.uk/pride/）是开源、免费的蛋白质组学数据库，由 EMBL-EBI 创建并维护。该数据库整合了不同来源的蛋白质识别资料，研究者可以在此搜索已经发表的、经同行评议的标准数据（图 2-10）。PRIDE 与人类蛋白质组学研究组织的蛋白质组学标准先锋（Human Proteomics Organization's Proteomics Standards Initiative，HUPO-PSI）紧密合作并运用这套标准来传输数据。PRIDE 的服务致力于将蛋白质组学信息整合到其他 EMBL-EBI 资源中，包括整合磷酸化数据及与癌症相关的定量蛋白质组学数据集。此外，PRIDE 还为提交的数据集提供元数据注释，以促进公共蛋白质组学数据集的数据重复利用。

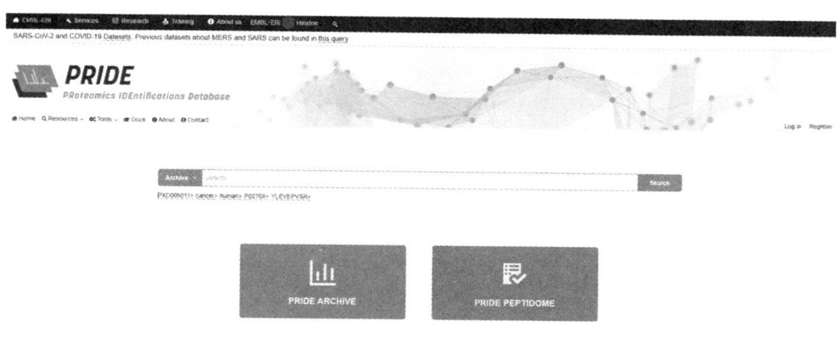


图 2-10 PRIDE 首页

### 参考文献

[1] The UniProt Consortium.UniProt: a worldwide hub of protein knowledge[J].Nucleic Acids Research,2019,47(1), 506-515.

[2] ARMSTRONG D R,BERRISFORD J M,CONROY M J,et al.PDBe: improved findability of macromolecular structure data in the PDB[J]. Nucleic Acids Research,2020,48(1)Pages 335–343.

[3] PEREZ-RIVEROL Y,CSORDAS A,BAI J,et al. The PRIDE database and related tools and resources in 2019:improving support for quantification data[J].Nucleic Acids Res,2019,47(1):442-450.

## 2.6 什么是生物分子网络数据库

生物分子并非孤立存在，而是存在密切的相互作用，并与外界环境之间物质、能量与信息的多重交换，构成多层、复杂的生物分子网络，进而实现特定的生物功能。基于多组学数据所构建的生物分子网络能够很好地描述分子之间的功能关系及生物系统的时空状态，其中各个节点对应生物系统中的基因或者蛋白质分子，节点之间的连线表示分子间相互作用，根据其发挥的主要功能可以分为蛋白质相互作用网络、代谢通路网络、信号转导网络和基因转录调控网络等。生物分子网络数据库整合了不同来源和结构的数据，对原始数据进行不同维度的数据解析，并发掘不同来源数据之间的关联，为基于海量组学信息的靶标发现、功能确证及机制研究，以及为小分子药物设计、多肽药物设计提供了新的可能。常见的生物分子网络数据库包括 BioCyc、PathBank、KEGG 等。

## （一）BioCyc

BioCyc 是一个收集了 17043 个通路 / 基因组的数据库，描述了以微生物为主，包含人类、小鼠等具有测序基因组的生物数据。BioCyc 数据库共分为 3 层，第 1 层数据库通过大量的手动创建，第 2 层和第 3 层数据库则包含了计算预测的代谢通路，以及哪些基因编码代谢通路中缺少酶的预测和预测的操纵子。此外，BioCyc 提供了用于组学数据的导航、可视化及潜在数据的分析工具，如基因组浏览器、个体代谢通路和完整代谢图显示等（图 2-11）。

## （二）PathBank

PathBank 是一个交互式的可视化数据库，旨在提供蛋白质通路和代谢产物定位图。PathBank 包含人类、小鼠、大肠杆菌、酵母菌和拟南芥等模式生物中发现的 100000 多种机器可读通路，提供了代谢、信号、疾病、药物和生理通路图表，以及将每个分子超链接至外部数据库的详细说明。用户可以通过物质名称或其 SwissProt ID、GenBank ID 等在 PathBank 搜索。查询结果将生成匹配路径的列表，并突出显示匹配分子。PathBank 内的数据可通过作图界面可视化并支持不同文件下载格式（图 2-12）。

## （三）KEGG

KEGG（Kyoto Encyclopedia of Genes and Genomes）数据库是由日本京都大学的生物信息学中心（Bioinformatics Center，Kyoto University）和东京大学的人类基因组中心（Human Genome Center，

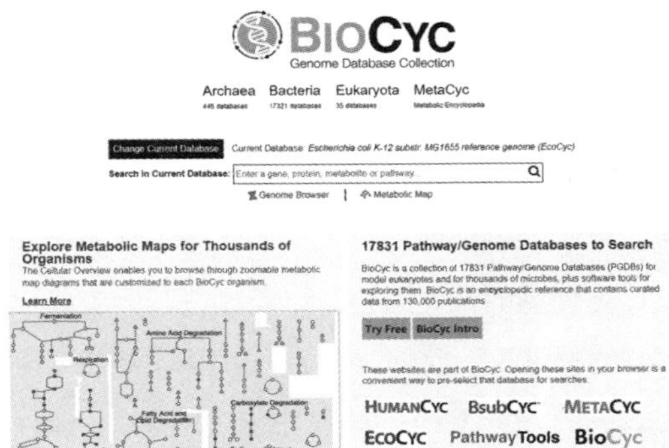

图 2-11 BioCyc Database Collection 首页

University of Tokyo）共同创建并维护（图 2-13）。该数据库创建于 1995 年，整合了通过基因组测序和其他高通量实验技术生成的大规模数据集，集成了基因组、蛋白质、生化反应、通路和综合生物信息，可用于从分子水平的信息（尤其是通过基因组测序和其他高通量生成的大规模分子数据集）中了解生物系统（例如细胞、生物体和生态系统）的高级功能和效用。KEGG 基于可计算的形式收集和组织实验知识，形成了系统功能知识库，即为 KEGG 通路图、BRITE 功能层级和 KEGG 模块。此外开发和改进了跨物质的注释程序，通过 KEGG Orthology（KO）系统将基因组链接到分子网络。该数据库还衍生了 KEGG 路径作图的分析步骤，将基因组内的基因内容与 KEGG 通路图数据库比对，以调查可能在基因组中有相关记录的路径及其相关功能。除了被广泛用作参考知识库，KEGG 还扩展到实际应用中，将人类疾病、药物和与健康相关的物质结合在一起。KEGG 的子数据库共有 18 个，大致分为系统信息、基因组信息和化学信息三大类，具体描述见表 2-6。

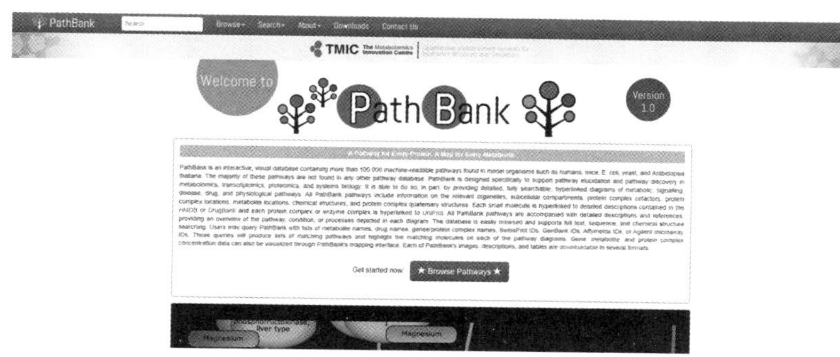


图 2-12 PathBank 首页

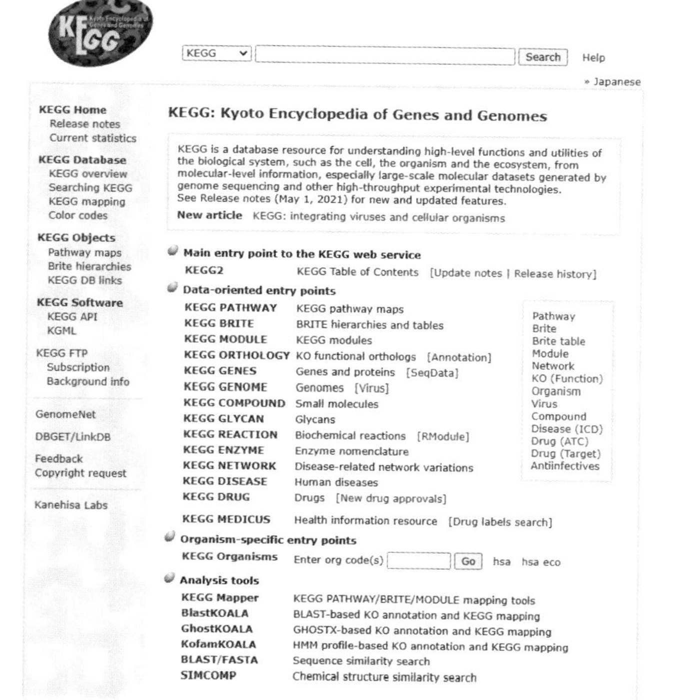


图 2-13 KEGG 首页

表 2-6 KEGG 子数据库信息

| 类别 | 子数据库 | 内容 |
| --- | --- | --- |
| 系统信息 | KEGG PATHWAY | 手工绘制代谢通路的集合，包含新陈代谢、遗传信息加工、人类疾病、药物开发等方面分子间相互作用和反应网络 |
|  | KEGG BRITE | 层级分类数据库，包含生物系统各方面的知识，包含了许多不同类型的分子间关联和相互作用 |
|  | KEGG MODULE | 一个人工定义的功能单元的集合，用于已测序基因组的注释和生物学解释。各个模块使用 M 开头的编号及与其对应的一系列 K 开头的编号来表示 |
| 基因组信息 | KEGG ORTHOLOGY（KO） | KEGG 直系同源系统（KOSystem）是产生 KEGG 参考通路图、BRITE 功能层次及 KEGG 模块的基础 |
|  | KEGG GENOME | 收集了 2679 个物种（190 eukaryotes，2336 bacteria，153 archaea）的基因组信息，这些物种都已经具有完整的基因组序列，并根据大量的 EST 数据集进行了增补 |
|  | KEGG GENES | 所有已知全基因组序列的基因目录的集合。这些全基因组信息主要参考可得到的公共数据库，尤其是 NCBI RefSeq 数据库 |

（续表）

| 类别 | 子数据库 | 内容 |
| --- | --- | --- |
| | KEGG SSDB | （序列相似性数据库）包括全基因组中的所有蛋白编码基因的氨基酸序列相似性的信息 |
| 化学信息 | KEGG COMPOUND | 是与生物系统相关的小分子、生物聚合物和其他化学物质的集合 |
| | KEGG GLYCAN | 实验确定的聚糖结构的集合，包含从 CarbBank 获得的所有独特结构，从最近的出版物中获得的结构及 KEGG 途径中存在的结构 |
| | KEGG REACTION | 化学反应（主要是酶促反应）的数据库，包含 KEGG 代谢途径图中出现的所有反应及仅在酶命名法中出现的其他反应 |
| | KEGG RCLASS | 包含基于底物—产物对（反应物对）的化学结构转变模式的反应分类 |
| | KEGG ENZYME | 用 IUBMB/IUPAC 生化命名委员会生产的酶命名（EC 编号系统）执行命名 |
| 健康信息 | KEGG NETWORK | 从受干扰的分子网络方面获取有关疾病和药物的知识，根据由“网络元素”组成的“网络变异图”累积分子相互作用 / 反应网络的变异 |

（续表）

| 类别 | 子数据库 | 内容 |
|---|---|---|
| | KEGG VARIANT | 根据由“网络元素”组成的“网络变异图”，累积分子相互作用 / 反应网络的变异 |
| | KEGG DISEASE | 仅关注疾病条目的集合 |
| | KEGG DRUG | 涵盖日本、美国和欧洲已批准药物的全面药物信息资源 |
| | KEGG DGROUP | 从药物相互作用网络的角度来看，结构和功能与药物组相关的数据库 |
| | KEGG ENVIRON | 粗药物、精油和其他健康促进的物质集合，大部分为植物天然产物 |

## 参考文献

[1] CASPI R,BILLINGTON R,FULCHER C Aet al.BioCyc: a genomic and metabolic web portal with multiple omics analytical tools[J]. The FASEB Journal,2019,33(1): 473.2.

[2] WISHART D S,LI C,MARCU A, et al. PathBank：a comprehensive pathway database for model organisms[J]. Nucleic acids research, 2020,48(1): 470-478.

[3] KANEHISA M,FURUMICHI M,TANABE M,et al. KEGG: new perspectives on genomes, pathways, diseases and drugs[J]. Nucleic acids research,2017,45(1):353-361.

# 2.7 什么是复杂疾病数据库

疾病的发生发展与环境（环境有害因素）和遗传（遗传易感性）有关。单基因疾病（monogenic disease）是指单一基因碱基序列发生变化，导致其产物表达或功能异常所引起的疾病，符合孟德尔遗传方式，也称孟德尔式遗传病。这种疾病在人群中的发病率很低，表现出很强的家族聚集性，如镰刀型贫血、白化病、色盲等。复杂性疾病（complex disease）又称为多基因疾病（polygenic disease），是由多个基因及环境因素（包括致病微生物）相互作用所致，不符合孟德尔显性或隐性遗传表型。当一个基因型与一种表型之间的一一对应关联被破坏，即相同基因可导致不同的表型，或不同基因型导致相同表型时，就会产生复杂性状。复杂性疾病常受多个基因控制，在人群中发病率高，如癌症、心血管病、代谢性疾病、神经—精神类疾病、免疫性疾病等。

研究者通过对复杂疾病数据库内数据集的分析，揭示了不同位点之间的相互作用与患病风险的潜在关联，加深了人类对复杂疾病遗传位点构架（genetic architecture）的了解，有助于进一步识别复杂疾病根源，促进新型药物开发、精准医疗及疾病风险的基因组预测。常见的复杂疾病数据库包括人类孟德尔遗传在线数据库（Online Mendelian Inheritance in Man，http://www.omim.org/）、肿瘤基因组图谱计划数据库（the Cancer Genome Atlas，https://www.cancer.gov/about-nci/organization/ccg/research/structural-genomics/tcga）、人类基因变异数据库（the Human Gene Mutation Database，http://www.hgmd.cf.ac.uk/ac/index.php）等。

## （一）人类孟德尔遗传在线数据库（OMIM）

OMIM 于 1995 年由美国国家生物技术信息中心首次发布，由约翰霍普金斯大学负责数据收集、整理、编辑和校对，并持续更新（图 2-14）。OMIM 的内容源于 Victor A. McKusick 博士于 1966 年编写发行的 *Mendelian Inheritance in Man* 一书。OMIM 主要描述显性遗传疾病及其相关基因，其词条包括疾病的临床特征、基因连锁分析、染色体定位及动物模型等，且所有条目均可指向外部数据库的参考文献链接。用户可以对知识库进行交互式访问，包括基因坐标搜索、表型的遗传异质性视图及临床特征比较等，还可以通过 API 进行计算查询。截至 2018 年 9 月，OMIM 已涵盖 24600 个条目，其中的病态图评分卡（OMIM Morbid Map Scorecard）具有与 3961 个基因相关的 6259 个分子化表型。

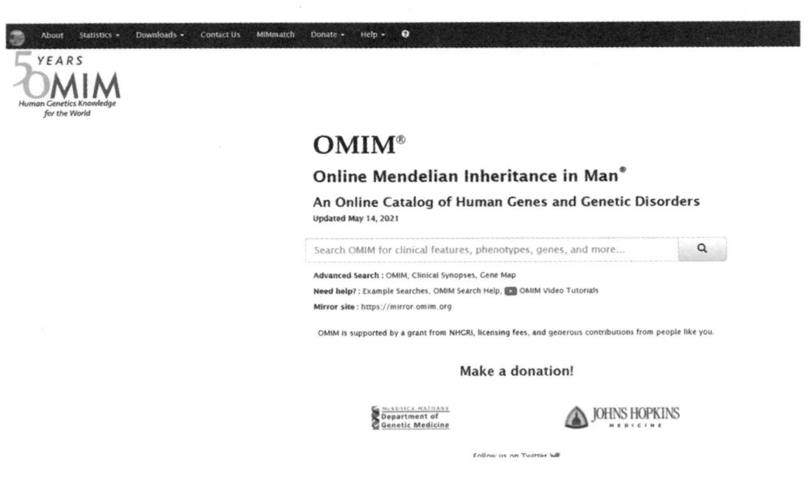


图 2-14 OMIM 首页

## （二）肿瘤基因组图谱（TCGA）

TCGA 计划由美国国家癌症研究所和国家人类基因组研究所于 2006 年联合启动，最终完成一套完整的与所有癌症基因组改变相关的图谱。该研究计划收集特定癌症患者的临床信息、影像信息、肿瘤组织及部分对应的正常组织样本，并开展全面基因组分析。目前涵盖 33 种癌症、11000 多个病人，数据规模超过 2.5PB，包括基因组、表观基因组、转录组和蛋白质组数据，以及患者的基本资料、治疗进程、临床分期和生存状况等临床相关数据。TCGA 中的数据可根据其处理水平分成 4 个层次（表 2-7），其中 SNP 和个体外显子序列的水平 1 和水平 2 数据，以及其他部分数据非开放存取，需要用户填写数据访问申请并通过后再进行认证访问。用户可从 TCGA 首页（图 2-15）进入数据门户（https://portal.gdc.cancer.gov/），查询所需的数据（图 2-16）。

表 2-7 TCGA 数据处理水平

| 数据处理水平 | 类别名称 | 描述 |
| --- | --- | --- |
| level1 | 原始数据（Raw） | 单个样本的低水平数据；未标准化的数据 |
| level2 | 已处理数（Processed） | 经过标准化的单个样本数据；对于特定分子异常的解读数据 |

（续表）

| 数据处理水平 | 类别名称 | 描述 |
| --- | --- | --- |
| level3 | 片段或解读数据（Segmented/Interpreted） | 单个样本经过处理后的数据集；探测的基因位点集合成的较大连续区域 |
| level4 | 特定的区域或总结发现（Summary/Regions of Interest，ROI） | 各类样本之间的关联发现；基于两个或多个数据的关联，如分子异常、样本特征、临床变量 |

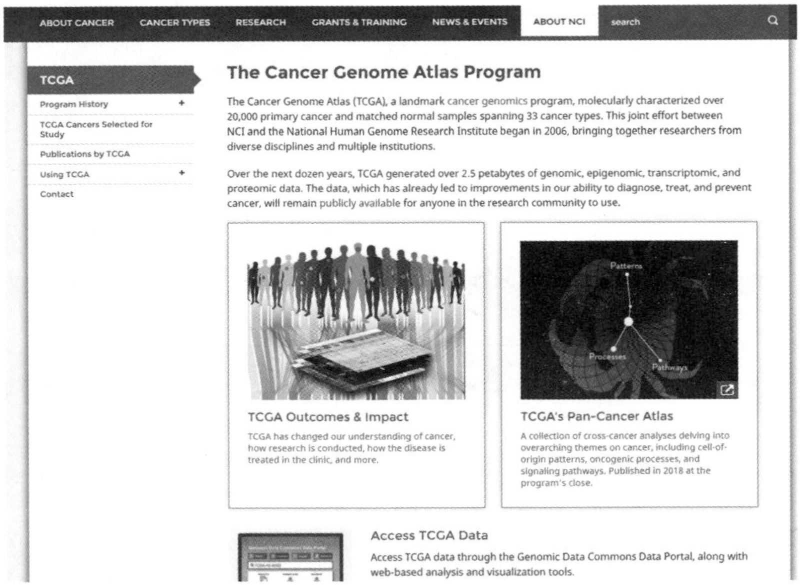


图 2-15 TCGA 首页

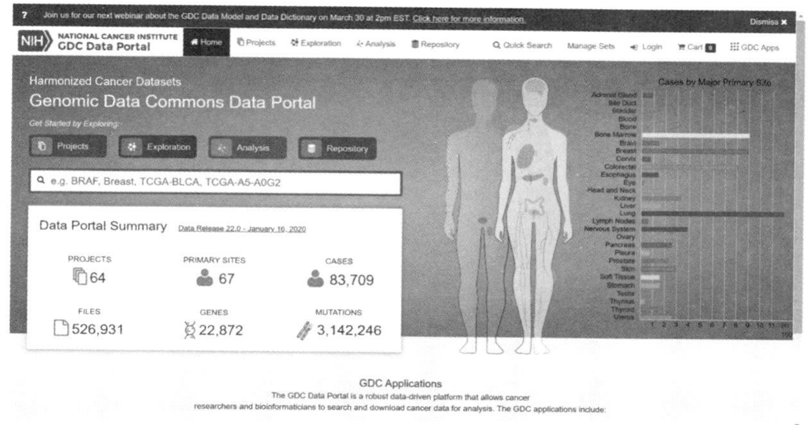


图 2-16 TCGA 数据门户

## （三）人类基因变异数据库（HGMD）

HGMD 收集公开发表的引起人类遗传疾病的胚系突变信息，主要包括导致人类遗传疾病或与人类遗传疾病相关的基因突变案例，以及文献报道中的所有致病突变和与疾病相关的功能多态（图 2-17）。HGMD 收集的数据范围限定在导致明确遗传表型的突变，包括单碱基置换、微缺失（micro-deletions）和微插入（micro-insertions）、缺失 / 插入（indels）、重复序列扩增及大的基因损伤和复杂的基因重组，另外体细胞突变和线粒体突变也列入其中。HGMD 每周通过手动和计算机搜索程序收集数据，扫描 250 多种期刊查找描述引起人类遗传疾病的种系突变文章，并从原始文章中提取 HGMD 需的数据进行加工。所包含的数据主要来自已经发布全文的报告，而不包括未发表和仅以摘要形式报告的基因突变信息，且公共网站只提供已收录 3 年以上的数据。HGMD 检索界面主要以文

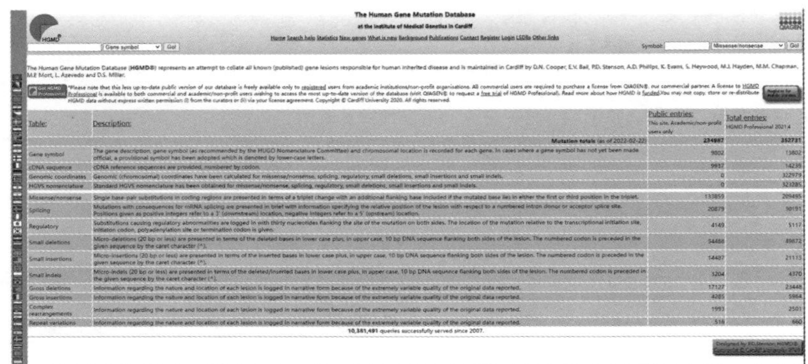


图 2-17 HGMD 首页

本为基础，并与外部数据建立了链接，如通过 HGMD 与基因组数据库（GDB）和 OMIM 数据库之间的双向链接，将数据与人类基因的表型、结构和作图信息进行整合。另外通过 Entrez 从 HGMD 引用到 Medline 摘要建立了超文本链接。

## 参考文献

[1] AMBERGER JS,BOCCHINI CA,SCOTT AF,et al. OMIM.org: leveraging knowledge across phenotype-gene relationships[J]. Nucleic Acids Res,2019,47(1):1038-1043.

[2] TOMCZAK K, CZERWIŃSKA P, WIZNEROWICZ M.The Cancer Genome Atlas (TCGA): an immeasurable source of knowledge[J]. Contemporary oncology,2015,19(1A):A68.

[3] 沈柳 . 郭海红 , 郑思等 . 癌症基因组学相关数据管理与应用探析 [J]. 中华医学图书情报杂志 ,2016,25(4):62-67.

[4] STENSON P D,MORT M,BALL E V,et al. The Human Gene Mutation

Database: towards a comprehensive repository of inherited mutation data for medical research, genetic diagnosis and next-generation sequencing studies[J]. Human genetics,2017,136(6):665-677.

## 2.8 什么是表观遗传学数据库

表观遗传是不依赖于 DNA 序列改变的染色质变化所引起的遗传现象。表观遗传学的现代定义将环境对发育可塑性纳入其中：在 DNA 序列本身以外，DNA 及储存信息相关因子的修饰可以在细胞分裂过程中得以保留，也可以受到环境的影响，并导致基因表达方面的稳定变化。表观遗传修饰主要分为两类，一类为基因选择性转录表达的调控，有 DNA 甲基化、基因印记、组蛋白共价修饰和染色质重塑等；另一类为基因转录后的调控，包括基因组中非编码 RNA、微小 RNA、反义 RNA、内含子及核糖开关等。既往的研究表明，表观基因组变异与人类疾病的发生发展密切相关，如 DNA 甲基化涉及肿瘤的侵袭和转移，吸烟、膳食结构等环境因素改变引起的表观基因变异，增加了自身免疫病和癌症的风险等。表观遗传学的研究有助于我们揭示患者基因组、环境暴露和疾病风险之间的关系，用于靶向药物的设计，也可为肿瘤等疾病的深入研究提供依据，为环境因素、营养和衰老研究提供新的方法。

常见的表观遗传学数据库包括人类表观基因组计划（Human Epigenome Project，HEP；https://www.epigenome.org/index.php）、人类组蛋白修饰数据库（Human Histone Modification Database，HHMD；http://bioinfo.hrbmu.edu.cn/hhmd）、人类 DNA 甲基化与癌症数据库（Human DNA Methylation and Cancer，MethyCancer；http://methycancer.

genomics.org.cn）、NIH 表观遗传组学蓝图计划（NIH Roadmap Epigenomics Project，http://www.roadmapepigenomics.org/）等。

## （一）人类表观基因组计划（HEP）

人类表观基因组计划（HEP）是一项跨国科学计划，正式启动于 2003 年 10 月 7 日。HEP 的目标是绘制人类基因组甲基化可变位点（Methylation Variable Positions，MVP）图谱，即不同组织类型或疾病状态下，甲基化胞嘧啶在基因组 DNA 序列中的分布和发生频率。这项工作在约 200 个样本中绘制所有 30000 个人类基因中的 DNA 甲基化位点的图谱（图 2-18）。

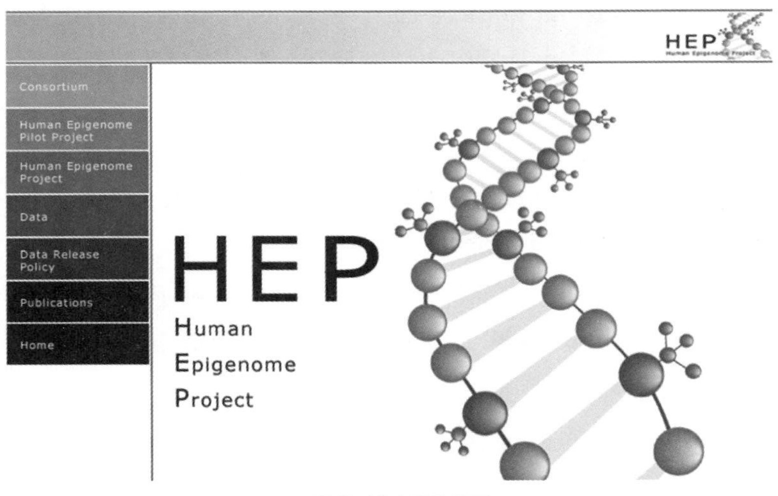


图 2-18 HEP 首页

## （二）人类组蛋白修饰数据库（HHMD）

人类组蛋白修饰数据库（HHMD）整合并存储了从实验室获取的人类基因组蛋白修饰数据，当前版本共涵盖了 43 种人类组蛋白修饰的高通量实验数据，并提供了通过文献挖掘与 9 种癌症相关的组蛋白修饰。该数据库还包括一个可视化组蛋白修饰的工具 HisModView，显示全基因组范围内的组蛋白修饰图。用户可以通过该工具在已有的基因组注释的背景下研究组蛋白修饰的分布、组蛋白修饰与 DNA 甲基化之间的关

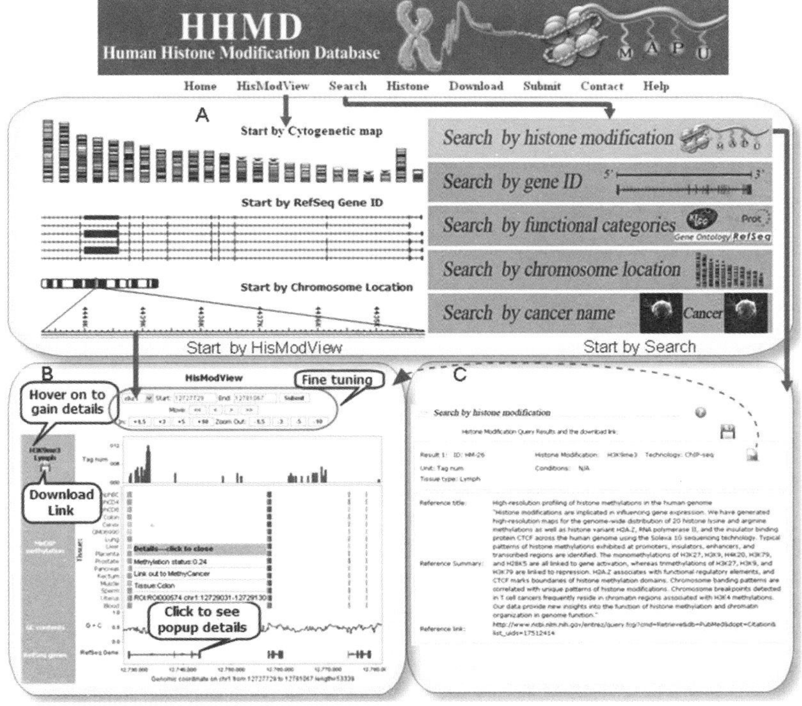


图 2-19 HHMD 内置工具

系，以及二者与相应基因功能元件的位置关系。HHMD 内置了搜索选项，用户可以通过组蛋白修饰、基因 ID、功能类别、染色体位置和癌症名称进行搜索（图 2-19）。

### （三）人类 DNA 甲基化与癌症数据库（MethyCancer）

MethyCancer 是中国癌症表观基因组计划的一部分，存储了来自公共资源的 DNA 甲基化、癌症相关基因、突变和癌症信息的高度整合的数据，以及大规模测序的 CpG Island（CGI）克隆。MethyCancer 分析并呈现了不同数据类型之间的互联，同时开发了搜索工具和图形化 MethyView，以帮助用户访问所有数据和数据连接，并在基因组和遗传数据的背景下查看 DNA 甲基化。MethyCancer 可以作为信息资源和分析平台，用于研究人类基因中 CGI 的分布和启动子 CGI 中 DNA 甲基化模式的改变，鉴定仅通过 DNA 甲基化或与遗传事件结合而改变的新癌症基因，以及发现新的表观遗传的目标（图 2-20）。

### （四）NIH 表观遗传组学蓝图计划（NIH Roadmap Epigenomics Project）

NIH Roadmap Epigenomics Project 的总体目标是建立一套人类的参考表观遗传组，为科学团体研究表观遗传对人类发育、生命过程 / 衰老、对环境的反应、疾病的病理过程等基础研究提供资源（图 2-21）。

该项目聚焦于人类组织和细胞，从全基因水平研究表观遗传特点，重点发现新的表观修饰标志物。该项目全面分析了组蛋白修饰数据、DNA accessibility、DNA 甲基化数据和 RNA 表达数据，并且将这些数

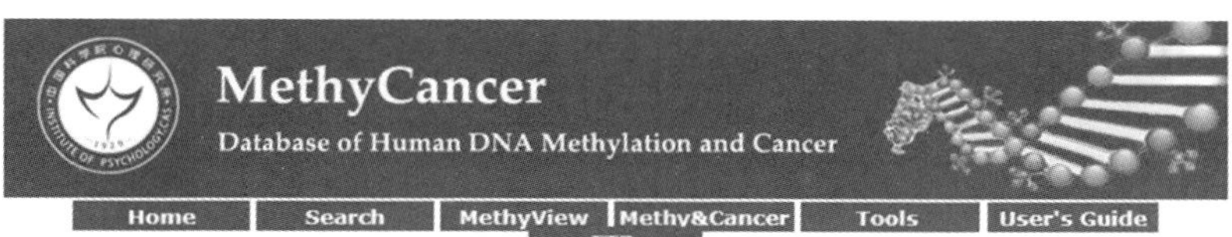


**MethyCancer Introduction**

Cancer is ranked as one of the top killers in all human diseases and continues to have a devastating effect on the population around the globe. Current research efforts are aiming to accelerate our understanding of the molecular basis of cancer and develop effective means for cancer diagnostics, treatment and prognosis. An altered pattern of epigenetic modifications, most importantly DNA methylation events, plays a critical role in tumorigenesis through regulating oncogene activation, tumor suppressor gene silencing, and chromosomal instability.

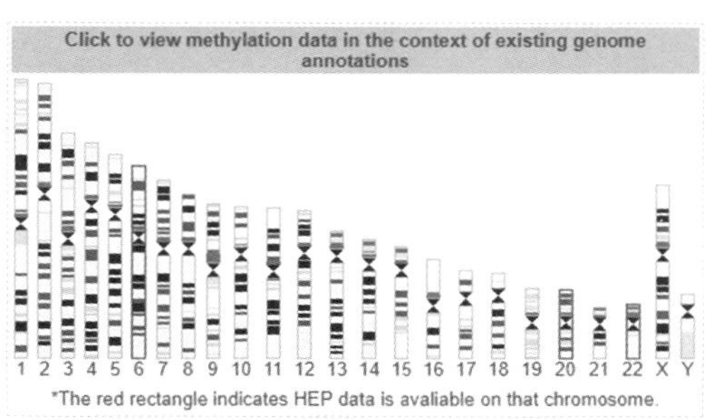


The **database of human DNA Methylation and Cancer** (**MethyCancer**) is developed to study interplay of DNA methylation, gene expression and cancer. It hosts both highly integrated data of DNA methylation, cancer-related gene, mutation and cancer information from public resources, and the CpG Island (CGI) clones derived from our large-scale sequencing. Interconnections between different data types were analyzed and presented. Search tool and graphical MethyView are developed to help users access all the data and data connections and view DNA methylation in context of genomics and genetics data.

MethyCancer could function as both an information resource and analysis platform for study of CGI distribution in human genes, alteration of DNA methylation patterns in promoter CGIs, identification of novel cancer genes altered by DNA methylation alone or in combination with genetic events, and discovery of novel epigenetic targets. As part of the **Cancer Epigenomics Project in China**, MethyCancer will also serve as a platform by which we would like to share data and analytical results from the Cancer Genome/Epigenome Project in China with colleagues all over the world. We hope our continuous efforts in MethyCancer will contribute to the improvement of global human health.

**Ciration:** He, X.M., Chang, S.H., Zhang, J.J., Zhao, Q., Xiang, H.Z., ..., and Wang, J. 2008. MethyCancer: the database of human DNA methylation and cancer. *Nucleic Acids Res.* 36: D836-841.Full Paper

**Copyright: Behavioral Genetics Center, Institute of Psychology, Chinese Academy of Sciences** Feedback
**Last updated: Oct 09, 2008**

图 2-20 MethyCancer 首页

据合并到 ENCODE 门户网站。第 9 版《人类表观基因组图集》就是蓝图计划的成果之一，共收集 2804 个全基因组数据集，包括 1821 个组蛋白修饰数据集、360 个 DNase 数据库、277 个 DNA 甲基化数据集和 166 个 RNA-Seq 数据集，总计 1502.1 亿个映射测序读段，对应于 3174 倍的人类基因组覆盖率。该图集包含了 1936 个数据集的子集，分为 111 个参考表观基因组，其中每个参考表观基因组包含 5 个核心组蛋白标记

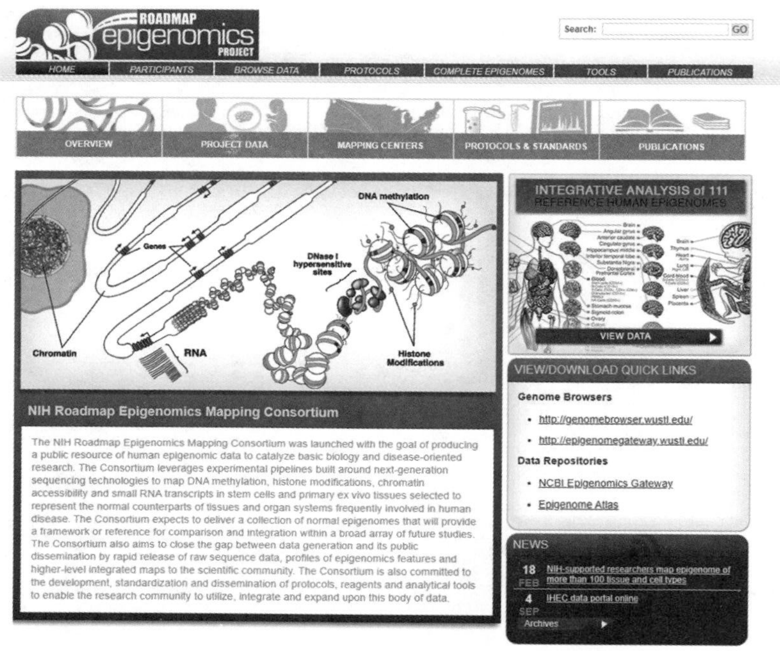
ROADMAP
epigenomics
PROJECT
Search:
GO
HOME
PARTICIPANTS
BROWSE DATA
PROTOCOLS
COMPLETE EPIGENOMES
TOOLS
PUBLICATIONS
OVERVIEW
PROJECT DATA
MAPPING CENTERS
PROTOCOLS & STANDARDS
PUBLICATIONS
DNA methylation
Genes
DNase I hypersensitive sites
Chromatin
RNA
Histone Modifications
INTEGRATIVE ANALYSIS of 111
REFERENCE HUMAN EPIGENOMES
VIEW DATA
NIH Roadmap Epigenomics Mapping Consortium
The NIH Roadmap Epigenomics Mapping Consortium was launched with the goal of producing a public resource of human epigenomic data to catalyze basic biology and disease-oriented research. The Consortium leverages experimental pipelines built around next-generation sequencing technologies to map DNA methylation, histone modifications, chromatin accessibility and small RNA transcripts in stem cells and primary ex vivo tissues selected to represent the normal counterparts of tissues and organ systems frequently involved in human disease. The Consortium expects to deliver a collection of normal epigenomes that will provide a framework or reference for comparison and integration within a broad array of future studies. The Consortium also aims to close the gap between data generation and its public dissemination by rapid release of raw sequence data, profiles of epigenomics features and higher-level integrated maps to the scientific community. The Consortium is also committed to the development, standardization and dissemination of protocols, reagents and analytical tools to enable the research community to utilize, integrate and expand upon this body of data.
VIEW/DOWNLOAD QUICK LINKS
Genome Browsers
http://genomebrowser.wustl.edu/
http://epigenomegateway.wustl.edu/
Data Repositories
NCBI Epigenomics Gateway
Epigenome Atlas
NEWS
18 FEB NIH-supported researchers map epigenome of more than 100 tissue and cell types
4 SEP IHEC data portal online
Archives

图 2-21 NIH Roadmap Epigenomics Project 首页

（H3K4me3、H3K4me1、H3K27me3、H3K9me3 和 H3K36me3）的完整集合。

## 参考文献

[1] FEINBERG A P. The key role of epigenetics in human disease prevention and mitigation[J]. New England Journal of Medicine,2018, 378(14):1323-1334.

[2] BRADBURY J. Human epigenome project—up and running[J].PLoS

biology,2003,1(3).

[3] ZHANG Y, LV J,LIU H,et al. HHMD: the human histone modification database[J]. Nucleic acids research,2010,38(1):149-154.

[4] HE X,CHANG S,ZHANG J,et al.MethyCancer:the database of human DNA methylation and cancer[J].Nucleic acids research,2007, 36(1):836-841.

[5] BERNSTEIN B E,STAMATOYANNOPOULOS J A,COSTELLO J F,et al.The NIH roadmap epigenomics mapping consortium[J].Nature biotechnology, 2010,28(10):1045-1048.

## 2.9 什么是基因型—表型数据库

丹麦遗传学家 W.L. 约翰森于 1911 年提出基因型和表型两个遗传学名词。基因型泛指生物的全部遗传物质（基因）组成，也是控制生物性状的基因组上特定等位基因的组合。表型是与基因型相对的概念，指生物体个别或少数性状及全部性状的表现。基因型是生物体在适当环境条件下发育表型的内因，表型则是基因型和环境条件共同作用的结果。根据遗传信息的传递方向，从基因型到表型的遗传调控，主要包括转录、转录后加工、翻译及翻译后修饰等几个关键环节。表型的遗传调控过程几乎涉及体内所有的生命过程，涵盖分子、通路、网络、细胞、器官和个体等多个层次，而经典的中心法则（central dogma）为主线的分子遗传理论仅能提供粗略的解释。研究基因型到表型的遗传调控有助于深入认识生物性状的遗传基础、表型多样性与可塑性、疾病发生、机体生长发育、生物进化等多种重要生命现象的发生机理，从而促进精准医学的发展。例如，个人代谢特定药物的能力（表型），可能会根据其代谢药物所需肝酶编码基因的形式而有所不同，根据基因型到表型的调控机制有助于确定跨越人群的药物推荐剂量。再如，串联使用基因型和表型技术比单独使用基因型预测能够发现更大的药物代谢能力差异，这对个性化医疗有重要意义。研究基因型 - 表型调控常见的数据库包括日本 DNA 数据库中心 - 日本基因型与表型档案（Japanese Genotype-phenotype Archive，DDBJ-JGA;https://www.ddbj.nig.ac.jp/jga/index-e.html ）、NCBI 基因型和表型数据库 (The Database of Genotypes and Phenotypeshttps,dbGaP;https://www.ncbi.nlm.nih.gov/gap/)、欧洲基因型 - 表型档案数据库（European Genome-phenome Archive，EGA;https://www.ebi.ac.uk/ega/ ）、等。

## （一）DDBJ-JGA

日本基因型与表型数据库（JGA）隶属日本 DNA 数据库中心（DDBJ），提供人类个体的基因型与表型数据的长期保存服务，共享生物医学研究项目产生的、个体化水平的基因型和表型脱敏数据（图 2-22）。JGA 根据授权协议收集数据，其授权发布的数据仅限特定的研究用途。JGA 可接受的数据类型包括基于阵列或高通量测序平台的原始数据、与样本相关的表型数据，以及经处理的数据（如基因型和结构变体等摘要级别的统计分析数据）。在数据访问方面，JGA 实施访问授权策略，由日本科学技术振兴机构的国家生物科学数据库中心（JST-NBDC）决定用户的数据访问权限。用户需要向国家生物科学数据库中心（NBDC）申请数据访问，通过后才可安全访问数据。

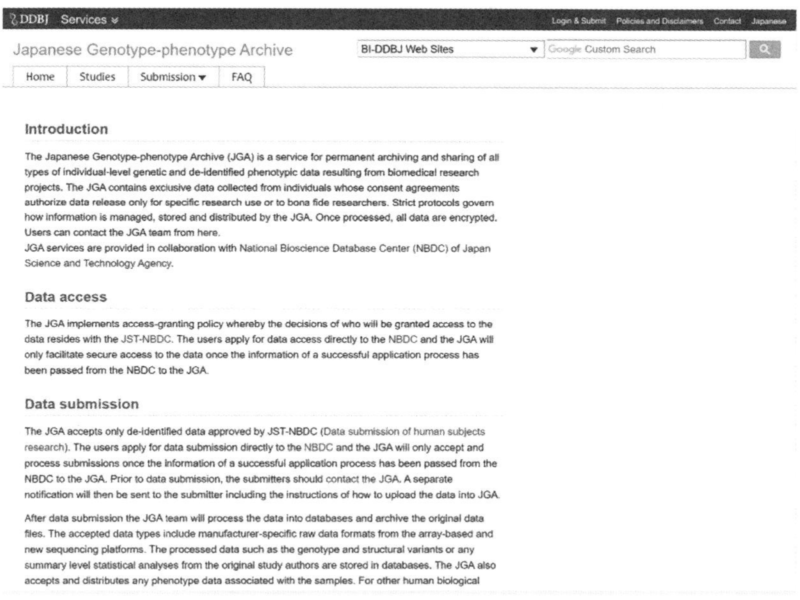


图 2-22 DDBJ-JGA 首页

## （二）dbGaP

dbGaP 由 NCBI 开发并负责维护，是用于归档、精选和发布人类基因型和表型间相互作用研究产生的信息的数据库（图 2-23）。用户可以不受限访问研究文件、操作流程和项目问卷调查等资料。该数据库收录了调查基因型和表型相互作用的研究结果。这些研究包括全基因组关联研究、医学测序、分子诊断测定及基因型和非临床性状之间的关联。存档的数据类型包括表型数据、全基因组关联分析（GWAS）数据、摘要级别分析数据、SRA（短读存档）、基因表达数据、图像数据等。目前 dbGaP 数据库收录的数据来自 25 个研究项目，用户可以通过疾病名称或

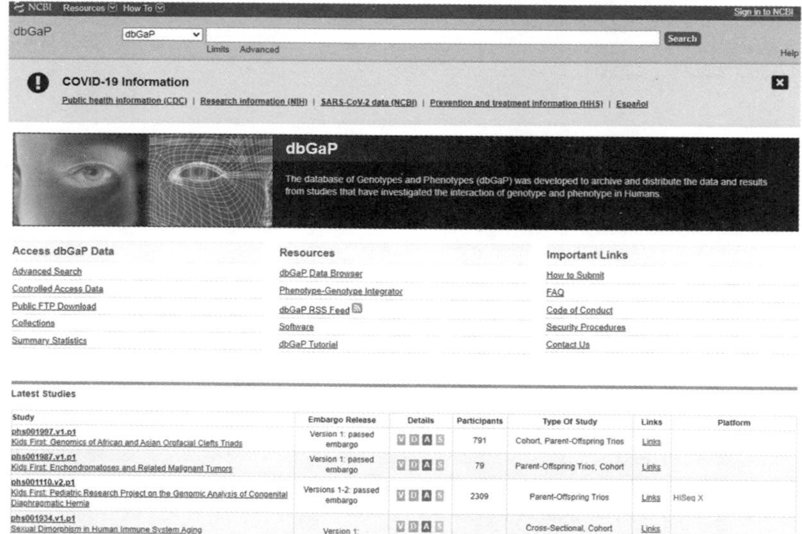


| Study | Embargo Release | Details | Participants | Type Of Study | Links | Platform |
|---|---|---|---|---|---|---|
| phs001997.v1.p1 Kids First: Genomics of African and Asian Orofacial Clefts Triads | Version 1: passed embargo | V D A S | 791 | Cohort, Parent-Offspring Trios | Links | |
| phs001987.v1.p1 Kids First: Enchondromatoses and Related Malignant Tumors | Version 1: passed embargo | V D A S | 79 | Parent-Offspring Trios, Cohort | Links | |
| phs001110.v2.p1 Kids First: Pediatric Research Project on the Genomic Analysis of Congenital Diaphragmatic Hernia | Versions 1-2: passed embargo | V D A S | 2309 | Parent-Offspring Trios | Links | HiSeq X |
| phs001934.v1.p1 Sexual Dimorphism in Human Immune System Aging | Version 1: | V D A S | | Cross-Sectional, Cohort | Links | |

图 2-23 dbGaP 首页

基因名称进行搜索、浏览。为了保证研究项目的机密性，dbGaP 数据库只接受匿名化数据，并对要求使用个体化水平数据资源的研究者实施审核。目前，dbGaP 尚未提供内置在线工具针对个体化水平数据进行分析。

## （三）欧洲基因型—表型档案数据库（EGA）

欧洲基因型—表型档案数据库（EGA）是一个用于长期保存数据的仓储，由 EMBL-EBI 于 2008 年启动构建，旨在促进遗传和表型数据的传递和共享（图 2-24）。目前，EGA 存储了 3573 项研究的数据，包括对癌症患者和健康个体的病例对照研究、全基因组关联研究（GWAS）、不同目的的测序和分子诊断测定等。这些研究关注了从癌症到神经退行性改变的多种不同类型的疾病。EGA 目前存档了 5466 个数据集，部分

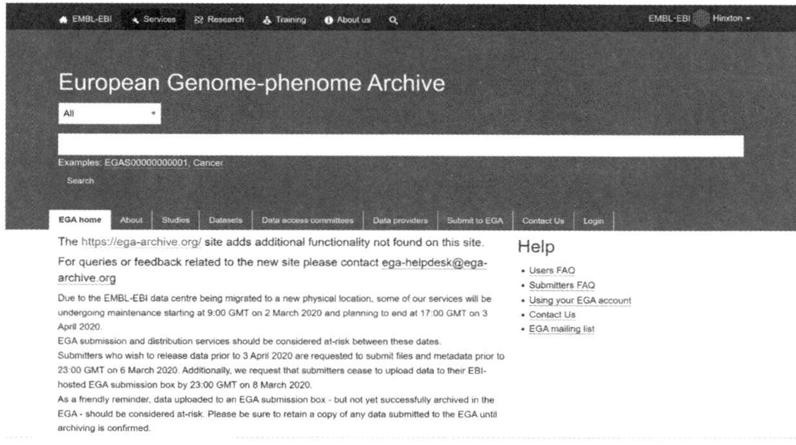


图 2-24 EGA 首页

为公开访问，实行分布式访问授权策略，即由指定的数据访问委员会针对给定的提交数据集做出数据访问决策。截至 2015 年，EGA 的数据存储量已增长到 1700TB。

## 参考文献

[1] KODAMA Y,MASHIMA J,KOSUGE T,et al. The DDBJ Japanese Genotype-phenotype Archive for genetic and phenotypic human data[J]. Nucleic Acids Research,2015,4318–22.

[2] COURTOT M,CHERUBIN L,FAULCONBRIDGE A,et al. BioSamples database: an updated sample metadata hub[J]. Nucleic Acids Res,2019,47(1):1172-1178.

[3] BYCROFT C,FREEMAN C,PETKOVA D,et al. The UK Biobank resource with deep phenotyping and genomic data[J]. Nature,2018,562(7726): 203-209.

# 2.10 什么是生物样本数据库

生物样本库（Biobank）被定义为系统地整合与保存各种人类生物样本及相关信息，以研究疾病的临床治疗和生命科学的集合。生物样本库以标准化形式收集和共享生物样本（健康和疾病生物体的生物大分子、细胞、组织和器官样本），以及与这些生物样本相关的附加资料（临床、病理、伦理等），涵盖的样本类型包括人、动物、植物、微生物（含环境微生物）、病毒等。随着样本信息复杂度的增加，生物样本库除了收集样本相关的基本数据和诊断信息外，还延伸到其他配套信息，包括健康人和病人的多种表型，目前主要涵盖基因组学、蛋白组学及其他组学信息。这些生物样本库对血液病、免疫系统疾病、糖尿病、恶性肿瘤等重大疾病的研究起到了推动作用。个性化医疗依赖特异性强、敏感性好、检测方便的生物标志物，大量候选疾病生物标志分子需要通过基于高质量生物样本的验证，才能从实验室推广至临床应用。因此，具有完整临床信息的高质量生物样本是推动个性化医疗的关键，也是疾病预测、早期干预，以及个性化治疗方案实施的重要基础。目前常见的生物样本数据库包括生物样本数据库（BioSample，https://bigd.big.ac.cn/biosample）、英国生物样本库（UK Biobank，https://www.ukbiobank.ac.uk/）等。

## （一）生物样本数据库（BioSample）

生物样本数据库（BioSample）隶属 NCBI，收集实验分析中使用的生物材料的描述性信息或元数据（图 2-25）。这些信息来源于 NCBI

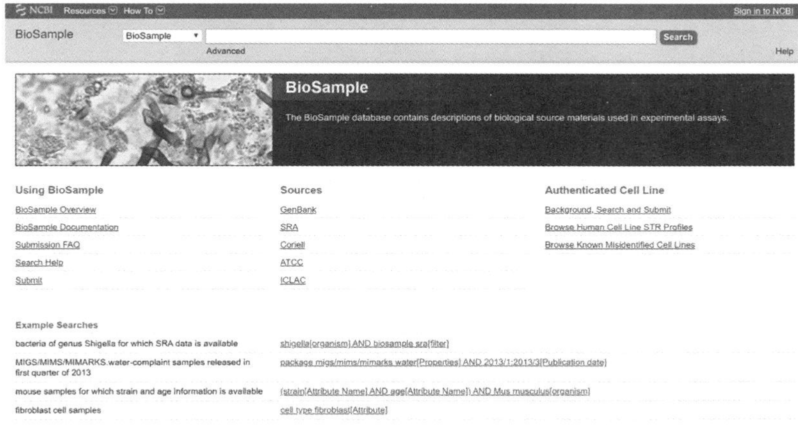


图 2-25 BioSample 首页

的各核心数据库中的数据。BioSample 也储存具有高度的物种多样性的不同类型的样本数据，共包括来自 482 个物种的 87107 个样本。典型示例包括细胞系、主要组织活检、单个生物或环境分离物。BioSample 提倡使用结构化和常量的属性名称和数值描述样本的含义以及来源信息。BioSample 还提供了一个专用的环境，用户在其中可以通过将受控词汇用于样本属性字段名称来以结构化方式查询样本元数据，并将样本元数据链接到多个数据库的相应实验数据，并支持跨数据库查询。数据提交者可以一次性上传样本描述然后存档引用。用户可以通过关键字或使用字段标签和过滤器来查询生物样本。检索方式见表 2-8。

表 2-8 BioSample 检索方式

| 检索方式 | 检索文本举例 |
| --- | --- |
| Accessionnumber | SAMN02048828[accn] |
| 登记号 | |
| Attribute 属性 | “cell type fibroblast”[Attribute] |
| Attribute name | “cell line”[Attribute Name] |
| 属性名称 | |
| Author 作者 | “John Smith”[Author] |
| Filter 筛选 | “biosample sra”[filter] |
| Organism 物种 | Mus musculus[organism] |
| Accessionnumber | SAMN02048828[accn] |
| Properties 性质 | “package migs/mims/mimarks water”[Properties] |
| Publication date | 2013/1:2013/3[Publication date] |
| 发布日期 | |
| Submitter organization 上传机构 | “bioinformatics unit,max planck institute for immunobiology and epigenetics”[Submitter Organization] |

## （二）英国生物样本库（UK Biobank）

UK Biobank 是英国的一项大规模的长期生物样本库计划，始于 2006 年，旨在研究遗传和环境因素（包括营养、生活方式、药物等）对重大疾病（癌症、心脏病、脑卒中），以及糖尿病和阿尔茨海默病等中老年常见病的预防、诊断和治疗的影响（图 2-26）。由英国卫生部、医学研究委员会、苏格兰政府和惠康信托基金会（Wellcome Trust）的医疗慈善机构资助建立，在 2006—2010 年从全国招募了 500000 名 40 ～ 69 岁之间的志愿者，采集血样和尿样，并跟踪未来 30 年的健康记录，用以研究遗传和环境的复杂关系与疾病风险。该计划首次检测项目包括身高、体重、BMI、血压、肺活量、骨密度和眼压等。后期检测扩展加入了听力测试、动脉脉搏波传导速度、视力、眼内压、视网膜眼底图像、运动过程中的心电图、唾液样本、膳食评估等。此外，UK Biobank 组织 100000 名参与者佩戴了为期一周的 24 小时生理活动监控器，并进行了有关饮食、认知功能、工作经历和消化系统健康的线上问卷，还着手研究了 100000 名志愿者大脑、心脏、腹部、骨骼和颈动脉的扫描成像数据，并与各种电子健康记录（癌症、死亡、发病入院等）建立关联，研发了能够准确识别疾病及其亚型的算法。2020 年，UK Biobank 将更新的数据包括约 150000 名志愿者的外显子组测序数据、NIFTI 脑图像等大脑成像数据、原始颈动脉超声数据、精神病学数据和癌症数据（癌症阶段和等级、自我报告的疼痛在线问卷数据及身体成分和骨矿物质密度数据）等。

（杨林，徐子犊，李姣）

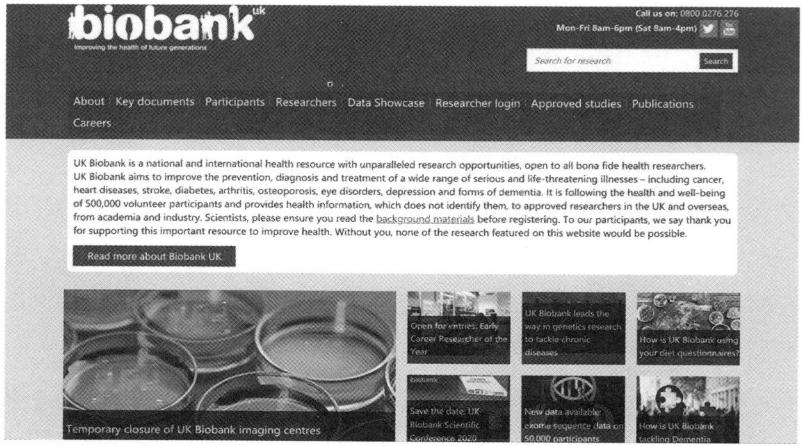


图 2-26 UK Biobank 首页

---

[1] 杨林；中国医学科学院医学信息研究所；副研究员；生物医学科学数据管理，医学知识表示与智能计算；已发表学术论文 20 余篇。

[2] 徐子犊；中国医学科学院医学信息研究所；硕士研究生；医学人工智能，智能健康管理；已发表学术论文 3 篇。

[3] 李姣；中国医学科学院医学信息研究所；研究员；医学信息学，医学数据挖掘；已发表学术论文 80 余篇，获得发明专利 5 项。

**参考文献**

[1] JEON J-P. Human Lymphoblastoid Cell Lines in Pharmacogenomics [M]. 2014:89-110.

[2] 赵晓航 , 钱阳明 . 生物样本库——个体化医学的基础 [J]. 转化医学杂志 , 2014,3(2)69-73.

[3] COURTOT M,CHERUBIN L,FAULCONBRIDGE A,et al. BioSamples database: an updated sample metadata hub[J]. Nucleic Acids

Research,2019,47(1):1172–1178.

[4] BYCROFT C,FREEMAN C,PETKOVA D,et al. The UK Biobank resource with deep phenotyping and genomic data[J]. Nature,2018,562(7726):203-209.

# 第 3 章
# 精准医学
# 术语标准篇

## 3.1 什么是精准医学术语标准

卫生信息标准与规范建设是实现医疗卫生信息化的重要基础，通过标准化手段，能够使不同医疗卫生机构之间、不同医疗卫生信息系统之间互联互通，推动信息共享与业务协同，避免重复建设和解决信息孤岛等问题，从而改善医疗卫生服务质量，减少医疗差错，提高医疗卫生管理与服务效率。医学术语标准是卫生信息标准的重要内容之一，用以保持不同医疗机构、系统间数据交换机信息交流中对术语理解和使用的一致性。

精准医学术语是指涵盖精准医学领域相关概念的名称集合，广泛分布在医疗记录、医学文献等信息资源中，具有数量庞大、构词复杂等特点，不同表达方式的缩略语、外来语及大量存在的一词多义、多词一义、含义不清（歧义）等现象阻碍了健康医疗大数据的深度应用，也影响了医疗人工智能的效果。

欧美等国医学信息标准发展较早，建立了包括医学术语标准在内的标准体系。世界卫生组织（World Health Organization，WHO）、欧洲标准化组织（European Committee for Standardization，CEN）、美国国立医学图书馆（National Library of Medicine，NLM）、国际医学术语标准化与研发组织（International Health Terminology Standards Development Organization，IHTSDO）、医疗信息标准委员会（Health Care Information Standards Board，HISB）等积极从事医学术语相关标准的研究、制定、测试、批准、发布和推广活动。国内医学术语标准化建设起步较晚，许多国内的标准化组织和医学研究所、医学院校等相继参与到医学术语体系的建设中，包括中国标准化研究院、原卫生部医院管理研究所、中国医学科学院医学信息研究所、中国中医科学院中医药信息研究所、中国卫生信息学会及其下设的卫生信息标准委员会。这些组织和机构进行了大量国际标准的引进和应用，包括 ICD、LONIC 等术语及编码标准并开展标准的翻译、本地化研究和制定。

医学术语标准化是指运用标准化的原理和方法，通过制定医学术语标准，使在一定范围内的医学用语得到统一，以获得最佳秩序和社会效益的过程。主要包括医学术语及其定义的指导性规范、医学术语使用规范，还包括大量医学术语规范化体系。根据术语标准的结构、语义强弱程度、所实现的功能等要素，可以将精准医学术语标准分为 3 类：①词汇表类：强调对概念的解释，形式简单，不涉及复杂的语义关系，如权威规范文档、词汇表、术语表、词典、指南等；②分类体系：强调概念间的层级聚合和类别体系，起到范畴归类作用，如分类法、知识分类体系、类目表等；③关联组类：强调概念间各种关系的揭示，如叙词表、语义网、本体等。

目前，国内外精准医学术语标准体系的成果主要包括：一体化医学语言系统（Unified Medical Language System，UMLS），医学主题词表（Medical Subject Headings，MeSH），国际疾病分类法（International Classification of Diseases，ICD），观察指标表示符逻辑命名与编码系统（Logical Observation Identifiers Names and Codes，LOINC），系统化临床医学术语集（The Systematized Nomenclature of Human and Veterinary Medicine Clinical Terms，SNOMED CT），基因本体（Gene Ontology，GO），人类表型本体（Human Phenotype Ontology，HPO），精准医学本体（Precision Medicine Ontology，PMO），中医临床术语系统等等。本书第 3.3 节会对常见的精准医学术语标准做详细的介绍。

精准医学术语标准化建设是现代医学信息化发展的重要基础和必备条件，建立统一的医学术语标准及术语集有助于解决术语重复、内涵不清、语义表达和理解不一致等问题，对有效推动医学信息在更大范围和更深层次上的传播、共享和使用具有重要意义。如在临床实践中，从患者数据到医学知识的生成，医学术语标准成为连接不同流程和资源的桥梁，其主要作用是在临床数据交换和共享的全流程（图 3-1）中，用明确、统一的方法表达医学概念，避免产生歧义和误解，促进更大范围的医学信息理解和共享，提高医学数据在临床数据库、电子病历、临床诊断专家系统及不同机构之间的互相操作能力。

**参考文献**

[1] 任慧玲 , 郭进京 , 孙海霞 , 等 . 医学术语标准化研究的思考 [J]. 医学信息学杂志 ,2018,39(5):2-7.

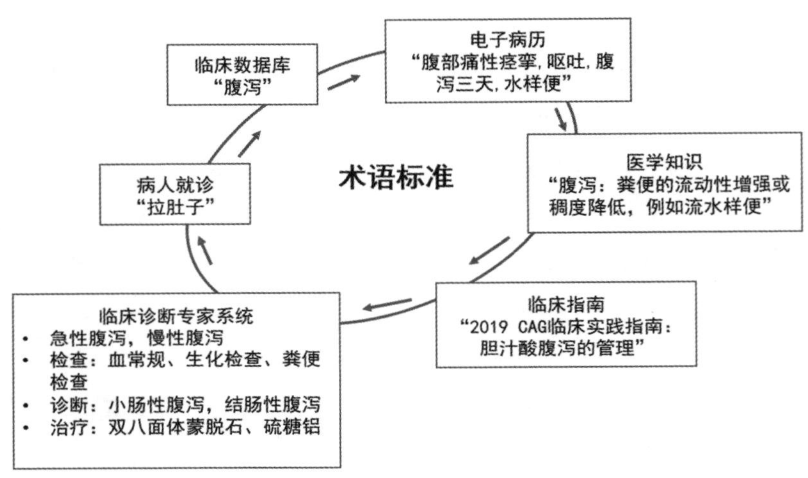


图 3-1 精准医学术语标准在临床中的作用

[2] 钱庆，吴思竹．国外医学术语标准化发展对我国的启示 [J]. 医学信息学杂志，2013,34(5):42-46,51.

[3] 李丹亚，李军莲．医学知识组织系统 [M]. 北京：科学出版社，2019.

# 3.2 精准医学术语标准的作用是什么

精准医学术语标准是以一种规范化、标准化的表述方式精准地将医学领域中的概念和知识进行统一的描述，在医疗卫生领域发挥着重要的作用。

## （一）信息交换

一方面，精准医学术语标准的基本目的和作用是用明确、统一的方法表达医学概念，用以分类和机器处理，避免信息表达中的“表达失实”“表达差异”和“词汇孤岛”等问题。具体来说，精准医学术语标准明确地定义了精准医学领域的多个概念（如通过语义规则进行实例化，将精准医学概念和数据转化为有用的医学信息），避免产生歧义和误解，进而促进更大范围的精准医学领域的信息理解和共享，提高数据在不同系统、不同机构之间的互操作能力，使多来源的医学数据比较和集成成为可能。

另一方面，随着信息技术的飞速发展，精准医学术语标准还在信息资源的分类、自动标引、数据规范化处理、智能检索、数据挖掘等方面发挥着作用。

## （二）分类

不同的精准医学术语标准针对疾病、药物、症状、基因等多个实体类型给出了明确的分类方法，进而可以指导临床及科研过程中精准医学概念的规范化分类和使用。以 ICD 为例，对于医疗结构而言，ICD 是医院疾病分类的标准，ICD 编码是疾病的主要索引之一，规范统一标准和编码使得病案能够规范医生问诊，也可以将病案中的信息按不同的用途加以归纳，再结合病案中医疗人员的信息及各种检验、治疗信息，对医疗水平与医疗资源利用进行分析，对医疗质量进行评价。

## （三）自动标引

面对精准医学领域文献的快速增长，通过手工标引的方式进行实体标引已经显得过于落后和低效，尤其是对综合性、大型生物医学文献数据库而言。鉴于此，基于已有的精准医学术语标准，许多国家纷纷启动了自动标引研究项目，其中 NLM 基于 UMLS 研制的 MTI（Medical Text Indexer）和中国医学科学院医学信息研究所开发的“自然语言—主题语言—分类语言”一体化计算机辅助标引系统，已分别用于 MEDLINE 数据库和中国生物医学文献数据库（CBM）的数据处理，经自动标引系统处理后给出推荐 MeSH 主题词，再由标引员进行人工审核。这种人机相结合的标引工作模式大大提高了数据处理速度，减轻了标引员的工作负荷。

## （四）数据规范化处理

精准医学术语标准在数据规范化处理方面的主要应用是数据库的建设支持。以中国中医科学院中医药信息研究所研发的中医临床术语系统为例，该系统被应用于中医药数据库的加工建设中。为了解决中医药信息中存在的不规范问题，中医临床术语系统多被用于数据库建设中信息抽取的标准化、规范化和结构化处理。例如，中药药理实验数据库规范标准采用的是中医临床术语系统与其他自建的标准词汇表。该术语标准为数据库的加工提供了数据规范的保证，而数据库的建设过程又能为语言系统发现提供新的术语。

## （五）智能检索

精准医学术语标准在智能检索中的应用包括自动实现同义词扩充、词组切分扩展、等级结构扩展等的检索功能，以及基于概念间语义关系的相关文献自动检索。目前，医学领域的大型数据库检索系统均在利用 MeSH、UMLS 及其他精准医学术语标准进行有关的应用开发，较著名的有 PubMed 和 CBM，实现的主要功能有主题扩展、副主题扩展、副主题限定、提问词自动转换、提问短语分析转换等。目前，还有研究机构基于已有的精准医学术语标准开发针对某一特定的精准医学领域术语标准，进而支持医学信息的智能检索。例如，Linda Mhadhb 等人提出与特定疾病相关的症状。

## （六）数据挖掘

精准医学术语标准以其概念的规范性和语义关系的可得性被广泛应用在精准医学领域文献挖掘及临床电子病历中的关系发现和信息整合。哥伦比亚大学医学系的 E.A.Mendonca 等研究 MEDLINE 文献中 MeSH 术语的共现现象，使用 UMLS 语义类型分析检索结果，以便掌握语义类型之间的相关性。西安交通大学的 WangMeng 等人利用 ICD 知识，通过构建层次化知识图谱来获取电子医学病历中患者、疾病和药物之间的关系，最后实现了安全用药的信息整合与挖掘。

### 参考文献

[1] 李军莲 , 李丹亚 , 钱庆 , 诸文雁 , 夏光辉 . 医学领域知识组织系统的发展及应用现状 [J]. 医学信息学杂志 ,2008,11:5-10.

[2] 李丹亚，李军莲. 医学知识组织系统 [M]. 北京：科学出版社,2019:18.

[3] MHADHBI L, AKAICHI J. DS-Ontology: A Disease-Symptom Ontology for General Diagnosis Enhancement[C]. The 2017 International Conference. ACM, 2017.

[4] MENDONCA E A, Cimino J J. Automated knowledge extraction from MEDLINE citations[J]. 2000,575-579.

## 3.3 有哪些常见的精准医学术语标准和数据库

精准医学研究的逐渐深入为精准医学领域术语标准体系的建设提出了更高的要求。目前，国际精准医学术语标准化和数据库建设起步早，发展迅速，建立了较为完善的术语标准化建设体系，研究和制定了丰富的精准医学术语标准及术语集，并且在应用中取得了良好的效果。按照其涉及的领域，可进行如下分类。

医学综合: 一体化医学语言系统（UMLS），医学主题词表（MeSH），国际疾病分类法（ICD），观察指标表示符逻辑命名与编码系统（LOINC），系统化临床医学术语集（SNOMED CT）等。

疾病：疾病本体（DO）。

基因、突变和表型：基因本体（GO），人类表型本体（HPO），序列本体（SO），变异本体（VariO），人类基因组变异数据库（ClinVar）。

药物：处方药物标准术语表（RxNorm），药物基因组学数据库（PharmGKB）等。

虽然我国近年来加强了卫生信息化和标准化工作，相继发布 280 多项卫生信息标准，但是已形成的规范、统一的医学术语标准较少。为了保障精准医学领域研究中信息共享的一致性、传播的快速和稳定性，中国医学科学院医学信息研究所、中国中医科学院中医药信息研究所等研究机构相继开展了精准医学术语标准建设的工作。目前，已经构建了精准医学本体（PMO）、中医临床术语系统等术语标准。

以上术语标准化成果和数据库的建设不是一蹴而就的，而是经历了 3 个时期的发展，发展历程也反映了医学术语标准化建设的总体趋势。20 世纪 50 年代，医学术语标准及体系初步建立，MESH 等标准被初步创建；70 年代，大量医学术语标准化工具、知识组织系统被建立，各标准化组织竞相发布了 SNOMED、UMLS、LOINC 等大量术语标准化及编码标准化工具，包括术语表、分类表、主题词表等，但是其收录范围和数量比较有限，内容少有交叉；步入 90 年代，特别是 2000 年以后，各医学术语标准化工具的发展逐步稳定和成熟，并且走向多语种和多术语集的交叉映射和集成融合。随着关联数据、语义网的迅速发展，以 GO、DO、HPO、PharmGKB、SO 等为代表的精准医学领域本体和数据库崭露头角，在术语标准化建设的过程中发挥着重要的作用。

现将国内外常见的精准医学术语标准总结如下，见表 3-1。

表 3-1 常见的精准医学术语标准和数据库

| 类型 | 名称 | 领域 | 语种 | 更新频率 | 所属机构 / 资助机构 |
|---|---|---|---|---|---|
| 叙词表 | 医学主题（MeSH） | 医学综合 | 21 种 | 1 年 /1 周 | 美国国立医学图书馆 |
| | NCI 叙词表（NCIT） | 肿瘤学 | 英文 | 1 月 | 美国国立癌症研究所 |
| | 医学主题词表（中文版） | 医学综合 | 中英文 | 1 年 | 中国医学科学院医学信息研究所 |
| | 中国中医药学主题词表 | 中医药 | 中英文 | 不定期（2007 年） | 中国中医研究院中医药信息研究所 |
| 分类表 | 国际疾病分类法（ICD） | 临床医学 | 43 种语言 | 1 年（10 年修订） | 世界卫生组织 |
| | NCBI 分类表（NCBI Taxonomy） | 生物学 | 英文 | 1 天 | 美国生物技术信息中心 |

（续表）

| 类型 | 名称 | 领域 | 语种 | 更新频率 | 所属机构 / 资助机构 |
|---|---|---|---|---|---|
| 规范术语表 / 集 | 处方药物标准术语表（RxNorm） | 药学 | 英文 | 1 天 | 美国国立医学图书馆 |
| | 观察指标表示符逻辑命名与编码系统（LOINC） | 检验学 | 13 种语言 | 半年 | 美国印第安纳医学中心 Regenstrief 研究院 |
| | 系统化临床医学术语集（SNOMED CT） | 临床医学 | 英文、西班牙语、丹麦语等 | 半年 | 美国病理医师学会 |
| 一体化语言系统 | 一体化医学语言系统（UMLS） | 医学综合 | 21 种语言 | 半年 | 美国国立医学图书馆 |
| | NCI 超级叙词表（NCIm） | 医学综合 | 英文 | 1 月 | 美国国立癌症研究院 |
| | 中文一体化医学语言系统 | 医学综合 | 中英文 | 不定期 | 中国医学科学院医学信息研究所 |
| | 中医药一体化语言系统 | 中医药 | 中英文 | | 中国中医研究院中医药信息研究所 |

（续表）

| 类型 | 名称 | 领域 | 语种 | 更新频率 | 所属机构 / 资助机构 |
| --- | --- | --- | --- | --- | --- |
| 本体 | 疾病本体（DO） | 疾病 | 英文 | 1 月 | 西北大学遗传医学中心，马里兰大学基因组科学研究院 |
| | 基因本体（GO） | 基因 | 英文 | 1 月 | 国家人类基因组研究所 |
| | 人类表型本体（HPO） | 表型 | 英文 | 2 ~ 3 月 | 美国国立卫生研究院 |
| | 精准医学本体（PMO） | 精准医学 | 英文 | 不定期 | 中国医学科学院医学信息研究所 |
| | 序列本体（SO） | 生物序列 | 英文 | 不定期 | 基因本体联盟 |
| | 变异本体（VariO） | 变异 | 英文 | 不定期 | 基因本体联盟 |

（续表）

| 类型 | 名称 | 领域 | 语种 | 更新频率 | 所属机构 / 资助机构 |
|---|---|---|---|---|---|
| 数据库 | 药物基因组学数据（PharmGKB） | 药物基因组学 | 英文 | 不定期 | 美国国立卫生研究院 |
| | ClinVar | 突变和表型 | 英文 | 不定期 | 美国国立卫生研究院 |

## 参考文献

[1] 任慧玲，郭进京，孙海霞，等．医学术语标准化研究的思考 [J]. 医学信息学杂志，2018,39(05):2-7.

[2] 钱庆．基于知识组织系统的生物医学文本挖掘研究 [J]. 数字图书馆论坛，2016,143(04):1-10.

[3] 钱庆，吴思竹．国外医学术语标准化发展对我国的启示 [J]. 医学信息学杂志，2013,05:42-46,51.

[4] 代涛．中华医学百科全书医学信息学卷 [M]. 北京：中国协和医科大学出版社，2017.

[5] About LOINC. [EB/OL]. [2020-1-17]. https://loinc.org/about/

[6] Overview of SNOMED CT . [EB/OL]. [2020-1-17]. https://www.nlm.nih.gov/healthit/snomedct/snomed_overview.html

[7] The Gene Ontology Resource. [EB/OL]. [2020-1-17]. http://geneontology.org/

# 3.4 什么是 GO

基因本体（gene ontology，GO）是目前世界上最大的用于描述基因功能信息的本体。由基因本体联盟（GO consortium）建立和维护，旨在为多种生物的基因（更确切地说，是基因产生的蛋白质、非编码 RNA 分子等）的功能提供一种标准的、结构化的、可计算的表示模型。目前，基因本体项目主要提供两个资源，一个是基因本体本身，一个是 GO 注释数据（GO annotations）。基因本体利用本体这种逻辑结构模型对复杂的生物体系进行描述，其中包括描述多种分子功能、生物过程和细胞位置的“类”（术语），以及描述类之间多种关系的语义关系。GO 注释数据则通过描述具体的基因产物（例如蛋白质、非编码 RNA，或者就是一个基因）与具体的 GO 术语之间的关系，来描述这个基因产物的正常生物功能。其中所有的注释都是可追溯的、基于证据的。基因本体和注释二者结合，为生物系统提供了一个综合的、可计算的、多维度的知识表示模型。截至 2020 年 1 月，GO 共包含涉及 4591 个物种的 44700 条术语、7437710 个注释、1351824 个基因产物。

基因本体包含 3 个独立的子本体，分别为分子功能（molecular function）、细胞组件（cellular component）和生物过程（biological process）。分子功能子本体主要描述分子层面发生的活动，例如“催化”和“转运”；细胞组件子本体则描述一个基因产物在行使一个功能时所在的细胞结构，例如“线粒体”和“核糖体”；生物过程子本体则描述由多个分子活动有序组成的较大的生物过程，例如“氧化磷酸化”。GO 的术语由多种元素的描述构成，基本元素包括定义、名称、ID、子本体、与其他术语的关系，可选元素包括次要 ID、同义词、与其他数据库关联、评论、子集和弃用标签。术语详细内容如表 3-2 所示。

表 3-2 “exocyst”术语的详细内容

| id | GO:0000145 |
|---|---|
| name | Exocyst |
| namespace | cellular_component |
| def | "A protein complex peripherally associated with the plasma membrane that determines where vesicles dock and fuse.At least eight complex components are conserved between yeast and mammals." [GOC:cilia,PMID:15292201,PMID:27243008, PMID:9700152] |
| synonym | "exocyst complex" EXACT [] |
| | "Sec6/8 complex" EXACT [] |
| xref | Wikipedia:Exocyst |
| is_a | GO:0099023 ! vesicle tethering complex |
| relationship | part_of GO:0005938 ! cell cortex |

GO 术语及术语之间定义的关系组成了一个有向无环图，其中术语是节点，关系是节点之间的边。除了根节点以外，GO 中所有的节点与其父节点之间都用“is a”关系进行连接。例如“GO:1904659:glucose transport is a GO:0015749:monosaccharide transport”。其他比较常用的关系有“part of”“has part”“regulates”“negatively regulates”和“positively regulates”等。而 GO 的设计原理是，GO 图中的一个节点与其他节点之间可以拥有多个以及多种的关系。例如在层级关系中，一个父节点可以拥有多个子节点，一个子节点也可以拥有多个父节点。此外，一个节点可以和一个节点有“is a”关系，也可以同时和另一个节点有“part of”关系，如图 3-2 所示。

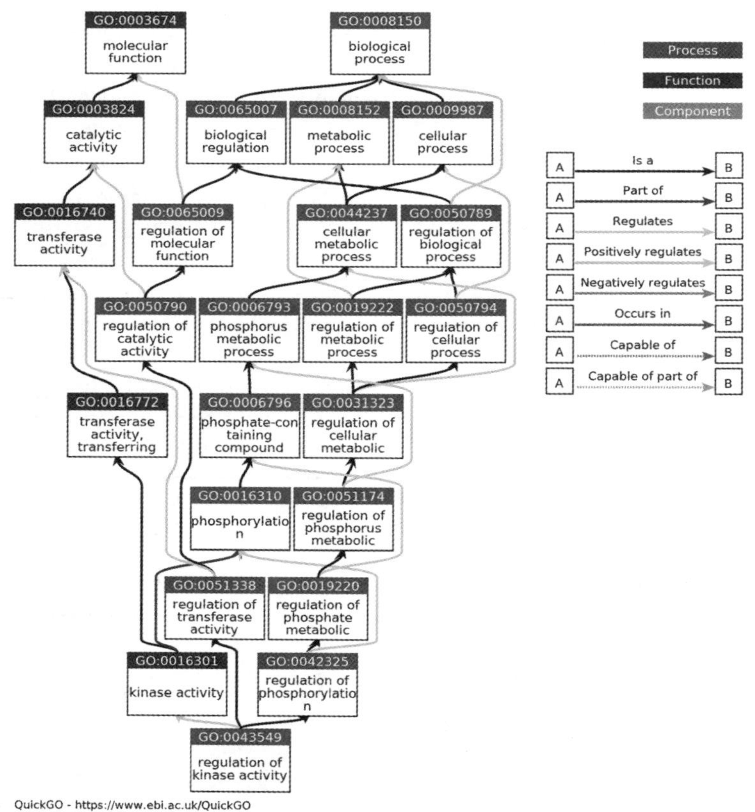


图 3-2 GO 语义关系示例图
（来源：https://www.ebi.ac.uk/QuickGO/term/GO:0043549）

利用一些语义关系可以对 GO 注释进行组合。例如在 AmiGO（GO 浏览工具）页面中，“kinase activity”的注释包含了其子节点“fucokinase activity”和“protein kinase activity”等的注释，需要注意的是，不是所有的关系都可以用来组合注释。此外，利用语义关系和定义的推理规则可以对语义关系进行推理，以此来对语义关系进行扩充。GO 定义了多种语义关系的推理规则，如图 3-3 所示，如果 A“is a”B，并且 B“is part of”C，那么可以推理出 A“is part of”C。

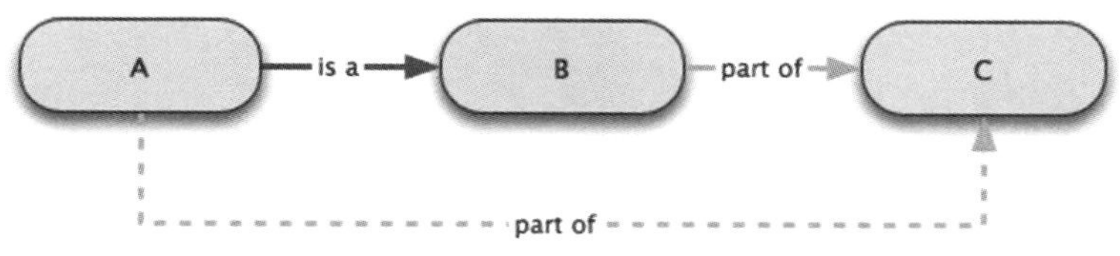


图 3-3 GO 语义关系推理示例

同时，GO 利用等式公理（equivalent to axioms）对 GO 术语与其他本体（例如 ChEBI、Cell Ontology 和 Uberon）术语之间的关系进行描述，以这种形式对 GO 术语进行逻辑上的定义，从而可用逻辑推理进行关系的计算推断，如图 3-4 所示。

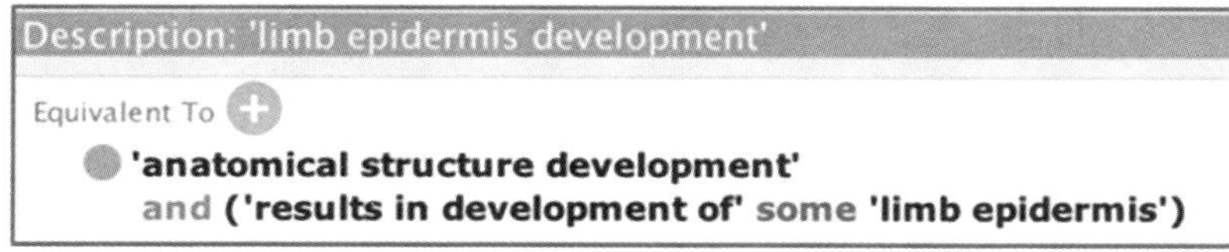


图 3-4 “GO:0060887:limb epidermis development”术语的等式公理（protégé 工具中显示）

GO本体数据可以从GO官网（http://geneontology.org/docs/download-ontology/）下载获取。GO官网提供了不同版本的GO数据，包括OBO、OWL和JSON 3种数据格式。并且，GO也提供不同的子集数据，例如面向不同生物（果蝇、小鼠）、不同领域（药物靶点、蛋白质信息资源）的子集，为相应的研究和注释提供便利。此外，GO官网还提供了GO与其他数据库术语的映射关系数据，如KEGG、Reactome Pathways、Wikipedia等数据库。同时，用户也可以通过AmiGO（http://amigo.geneontology.org/amigo）和QuickGO（https://www.ebi.ac.uk/QuickGO/）等Web工具，对GO的术语和注释进行查询、浏览、下载、可视化和富集性分析等操作。

GO资源目前已经被应用于成千上万的科学研究中，包括组学数据分析、基于GO的语义相似性分析、基因类别分析、生物医学文本挖掘等，对生物医学方面的研究起着至关重要的支撑作用。其中，GO注释最常用来解释大规模的分子生物学实验，例如基因组学、转录组学、蛋白质组学和代谢组学等深入了解有机体结构、功能和动态的实验。此外，利用GO和GO注释可以对基因集进行富集性分析，从而发现在特定实验条件下，哪些GO术语是过表达或是未充分表达。GO官网提供了富集性分析工具PANTHER的链接。

**参考文献**

[1] ASHBURNER M,BALL C A,BLAKE J A,et al. Gene ontology:tool for the unification of biology[J]. Nature genetics,2000,25(1):25-29.

[2] Gene Ontology Consortium. The gene ontology resource:20 years and still GOing strong[J]. Nucleic acids research,2019,471):330-338.

[3] Gene Ontology Consortium. About the GO [EB/OL]. [2020-02-20].

http://geneontology.org/docs/introduction-to-go-resource/.

[4] MUNOZ-TORRES M, CARBON S. The Gene Ontology Handbook[M]. New York: Humana Press, 2017: 149-160.

[5] MI H,MURUGANUJAN A,CASAGRANDE J T,et al. Large-scale gene function analysis with the PANTHER classification system[J]. Nature protocols,2013,8(8):1551.

## 3.5 什么是 DO

疾病本体（disease ontology，DO）是一个整合人类疾病相关的生物医学数据的标准本体。该本体由美国西北大学的遗传医学中心和美国马里兰大学医学院的基因组科学研究所等机构共同开发。其目的是为生物医学研究中疾病、表型特性和相关的生物医学概念提供一种一致的、可重用的及可持续发展的描述方法。同时，DO 通过与 MeSH、ICD、NCIt、SNOMED CT 和 OMIM 等疾病数据库建立映射关系，对这些数据库中的疾病和医学词表进行整合。截至 2020 年 1 月，DO 共包含 9749 条疾病术语，其中 69% 的 DO 术语拥有明确的定义。

DO 是一个社区驱动的开源本体，旨在通过疾病概念链接不同的数据集。DO 从病因学和疾病发生部位的角度出发，为多来源异构的疾病术语和词表构建了一套标准的分类体系。DO 使用标准的参考资料对术语进行详细定义，通过对 MeSH、OMIM、ICD 和 SNOMED CT 的概念名称和 ID 进行融合来解决疾病命名的复杂性问题，并且利用语义关系对术语之间的关系进行描述。DO 的本体结构在形式上是正确的、标准的，且在语义上是可计算的。语义上可计算的结构和与其他数据库的链接将支持使用术语来进行多种有意义的推理。利用这种语义可计算的结构，可以从人类疾病的视角出发将遗传数据、临床数据和症状联系起来，从而对疾病的致病机制及疾病与表型和环境的关系有更全面的理解。DO的最终目标就是形成一个全面的疾病理论，为遗传疾病、环境疾病和传染疾病等的临床和用药研究提供帮助。

从DO的结构和内容来看，DO本体将疾病分成8大类，分别为传染性疾病（disease by infectious agent）、解剖实体疾病（disease of anatomical entity）、细胞增殖疾病（disease of cellular proliferation）、精神健康疾病（disease of mental health）、代谢疾病（disease of metabolism）、遗传性疾病（genetic disease）、生理疾病（physical disorder）、综合征（syndrome）。每一个DO术语通过使用DOID、Name、Definition、Synonyms、Xrefs和Parent Relationships等元数据进行描述，其中Xrefs元数据显示与MeSH、ICD、NCIt、SNOMED、OMIM等数据库的关联，其表示形式为术语在对应数据库中的ID。以DO中的一个术语“breast cancer”为例，其详细内容如表3-3所示。

表3-3 DO术语“breast cancer”详细内容

| | |
|---|---|
| **ID** | DOID:1612 |
| **Name** | breast cancer |
| **Definition** | A thoracic cancer that originates in the mammary gland. |

（续表）

| | |
|---|---|
| **Xrefs** | CSP2005:2016-0671<br>ICD10CM:C50<br>ICD10CM:C50-C50<br>MESH:D001943<br>NCI2004_11_17:C2910<br>NCI2004_11_17:C9335<br>NCI:C9335<br>OMIM:114480<br>UMLS_CUI:C0006142 |
| **Synonyms** | breast tumor [EXACT]<br>malignant neoplasm of breast [EXACT]<br>malignant tumor of the breast [EXACT]<br>mammary cancer [EXACT]<br>mammary neoplasm [RELATED]<br>mammary tumor [EXACT]<br>primary breast cancer [EXACT] |
| **Parent Relationships** | Is-a thoracic cancer |

DO 的 OWL 版本的文件中，利用下位关系（SubClass Of）来描述本体中的层级关系，利用等式公理（Equivalent To axioms）来描述 DO 的疾病术语与其他类生物医学术语之间的关系，并且对这些生物医学本体进行整合。例如，心血管系统疾病（cardiovascular system disease）术语的等式为“disease and located_in some cardiovascular system”，其中心血管系统（cardiovascular system）这一术语来自解剖结构本体（UBERON），描述关系的术语“位于（located in）”来自关系本体（relation ontology，RO）。通过 11 种逻辑定义，DO 与 UBERON、细胞本体（cell ontology，CL）、小分子本体（chemical entities of biological Interest，ChEBI）、表型本体（human phenotype ontology，HPO）和序列本体（sequence ontology，SO）等多种本体建立连接，从而对疾病的多种特性进行刻画。同时，DO 利用构建的逻辑公理进行一些上下位关系的推理，对分类体系进行扩展，如图 3-5 所示。

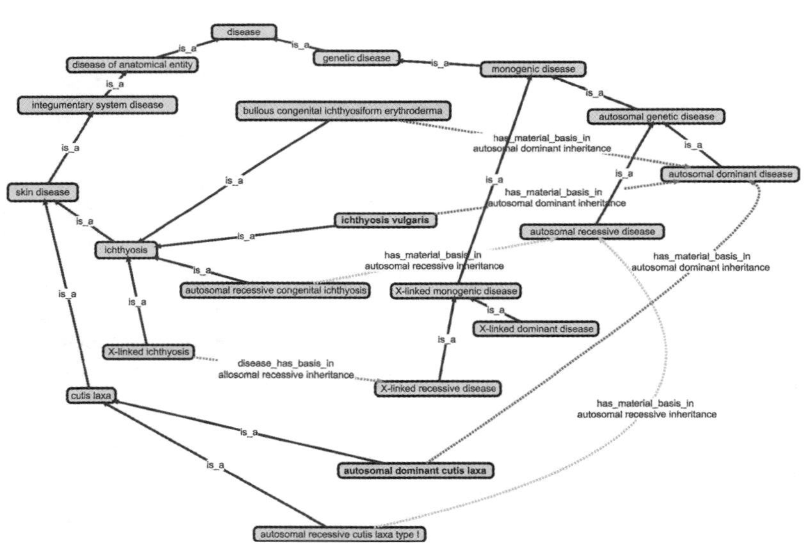


图 3-5 皮肤病（skin disease）的逻辑公理以及推理的层级关系（推理的层级关系用虚线表示）

DO 网站（http://www.disease-ontology.org/）提供了 DO 所有术语的浏览、搜索、可视化及下载等功能。通过搜索及高级搜索可以按照疾病名称、同义词等内容找到相关疾病。网页左侧导航栏中的疾病树状图显示了 DO 的层次结构，也可通过展开顶层父节点查看下面的子节点，其中提供了 OBO 和 OWL 两种格式的树状图可供选择。网页右侧显示从树状图中所选术语的元数据，以及术语的可视化展示。“bacterial infectious disease”子树的层级结构和“bacterial sepsis”术语的元数据（图 3-6）。

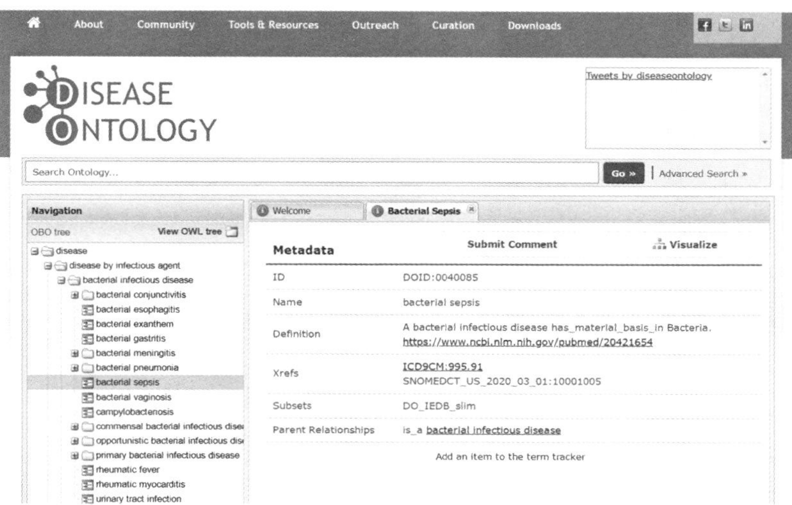


图 3-6 “bacterial sepsis”术语详情页面

DO 的术语和 ID 已被广泛应用于多种生物医学资源、算法及工具中。例如，DO 的数据已经整合进基因表达数据库（EBI array express）、神经科学信息网络（neuroscience information network，NIFSTD）、传染病本体（infectious disease ontology）等资源和项目中。同时，DO 也为通路数据库（reactome）、神经科学疾病和基因关联数据库（neurocarta）、果蝇数据库（flybase）、蛋白质本体（the protein ontology，PRO）等数据资源提供疾病概念映射。除此之外，很多研究利用 DO 来对生物医学数据做更深入的研究，包括构建生物医学数据库（dcGO）、根据基因之间的功能性关联计算疾病相似度（semfunsim），以及发现疾病和基因之间的关联（The disease and gene annotations，DGA）。

DO 的共享文件包括几种内容不同的版本，以及多种缩略和定制的版本来满足不同的需求，所有文件可以从 DO 的 GitHub 页面获取（https://github.com/DiseaseOntology/HumanDiseaseOntology/tree/master/src/ontology）。文件的具体内容可以参考 DO 的文件说明文档 README_DO_Files（https://github.com/DiseaseOntology/HumanDiseaseOntology/blob/master/src/ontology/README_DO_Files）。提供的文件格式包括 OWL、OBO 和 JSON。此外，也可以通过 DOID 利用一个 REST 风格的 URL 来获取一个特定的 DO 术语，例如 DOID 为 11725 的术语的 URL 为 http://www.disease-ontology.org/term/DOID:11725/。

## 参考文献

[1] SCHRIML L M,ARZE C,NADENDLA S,et al. Disease Ontology:a backbone for disease semantic integration[J]. Nucleic acids research,2012,40(1): 940-946.

[2] SCHRIML L M, MITRAKA E,MUNRO J,et al. Human Disease Ontology 2018 update: classification,content and workflow expansion[J]. Nucleic acids research, 2019,47(1): 955-962.

[3] CHENG L,LI J, JU P,et al. SemFunSim: a new method for measuring disease similarity by integrating semantic and gene functional association[J]. PloS one,2014,9(6).

[4] FANG H,GOUGH J. DcGO:database of domain-centric ontologies on

functions, phenotypes,diseases and more[J]. Nucleic acids research,2013,41(1): 536-544.

[5] PENG K,XU W,ZHENG J,et al. The Disease and Gene Annotations (DGA): an annotation resource for human disease[J]. Nucleic acids research,2012, 41(1):553-560.

# 3.6 什么是 HPO

人类表型本体（human phenotype ontology，HPO）是一个描述人类疾病中遇到的表型异常的标准本体。HPO 项目提供了一套表型异常的标准词汇表、疾病和表型之间的关系注释，以及基于这些数据的多种分析算法。HPO 最初基于在线人类孟德尔遗传数据库（online mendelian inheritance in man，OMIM）建立，现在增加了医学文献、人类罕见病知识库（orphanet）和人类染色体不平衡和表型数据库（database of chromosomal imbalance and phenotype in humans using ensembl resources，DECIPHER）中的信息。HPO 项目和其他项目开发了多种表型驱动的鉴别诊断、基因组诊断和转化医学研究相关的软件工具。HPO 最初由柏林夏洛特医科大学构建，现在由 Monarch Initiative 项目的多个研究者合作构建。Monarch Initiative 是一个致力于生物医学和生物模型数据语义集成的国际联盟，由美国国立卫生研究院支持。目前，HPO 包含了 13000 多个术语和 156000 多个遗传疾病注释。

HPO 中的每一个术语都描述一个临床上的表型异常。每个术语都有一个名称、ID，大部分术语拥有定义和同义词等其他属性。HPO 拥有 5 个子本体，分别是表型异常（phenotypic abnormality）、遗传模式（mode of inheritance）、临床修饰语（clinical modifier）、临床过程（clinical course）和频率（frequency）。子本体的具体内容如表 3-4 所示。

表 3-4 子本体术语示例和主要内容

| 子本体 | 示例 | 内容 |
| --- | --- | --- |
| Phenotypic abnormality | “Abnormality of the skeletal system” | HPO 的主要子本体，描述临床异常 |
| Mode of Inheritance | “Autosomal dominant inheritance” | 描述遗传方式 |
| Clinical modifier | “Episodic” | 描述临床症状的修饰语 |
| Clinical course | “Onset” | 描述疾病的病程 |
| Frequency | “Frequent” | 描述患者表现出某一特定临床特征的频率 |

同时，HPO 中所有关系都是“is-a”关系，即简单的类—子类关系。例如，“Abnormal lens morphology is-a Abnormal eye morphology”，表示术语是其父术语的一个更具体或更有限的实例。这种关系是可传递的，意味到根节点的所有路径都被继承了。“is-a”关系将术语连接起来使 HPO 呈现出一个有向无环图（DAG）的形式，类似于等级结构，不同的是子节点可以存在多个父节点，术语关系在图中以节点和边的形式展示。HPO 的另一个关键特征是它与其他本体的逻辑互操作性，例如基因本体（Gene Ontology）、解剖本体（Uberon）和细胞本体（Cell Ontology）。利用逻辑定义来表现 HPO 术语与其他本体术语之间的关联，从而可以对本体进行质量控制或推理出新的关系。例如，HPO 术语

“Delayed patellar ossification（HP:0006454）”的定义参考了 PATO 的术语“delayed（PATO:0000502）”、GO 的术语“ossification（GO:0001503）”和 Uberon 的术语“patella（UBERON:0002446）”。具体的定义为:

'has part' some
(delayed
and ('inheres in' some
(ossification
and ('occurs in' some patella)))
and ('has modifier' some abnormal))

HPO 本体数据可以从官网（https://hpo.jax.org/app/download/ontology）下载获取，包括 OBO 和 OWL 两种格式，其中 OWL 格式本体多提供了 HPO 术语的逻辑定义。同时，HPO 提供了 HPO 术语与疾病和基因关联的注释数据（https://hpo.jax.org/app/download/annotation），其中疾病数据主要来自 OMIM、Orphanet 和 DECIPHER 数据库。此外，HPO 提供多种表型驱动的分析工具用于临床诊断（Phenomizer）、基因组诊断（Exomiser、Genomiser）、拷贝数变异诊断（PhenoGramViz）和临床表型分析（Patient Archive）等。

作为 Monarch Initiative 的基础和重要组成部分，HPO 通过提供一套对临床表型异常的标准表示模型，已经被国际上的许多学术组织和商业机构所采用，包括十万人基因组计划、未诊断疾病项目和网络（NIH 的 UDP 和 UDN）、未诊断疾病国际网络（UDNI）等。HPO 通过提供基于临床表型的计算方法，可以用于鉴别诊断、深度表型计算、精确医学，以及转化医学研究。2016 年初，在中国华大基因杨焕明院士与 HPO 创始人 Peter Robinson 教授的推动下，成立了中文人类表型标准用语联盟（The Chinese Human Phenotype Ontology Consortium，CHPO）。CHPO

对 HPO 术语进行了中文的翻译，建立了中文临床表型术语标准，并让其指导、服务于中文使用者的临床和科研工作。

**参考文献**

[1] KÖHLER S,CARMODY L, VASILEVSKY N,et al. Expansion of the Human Phenotype Ontology (HPO) knowledge base and resources[J]. Nucleic acids research.2019,47(1):1018-1027.

[2] HPO Introduction[EB/OL]. [2020-02-20]. https://hpo.jax.org/app/help/introduction.

[3] Chinese Human Phenotype Ontology Consortium (CHPO)[EB/OL]. [2020-02-20]. http://wiki.chinahpo.org/index.php/CHPO.

# 3.7 什么是 SO

序列本体（Sequence Ontology，SO）是一个用于定义序列特征的标准本体，最初由基因本体联盟（Gene Ontology Consortium，GOC）开发，其目的是为生物序列注释提供描述生物序列特征和属性的术语及其相互之间的关系。目前，SO 已经成为一个多方共同合作的本体项目，参与者包括通用模式生物数据库共同体（GMOD community）、线虫数据库（WormBase）、果蝇数据库（FlyBase）和小鼠基因组数据库（Mouse Genome Informatics Group）等模式生物数据库，桑格研究所（Sanger Institute）和欧洲生物信息学研究所（EMBL-EBI）等机构。此外，SO 也是开放本体仓储（Open Biomedical Ontologies Foundry，OBO Foundry）的一员，其构建原则遵循 OBO 的标准，并且提供与 OBO 中其他本体的互操作。截至目前，SO 共包含 2000 多个术语，50 多个语义关系。

SO 提供了对生物序列特征的分类体系及标准化表示。这些位于生物序列上的特征包括生物学特征（外显子 exon）、生物材料特征（核酸适配体 aptamer）及实验特征（基因组组装 assembly）等。并且，SO 还提供了丰富的属性来描述这些特征（野生型 wild_type）。SO 中的术语分为 4 个大类，分别是序列属性（sequence_attribute）、序列集（sequence_collection）、序列特征（sequence_feature）及序列变异（sequence_variant）。此外，SO 还提供了多种描述术语的属性，包括 ID、定义、同义词、术语之间的关系及 SO 术语与其他本体的交互等。以 lncRNA_gene 术语为例，其术语属性及取值如表 3-5 所示。

表 3-5 lncRNA_gene 术语属性

| | |
|---|---|
| **Name** | lncRNA_gene |
| **ID** | SO:0002127 |
| **Definition** | A gene that encodes a long non-coding RNA. |
| **Synonyms** | lnc RNA gene,lnc_RNA_gene,long_non_coding_RNA_gene |
| **DB Xrefs** | GENCODE: http://www.gencodegenes.org/gencode_biotypes.html |
| **Parent** | ncRNA_gene (SO:0001263) |

（续表）

| | |
|---|---|
| **Children** | bidirectional_promoter_lncRNA (SO:0002185)<br>sense_overlap_ncRNA_gene (SO:0002183)<br>lincRNA_gene (SO:0001641)<br>antisense_lncRNA_gene (SO:0002182)<br>sense_intronic_ncRNA_gene (SO:0002184) |

SO 还提供了各种关系的明确定义、上下位关系及其他属性。目前，SO 主要使用的有 is_a、derives_from、part_of、has_part、has_quality 及 member_of 等。其中，is_a 说明两个术语之间是子集的关系，其关系方向是单向不可逆且具有传递性的。以 mRNA 为例，mRNA 是一种 mature_transcript，同时 mature_transcript 是一种 transcript，由此可以推论，mRNA 是一种 transcript。derives_from 说明两个术语之间的衍生关系，例如，mature_transcript 衍生于 primary_transcript（derives_from）。part_of 说明两个术语之间的包含关系，即部分与整体，例如 mRNA_region 是 mRNA 的一部分。与 is_a 关系相同，part_of 关系也是单向不可逆的，has_part 关系与 part_of 关系相对立。has_quality 关系利用 sequence_attribute 子类下的术语来定义 sequence_feature 子类下的术语，表示序列特征拥有哪些属性，例如 mRNA_with_frameshift 拥有 frameshift 的特性。关系示例如图 3-7 所示。

SO 的应用领域十分广泛。首先，利用 SO 可以对生物序列进行注释。例如，说明该序列上哪里有转录子或者调控区域的坐落区域。这些注释

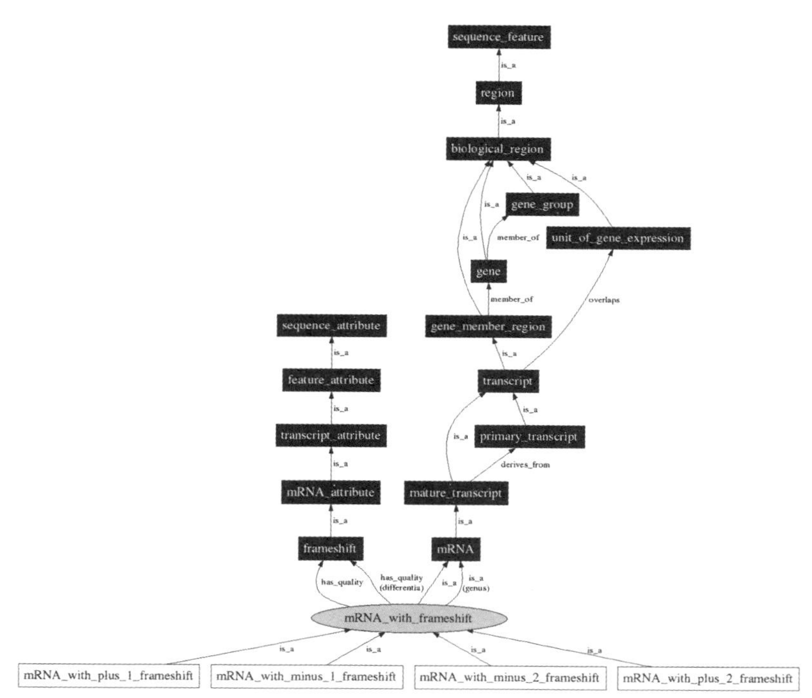


图 3-7 SO 关系示例图

通常来自于生物信息学的计算分析和生物实验分析。SO 还为生物学界数据交换过程中发生的语义异构问题提供了一个很好的解决方法，为多种数据资源提供了一个统一的、标准的受控词表和词汇之间的关系。SO 中对关系的严格定义，使得计算机逻辑推理运算成为可能，也大大促进了注释数据的自动验证。SO 目前已经被应用于 GFF3 格式与 GVF 格式注释文件中。此外，利用 SO 也可以计算其有向无环图中各个节点之间的语义相似度，以此对海量生物数据进行挖掘，从而促进生物学发现。目前，术语间语义相似度的计算方法可以分为基于概念距离的计算方法、基于信息内容的计算方法及混合式计算方法。

SO 是一个可开放获取的本体，并且提供了多种数据获取方式。首先，用户可以利用 SO 的浏览器（http://www.sequenceontology.org/browser/obob.cgi）进行数据浏览、查询、可视化及版本选择等操作。其次，用户也可以在 SO 的 GitHub 页面（https://github.com/The-Sequence-Ontology/SO-Ontologies）下载多种格式和多种版本的 SO 文件、子集文件及元数据文件。其中 OBO 格式的文件用于术语和关系更新。

**参考文献**

[1] The Sequence Ontology[EB/OL]. [2020-3-6]. http://www.sequenceontology.org/.

[2] EILBECK K,LEWIS S E,MUNGALL C J,et al.The Sequence Ontology:a tool for the unification of genome annotations[J]. Genome biology,2005,6(5): R44.1-R44.12.

[3] MUNGALL C J,BATCHELOR C,EILBECK K. Evolution of the Sequence Ontology terms and relationships[J]. Journal of Biomedical Informatics,2011,44(1): 87-93.

## 3.8 什么是 UMLS

一体化医学语言系统（Unified Medical Language System，UMLS）是一个整合健康和生物医学领域词表和标准的大型知识组织系统，由美国国立医学图书馆构建，旨在促使计算机系统更好地理解生物医学和健康领域的语言。UMLS 通过整合 200 多部术语集、分类体系和编码标准等相关资源，实现了多来源异构的信息资源的有效整合和统一表示，为用户提供了更有效、更便捷的生物医学信息系统和服务，为电子病历、科学文献、医学指南和公共卫生等各种不同功能的信息系统提供全面的数据支持和语义互操作。

UMLS 由 3 个知识源组成，如图 3-8 所示。一是超级叙词表（Metathesaurus），是生物医学词表概念、术语、定义、关系等的广泛集成，包括 213 个来源词表，约 420 万个概念，约 1510 万个术语（2019AB 版）。二是语义网（Semantic Network），为超级叙词表中的概念提供统一的组织和分类，并揭示概念之间的语义关系，由 127 个语义类型和 54 种语义关系组成。三是专家词典（Specialist Lexicon）和词汇工具（Lexical Tools），是一套支持超级叙词表创建和更新的、面向自然语言处理的大型词典和 Java 软件工具集。

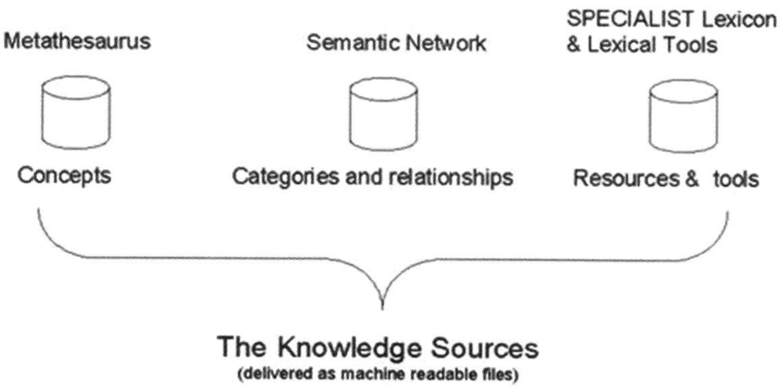


图 3-8 UMLS 知识资源组成

## （一）超级叙词表

超级叙词表以概念为中心整合与组织同义术语，所有来源词表中具有相同含义的术语组成了概念。概念具有 4 种标识符，即来源术语标识符（AUI）、概念名称字符串标识符（SUI）、原形化术语标识符（LUI）和概念标识符（CUI）。基于 AUI-SUI-LUI-CUI 的组织模式使超级叙词表能够将不同来源表中表达相同概念的多条异形同义术语连同多种词形变体整合到一个单元，如图 3-9 所示。

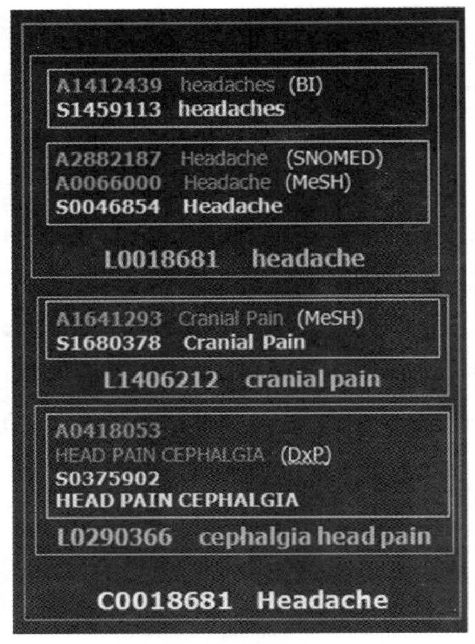


图 3-9 UMLS 超级叙词表概念和术语标识符及组织方式示例

超级叙词表在整合来源词表中的同义关系的同时，保留和继承了来源词表中的术语的语义关系和属性。NLM 通过分析提取词表中的各种关系及适当增加一些辅助关系，将这些语义关系归纳为 4 种类型，即常用关系、层级结构关系、共现关系和映射关系。其中，常用关系细分为广义（RB）、狭义（RN）、直接上位（PAR）、直接下位（CHD）、同位（SIB）、相关（RO）等 11 种关系，同时超过二分之一的通用关系带有附加关系标签（RELA），对关系进行更确切的描述；层级结构关系继承自来源表中建立概念等级结构的上下位关系；共现关系来自 MEDLINE、AI/RHEUM、CCPSS 三个外部信息源，通过计算两条术语在相同数据源中同时出现的频次而获得；映射关系大多存在于不同来源表的编码与标识符之间。超级叙词表的描述属性是概念及术语的特征信息，包括一般属性、定义属性和语义类型属性等。

## （二）语义网

UMLS 语义网由语义类型、语义关系两部分组成。语义类型是一组涵盖多领域的顶层类目，如有机体、解剖结构、生物功能、事件等，共有 127 种，每一个概念至少拥有一种语义类型。语义关系是语义类型之间的关系，共有 54 种，包括“等级关系（is_a）”和“相关关系（associated_with）”。等级关系即语义类型和语义关系都具备的等级体系中的直接上下位关系。相关关系主要分为 5 种类型，即物理相关（physically_related_to）、空间相关（spatially_related_to）、功能相关（functionally_related_to）、时间相关（temporally_related_to）及概念相关（conceptually_related_to）。语义类型和语义关系共同组成了 UMLS 的语义网，其中语义类型是节点，语义关系是连接节点之间的边，如图 3-10 所示。

## （三）专家词典和词汇工具

UMLS 专家词典是一部支持自然语言处理系统的通用英文词典，收录了来自道兰氏图解医学辞典、美国传统词频书、朗文当代高级词典等的常见英语单词及生物医学常用词语；词量规模大，含句法（Syntax）、词法（Morphology）、字法（Thography）及自然语言处理所需信息。词汇工具为一组开发于专家词典和英文词汇语法规则之上的 Java 程序集，主要用来应对英语词汇出现不同的变体的情况，核心工具包括原形化工具（Norm）、词索引生成器（WordInd）及词变体生成器（Lexical variant generator，Lvg）。在超级叙词表构建与维护过程中，专家词典和词汇工具起到词形还原、词形归并、索引生成等作用。

UMLS 主要提供 3 种数据获取方式。一是 Web 浏览器获取：包括

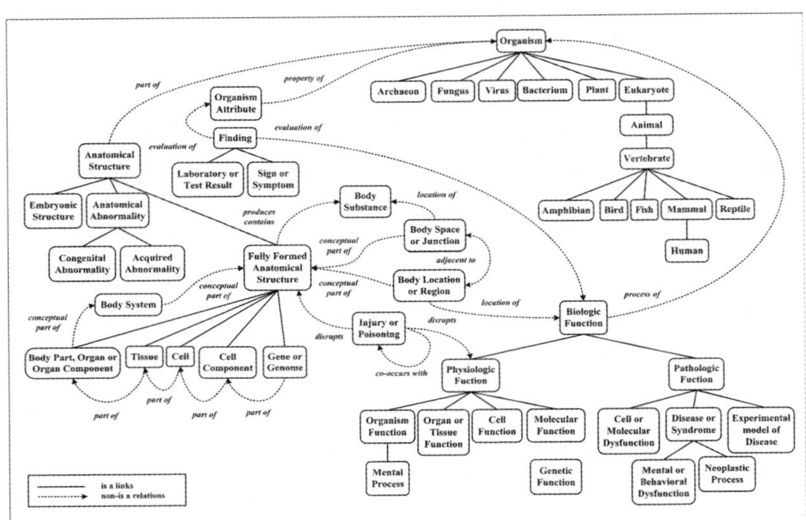


图 3-10 UMLS 语义网示例

超级叙词表浏览器（Metathesaurus Browser）、语义网浏览器（Semantic Network Browser）。二是本地安装：利用 MetamorphoSys 工具，安装本地定制版本的 UMLS，可对 UMLS 的资源进行获取和浏览。三是 Web 应用程序接口：支持用户应用系统调用 UMLS 数据，包括 REST API 和 SOAP API 两种方式。

UMLS 作为一个庞大的生物医学术语集，为生物医学的研究和临床应用提供了大量的词表和标准，实现了不同数据系统之间的互操作。用户可以利用 UMLS 开展新研究或对已有应用进行完善。目前，UMLS 在多个领域应用广泛，包括术语映射、自然语言处理、专业词表的编制、自动标引、医学专业搜索引擎构建、电子病历系统的创建、临床数据的获取等。

### 参考文献

[1] National Library of Medicine. UMLS® Reference Manual [Internet][EB/OL]. [2020-02-20]. https://www.ncbi.nlm.nih.gov/books/NBK9675/.

[2] 李丹亚 , 李军莲 . 医学知识组织系统 : 术语与编码 [M]. 北京 : 科学出版社 ,2019:86-111.

[3] 李晓瑛 , 李军莲 , 李丹亚 . 一体化医学语言系统及其在知识发现中的应用研究 [J]. 数字图书馆论坛 ,2019(9):24-29.

[4] National Library of Medicine. Unified Medical Language System[EB/OL]. [2020-02-20]. https://www.nlm.nih.gov/research/umls/index.html.

## 3.9 什么是 ICD

国际疾病分类（International Classification of Diseases，ICD）是由世界卫生组织国际分类家族编制，依据疾病的某些特征，按照特定规则将疾病分门别类，并用编码的方法来表示医学知识组织系统。它是临床诊断命名的重要参考依据，被广泛应用于疾病的分类，以及其他健康问题的记录，便于临床信息系统或流行病学监控。

ICD 已有 120 多年的发展历史，早在 1891 年为了对死亡进行统一登记，国际统计研究所组织了一个对死亡原因分类的委员会，1893 年该委员会主席 Jacques Bertillon 提出了一个分类方法——《国际死亡原因编目》，此即为第一版。以后基本上为 10 年修订一次。1940 年第 6 次修订版由世界卫生组织承担该工作，首次引入了疾病分类，并强调继续保持用病因分类的哲学思想。1990 年第 43 届卫生大会通过了《疾病和有关健康问题的国际统计分类》第 10 次修订本（ICD-10）。1991 年 1 月 1 日，世界卫生组织出版 ICD-10 代替了 ICD-9。2010 年，世界卫生组织发布了最新的 ICD-10 更新版本。2018 年 6 月 18 日，世界卫生组织发布了 ICD-11 英文预览版，便于成员国能够为这一最新版本实施做好准备，其中包括将 ICD 翻译成其本国语言。ICD-11 已提交给第 144 次执行委员会会议（2019 年 1 月）和第 72 届世界卫生大会（2019 年 5 月），经批准，将于 2022 年 1 月 1 日正是启用 ICD-11。

ICD 分类原理是依据疾病的 4 个主要特征，即病因、部位、病理及临床表现（包括症状体征、分期、分型、性别、年龄、急慢性发病时间等），形成以病因为主，解剖部位、临床表现、病例改变为辅的混合轴心。每一特性构成了一个分类标准，形成一个分类轴心，因此 ICD 是一个多轴心的分类系统。

ICD-10 共分为 21 章，涵盖术语量 13505，概念数 11533，章节包括某些传染病和寄生虫病，肿瘤，血液及造血器官疾病和涉及免疫机制的某些病患，内分泌、营养和代谢疾病，精神和行为障碍，神经系统疾病，眼和附器疾病，耳和乳突疾病，循环系统疾病，呼吸系统疾病，消化系统疾病，皮肤系统疾病，肌肉骨骼系统和结缔组织疾病，泌尿生殖系统疾病，妊娠、分娩和产褥期、围生期的疾病，先天性畸形、变形和染色体异常，症状、体征和临床与实验室异常所见（其他未分类），外伤、中毒等造成的一定后果，发病率和死亡率的外部因素，影响健康状况及与卫生服务接触的因素。ICD-10 的编码第一位数是一个字母，每个字母都与特定的一章相关，只有字母 D 和 H 除外。字母 D 同时用于第 2 章和第 3 章，而字母 H 同时用于第 7 章和第 8 章，有 4 章在编码的第一位上使用了一个以上的字母。ICD-10 的编码是由三位数类目组成的单一编码表，每个类目可进一步分为多达 10 个四位数亚目。第 10 次修订本使用字母与数字组合的编码，即在每一位用一个字母，第二、第三和第四位各用一个数字。第四位数字在小数点之后，故编码的数字范围从 A00.0 到 Z99.9，但是未使用 U，因为编码 U00-U49 分配给了某些病因不明的新疾病，编码 U59-U99 可用于科学研究。

ICD-11 采用建立本体模型，它的主要结构创新是它建立在基础组件的基础上。基础组件是所有 ICD 分类实体的总集，共有 29 个大类，包括疾病、障碍、综合征、体征、症状、发现、损伤、发病率和死亡率的外部原因、影响健康状况的因素、健康系统遭遇的原因及传统医学。在基础组件的基础上衍生出各种用途的编码列表，形成线性组合从而形成 ICD-11。总体来说，ICD-11 较 ICD-10 在标题与章节构成、章节内容、编码术语方面都有所继承和更新，例如，① 章节构成：由 28 个章节所构成，继承与兼容了 ICD-10。ICD-11 中的第 4 章“免疫系统疾患”从 ICD-10 的第 3 章提取分类得到，第 7 章“睡眠—觉醒障碍”从 ICD-10 第 4、5、6 章中提取分类得到；② 章节内容：在 ICD-11 第 1 章加入了更多传染病；③ ICD-11 中出现了一些新的编码术语。如“主干码、扩展码、预组配、后组配、簇编码、基础组件、线性组合”。另外，ICD-11 的编码组成和编码方式也有不同。ICD-11 的编码框架采用的是“ED1E.EE”这种格式，类目编码由 4 位数组成，亚目编码有 5 位数亚目和 6 位数亚目，它的编码范围是 1A00.00-ZZ9Z.ZZ，有 269280 个编码容量，比 ICD-10 扩大了 100 倍。在 ICD-11 中，疾病信息的描述通过预组配编码和后组配编码方式（主干码加扩展码形式的簇编码）得到了有效解决。通过组合式编码，表达疾病的严重性、时间性、组织病理学、特定解剖部位、诊断与住院的关系、诊断与外科手术的关系、确认方法、诊断的确定性等更加贴近临床，不再是临床诊断查不到、找不着。因此，ICD-11 较 ICD-10 更加完整和准确，能为科研数据收集、医保结算提供更翔实的数据支撑。

ICD 是确定全球健康趋势和统计数据及报告疾病和健康状况的国际通用标准，是一种被广泛应用于临床及以研究为目的的诊断分类标准。ICD 以全面、分级的方式列出了疾病、病症、伤害和其他相关健康状况的定义，从而实现了：① 易于存储、检索和分析健康信息，以进而支持循证决策；② 在不同医院、地区和国家之间实现健康信息的传播和共享；③ 支持不同时间段内同一位置的数据比较。其具体用途包括监视疾病的发生率和流行率、观察医疗报销及医疗资源分配、追踪安全和质量指南的使用等。

由于国际分类家族对 ICD 的推广及其在全世界范围内的广泛应用，现在ICD已经被翻译成多种版本，包括阿拉伯语、汉语、英语、法语、俄语、阿尔巴尼亚语种、捷克语、克罗地亚语、丹麦语、荷兰语在内的43种语言。ICD 的主要用户包括物理学家、护士、医疗卫生行业工作人员、医疗领域科研人员、健康信息管理人员、政府决策者、保险行业工作人员和国家卫生事业管理人员。世界卫生组织的所有成员国都在使用 ICD，超过 117 个国家使用 ICD 对死亡率进行统计，便于临床决策者的决策分析。

**参考文献**

[1] International Classification of Diseases 11th Revision. [EB/OL]. [2020-1-20]. https://icd.who.int/en/.

[2] International Classification of Diseases (ICD) Revision. [EB/OL]. [2020-1-20]. https://www.who.int/classifications/icd/revision/icd11faq/en/.

[3] 李丹亚，李军莲 . 医学知识组织系统 [M]. 北京 : 科学出版社 ,2019.

[4] 王春容，曾宇平 .ICD-11 中文版特点及医疗机构应对措施 [J]. 医学信息学杂志 ,2019,10:75-78.

[5] 吕国友，郑美莲，许燕 .ICD-11 与 ICD-10 分类体系的比较分析 [J]. 智慧健康 ,2019,18:16-17.

[6] 张萌，廖爱民，刘海民，等 .ICD-11 与 ICD-10 分类体系的对比研究 [J]. 中国病案 ,2016,17(06):21-24.

[7] 杨兰 , 于明 .ICD-11 的模型与修订进展 [J]. 中国病案 ,2015,16(05): 20-24,61.

[8] 杨天潼 , 尤萌 . 国际疾病分类 (ICD) 的发展史 [J]. 证据科学 ,2014, 22(05):622-631.

# 3.10 什么是 LOINC

观测指标标识符逻辑命名与编码系统（Logical Observation Identifiers Names and Codes，LOINC）由美国印第安纳大学医学中心（Indiana University Medical Center）的雷根斯基夫研究院（Regenstrief Institute，Inc）编制维护，是一套用于标识实验室检验项目和临床观测指标的通用名称代码，其目的是促进临床医疗护理、结局管理、医疗索赔及研究等实验室检验项目和临床观测指标结果的交换、汇聚、集成与共享。

LOINC 的研发始于 1994 年，由雷根斯基夫研究院的 Clem McDonald 发起，进而研究院组织了 LOINC 委员会（LOINC Committee）来开发面向实验室和临床观察的通用术语，并于 1995 年 4 月发布了第一个版本（Version 1.0 1.0a 1.0b 1.0c 1.0d 1.0e 1.0f）。1996 年 4 月，在互联网上完成了首次发布。目前，该组织一直承担并负责 LOINC 数据库及其支持文档的开发和维护工作，保证该标准全面性、稳定性、权威性、实用性。LOINC 坚持每年更新 2 ~ 5 次（近期更新频率为每年 6 月和 12 月，共 2 次），更新内容包括：扩大数据库规模，增加实验室之外的更多临床主题编码，扩增简称、详称、同义词信息和改进提升辅助工具功能等。最新版的 LOINC（Version 2.67）更新于 2019 年 12 月 13 日，共包括术语 92369 个。

LOINC 收录与患者相关的各种化验、测量及观测指标，分为实验室与临床两大部分，实验室部分所收录的术语涵盖了化学、血液学、血清学、微生物学（包括寄生虫学和病毒学）及毒理学等常见类别或领域；还有与药物相关的检测指标，以及在全血计数或脑脊髓液细胞计数中的细胞计数指标等类别的术语。临床部分的术语则包括生命体征、血流动力学、液体的摄入与排出、心电图、产科超声、心脏回波、泌尿道成像、胃镜检查、呼吸机管理、精选调查问卷及其他领域的多类临床观测指标。

LOINC 数据库的构建依据的是一个“六轴”概念表达模型（Six-axis Concept Representation Model）。而其主要内容则为 LOINC 代码（LOINC codes）和 LOINC 全称（fully specified LOINC names，FSN）。所有 LOINC 代码均分别与该数据库中所定义的实验室检验项目及临床观测指标呈一一对应关系。如下为组成 LOINC 全称的 6 个数据库字段（fields），并分别对应于模型的 6 个轴。

① 成分 / 分析物名称（Component/ Analyte）：比如，钾、血红蛋白、丙型肝炎病毒抗原等。

② 所观测的属性类型（Kind-of-Property）：即分析物被检测的属性的种类。比如，质量浓度、酶活性等。

③ 检测指标的时间特征（Timing）：即检测指标针对的是某一时刻，还是一段时间。

④ 体系（System）：对大多数实验室指标而言，又常常称为样本类型（type of sample）。比如，尿液、全血和血清等。

⑤ 检测指标的标尺（Type of scale）：即检测指标属于定性型、等级型、名义型还是叙述型。

⑥ 方法（Method）：获得检测结果或其他观测指标数据时所采用

的方法。适当的时候才使用这一字段。对于很多指标而言，只需上述 5 个字段即可确定其 LOINC 全称。

按照常规语法规则可正式描述如图 3-11 所示。

<componet/analyte>:<kind of property of observation or measurement>:<time aspect>:<system(sample)>:<scale>:<method>

<成分/分析物:<观测指标或测量指标的属性类型>:<时间特征>:<体系/样本>:<标尺>:<方法>

图 3-11 LOINC 全称主要组成部分

LOINC 始终坚持免费开放政策，提供最新版本所有术语、编码的在线浏览服务（https://search.loinc.org/）和下载服务（https://loinc.org/downloads/）。其在线检索服务支持基本检索、高级检索、限定检索和多语种检索。同时，雷根斯基夫研究院还为用户提供了一种辅助映射工具 RELMA，可以帮助用户将其本地术语或实验室测试映射到通用的 LOINC 代码。RELMA 包含许多工具，可帮助您搜索正确的 LOINC 代码以映射到您的测试中。

目前，LOINC 已被医院、医疗系统、临床实验室、电子健康档案开发者和软件开发商等广泛采用，在推动临床实验室结果电子信息交换标准化方面发挥积极作用，是国际公认的医学信息学标准之一。其应用场景主要为 HL7、ASTM、CENTC251、DICOM 等医疗信息交换标准中标识实验室和临床测试项目，提供其消息观测指标标识符字段使用的通用标识：HL7 消息中的 OBX-3 字段，以及 ASTM、CENTC251、DICOM 中的对等字段。

自 1996 年 4 月首次在互联网发布，LOINC 代码就得到了各方的热烈欢迎。截至 2020 年 2 月，美国、澳大利亚、巴西、加拿大、法国、德国、墨西哥等 177 个国家都采用 LOINC 作为国家标准，用户量达 90906。目前，LOINC 已经被翻译成汉语、荷兰语、爱沙尼亚语、英语、法语、德语、希腊语、意大利语、韩语、葡萄牙语、俄语、西班牙语、土耳其语等 13 种语言（共 21 个语言变体）。

**参考文献**

[1] About LOINC. [EB/OL]. [2020-1-17]. https://loinc.org/about/.

[2] Structure of LOINC Codes and Names. [EB/OL]. [2020-1-17]. https://loinc.org/faq/structure-of-loinc-codes-and-names/.

[3] MCDONALD C J,HUFF S M,SUICO J G,et al. LOINC,a universal standard for identifying laboratory observations:a 5-year update[J]. Clinical Chemistry,2003,49(4):624.

[4] 李丹亚，李军莲. 医学知识组织系统 [M]. 北京：科学出版社，2019.

[5] 张林，赵英杰，陈兴. 观测指标标识符逻辑命名与编码系统 (LOINC) 数据库介绍 [J]. 河北省科学院学报，2004,21(4):67-69,72.

# 3.11 什么是 SNOMED CT

系统化临床医学术语集（The Systematized Nomenclature of Human and Veterinary Medicine Clinical Terms，SNOMED CT）是由美国病理学会编著出版的、当今世界上最庞大的医学术语集，是在美国病理学会编制的 SNOMED RT 与英国国家卫生服务部（National Health Service，NHS）编制的临床术语集第 3 版（Clinical Terms Version 3）相互融合的基础上，经过扩充和结构重组而形成的。

SNOMED CT 来源于著名病理学家 CoteRA 博士与 1965 年所提倡

的 SNOP（Systemized Nomenclature of Pathology）。SNOP 的目的是为病理学家提供医学信息存储、提取与交换的术语。1974 年 SNOP 更名为 SNOMED，此时其应用范围超出了病理学范畴。2000 年又进一步发展为 SNOMED RT（Systemized Nomenclature of Medicine，Reference Terminology），这是一种以概念为基础的医学参考术语集。2002 年 SNOMED RT 与英国的 CTV3（Clinical Terms Version 3）合并，并更名为 SNOMED CT。SNOMED CT 集 SNOMED 在基础科学、实验室医学和特种医学在内的强势及 CTV3 有关初级护理的丰富功能为成果，成为多语种、包含内容最广泛的临床术语与信息编码系统。

SNOMED CT 的核心内容是概念类型、语义类型和语义关系。2020 年 1 月 31 日发布的 SNOMED CT 国际版包含 352567 个概念。

概念类型是一个具有明确临床意义的标识，由一个唯一的数字标识符（Concept ID）表示。SNOMED CT 的概念可表示不同水平的临床对象，有非常笼统的，也有非常具体的。SNOMED CT 以人类可读的方式命名概念，每个概念包含一组术语集。SNOMED CT 依据现代西医学本体论疾病观对所有概念进行分类，共设 19 个顶级类，包括“身体结构”“临床发现”“环境或地理位置”“事件”“连接概念”“观察对象”“有机体”“药物/生物制品”“物理力”“物理性物体”“操作”“限定值”“记录人工制品”“有明确上下文关系的情况”“社会环境”“特殊概念”“标本”“分期与分级”“物质”。其中“临床发现”与“操作”是核心类，其他类为“支持性类”，较理想地覆盖了临床科研工作所需的概念种类，各类之间具有不同的逻辑关系，并通过“is_a”关系建立类之间的等级体系。

SNOMED CT 的概念共赋予了 40 种语义类型，见表 3-6。概念通过完全指定名称来表示，每一个概念的结尾都会在括号内标识概念的语义类别，以此来区分概念在不同语义环境下表示的不同含义。完全指定名称的构成形式如下所示：tuberculosis（disorder）——肺结核（紊乱），uterine structure（body structure）——子宫结构（身体结构）。SNOMED CT 的每个概念通过纵向的层级结构和横向的语义类型构成了一个网状概念图，以此实现对每个概念内涵进行清晰准确的区分。

表 3-6 SNOMED CT 概念语义类型

| 语义类型（英文） | 语义类型（中文） | 语义类型（英文） | 语义类型（中文） |
|---|---|---|---|
| body structure | 身体结构 | situation | 情况 |
| cell | 细胞 | disorder | 紊乱 |
| environment | 环境 | ethnic group | 民族 |
| event | 事件 | finding | 发现 |
| morphologic abnormality | 形态异常 | observable entity | 观察实体 |
| occupation | 占领 | organism | 生物体 |
| person | 人 | physical object | 物理对象 |
| procedure | 处理 | qualifier value | 限定值 |
| substance | 物质 | life style | 生活方式 |

（续表）

| 语义类型（英文） | 语义类型（中文） | 语义类型（英文） | 语义类型（中文） |
|---|---|---|---|
| assessment scale | 评估指标 | attribute | 属性 |
| religion/ philosophy | 宗教 / 哲学 | specimen | 标本 |
| physical force | 物理力 | geographic location | 地理位置 |
| tumor staging | 肿瘤分期 | product | 产品 |
| social concept | 社会观念 | staging scale | 分期指标 |
| cell structure | 细胞结构 | administrative concept | 管理理念 |
| regime/therapy | 养生 / 治疗 | inactive concept | 无效概念 |
| namespace concept | 名称概念 | special concept | 特殊概念 |
| environment/ location | 环境 / 地点 | racial group | 种群 |
| navigational concept | 导航概念 | linkage concept | 连锁概念 |
| record artifact | 人工记录 | link assertion | 确定链接 |

SNOMED CT 提供了 65 种语义关系，每一种关系都通过特定的属性（attribute）概念来表达，形成“概念 1 ＋属性概念＋概念 2”的三元组结构，不仅可以用来表达一个明确的临床意义，同时能够揭示出这两个概念间语义关系的具体内容，三元组结构中的概念 2 实质是对概念 1

的这种语义关系进行的赋值。SNOMED CT 中的 65 种语义关系共划分为 4 种类型，包括定义（defining）、修饰限定（qualifying）、历史（historical）和附加（additional）。其中“定义”类关系是用来实现概念的“逻辑化”定义的。

从最初 SNOP 采用的 4 轴分类体系扩充到目前 SNOMED CT 的 19 轴分类体系，其用途也从满足以病理学术语为主体内容的分类和检索变为能够满足信息化时代临床信息系统的检索、数据汇聚、分析和交互共享，它的应用可使卫生保健知识更加易于获取，并应用于决策支持、统计报表、结果测量、公共卫生监督、卫生研究、成本分析等。目前，美国、加拿大、新西兰和澳大利亚等国家已经指定 SNOMED CT 作为临床信息系统的临床术语参考标准，有超过 80 个国家对 SNOMED CT 开展了不同程度的应用，包括对其内容本身的建设和扩展及应用 SNOMED CT 描述临床记录等。

**参考文献**

[1] SNOMED CT Five-step-briefing. [EB/OL]. [2020-1-17]. http://www.snomed.org/snomed-ct/five-step-briefing.

[2] Overview of SNOMED CT. [EB/OL]. [2020-1-17]. https://www.nlm.nih.gov/healthit/snomedct/snomed_overview.html.

[3] 李丹亚，李军莲 . 医学知识组织系统 [M]. 北京：科学出版社，2019.

[4] 夏光辉，李军莲，李晓瑛，李丹亚 .SNOMED CT 概念关系表达与语义检索 [J]. 医学信息学杂志，2017,38(03):49-53,58.

[5] 李莎莎，董燕，孟凡红，谢琪 .SNOMED CT 的应用现状及发展趋势 [J]. 中国数字医学，2016,11(01):100-102.

[6] 钟伶，林丹红，林晓华 . 临床医学系统术语 SNOMED CT 的特点及其应用 [J]. 中华医学图书情报杂志，2007(02):58-60.

[7] 郭玉峰，刘保延，崔蒙，李平，杨阳 .SNOMED CT 内容简介 [J]. 中国中医药信息杂志 ,2006(07):100-102.

## 3.12 什么是 PharmGKB

药物基因组学数据库（The Pharmaco Genomics Knowledge Base，PharmGKB）由美国国立卫生研究院资助，为用户提供药物基因组学的相关数据。药物基因组学以药物效应及安全性为目标，研究各种基因突变与药效及安全性的关系，主要阐明药物代谢、药物运转和药物靶分子的基因多态性与药物效应及不良反应之间的关系，并在此基础上研制新的药物或新的用药方法。PharmGKB 正是收集、整理、共享临床上可行的基因—药物关联信息和基因型—表型关联信息。

PharmGKB 的建设始于 1999 年，由美国国家卫生研究院发起，机构在宣布对药物遗传学研究网络（Pharmacogenetics Research Network，PGRN）项目进行资助的同时，表示要通过成立一系列多学科研究小组，对药物遗传学和药物基因组学研究中产生的高质量基因型和表型数据进行采集、整理和共享，在药物遗传学科研领域内构建一个可供所有科研人员使用的开放性数据库。这些研究小组包括国立普通医学科学研究所（National Institute of General Medical Sciences，NIGMS）、国立心肺血液研究所（National Heart，Lung，and Blood Institute，NHLBI）、国立人类基因组研究所（National Human Genome Research Institute，NHGRI）、国立环境卫生科学研究所（National Institute of Environmental Health Sciences，NIEHS）、国立癌症研究所（National Cancer Institute，NCI）、国立医学图书馆（National Library of Medicine，NLM）。现在，

PharmGKB 由一个跨学科的团队进行维护和管理，团队由多名具有生物科学高等学位的计算机科学家、软件工程师、开发人员和审编人员组成。

PharmGKB 中药物、基因、突变等数据来源于 PubChem 药物数据库、dbSNP 单核苷酸多态性数据库和 CYP 等位基因数据库等。审编人员使用 dbSNP rs 标识符来与 PharmGKB 中的基因组变体信息形成映射。部分药物数据大多是来源于 PubChem，实现了药物名称及结构、性质、适应证等元数据项的对接和导入，部分药物信息来源于 DrugBank 数据库。疾病数据则是与 MeSH、SNOMED、UMLS 等标准化术语集形成映射，在疾病的概述页面进行关联映射。

PharmBKB 的更新频率根据数据类型的不同而有所差异：论文注释和变体注释，是审编人员在对论文进行注释的过程中实时添加的；VIP 基因、通路和临床注释是定期审查；基因、药物和疾病的检索数据根据外部资源的更新频率进行更新。

目前，PharmGKB 提供药物处方信息、药品说明书注释信息、审编通路信息，临床注释、突变注释等信息查询、浏览和下载。

（1）药物处方信息：是指临床指南中涉及基于人类遗传基因对药物一般治疗方案进行调整的内容。PharmGKB 提供由临床药物遗传学实施联盟（CPIC）、荷兰药物遗传学工作组（DPWG）、加拿大药物遗传学药物安全网络（CPNDS）及其他专业组织编写的临床指南注释。

（2）药品说明书注释：是指对包含药物基因组学信息的药品说明书的注释。PharmGKB 对美国食品药品监督管理局、加拿大卫生部、欧洲药品管理局、瑞士治疗产品管理局和日本药品和医疗设备管理局批准的药品说明书提供了药物基因组学信息注释，注释内容包括是否建议或需要在用药之前对患者的基因突变情况进行测试和 PGx 等级（药物基因组等级），如下：

testing required：需要测试，即使用某种药物之前应进行特定基因、蛋白质或染色体测试，包括基因测试、功能蛋白测定、细胞遗传学研究等。

testing recommended：建议测试，使用某种药物之前建议进行特定基因、蛋白质或染色体测试，包括基因测试、功能蛋白测定、细胞遗传学研究等。

actionable PGx：药品说明书中可能包含基因 / 蛋白质 / 染色体变体或表型（例如“代谢不良”）引起的药物功效、剂量、代谢或毒性变化的信息，或者药品说明书中可能会提到具有特定变体 / 基因型 / 表型的患者中禁忌使用某种药物。但是，在使用药物之前，不需要或不建议进行基因、蛋白质或染色体检测。

informative PGx：一种情况是药品说明书中提到特定基因 / 蛋白质 / 染色体变体或代谢物表型不影响药物功效、剂量、代谢或毒性的信息。或者药品说明书上注明特定的变体或表型会影响药物的功效、剂量、代谢或毒性，但这种作用在临床上并不显著。另一种情况是药品说明书中提到的信息出现在 FDA 生物标志物列表中，但当前不符合前三种等级的要求。

（3）审编通路：是指药物在体内的代谢方式或作用方式。PharmGKB 公布的审编通路侧重研究药物的药代动力学和药效学，并描述了编码蛋白质编码过程中的关键基因。通路采用交互式的展示方式，用户可以单击通路中的任一元素来访问更多信息。

（4）VIP 基因：是指药物基因组学中的重要基因。VIP 基因的选择受基因是否在药品说明书或临床指南中出现、是否在近期重要的药物基因组学相关文献中出现、在 PharmGKB 数据库中是否与大量的药物有关联信息等因素的影响。PharmGKB 中包含的数据内容有基因的基本信息，如基因结构、与蛋白质作用关系及其与疾病的关联，还对特别重要的遗传变异或单倍型进行了详细的介绍。

（5）临床注释：是对 PharmGKB 中特定遗传变异与药物之间关系的已发表证据进行注释。PharmGKB 会根据公开证据的数量及该证据的质量（如显示阳性与显示阴性的变体注释数量及研究中包括多少患者等），对这种关系进行等级评定。

（6）变体注释：是指对出版物 / 报道 / 文献中的单个遗传变异与药物反应之间关联的注释。一旦审编人员对 PubMed 中已发表的文献进行检索发现了此类信息，就会将它们添加到网站中。

截至 2020 年 3 月，平台共集成了注释药物 683 种、通路信息 149 条、临床指南注释 139 份、药品说明书注释 753 份。PharmGKB 数据下载前需要用户在网站完成注册并签署许可协议（CC-BY-SA 4.0，知识共享署名—相同方式共享），可以将数据以电子表格压缩包的形式下载到本地，可下载内容包含文献注释、变体注释、临床注释和通路等。

**参考文献**

[1] PharmGKB. [EB/OL]. [2020-3-3]. https://www.pharmgkb.org/.

[2] What is the PharmGKB? [EB/OL]. [2020-3-3]. https://www.pharmgkb.org/page/faqs#what-is-the-pharmgkb.

[3] CAROLINE F THORN,TERI E KLEIN, RUSS B ALTMAN. PharmGKB: The Pharmacogenomics Knowledgebase[J]. Methods in Molecular Biology,2005, 311:179-191.

[4] KLEIN T E,ALTMAN R B. PharmGKB:the pharmacogenetics and pharmacogenomics knowledge base[J]. The Pharmacogenomics Journal,2004, 4(1):1.

# 3.13 什么是中医临床术语系统

中医临床术语系统（Traditional Chinese Medicine Clinical Terminological Systems，TCMCTS）是由中国中医科学院中医药信息研究所于 2005 年研制的专门面向中医临床的大型术语系统，旨在解决中医临床术语缺乏统一标准，规范化、系统化程度较低，机读效能低下等问题。中国中医科学院中医药信息研究所于 2016 年对中医临床术语系统进行改版，并于 2018 年 1 月正式发布中医临床术语系统 V2.0（http://tcmcts.org/）。新版的中医临床术语系统以临床实际应用为驱动，更加贴近用户需求，并对术语构建流程进行了完善和规范化。

TCMCTS 的术语集参照 SNOMED-CT 的构建理念，依据中医临床特色，建立中医临床术语分类结构，确定中医临床术语概念、术语间的语义关系。概念及其定义来源工具书包括：中医药领域的国家标准及行业标准、全国中医药院校教科书、《中国中医药学主题词表》、权威中医药字典词典等。基于语义学观点，中医临床术语集的组成要素包括概念、术语和关系（图 3-12）。① 概念：每一个概念都有唯一不变的 ID，针对 SNOMED-CT 中缺少定义和来源出处的问题，新增加了定义和来源出处属性，并保证 60% 以上的覆盖率。② 术语：每一个概念对应唯一的正式名和多个异名或同义词。③ 关系：包括 is_a 关系（即父子概念关系）和属性关系。中医临床术语系统包含 18 个轴（表 3-7），基本涵盖了临床过程中所需的理、法、方、药等知识，其成果《中医临床术语系统分类结构》于 2017 年 2 月 28 日发布，并正式成为国际标准化组织（International Organization for Standardization，ISO）标准。

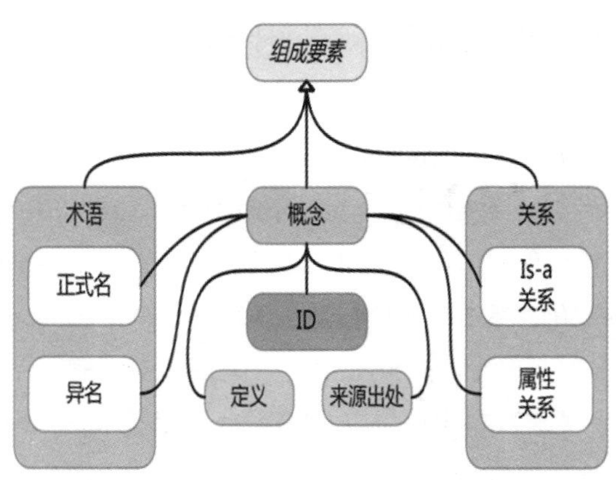


图 3-12 中医临床术语集的基本组成要素

表 3-7 中医临床术语系统 18 个顶层概念

| 序号 | 中文名称 | 英文名称 |
| --- | --- | --- |
| 1 | 症状体征 | syndrome and sign |
| 2 | 四诊对象 | four examination objects |
| 3 | 病证 | disease and pattern |
| 4 | 中医操作 / 方法 | TCM operational approach |
| 5 | 病因病机 | cause and mechanism of disease |
| 6 | 原理和经验 | protocol and guideline |
| 7 | 治则治法 | principle and method of treatment |
| 8 | 中药 | Chinese medicinal |

（续表）

| 序号 | 中文名称 | 英文名称 |
|---|---|---|
| 9 | 机体形态 | body system |
| 10 | 分期与传变 | staging and transmission/ transmutation |
| 11 | 中医体内物质 | internal substance in TCM |
| 12 | 中医环境和地理定位 | environment or geographic location in TCM |
| 13 | 中医器械和设备 | TCM equipment and device |
| 14 | 中医计量单位和量词 | unit of measurement and qualifier value in TCM |
| 15 | 连接词 | linkage |
| 16 | 医案结构 | structure of medical case record |
| 17 | 短语 | phrase |
| 18 | 限定值 | qualifier value |

TCMCTS 利用基于本体的概念建模方式，从收集的粗术语中提炼出抽象的概念，并构建概念之间的关系和概念的属性信息。然后，将收集的粗术语匹配到本体的概念中。每个概念包括概念名称、概念定义、父节点（上位类）、概念主键、全局编码、发布时间，概念正式名、异名、英文名、拼音名，以及相关概念等属性。相关概念即与本概念有关系的概念。概念关系又分为上位关系、正向关系和反向关系，其中正向关系是对一个概念的基本属性描述，即对于概念的逻辑定义解释。以“中药

饮片”为例，关系类型如下图 3-13 所示。

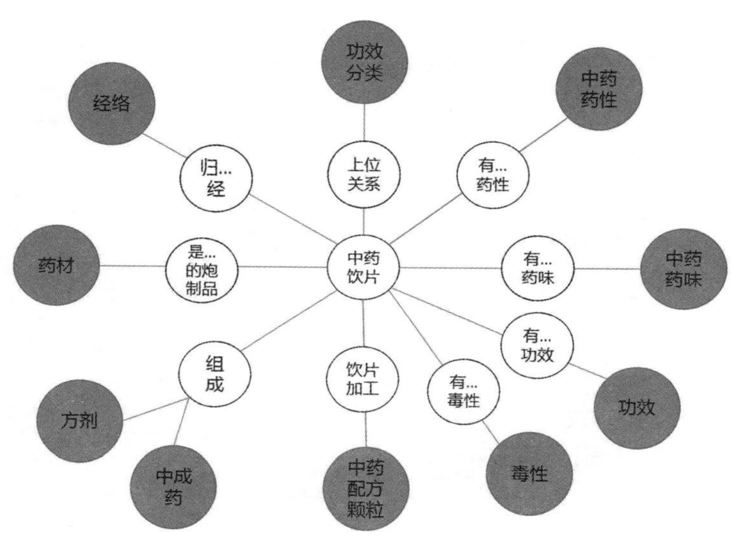


图 3-13 “中药饮片”概念相关的概念和关系

面向语义查询和推理的需求，中医临床术语系统基于本体的描述逻辑表达，实现类似 SNOMED-CT 中概念的定义性关系的功能。如将证候的“病位”和“病性”信息进行逻辑表达，分别构建关系，这样能方便计算机执行语义查询。图 3-14 所示为查询“跟脾相关的证候”，圈内为查询结果。

中医临床术语系统应用场景丰富，包括：① 支持临床电子病历规范化录入，方便实现临床信息结构化存储、共享和利用，支持临床数据的语义分析与挖掘；并能支持已有临床数据的清洗与规范化；② 支持临床文献进行语义标引，为临床诊疗知识库提供术语参照基础；③ 支持药物

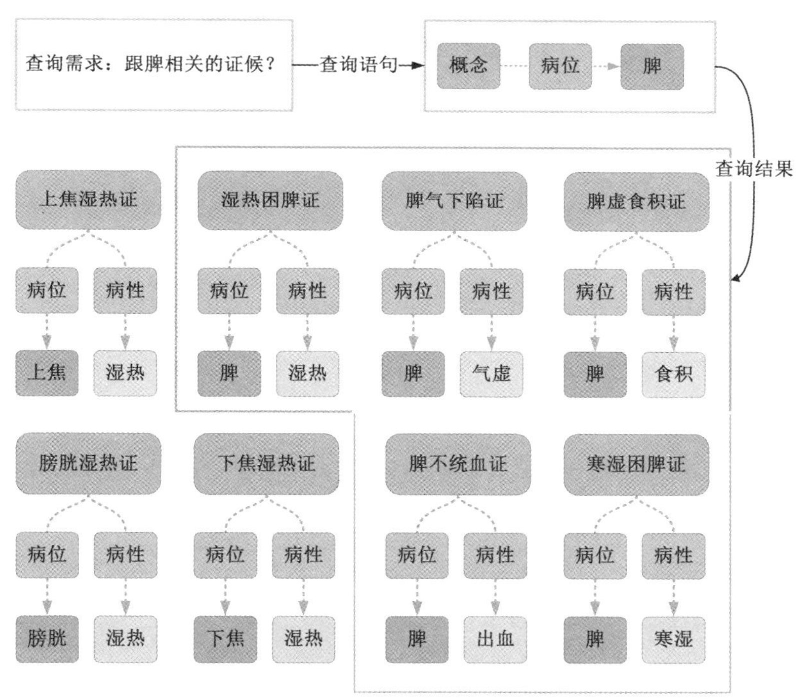


图 3-14 基于定义性关系的语义查询结果显示

编码分类，如术语系统中包含了中成药术语及多种分类结构，可以作为药物编码分类系统之一，支持多来源药物编码的映射整合；④ 提供与其他术语映射，实现跨领域的语义查询检索。

## 参考文献

[1] 高博，朱彦，刘静，等. 中医临床术语系统 V2.0 概念间关系设定 [J]. 中国数字医学 ,2019,14(04):22-25.

[2] 朱彦，贾李蓉，高博，等. 中医临床术语系统 V2.0 设计与构建 [J].

中国中医药图书情报杂志 ,2018,42(03):10-15.

[3] 贾李蓉 , 刘静 , 高博 , 等 . 中医临床术语系统 V2.0 病证类概念选取及关系设定 [J]. 中华医学图书情报杂志 ,2017,26(12):26-29,55.

[4] 刘丽红 , 贾李蓉 , 刘静 , 等 . 中药本体相关概念描述探讨 [J]. 中国数字医学 ,2016,11(2):90-92.

## 3.14 什么是精准医学本体（PMO）

精准医学本体（Precision Medicine Ontology，PMO）是一个描述和整合精准医学领域术语和关系的标准本体，由中国医学科学院医学信息研究所研究构建，旨在通过多学科研究人员的合作，为人类疾病、基因组和分子特征及表型特征等精准医学领域的数据提供一致的、可重复利用的和持续维护的知识表示模型。PMO 集成国际上生物医学领域本体和词表，实现复杂本体中同义概念归并和语义推理，规范精准医学语义关系，形成标准化、结构化的精准医学知识模型。

PMO 借鉴 MeSH、UMLS、GO、HPO 等生物医学本体和词表，首先构建了精准医学词表（Precision Medicine Vocabulary，PMV），并将其作为精准医学本体构建的基础，为 PMO 提供了底层词表的保障。PMV 术语的来源词表共 71 部，其中包括术语 9724662 个，概念 4906821 个。精准医学词表组织体系参考 UMLS 的“概念—术语”组织体系，对于概念、术语、概念类及关系进行规范地组织和表示。每个概念拥有多个含义相同，但来源词表和表现形式不同的术语，根据来源词表的优先级别选择一个术语为这个概念的优选术语。精准医学词表编码体系对 ID 名称、编码长度、表示方式等进行了明确设定，如表 3-8 所示，针对每种编码给出了示例。

表 3-8 精准医学本体编码体系

| 名称 | 缩写 | 长度 | 表示方式 | 示例 |
| --- | --- | --- | --- | --- |
| 概念 ID | MCID | 10 位 | MC + 8 位数字 | MC00001175 |
| 术语 ID | MAID | 10 位 | MA + 8 位数字 | MA00019781 |
| 类 ID | PMOID | 10 位 | MT + 8 位数字 | MT00000035 |
| 关系 ID | RID | 9 位 | R + 8 位数字 | R00000001 |

精准医学词表借鉴 UMLS“概念－术语”保留来源数据库信息的原则，根据数据特性简化元数据的设计，主要保留数据名称、来源数据库、来源数据库的 ID 和类型的信息。数据存储的具体示例如下图 3-15 所示，显示数据为通用名为“Herceptin（赫塞汀）”的药物在精准医学词表中

| MCID | LAT | AS | MAID | SAID | SCID | SAB | TTY | CODE | STR |
| --- | --- | --- | --- | --- | --- | --- | --- | --- | --- |
| MC00117471 | ENG | N | MA00451008 | 2254919 | 101306 | RXNORM | BN | 101306 | Herceptin |
| MC00117471 | ENG | N | MA00656763 | | | PDQ | BD | CDR00000 | Herceptin |
| MC00117471 | ENG | N | MA00882666 | | | MMSL | BN | 11893 | Herceptin |
| MC00117471 | ENG | N | MA01604405 | 0000092 | 0000030444 | CHV | PT | 000003044 | herceptin |
| MC00117471 | ENG | N | MA02597776 | | C1647 | NCI_NCI-GLOS | PT | CDR00004 | Herceptin |
| MC00117471 | ENG | N | MA02665582 | | LA14340-6 | LNC | LA | LA14340-6 | HerceptinÂ® |
| MC00117471 | ENG | P | MA03043827 | | M0291429 | MSH | PEP | D0000688 | Herceptin |
| MC00117471 | ENG | N | MA03751619 | | C1647 | NCI | BN | C1647 | Herceptin |
| MC00117471 | ENG | N | MA03961520 | | DB00072 | DRUGBANK | IBN | DB00072 | Herclon |
| MC00117471 | ENG | N | MA03961521 | | DB00072 | DRUGBANK | DP | DB00072 | Perjeta-herceptin |
| MC00117471 | ENG | N | MA03961522 | | DB00072 | DRUGBANK | DP | DB00072 | Herceptin |
| MC00117471 | ENG | N | MA03961523 | | DB00072 | DRUGBANK | SY | DB00072 | Anti HER2 |
| MC00117471 | ENG | N | MA03961524 | | DB00072 | DRUGBANK | SY | DB00072 | Trastuzumab |

图 3-15 精准医学词表示例

的部分术语。同时，PMO 不断丰富精准医学词表，拓展精准医学本体的应用范畴，为满足大规模术语的归并需求，PMO 项目组规范化术语归并的算法流程和更新机制，利用机器处理和人工审核结合的方式，保证术语归并结果的质量。

PMO 范围涵盖突变、基因产物、基因功能、基因、化学物质与药物、解剖结构、疾病、细胞、表型异常、通路和生物功能 11 个生物医学领域。复用和参考国际上知名的领域本体和分类体系，例如 MeSH、HPO、NCIt、UMLS 和 GO 等，形成 11 个领域分支，共包含类 796594 个，实例 3634567 个，语义关系 93 种。其中一级类 11 个，本体深度为 16 层。PMO 的注释属性合计 12 种，包括唯一的类 ID、概念 ID、概念间关系 ID、概念名称、层级关系号（树状号）、概念定义、与其他数据库的映射、概念同义词、下位类、示例、示例来源和中文定义等（表 3-9）。

表 3-9 精准医学本体属性中英文定义

| 注释属性 | 英文定义 | 中文定义 |
| --- | --- | --- |
| PMOID | The unique identifier of the class in PMO | PMO 中类的唯一标识 |
| MCID | The unique identifier of the corresponding concept of the class | 类对应的概念的唯一标识 |
| MRID | The unique identifier of the relationship in PMO | PMO 中关系的唯一标识 |

（续表）

| 注释属性 | 英文定义 | 中文定义 |
|---|---|---|
| Name | The common name of the resource in PMO | PMO 中资源的通用名称 |
| Tree Number | The hierarchy of the resource in PMO tree | PMO 中资源的树状号 |
| Definition | The definition of the resource given by experts of PMO | PMO 中资源的定义 |
| Database_Cross_Reference | The ID of the resource in other databases | 资源在其他数据库中的 ID |
| Synonym | The synonym of the resource in other databases | 资源在其他数据库中的名称 |
| SubClass_of | The superclass of the resource | 资源的上位类 |
| Example | The example of the relationship appearing in biomedical text | 关系在生物医学文本中体现的实例 |
| Source of Example | The source of the example, usually PubMed | 实例的来源，主要是 PubMed |
| Products | The functional individual of gene | 基因的功能实例（只针对基因类出现该标签） |

在精准医学顶层本体中，为本体的概念类共定义了93种语义关系。各概念类之间的语义关系包括临床发现（has clinical finding）、发病部位（has finding site）、治疗（treats）、影响（affects）、结合（binding）等多种类型，对同类的语义关系进行了层级组织，并对语义关系的定义描述进行丰富。此外，针对临床药理学相关的概念间关系，参考UMLS、DrugBank等资源，对语义关系添加了中文定义，部分示例如表3-10所示。

表3-10 部分语义关系中英文描述

| 关系（Relation） | 上位类（Upper Class） | 定义域（Domain） | 值域（Range） | 定义（Definition） |
| --- | --- | --- | --- | --- |
| 不良反应的生物标记 is biomarker-ADRs of | 是……的生物标记 is biomarker of | 基因 | 疾病 | 拥有该基因组/变异，服某药可能产生不良反应 |
| 诊断生物标记 is biomarker-diagnosis of | 是……的生物标记 is biomarker of | 基因 | 疾病 | 拥有该基因组/变异，则患有某种疾病 |
| 药效生物标记 is biomarker-efficacy of | 是……的生物标记 is biomarker of | 基因 | 药物 | 拥有该基因组/变异，对某药物的药效会有影响 |

（续表）

| 关系（Relation） | 上位类（Upper Class） | 定义域（Domain） | 值域（Range） | 定义（Definition） |
|---|---|---|---|---|
| 耐药性生物标记 is biomarker-resistance of | 是……的生物标记 is biomarker of | 基因 | 药物 | 拥有该基因组 / 变异，对某种药物会产生耐药性 |
| 遗传药理学相关不良反应 pharmacogenomic ADRs | 遗传药理学影响 pharmacogenomic influence | 药物 | 疾病 | 服用该药物可能受基因突变影响产生某不良反应 |
| 遗传药理学相关药效 pharmacogenomic effects | 遗传药理学影响 pharmacogenomic influence | 药物 | 疾病 | 服用该药物可能受基因突变影响产生治疗某种疾病的药效改变 |
| 协同作用 synergized by | 药物相互作用 interacts with | 药物 | 药物 | 临床上会利用药物间协同作用增加疗效 |
| 拮抗作用 antagnized by | 药物相互作用 interacts with | 药物 | 药物 | 临床上会利用药物间拮抗作用减轻不良反应 |

同时，PMO 提供了精准医学本体数据浏览平台（http://www.phoc.org.cn/pmo/），支持对精准医学本体的概念和关系进行浏览、统计和可

视化展示等操作，支持对百万条实例数据的快速响应，提供 PMO 历史版本的查看等功能，概念详情页面如图 3-16 所示。

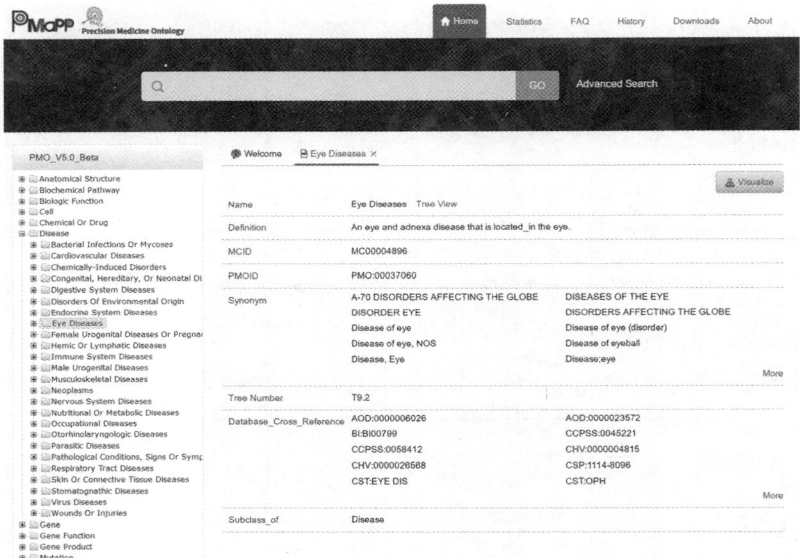


图 3-16 PMO 概念详情页面

PMO 是由我国的国家重点研发计划项目精准医学知识库（PMKB）构建项目支持，PMO 在项目组内部已经被充分使用及验证。PMO 的类和关系被用于文本语料库建设、命名实体识别（NER）和语义关系提取等任务，PMO 还为精准医学知识库的构建提供了统一的术语标准和词汇支撑。这些实际应用体现出 PMO 作为精准医学领域的标准本体对科研工作所起到的重要支撑作用。

（吴萌，康宏宇，侯丽，李露琪）

---

[1] 吴萌，中国医学科学院医学信息研究所，助理研究员，生物医学本体与知识图谱构建，发表论文 5 篇。

[2] 康宏宇，中国医学科学院医学信息研究所，助理研究员，研究方向为医学信息学、医学知识表示与知识图谱构建，发表论文 15 篇。

[3] 侯丽，中国医学科学院医学信息研究所，科室主任，研究员，研究方向为医学知识图谱、语义出版，发表文章 60 余篇。

[4] 李露琪，中国医学科学院医学信息研究所，助理研究员，研究方向为医学信息标准、电子病历数据挖掘，已发表学术论文 7 篇。

## 参考文献

[1] Hou L, Wu M, Kang H Y, et al. Building a Knowledge Representation Model towards Precision Medicine[C]. Chinese Information Processing Conference, Guangzhou, 2019.

[2] Wu M, Liu Y, Kang H Y, et al. Building a Controlled Vocabulary for Standardizing Precision Medicine Terms[C]. The 24th ACM SIGKDD Conference on Knowledge Discovery and Data Mining, London, 2018.

# 第 4 章 精准医学数据挖掘篇

## 4.1 精准医学数据的类型与特征有哪些

精准医学是随着高通量测序技术的快速进步及生物信息与大数据科学的交叉应用而发展起来的新型医学概念与医疗模式。在精准医学研究中，生物医学大数据是基础，包括高通量组学数据（基因组、转录组、表观遗传组、蛋白质组、代谢组等）、临床诊疗数据（电子病历、电子健康档案、医学影像、药物治疗反应等）、生物样本库（生物大分子、细胞、组织和器官等样本）、生物医学文本（文献、语料库、词表等）等。生物医学大数据具有明显的高维、海量及多源异类异构的特点，利用数据挖掘技术对其进行转化规约，可实现依据每个个体的基因、健康差异来制定个性化治疗和预防方案的新型治疗方法。

## （一）高通量组学数据

高通量测序技术（NGS）又称为“下一代测序技术”，能一次对几十万或几百万条 DNA 分子进行序列测定，是传统测序技术的一次革命性改变，成为生物医学研究中广泛使用的方法。根据不同的研究层面，可以获取不同的测序类型数据。例如，基因组测序可以从基因组水平上检测突变位点，进而发现个体差异的分子基础，主要分为全基因组测序、全外显子组测序、靶向测序三大类。转录组测序可以从转录组水平上分析可变剪切模式及差异表达基因等，主要有全转录组测序 RNA-seq，可以全面快速地获得特定细胞或组织在某一状态下几乎所有转录本（主要是编码蛋白质的 mRNA 和长非编码 RNA）的序列信息和表达信息。表观组测序是以高通量测序平台为基础，研究在核酸序列不变的情况下，基因的表达、调控和性状发生可遗传变化的技术。表观遗传学为生命科学和医学研究提供了新的视角，主要分为全基因组甲基化测序、目标区域甲基化测序、ChIP-seq、RIP-seq、meRIP-seq 等。此外，还可以基于高通量测序技术对其他小分子 RNA 进行测序，比如 miRNA、snoRNA 和环状 RNA 等，发现新的 RNA 分子及作用机制。

蛋白质组学是以蛋白质组为研究对象，研究细胞、组织或生物体蛋白质组成及其变化规律的科学，主要包括蛋白质的结构、表达水平、翻译后的修饰、蛋白与蛋白相互作用数据等。例如，蛋白质芯片是一种高通量的蛋白功能分析技术，可用于蛋白质表达谱分析、蛋白质互作模式探索及药物靶点筛选等。代谢组学通过检测生物体在受到外源刺激或基因修饰后其体内代谢物质的变化来探索整个生物体的代谢机制，主要可由核磁共振（NMR）、气质联用（GC-MS）及液质联用（LC-MS）等高通量仪器对生物样品如血浆、尿液、组织等进行检测而得到相应的数据。

## （二）临床诊疗数据

电子病历（Electronic Medical Record，EMR）是用电子设备保存、管理、传输和重现的数字化的患者医疗记录，它具有安全可靠、查阅方便、时效性强等特点，是精准医学数据的重要载体。EMR 收集了个人的临床诊断信息、治疗记录、检查记录、出 / 入院情况等信息，通过利用自然语言处理如“医学命名实体识别”、“时间信息抽取”等技术挖掘EMR 中丰富的非结构化文本，可以帮助医生了解患者基本情况、病程、用药史等信息，为精准医学、个性化医疗提供有力支持。

电子健康档案（Electronic Health Record，EHR）是人们在健康相关活动中形成的，具有保存备查价值和安全保密性能的电子化历史记录。EHR 中的个人健康信息包括基本信息、主要疾病、健康问题摘要和主要卫生服务记录等，信息主要来源于医疗卫生服务并且都进行数字化存储和管理。

医学影像是指为了疾病治疗或医学研究，对人体某些部分以非侵入方式取得内部组织影像的技术与处理过程。常用的医学影像技术包括血管摄影（angiography）、心血管造影（cardiac angiography）、计算机断层扫描（computerized tomography,CT）、钼靶 X 线（mammography）、正电子发射断层扫描（positron emission tomography，PET）、磁共振成像（magnetic resonance imaging，MRI）和医学超声波检查（medical ultrasonography）。医学影像数据中存储了很多关于疾病病理相关的信息。

## （三）生物医学文本

生物医学研究积累了大量文献数据，例如 PubMed、Medline、

ClinicalKey、中国生物医学文献服务系统 SinoMed、万方医学网等存储了大量生物医学文献及相关知识。可运用文本挖掘、文献计量学等技术从生物医学文献数据获得更具有代表性、可信度更高的结果，提高对生物医学现象的认识。

语料库指经科学取样和加工的大规模电子文本库。借助计算机分析工具，研究者可开展相关的语言理论及应用研究，可以帮助理解医学术语之间的关系。例如，GENIA 语料库是为 GENIA 项目编写的一个语义标注的生物文献语料库，是为了发展和评估分子生物学信息检索及文本挖掘系统而创建的。医学主题词表（MeSH）是国际上最具代表性、使用最广泛的受控医学综合性叙词表，包括主题词表、副主题词表、增补概念词表、树形结构词表等部分，采用三级概念结构模式进行组织，可以将 MeSH 的语义关系明确清晰地标识出来。其中的描述信息也可从原来的主题词级别细分到主题词、概念、术语级别。这种结构有利于计算机理解和处理，支持从多个维度开展生物医学信息资源的组织和查询。

## （四）生物样本库

生物样本库又称生物银行（Biobank），主要是指标准化收集、处理、储存和应用健康和疾病生物体的生物大分子、细胞、组织和器官等样本，以及与这些生物样本相关的临床、病理、治疗、随访、知情同意等资料及其质量控制、信息管理与应用系统。生物样本库有多种类型，常见的有组织库、器官库、血液库、眼角膜库、骨髓库、正常细胞、遗传突变细胞、肿瘤细胞和杂交瘤细胞株（系）的细胞株（系）库。近年来，还出现了脐血干细胞库、胚胎干细胞库等各种干细胞库及各种人种和疾病的基因组库。生物样本库作为精准医疗的基石，可以为精准医疗提供大量高质量的具有完整临床信息的样本，促进精准医疗的发展。

**参考文献**

[1] 熊筱晶 .NCBI 高通量测序数据库 SRA 介绍 [J]. 生命的化学 ,2010, 30(6):959-963.

[2] Melissa J. Landrum, et al. ClinVar:Public Archive of Interpretations of Clinically Relevant Variants[J]. Nucleic Acids Research, 2016, 44(D1): D862-D868.

[3] 杨红梅 , 田翔华 , 周毅 . 电子病历对基于知识网络的精准医学的支撑及模式研究 [J]. 中国数字医学 ,2017,1.

# 4.2 精准医学数据管理机构有哪些

随着数据规模的增加，生命科学已经从实验数据积累阶段进入大数据科学时代，及时、准确和完整的生物医学数据收集和科学合理的数据存储与管理是开展数据挖掘的前提。在 20 世纪 80 年代到 90 年代间，美国、欧洲和日本分别建立了世界三大生物数据中心，即美国国家生物技术信息中心（NCBI）、欧洲生物信息研究所（EMBL-EBI）和日本 DNA 数据库（DDBJ），三大生物数据中心掌握并管理着全世界主要生物数据和信息资源。面对生物医学数据种类繁多、内部结构高维复杂、数据相对分散等特点，国际数据库联盟逐渐成立，致力于制定统一的数据收集和存储标准，共同促进生物医学数据在全世界研究机构的流通和使用。此外，其他大型的生物医学研究组织如癌症基因组图谱计划（TCGA）、国际癌症基因组联盟（ICGC）、英国生物样本库（UK Biobank），高等学校和科研机构如约翰霍普金斯大学、斯坦福大学、瑞士生物信息研究所等也收集和存储了大量的生物医学数据。

NCBI 成立于 1988 年，隶属美国国家医学图书馆，旨在通过提供生物医学和基因组信息促进科学和健康。同时，NCBI 也致力于开发一系列新的信息技术以帮助理解生命健康和疾病发生发展相关的遗传过程。NCBI 拥有上百个数据库和软件工具，包括著名的生物医学文献摘要数据库 PubMed，核酸序列数据库 GenBank，参考序列数据库 RefSeq，数据库相似性搜索软件 BLAST，提供序列、映射、分类和结构数据的访问服务的 Entrez 检索系统，人类在线孟德尔遗传数据库 OMIM 等。NCBI 通过制定和推广数据库、数据存储交换及生物学术语标准，为研究人员提供了更方便的数据获取渠道和数据计算工具，帮助了解遗传信息及其在健康和疾病中的作用。

EMBL-EBI 成立于 1994 年，是欧洲分子生物学实验室（European Molecular Biology Laboratory，EMBL）的一部分，致力于建立、维护和提供生物学数据库及其信息学服务，已经成为仅次于 NCBI 的国际生物信息中心。目前，EBI 收集和存储的数据涵盖序列、蛋白质、基因表达、小分子、生物系统、本体和文献等。其中，著名的数据库有基因组数据库 Ensembl，核酸序列数据库 ENA，蛋白质结构数据库 PDBe，用于搜索全球生命科学文献的数据库 Europe PMC，用于小分子结合、功能和吸收、分布、代谢和排泄的数据库 ChEMBL 等。同时，EMBL-EBI 还提供许多用于分析生物医学数据的工具，如 DNA 及蛋白质多序列比对工具 Clustal Omega、蛋白质特征预测和搜索工具 InterProScan、蛋白质局部序列相似性搜索工具 BLAST[protein]、核苷酸局部序列相似性搜索工具 BLAST[nucleotide] 等。EMBL-EBI 通过开放数据库、工具和软件，为欧洲各国和世界各地的用户提供生物信息资源服务，为动植物的健康、删除疾病预防、食物安全和生物多样性研究的进步提供了至关重要的帮助。

DDBJ 于 1984 年建立，是世界三大 DNA 数据库之一。2005 年，NCBI、EMBL-EBI 和 DDBJ 达成协议，建立国际核酸序列数据库联盟（INSDC），其目的是通过数据交换，提高公共领域的核苷酸序列数据的质量。与 NCBI 和 EMBL-EBI 不同的是，DDBJ 主要致力于核苷酸序列数据的搜集，包括全基因组数据、目标基因组数据、转录组数据等。此外，DDBJ 还储存了从文献中提取的氨基酸序列、生物样本等数据，开发了一些如细菌基因注释工具 MiGAP 等测序数据分析工具。DDBJ 为公共核苷酸序列数据的丰富提供了很大帮助，推进了生物信息学等生命科学领域的发展。

此外，其他科研机构和高校开展的大型生物医学研究计划也积累了很多数据和科研基础，可用于精准医学研究。例如，TCGA 启动于 2006 年，该计划旨在通过大规模收集特定癌症患者的临床信息、影像信息、肿瘤组织及部分对应的正常组织样本，对其进行全面的基因组数据分析，从而获得一个全面的癌症基因组“图谱”，促进癌症的早期诊断和精准治疗。TCGA 收集和存储了来自 33 种癌症，11000 名患者的样本数据，包括全基因组测序、基因表达、外显子测序、小 RNA 测序、拷贝数变异、单核苷酸多态性、杂合性缺失、DNA 甲基化和蛋白质表达等高通量组学数据，以及患者的基本资料、治疗进程、临床分期和生存状况等诊疗相关数据。所有的数据都以标准化的格式存储，并支持开放获取。ICGC 成立于 2007 年，旨在定义 25000 多种未被治愈的原发性癌症的基因组。ICGC 解决了许多数据管理、伦理等方面的挑战，使得全球癌症基因组数据共享成为可能，从而为国际社会提供了许多癌症类型的综合基因组数据。ICGC 的第二项目标是全基因组泛癌分析（Pan Cancer Analysis of

Whole Genomes，PCAWG），用于定义癌症类型之间的相似性和差异，为基因组肿瘤学的加速研究奠定了基础。总的来说，ICGC 在临床试验阶段为全世界的癌症患者提供了独特的多组学数据资源，加快了新疗法的发现。随着现代生物技术的快速发展，建立生物样本库成为促进科学研究向临床转化的重要途径。于 2007 年正式启动的 UK Biobank 是由英国卫生部（the Department of Health）、英国医学研究理事会（Medical Research Council，MRC）、惠康信托基金会（Wellcome Trust）及苏格兰行政院（the Scottish Executive）共同投资建设的公共实体，是目前世界上规模最大的人类遗传队列样本库。目标是在英国 40 ～ 69 岁人群中采集 50 万份志愿者的 DNA 样本，以及个体生活方式等信息，开展遗传因素、环境因素、生活习惯等与人类疾病的关联研究。

## 参考文献

[1] CIRILLO D,VALENCIA A. Big data analytics for personalized medicine. Curr Opin Biotechnol. 2019.58:161–167. doi:10.1016/j.copbio.2019.03.004

[2] 马英克，鲍一明 . 国家级生物大数据中心展望 [J]. 遗传 ,2018, 40(11):18-23.

[3] NCBI: https://www.ncbi.nlm.nih.gov/.

[4] EMBI-EBI: https://www.ebi.ac.uk/.

[5] DDBJ: https://www.ddbj.nig.ac.jp/index-e.html.

[6] ICGC: https://icgc.org/.

[7] TCGA: https://www.cancer.gov/about-nci/organization/ccg/research/structural-genomics/tcga.

[8] UK Biobank: https://www.ukbiobank.ac.uk/.

## 4.3 精准医学常用的数据规范有哪些

在真实世界中，数据收集方式不同、患者来自不同医疗保健系统、使用不同协议生成数据等都使得精准医学研究的数据利用变得困难。面对生物医学领域数据呈现指数级的增长趋势，建立国际通用的标准化数据规范，对不同医疗组织、科研团体等之间的数据共享、资源整合、学术交流、医疗合作等方面具有重要的作用，也是实现精准医学的前提与保障。近年来，国内外科学家对不同类型的生物数据，制定了关于数据格式、数据术语规范、数据处理和交换、数据存储等方面的标准规范。

组学数据由于来源广泛、测序仪器种类繁多等因素，数据格式和质量往往不一致。为规范国际上基因组数据的描述、交换和整合，国际上成立了基因标准联盟（The Genomic Standards Consortium，GSC），该联盟制定了一系列基因序列格式标准，如 MIGS、MIMARKS 等。其中，MIGS 旨在支持自由地获取基因组样本，将其完整的元基因组数据置于地理空间和时间范围内，并提供必要的实验方法信息（如测序方法）。MIGS 规范可以用于描述所有可能的基因组（真核生物、细菌、古细菌、质粒、病毒、细胞器）和元基因组，其核心描述包括核酸序列的起源、其环境及序列处理的信息。此外，FASTQ、BAM/CRAM 和 VCF 等也是目前常用的存储核酸序列的标准格式。在转录组数据方面，国际上成立了 RNAi Global，制定了关于实验说明、样品信息、递送方法、RNA 试剂和数据分析等的 Minimum Information About an RNAi Experiment（简称 MIARE）标准，使得用户能够客观地评估数据集质量，并根据分析结果进行最终解释。蛋白质组学方面，国际上成立了蛋白质组学标准组织（Proteomics Standards Initiative，PSI），制定了蛋白质数据格式标准如 MIAPE、蛋白质数据交换格式标准如 mzXML。其中，MIAPE 要求实验人员提供有关数据集和实验环境的足够信息。代谢组学方面，国际上成立了代谢组学标准组织（Metabolomics Standards Initiative，MSI），制定了代谢组学的一般“工作流”标准，包括生物上下文元数据、化学分析、数据处理、交换格式、本体等方面，用于开发出一致且适当的代谢组学描述符，最大限度地提高数据的实用性和可及性。

本体是精准医学数据标准化的基石，可以解决同义词及一词多义的现象。例如，ICD-10、MeSH、UMLS 是常用的生物医学本体，涵盖了组学、疾病、症状、药物等领域的科技词表和本体。国际疾病分类（International Classification of Diseases，ICD）是世界卫生组织制定的国际统一的疾病分类方法，它根据疾病的病因、病理、临床表现和解剖位置等特性，将疾病分门别类，使其成为一个有序的组合，并用编码的方法来表示。自 1999 年起，第 10 次修订本《疾病和有关健康问题的国际统计分类》（ICD-10）取代了 ICD-9，并于 2015 年生效。ICD 系统收录了 26000 多条疾病记录，其分类依据是疾病的 4 个主要特征，即病因、部位、病理及临床表现，每个特征构成一个分类标准进行综合性、多轴心的分类。另外，ICD-10 同时发表了疾病和伤害指数列表、外部伤害原因列表、肿瘤列表、药品列表等指南。ICD 将疾病名称标准化、格式化，使得疾病信息得到最大范围的共享，促进了精准医学对于疾病机制和临床实践的推进。医学主题词表（MeSH）是国际上最具代表性、使用最广泛的受控医学综合性叙词表，包括主题词表、副主题词表、增补概念词表、树形结构词表等部分，用于作为生物医学标引的依据。一体化医学语言系统（UMLS）是美国国立医学图书馆持续开发了 20 多年的巨型医学术语系统，涵盖了临床、基础、药学、生物学、医学管理等医学及与医学相关学科，收录了约 200 万个医学概念，医学词汇更是空前，达到了 500

多万个。UMLS 目前已应用于电子病历、卫生服务、公共卫生统计、生物医学文献分类及临床基础和卫生服务研究等领域。

对于临床积累的健康医疗数据，国际上也形成了相关的标准体系。卫生信息交换标准（HL7）成立于 1987 年，构建在国际标准组织（ISO）所制定的开放式系统互连（OSI）模型的第 7 层应用层上，是标准化的卫生信息传输协议，以及医疗领域不同应用之间电子传输的协议。HL7 汇集了不同厂商用来设计应用软件之间接口的标准格式，它允许各个医疗机构在异构系统之间进行数据交互。HL7 的主要应用领域是医院信息系统（HIS），主要是规范 HIS 系统及其设备之间的通信，它涉及病房和患者信息管理、化验系统、药房系统、放射系统、收费系统等各个方面。HL7 主要包含以下内容：患者基本信息管理；患者入院信息、出院信息和转院信息；各种医院服务项目的管理；财务信息管理；检查结果和化验结果的回报；档案信息管理；病案信息管理；医疗服务预约管理。以心电图信息系统为例，MIT-BIH 在很长一段时间是应用较为广泛的心电图信息数据格式，但 MIT-BIH 格式是储存于特殊编码的二进制文件中，无法对信息进行检索和注释，影响了心电图数据的发展。随着 HL7 标准

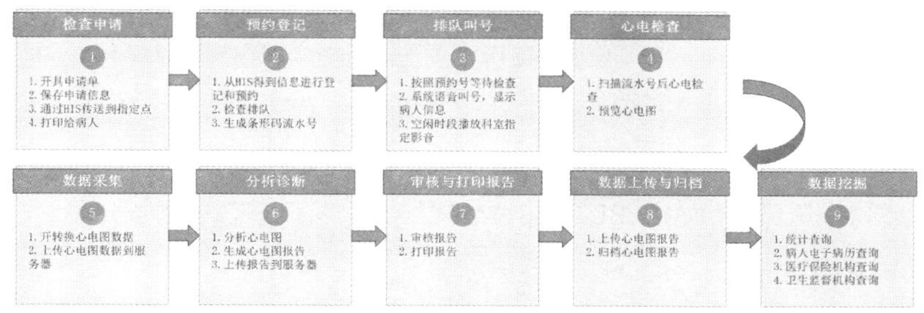


图 4-1 基于 HL7 协议的心电图信息系统处理流程图

的发展，HL7-aECG 已逐渐成为新一代心电图的标准，可以更好地进行数据检索和注释（图 4-1）。HL7 增强了全球健康数据互操作性，优化了临床及其管理数据信息程序，促进了精准医学数据管理及流通。

**参考文献**

[1] FIELD D, GARRITY G,GRAY T,et al.The Minimum Information about a Genome Sequence (MIGS) Specification[J]. Nature Biotechnolo gy,2008,26(5):541-547.

[2] TAYLOR C F,PATON N W,LILLEY K S,et al. The minimum information about a proteomics experiment (MIAPE). Nat Biotechnol,2007,25(8):887–893. doi:10.1038/nbt1329.

[3] MSI BOARD MEMBERS., SANSONE SA,FAN T,et al. The metabolomics standards initiative. Nat Biotechnol,2007,25(8):846–848. doi:10.1038/nbt0807-846b.

[4] WENGER A M,GUTURU H,BERNSTEIN J A, BEJERANO G. Systematic reanalysis of clinical exome data yields additional diagnoses:implications for providers. Genet Med,2017,19:209–14. doi: 10.1038/gim.2016.88.

[5] LEK M,KARCAEWSKI K J,MINIKEL E V, SAMOCHA K E,BANKS E,FENNELL T,et al. Analysis of protein-coding genetic variation in 60,706 humans. Nature 2016,536:285–91. doi: 10.1038/nature19057.

[6] 周竞飞 , 徐洁 .HL7-aECG 格式的心电图信息管理系统建设 [J]. 中医药管理杂志 ,2018,26(21):59-61.

[7] 张志强 , 范少萍 , 陈秀娟 . 面向精准医学知识发现的生物医学信息学发展 . 数据分析与知识发现 ,2018,2(1):1-8.

# 4.4 如何进行精准医学数据的质量控制

数据质量控制是指运用先进的科学技术和统计方法控制科学试验及其过程，使获得的结果符合事先设计的标准，同时试验数据真实可靠。数据质量控制目的是把获得的数据迅速、完整、无误地记录与保存，保证数据的准确性、可靠性和完整性，是科学研究中十分重要的内容。精准医学数据的质量控制主要是对多源数据的形式和内容进行检测，因为精准医学研究涉及多病种、多来源、多模态的数据资源。

精准医学数据来源广泛，会出现形式（如疾病分类编码不统一）、逻辑（如检查指标值无临床意义）或内容（如人口学或诊断数据仅采用基线数据，无随访数据）等质量问题。一般采用人机结合方式开展数据质量管控，从“计算机”和“人”两方面对精准医学数据进行形式和内容的基础质量控制。一方面，建立数据质量检测规则库(包括数据完整性、逻辑性、一致性、准确性、唯一性等规则），通过计算机辅助检测控制数据形式，以确保数据形式完整准确；另一方面，设置多级核查，通过数据提交人自查、人工审核等控制数据内容的真实可靠性。同时还需要围绕精准医学数据生命周期建立质量反馈机制，一旦基础质量合格的数据在管理、共享利用等环节出现质量问题，可进行反馈回溯，为全面提升精准医学大数据质量和数据汇交效率提供支持。

精准医学的质量控制是确保精准医学大数据完整性、准确性和透明性的关键，可应用于生物样本库、临床病历数据、人群队列数据、分子组学数据的获取、结构化、使用等环节，保证数据采集、运输、保存、管理、应用过程中的数据质量，解决数据多来源、多模态、多类型、多结构的问题。精准医学质量控制的好坏直接决定大数据挖掘结果的准确性。

精准医学数据的质量控制标准通过运用标准化的方法和质量控制标准，使数据质量保持可靠和稳定，以取得最精准的数据挖掘效果。不同类型的精准医学数据，在数据质量控制标准之间存在一定差异，但核心目标是确保数据的标准化，提升数据的可靠性。根据常见质量控制对象，可以将精准医学质量控制方法分为 4 类：面向生物样本库的质量控制标准，面向临床大数据的质量控制标准，面向人群队列数据的质量控制标准，面向组学大数据的质量控制标准。

目前，国内外精准医学相关的数据质量控制标准主要包括以下内容：

表 4-1 精准医学大数据质量控制标准 / 指南

| 对象 | 质量控制标准 / 指南 |
| --- | --- |
| 生物样本库 | 中国医药生物技术协会生物样本库标准（试行） |
| | 器官移植生物样本库建设实践指南 |
| | CNAS-CLO1:2006《检测和校准实验室能力认可准则》 |
| | ISO17025 实验室检测和校准质量管理体系 |
| | U.S. Food and Drug Administration (FDA) Quality System Regulation, 21 CFR 820 |

（续表）

| 对象 | 质量控制标准 / 指南 |
| --- | --- |
| 临床大数据 | ICD-10 标准 |
| | HL7 卫生信息交换标准 |
| | 医学数字成像和通信标准（如 DICOM3.0，ISO12052） |
| | CDISC 系列标准（如临床数据获取协调标准） |
| | 医疗处方用药信息传输标准（SCRIPT） |
| 人群队列数据 | 大型人群队列研究数据处理技术规范（T/CPMA 001-2018） |
| 组学大数据 | 基因芯片技术质量控制计划 MAQC-I |
| | 基因芯片技术质量控制计划 MAQC- Ⅱ |
| | 基因芯片技术质量控制计划 MAQC- Ⅲ /SEQC |
| | 测序数据质量控制计划 MAQC-IV |

此外，针对具体类型的精准医学数据，国际上制定了一些质量控制方法来开展数据质量控制。在高通量测序数据的质量控制方面，国际组学大数据质量控制学会（The International Massive Analysis and Quality Control Society，MAQC）通过制定数据质量控制指标和数据标准化分析指南来帮助和改进微阵列和高通量测序技术，促进其通过 FDA 检测并

成功应用于临床实践。MAQC 联盟共完成了 4 个项目（MAQC- Ⅰ、Ⅱ、Ⅲ、Ⅳ）：① MAQC- Ⅰ为微阵列组织提供质量控制工具，用于对微阵列数据进行质量控制，并通过向公众提供大量参考数据及易于获取的参考 RNA 样品，为微阵列数据分析制定指南。此外，建立质量控制指标和阈值，以客观地评估各种微阵列平台的性能，评估各种数据分析方法的优缺点。② MAQC- Ⅱ评估各种数据分析方法在基于微阵列的预测模型开发、验证环节过程中的性能，以及开发和验证最优的基于微阵列基因表达和基因分型数据的精准医学预测模型。③ MAC- Ⅲ通过生成带有参考样本的基准数据集来评估各种生物信息学策略的优势和局限性，并对高通量测序平台的技术性能进行评估。④ MAQC- Ⅳ的目的是开发标准分析协议和质量控制指标，包括对全基因组测序和靶向测序的可重复性制定质量指标，以及针对全基因组测序和靶向测序开发生物信息学方法标准数据分析协议、评估影响高通量测序结果的关键参数的联合效应及其临床应用解释。MAQC 倡导高通量组学数据（包括基因组学、转录组学、蛋白质组学、代谢组学等）的可重复性和可靠性的研究，致力于解决不断发展的高通量基因组技术应用相关的问题，并将其安全有效地用于临床治疗中。

在临床诊疗数据的质量控制方面，临床数据交换标准协会（the Clinical Data Interchange Standards Consortium，CDISC）致力于开发行业标准，为医学和生物制药产品的开发提供临床实验数据和元数据的取得、交换、提交及存档的电子手段。CDISC 建立了一系列临床标准用于提高数据和产品的质量：① 研究数据表格模型：有关临床研究项目的病例报告数据表格，用于向监管部门递交的内容标准；② 方案表述：用于支持临床试验方案信息交换的内容和格式标准，该部分与 HL7 联合制定；③ 分析数据模型：有关分析数据集及相关文件，用于向监管部门递交的内容标准；④ 操作数据模型：基于 XML，用于获取、交换、报告或递交，以及对基于病例报告表的临床研究数据归档的内容和格式标准；⑤ 化验数据模型：用于在临床化验室和研究申办者间进行数据转移的内容和格式标准；⑥ 试验设计模型：定义了用于表述事件的计划顺序和试验处理计划结构的内容标准；⑦ 临床数据采集标准：以 CDISC 为指导，联合开发的、用于病例报告表中基础数据收集字段的内容标准；⑧ 病例报告表格数据定义规范：基于 XML 的内容和格式标准；⑨ 专业术语：包括全部 CDISC 模型 / 标准所涉及的标准词汇和编码集。CDISC 通过召集一个由全球专家组成的专家团体来开发和提高最高质量的数据标准，使数据的可访问性、互操作性、可重用性得以实现，对全球健康产生更大的影响。

**参考文献**

[1] 维基百科 . 维基百科质量控制 [EB/OL].[2020-01-29]. https://zh.wikipedia.org/wiki/ 质量控制 .

[2] 全国科学技术名词审定委员会事务中心 . 全国科学技术名词审定委员会 [EB/OL].[2020-01-30]. http://www.cnctst.cn/.

[3] 全国科学技术名词审定委员会事务中心 . 术语在线 [EB/OL].[2020-01-29]. http://www.termonline.cn/list.htm?k= 质量控制 .

[4] 詹启敏 , 等 . 精准医学总论 [M]. 上海 : 上海交通大学出版社 ,2017:073.

[5] 石乐明 , 郑媛婷 , 苏振强 , 等 . 大数据与精准医学 [M]. 上海 : 上海交通大学出版社 ,2017:075.

[6] 陈松景 , 钱庆 , 吴思竹 , 等 . 精准医学大数据汇交管控模型与应用研究 [J]. 中华医学图书情报杂志 ,2018,27(10):14-19.

[7] 全国生物样本标准化技术委员会，中华医学会器官移植学分会，医药生物技术协会组织生物样本库分会，等. 器官移植生物样本库建设实践指南（全文）[J]. 实用器官移植电子杂志 ,2019,7(4):245-253.

[8] CNAS-CL01_2006, 检测和校准实验室能力认可准则 [S]. 中国合格评定国家认可委员会 .

[9] ISO17025, 实验室检测和校准质量管理体系 [S].

[10] CFR-Code of Federal Regulations Title 21 [EB/OL]. [2020-02-18]. https://www.accessdata.fda.gov/scripts/cdrh/cfdocs/cfcfr/CFRSearch.cfm?CFRPart=820.

[11] ICD-10: version: 2019[EB/OL]. [2020-02-18]. https://icd.who.int/browse10/2019/en.

[12] HL7 International[EB/OL]. [2020-02-18]. http://www.hl7.org/.

[13] DICOM(Digital Imaging and Communications in Medicine)[EB/OL]. (2020-02-18). https://www.dicomstandard.org/.

[14] CDISC[EB/OL]. [2020-02-17]. http://www.cdisc.org/.

[15] Standards Information [EB/OL]. [2020-02-17]. https://www.ncpdp.org/Standards-Development/Standards-Information.

[16] MAQC-I [EB/OL]. [2020-02-17]. https://www.fda.gov/science-research/bioinformatics-tools/microarraysequencing-quality-control-maqcseqc#MAQC-I.

[17] MAQC- Ⅱ [EB/OL]. [2020-02-17]. https://www.fda.gov/science-research/bioinformatics-tools/microarraysequencing-quality-control-maqcseqc#MAQC- Ⅱ .

[18] MAQC- Ⅲ (also known as SEQC) [EB/OL]. [2020-02-17]. https://www.fda.gov/science-research/bioinformatics-tools/microarraysequencing-

quality-control-maqcseqc#MAQC-IIIalsoknownasSEQC.

[19] MAQC-IV (also known as SEQC2) [EB/OL]. [2020-02-17]. https://www.fda.gov/science-research/bioinformatics-tools/microarraysequencing-quality-control-maqcseqc#MAQC_IV.

[20] 陈松景 , 钱庆 , 吴思竹 , 等 . 精准医学大数据汇交管控模型与应用研究 [J]. 中华医学图书情报杂志 ,2018,27(10):14-19.

# 4.5 如何进行精准医学数据的安全管控

大数据在为生物医学研究和健康诊疗带来便利的同时，也给生物医学发展带来了潜在的风险和安全隐患。例如，海量生物医学大数据仍分散存储在不同的机构或者个人手中，数据碎片化严重，交互共享效率低下，使用范围没有清晰的界定。

## （一）国际上的科学数据管控

目前国际上形成了一系列关于科学数据管理、数据共享和数据安全相关的条例，共同促进了精准医学数据的有效利用。

### 1. 数据管理

FAIR（可查找性——findable，可访问性——accessible，互操作性——interoperable 和可重复利用——reusable）指南是一种科学数据管理的公平指导原则，对欧盟科研数据管理及开放获取勾勒出了框架与详细的指导意见。FAIR 的目标在于通过良好的数据管理来引导知识发现和创新，以及在数据发布之后进行后续数据和知识的集成与重用。FAIR 包含 4 个基本原则，即可查找性、可访问性、互操作性和可重用性。

可查找性要求：① 数据被分配了全局唯一且持久的标识符；② 用丰富的元数据描述数据；③ 元数据清晰明确地包含其描述的数据标识符；④ 元数据可在搜索资源中索引。

可访问性要求：① 元数据可使用标准化的通信协议通过其标识符进行检索；② 通信协议是开放、免费且可通用部署的；③ 通信协议允许在必要时进行身份验证和授权操作；④ 即使数据不再可利用，也可以访问元数据。

互操作性要求：① 元数据使用正式的、可访问的、被共享的和广泛适用的语言来表示知识；② 元数据遵循 FAIR 原则的数据使用词汇；③ 元数据包括对其他元数据的合格引用。

可重用性要求：① 元数据以多种准确且相关的属性进行丰富的描述；② 元数据以清晰易读的数据使用许可证发布；③ 元数据与详细出处相关；④ 元数据符合域相关的社区标准。

FAIR 的最终目的是对这些宝贵的数字资源进行更严格的管理以造福整个学术界。该数据管理原则为数据生产者和发布者提供了一系列里程碑，它指导数据管理和管理实践的最基本级别的实施，从而帮助研究人员遵守其资助机构的期望和要求。

### 2. 数据共享

美国国立卫生研究院于 2014 年 8 月发布了《基因组数据共享政策（Genomic Data Sharing，GDS）》，适用于 NIH 资助的大规模人类或非人类基因组数据的研究，如全基因组关联研究，单核苷酸多态性、基因组微阵列，转录组和表观遗传等。通过快速发布大规模基因组数据集，并将生成的数据存储在公开可访问的国家数据库中，可以促进数据的利用和整合研究。例如，国家生物技术信息中心的核酸序列数据库GenBank、表型数据库（dbGaP）、生物信息学资源中心（BRC）和其他指定数据库的数据都是可开放获取的。对于数据共享类型，GDS 政策制定了 5 个数据等级用于指导研究者提交数据。

0 级：原始图像，通常对于用户来说价值有限，不建议提交。

1 级：初级序列数据，对于用户来说价值有限，不建议提交，但可以将基于阵列的数据（基因表达、ChIP 芯片、ArrayCGH、SNP 阵列等）作为 1 级数据提交给 GEO。

2 级数据：这些数据具有更高级别的组装形式，或将测序得到的序列以参考模板的形式进行计算分析。2 级数据需要大量的数据清洗、分析及质量检查，NIH 建议提交者应在数据清理开始后 3 个月内提交数据。

3 级数据：包括分析以鉴定突变体或阐明基因组数据集的其他特征，例如 RNA 序列测定中的基因表达模式，可以从单个 2 级数据文件生成 3 级数据。与 2 级数据类似，NIH 建议数据生产者具有不超过 6 个月的独占权限。

4 级数据：这些数据构成最终分析，将基因组数据集与研究目标相关的表型或其他生物状态相关联，研究者应当在发布相关出版物的同时公布这些数据。

另外，GDS 还建议了可共享的数据范围，包括大型资源项目及其初始数据、中间数据和最终数据；尽可能多的表型数据；对元数据的充分的文件证明（如数据元素字典，数据收集协议，研究纳入和排除标准）；通常情况下鼓励使用标准格式和词汇 / 本体来描述数据元素，如序列数据、突变体和表型表征。

全国科技平台标准化技术委员会 SAC/TC486 是与我国科学数据共

享关系最为密切的标准开发组织，已发布了一系列科技平台标准化指南、元数据标准化基本原则与方法、通用术语、科技资源标识、元数据注册与管理、核心元数据、统一身份认证等 30 余项国家及行业标准，促进了我国健康医疗科学数据共享相关标准的进步。

### 3. 数据安全

生物医学数据安全涉及个人基因组数据等组学数据隐私，此类个人敏感数据与指纹、虹膜等个人特征类似，具有高度的独特性，使用该类数据时会造成一系列伦理和安全问题。根据 GDS 政策，数据接收方最终负责维护 NIH 委托的数据的机密性、完整性和可用性。NIH 制定了一系列数据安全原则以确保隐私和数据机密性。

首先，一般的信息安全准则包括：① 在本地使用数据时，需要确保数据文件未被暴露于网络；在云平台使用数据时，需限制外部人员访问。② 数据不能以任何方式公布在服务器上，使它们可以公开访问。③ 机构不得提供对未列入数据使用请求的其他个人的访问。④ 利用身份验证技术进行访问控制。⑤ 避免用户将受控访问数据放置在移动设备上。⑥ 保持所有软件补丁的更新。

其次，依赖于计算机技术的物理安全准则包括：① 防止服务器直接从网络访问并禁用不必要的服务。② 确保个人或进程只被授予执行指定任务和功能的权限。③ 其他用户的系统访问受控基因组和表型数据时若通过文件导出，则确保其远程系统的有限访问。④ 使用远程访问系统时，应使用加密数据访问或虚拟专用网络。⑤ 若数据被应用于多个计算集群，则确保在其他系统上的数据执行相同数据访问策略；若数据保存在本地系统上，则应在处理完成时删除数据。

再者，对于源数据及数据副本的控制包括：① 批准用户必须保留加密数据的原始版本，并跟踪所有副本以确保除授权工作人员外，信息没有发生泄露；② 批准机构中的来自其他机构的协助人员必须独立提交申请，并经 NIH 批准才能访问数据。

最后，对于数据使用过后的销毁包括：① 从存储、虚拟和物理机器、数据库和访问档案中删除项目的所有数据。② 人员和机构只能保留机构所需的最低程度的数据加密副本，以遵守机构科学数据保留政策。③ 删除硬拷贝和 CD、ROMs 或其他不可重复使用的物理介质。④ 安全地删除电子文件，对于个人计算机来说最低限度是删除文件、清空回收站及其他服务器等效的程序。⑤ 确保数据备份被重用并且任何其他存档副本被销毁。⑥ 根据 NIST 信息媒体卫生处理指南进行数据销毁。

此外，精准医学数据不同于临床数据，具有数据增长速度快、保存周期长、粒度差异大、数据异构性强、带时空标记、特征维度高、隐私保护要求高等特点。其中组学数据深刻影响精准医学的发展，面对如潮水般涌来的海量数据，进行合理有效利用的同时，避免风险也至关重要。

对数据安全的要求，可以用信息安全基本三要素“CIA”来概括，即机密性（confidentiality）、完整性（integrity）和可用性（availability）。机密性专指受保护数据只可以被合法的用户访问，其主要实现手段包括数据的访问控制、数据防泄露、数据加密和密钥管理等。完整性是保证只有合法的用户才能修改数据，主要通过访问控制来实现，同时，在数据的传输和存储中可以通过校验算法来保证用户数据的完整性。数据的可用性主要体现在环境整体的安全能力、容灾能力、可靠度。

## （二）精准医学数据风险

### 1. 管控制度有待完善

在日趋严峻的医疗数据安全背景下，各医疗组织的数据安全意识虽然在逐渐增强，但医学数据管控部分尚未建立统一的管理机制，数据管理制度的完善相对滞后。

### 2. 信息安全隐患

随着互联网时代的不断发展，病毒感染、黑客入侵、外界攻击等对系统运行及数据安全带来巨大威胁。医疗数据具有隐私性，容易引起大量黑客攻击行为，系统漏洞如果无法及时修复，会为外部攻击提供途径，因此需要采取有效措施应对外部攻击风险。

### 3. 个人信息泄露

精准医学研究对于大数据有着较高的依赖度。医疗数据会涉及患者的隐私，具有特殊性和敏感性，使用时会面临一系列法律和伦理问题，因此在大数据环境中保护好个人隐私至关重要。

## （三）我国的精准医学数据安全管控措施

### 1. 完善政策法规

针对数据安全问题，我国陆续出台了一系列的法规和标准，对国家、团体、个人的重要数据进行保护，如 2017 年 6 月正式生效的《中华人民共和国网络安全法》，明确定义了数据在网络传输等过程中的安全保护制度。2018 年 5 月正式生效的《信息安全技术个人信息安全规范》中对个人信息、个人敏感信息包含的内容进行了明确定义。国家卫健委于 2018 年 7 月发布《国家健康医疗大数据标准、安全和服务管理办法（试行）》，进一步明确了各级卫生健康行政部门、各级各类医疗卫生机构、相关应用单位及个人在健康医疗大数据标准管理、安全管理、服务管理中的责任和权利，对于统筹标准管理、落实安全责任、规范数据服务管理具有重要意义。

但就目前而言，国内仍缺乏专门针对医学信息安全和隐私保护的政策法规，管理部门应着手加快推进生物医学信息保护的政策法规完善，严格要求生物医学信息管理、储存及使用，加强数据传递过程中的管控和监督，为提供信息数据的病患隐私提供法律保护，对窃取、倒卖重要生物医学数据信息的犯罪人员予以法律严惩。

### 2. 采取必要的技术措施

在数据采集、传输、处理、交换、存储、销毁的全生命周期中，需要细化每一流程的数据安全保护手段，保护精准医学数据安全（图 4-2）。

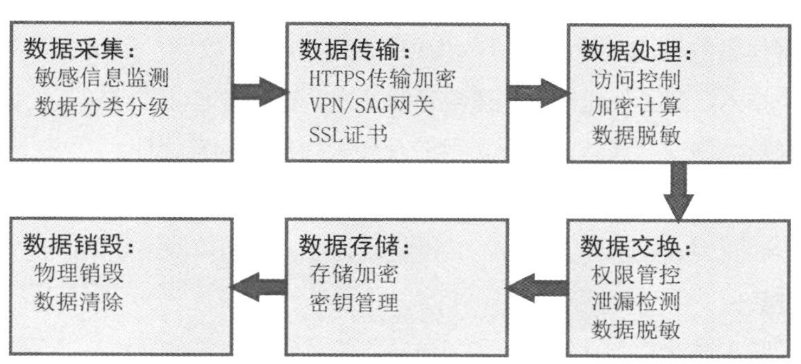


图 4-2 数据生命周期安全技术措施

除以上技术措施，还应注意保护数据完整性（校验码技术）、数据可用性（多副本、系统备份、故障热迁移、负载均衡等手段）。利用入侵检测、病毒检测、漏洞管理、OS 和镜像加固、宕机迁移、安全沙箱、镜像扫描等技术保护系统安全。设计 VPC、安全组、防火墙等保护网络安全。利用云计算、云存储技术将数据存储的载体由物理向虚拟转化，引入云管理平台进行安全监控和预警。此外，对涉密设备安装监控和报警软件，实现对安全事件的自动响应。

### 3. 构建数据库防御体系

精准医学数据安全和隐私保护技术体系自下而上可以分为：数据分析层、敏感数据隔离交互层、数据防泄露层、数据脱敏层和数据加固层，并结合外部支持手段保障数据整体的安全运行（图 4-3）。

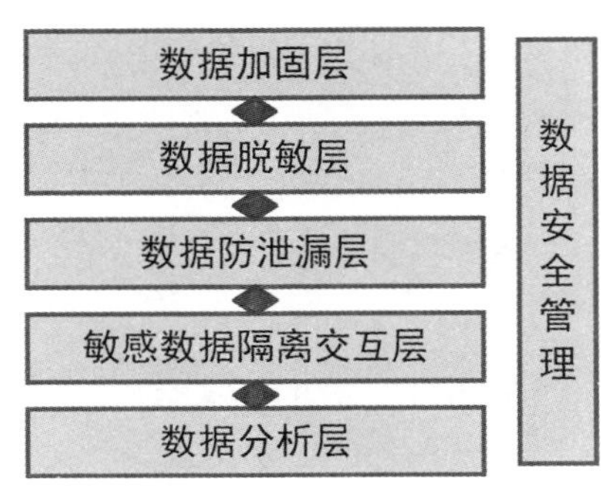


图 4-3 体系架构建设

数据分析层：是数据安全防御体系的基本要求。通过收集和汇总精准医学数据，运用实时关联分析技术、智能推理技术和风险管理技术，对数据进行统一加工分析，实现对数据安全风险的统一监控管理和未知风险预警处理。

敏感数据隔离交互层：通过数据指纹采集、内容检测和响应处理三个步骤，突破深度内容识别的关键技术，在实现用户网络连通前提下，保证数据交换的安全性。

数据防泄露层：针对数据易流动、易复制、难管理的特征，通过深度内容分析和事务安全关联分析来识别、监视和保护静止的数据、移动的数据以及使用中的数据，实现数据的合规使用，同时防止主动或意外的数据泄漏，保障精准医学数据可控、可信、可充分利用。

数据脱敏层：通过静态脱敏和动态脱敏相结合的方式，对敏感信息进行脱敏、变形，在不改变业务流程的前提下快速部署，提高数据管理人员的工作效率，同时规避信息风险。通过内置策略来保证数据有效性、完整性、关系性，以提升在测试、开发和使用等环节的数据安全。

数据加固层：是保护数据安全的最后一道防线。数据库加固层可以通过数据库状态监控、数据库审计、数据库风险扫描、访问控制等多种引擎，向用户提供黑白名单和例外策略，并对用户登录行为、用户访问权限进行控制，同时需要具备实时监控数据库访问行为和灵活的预警功能。

### 4. 加强内部监督管理

需要对数据生命周期和组织机构加强管理、监督、监测和评估，并且重视用户培训和文档管理。定期评估数据安全状况，包括安全系统的软硬件运行状况、制度和规范执行情况、数据复制情况、送修和报废设备的数据保护状况、权限的审批和收回情况、密码强度、外包服务中的数据保护管理、测试环境数据保护情况等，及时发现问题并完成整改。同时，加强数据方案的审核与把关，包括对安全规范、安全漏洞、数据访问控制、数据加密、数据访问日志管理，本地临时数据保护措施等进行审核。（图 4-4）

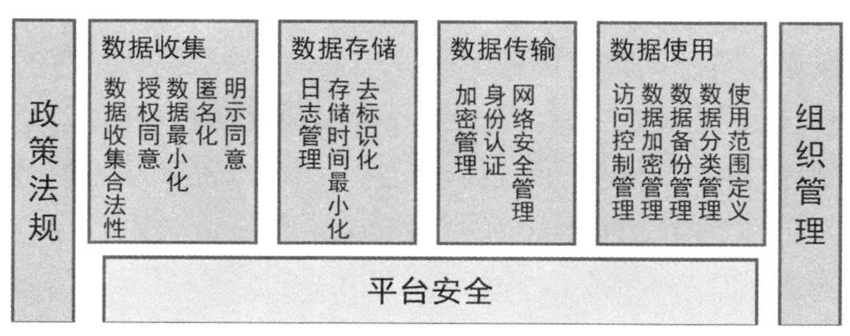


图 4-4 监督管理体系

### 5. 加强信息安全教育

信息安全教育是保护信息安全和防止隐私泄露问题产生的有效手段。对数据的采集、存储和管理者来讲，需掌握数据安全保护的相关技术和手段，加强对数据传播过程的管控；对数据使用者来讲，有效的信息安全教育能够预防数据使用过程中无意识的泄露；对数据提供者来讲，信息安全教育能够普及相关信息安全政策和法律法规，在出现隐私泄露问题时，能够维护自己的合法权益。

**参考文献**

[1] 朗锐慧康智慧医疗 . 浅谈医疗大数据面临的技术挑战 [EB/OL].https://www.cn-healthcare.com/articlewm/20171019/content-1018091.html,2017-10-19/2020-2-10.

[2] 董梦林 . 大数据背景下网络信息安全控制机制与评价研究 [D]. 吉林大学 ,2016.

[3] 李全权 . 大数据时代生物医学信息安全与隐私保护管控研究 [J]. 现代信息科技 ,2018,2(10):156-157,160.

[4] 本刊编辑部 .《中华人民共和国网络安全法》出台 [J]. 中国信息化 ,2017(01):31.

[5] 洪延青 , 葛鑫 . 国家标准《信息安全技术个人信息安全规范》修订解读 [J]. 保密科学技术 ,2019(08):24-28.

[6] 国家卫健委 . 国家健康医疗大数据标准、安全和服务管理办法（试行）[J]. 中国医药生物技术 ,2018,13(05):431.

[7] 熊志强 , 张志强 , 郑阳晖 . 医疗数据安全问题分析及其保护策略 [J]. 中国数字医学 ,2018,13(12):80-81,86.

[8] 国舜科技 . 大数据时代下的数据安全管理重点和体系建设思路 [EB/OL].https://www.sohu.com/a/323111478_99914434.2019-6-26/2020-2-10.

[9] 阿里云安全 .《阿里云安全白皮书 4.0》全新发布 [EB/OL].https://developer.aliyun.com/article/719700.2019-9-29/2020-2-10.

[10] WILKINSON MD,DUMONTIER M,AALBERSBERG IJ, et al. The FAIR Guiding Principles for scientific data management and stewardship[J]. Sci Data, 2016,3(1):160018.

[11] 中华人民共和国科学技术部 . 全国科技平台标准化技术委员会工作会议在京召开 [EB/OL].[2018–04–23].http://www.most.gov.cn/kjbgz/201402/t20140220_111901.htm.

[12] 李赞梅 , 钱庆 , 李姣 , 等 . 健康医疗科学数据共享标准体系框架构建 [J]. 医学信息学杂志 ,2018,39(11):49-53.

# 4.6 精准医学数据挖掘主要环节有哪些

生物医学研究的关键问题是如何从大数据中提取知识，随着信息时代的到来，数据挖掘越来越多地被应用于临床实践。例如，从生物医学数据中寻找潜在的规律，进而获得跟疾病诊断和治疗相关的知识，将有助于疾病的早期筛查和疾病个体化治疗策略的实现。数据挖掘是将大量有噪声的、无序的数据进行探索分析，进而发现潜在的规则和模式的过程。生物医学数据挖掘主要涵盖多源异构数据的获取和整合，借助统计分析、机器学习、模式识别等数据挖掘技术开展高维数据中不同实体之间的关系预测和描述等。

## （一）生物医学数据获取

在全世界的生物医学工作者的共同努力下，生命科学开放数据库呈现百花齐放的状态，极大地帮助了生物医学数据挖掘工作的推进。然而，不同数据库具有不同的数据共享机制，部分数据具有受控访问权限，以美国癌症基因组图谱（TCGA）计划为例，访问者需要在数据库网站填写访问申请，经授权后方可下载详细的数据（表 4-2）。因此，研究者需要详细了解相关数据库的数据共享机制，以获取更高质量的公共数据资源。

表 4-2 美国癌症基因组图谱计划中可访问的数据类型和数据获取方式

| | **开放存取数据（Open Access Data Tier）** | **受控访问数据（Controlled Access Data Tier）** |
|---|---|---|
| 数据粒度 | 汇总数据，不是单独个体的数据 | 含有单独个体的数据，所有数据都去除了可识别的个人标识信息 |
| 数据类型 | 去除识别信息的临床和人口统计数据 | 个体基本的序列数据 |
| | 基因表达数据 | SNP（Single Nucleotide Polymorphism）水平 1 和水平 2 数据 |
| | 基因拷贝数改变数据 | |
| | 表观遗传数据 | 个体外显子序列水平 1 和水平 2 数据 |
| | 多个体的综合数据描述 | VCF（Variant Call File）类型数据 |
| 存储位置 | TCGA 数据门户（TCGA Data Portal） | 癌症基因组中心（CGHub） |
| 访问方式 | 开放存取：用户使用时不需要进行认证 | 受控访问：访问时需要进行认证，即用户须在基因型和表型数据库（Database of Genotypes and PhenoTypes, dbGaP）中填写数据访问申请，经同意后方可下载使用数据 |

## （二）多源异构数据整合

来源于不同生物医学数据库的生物医学数据在数据格式上存在很大差异。例如，对于通路数据库来说，KEGG 数据库使用 KEGGID 用于给代谢通路和其中参与的化学组分命名，而 BIGG 数据库则使用 BIGGID 对代谢反应和化合物命名，由于这种数据格式的封闭性，给数据挖掘带来了极大不便。因此，需要对多源的数据进行合理的数据格式转换和标准化，这是生物医学数据挖掘中的重要步骤。多源数据的整合及转换往往需要专业的工具实现，以观察性健康数据科学和信息学（OMOP）的通用数据模型（CDM）为例（图 4-4），首先需要对源数据的结构和内容进行分析以了解数据集的结构特征，返回 Excel 扫描报告，之后将报告导入 Rabbit-In-aHat 工具，得到数据表对于字段的映射，即将数据进行合理的分类并返回 ETL 需求设计文档；由于源数据的编码标准与 OMOPCDM 不尽相同，需要从源数据编码到 OMOP 标准术语的映射，通过自动化工具辅助构建及手动搜索，完成对映射的构建和修改，最后进行 ETL 的实现，将多源异构的科学数据转换为 OMOPCDM 的标准格式，实现数据的整合和标准化。

## （三）数据挖掘模型应用

得益于计算机技术、数理统计模型及人工智能算法的发展，研究者可以在较短时间内使用多种算法完成生物医学大数据的挖掘工作。常用的数据挖掘算法主要包括统计分析（回归、聚类分析）算法、统计推理（决策树、贝叶斯方法、随机森林）算法、机器学习（支持向量机、神经网络）算法等（图 4-5）。在实际数据挖掘过程中，需要根据科学问

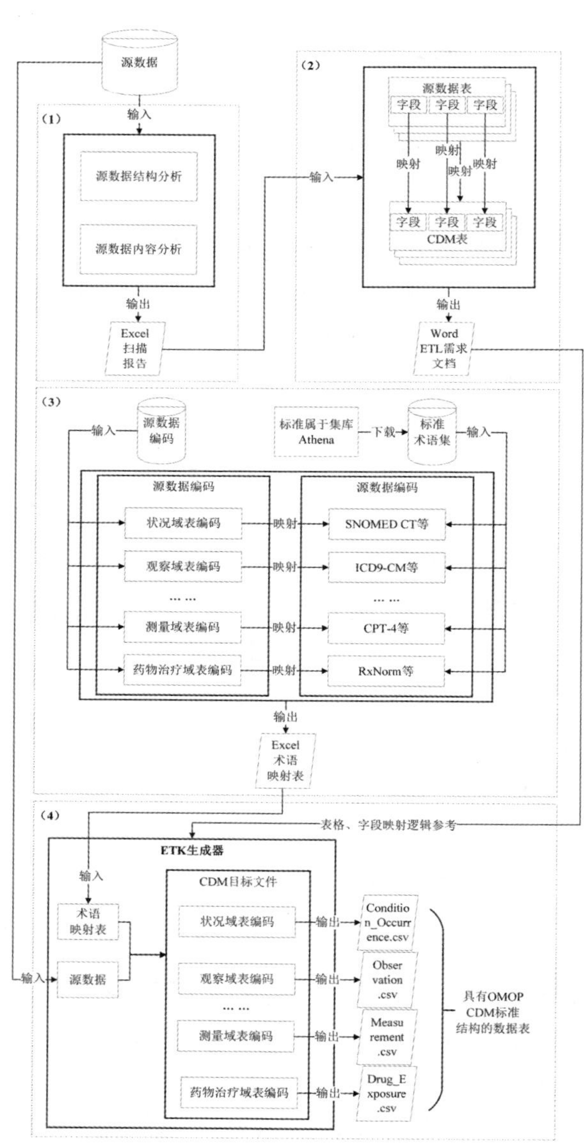


图 4-5 源数据到 OMOPCDM 的转换流程

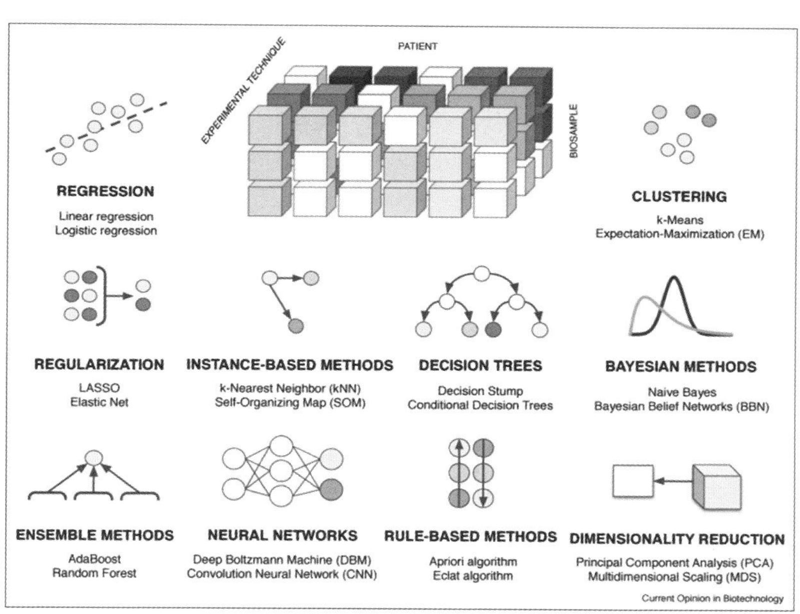


图 4-6 医学数据挖掘常用算法汇总

题的设定及研究目的来选择合适的算法模型。在临床数据挖掘实践中，使用患者的特定信息来预测疾病的结果，可以辅助疾病诊断和治疗措施的指定。其中，疾病的诊断可以归为典型的分类问题，使用决策树、贝叶斯、最近邻、聚类的方法具有良好的可解释性，使用支持向量机的方法精度高但是分类结果缺乏可解释性；疾病治疗的用药剂量预测可以归为回归问题，使用线性回归模型简单易理解，但如果数据是非线性的，则更适合用梯度下降算法进行迭代优化来得到局部最优解。此外，人工神经网络和贝叶斯网络也逐渐用于研究疾病的早期预警、诊断和自动化分类。人工神经网络依靠其高强度的并行性、良好的容错性及强大的自适应和学习能力，越来越多地应用于不同类型的生物医学数据挖掘研究中。对于医学影像数据而言，使用深度卷积神经网络算法可以很好地完成图片分类、物体分割等任务，进而从医学图像大数据中自动学习提取隐含的疾病诊断特征。此外，深度学习方法在基因组数据分析领域也开展了不少尝试，比如 GATK 里的变异位点质量值重新校正功能（Variant Quality Score Recalibration，VQSR）。研究人员基于神经网络算法建立了很多用于突变位点预测、转录因子结合位点等功能调控区域预测的模型。大量聚合的生物医学数据通常涵盖不同粒度级别的信息，有不同的数据维度、样本大小、数据源和格式。例如，人群中基因组的相似性非常高，要开展复杂疾病的全基因组关联分析，采用传统的分析方法来发现环境因素、遗传因素对于疾病的影响，往往存在很大的挑战，深度学习模型在生物数据挖掘中的应用将越来越广。

**参考文献**

[1] 沈柳 , 郭海红 , 郑思 , 李姣 . 癌症基因组学相关数据管理与应用探析 [J]. 中华医学图书情报杂志 ,2016,25(04):62-67.

[2] Observational Health Data Sciences and Informatics (OHDSI) [EB/OL]. [2018-10-09]. https://www.ohds.org/.

[3] 王安然 , 吴思竹 , 钱庆 . 面向标准化数据整合的医学通用数据模型探析 [J]. 中华医学图书情报杂志 ,2018,27(11):5-15.

[4] Cirillo D, Valencia A. Big data analytics for personalized medicine. Curr Opin Biotechnol. 2019, 58: 161–167. doi:10.1016/j.copbio.2019.03.004.

[5] 秦文哲 , 陈进 , 董力 . 大数据背景下医学数据挖掘的研究进展及应用 [J]. 中国胸心血管外科临床杂志 ,2016,23(1).

# 4.7 精准医学数据挖掘的研究方向有哪些

数据挖掘在整个生物医学研究领域中发挥着越来越重要的作用，对理解生命起源并将这些知识应用于改善人类健康等具有广泛的意义。精准医疗依赖于计算学方法，将大量复杂的生物医学数据转化为个体风险预测相关的信息，实现对特定疾病和特定患者的个性化治疗。数据挖掘在精准医学研究领域有着广泛的应用，涵盖面向疾病分子标志物识别、药物预测、临床诊疗数据研究、生物医学文本挖掘等方向的研究。此外，集成多元化的数据类型，可以为精准医学提供更深入的探索，更好地解决生物医学研究领域的问题。

发现疾病诊断的生物标记物，可以为复杂疾病如肿瘤提供早期预警和分子分型，为临床医生提供辅助诊断的依据，这也是精准医学研究的主要任务之一。生物标记物是指可以标记系统、器官、组织、细胞及亚细胞结构或功能的改变或可能发生改变的生化指标，可用于疾病诊断、判断疾病分期或者用来评价新药或新疗法在目标人群中的安全性及有效性。随着高通量测序技术的不断发展与完善，广泛、公开、多样化的高维基因组数据逐渐成为精准医学数据的主要组成部分，基于组学大数据可以获得分子水平和疾病相关的知识。Xue 等结合高通量测序数据分析和实验验证，对混合型肝癌三种病理亚型的基因组特征进行研究，发现了 Nestin 蛋白表达可以作为混合型肝癌的诊断和预后标志物。Mitchell 等将前列腺癌患者与健康个体的微阵列基因表达数据进行分析，发现 miRNA-141 可作为癌症检测的重要生物标记物。此外，微卫星不稳定性越来越多地被用作免疫疗法的预测性生物标志物，用于检测免疫检查点抑制剂的治疗反应，并作为免疫疗法开展临床试验的登记标准。凯特琳癌症中心建立了一种基于探针捕获测序的方法（Memorial Sloan

Kettering-Integrated Mutation Profiling of Actionable Cancer Targets，MSK-IMPACT），可以对癌症相关的基因、启动子突变、结构重排、拷贝数变异等进行检测，可用于发现癌症特异的标记物。此外，过去人们主要关注单组学的研究，而由于单一层次的数据分析结果在解释生物医学问题上存在一定的局限性，多维组学数据的整合分析逐渐成为新的趋势。

药物基因组学是基因组学与药理学的有机结合，用于研究各种基因突变与药效及安全性的关系，可用于预测药物反应性、药物靶点发现等。例如，在抗肿瘤药物的研发中，设计靶向药物进而有针对性地抑制肿瘤细胞中发生异常的基因，可以实现疾病的精准治疗。其中，挖掘药物和疾病的相似度是药物基因组学研究中常用的方法。Lamb 等通过比较药物基因表达谱与疾病基因表达谱之间的逆关系来寻找药物—疾病关联性的方法，构建了可用于预测药物效用的连接图数据库（CMap）。该数据库搜集了不同药物处理人类癌症细胞系后的基因表达谱，旨在为疾病、遗传扰动与药物作用之间构建功能关联谱。此外，DAVID、GSEA 等公共数据库中存储了大量药物和疾病相关基因的表达谱，可以采用关联推断的方法从基因表达谱中比较药物和疾病特征，寻找能够引起相似转录反应、具有相同作用模式的药物，实现药物适应证的预测。另外，miRNA 与细胞活性相关，也被证明为潜在的治疗靶点，如刘等发现 miRNA 与囊性纤维化基因相关，并使用 miRNA 和转录因子作为两个调控元件，通过构建 miRNA-TF 前馈环，找到数十种影响 miRNA 表达的药物能够用于治疗 CF 患者。

临床诊疗数据的高效、准确和结构化的处理，对于临床医学研究具有重要的价值。电子病历和电子健康档案记录了个人健康及患病状态下的所有生命体征变化，如既往病史、诊治情况、家族病史、现病史等，对这些临床诊疗数据进行清洗和离散化，并进行聚类、关联分析，可以发现疾病与其并发症之间的关系，有助于将精准医疗计划转化为临床实践。例如，医学图像分析是影像组学在医疗中的一大应用，使用残差神经网络（ResNet）、全卷积神经网络（FCN）、递归卷积神经网络（RCNN）等深度学习模型可以用于医学图像的目标检测、物体分割、图像分类等方面，目前已在多种影像模态任务中接近甚至超越人类专家水平，深度参与到辅助诊断、精准医疗、疾病机制等研究。

目前公共数据库中有大量生物医学文本资源，但对其进行数据挖掘、分析较少，随着近年人工智能领域如知识图谱、自然语言处理的发展，大规模挖掘生物医学文本资源成为可能。例如，癌症基因组图谱数据库旨在发现主要的致癌基因组，以帮助改善癌症的临床结果。TCGA 数据被广泛使用，但是由于基因组数据来源于不同的高通量平台，组成复杂且缺乏数据标识，这在一定程度上限制了 TCGA 的使用。而通过文本挖掘技术对大型公共生物医学文献数据库进行检索和分析，可以识别 TCGA 的数据引用，以及不同癌症类型和高通量平台的数据使用情况，以促进科学数据和科学文献的整合，提高数据的利用率。另外，生物医学文本挖掘也有助于统一疾病、生物组分的命名，利用词表建立文本术语与其他资源的联系。

## 参考文献

[1] LAMB J,CRAWFORD ED,PECK D,et al. The Connectivity Map: using gene-expression signatures to connect small molecules, genes, and disease[J]. Science,2006,313(5795):1929–35.

[2] DENNIS G, JR.,SHERMAN BT,HOSACK DA,et al. DAVID: database for annotation, visualization, and integrated discovery[J]. Genome Biol, 2003,4(5):P3.

[3] SUBRAMANIAN A,TAMAYO P,MOOTHA VK,et al. Gene set enrichment analysis: a knowledge-based approach for interpreting genome-wide expression profiles[J]. Proc Natl Acad Sci USA 2005,102(43):15545–50.

[4] LIU Z,BORLAK J,TONG W.Deciphering miRNA transcription factor feed-forward loops to identify drug repurposing candidates for cystic fibrosis[J]. Genome Med,2014;6(12):94.

[5] JIAO LI,SI ZHENG,HONGYU KANG,et al.Identifying Scientific Project-generated Data Citation from Full-text Articles: An Investigation of TCGA Data Ciation[J]. Journal of Data and Information Science, 2016,1(2):32-44.

[6] P.S. MITCHELL,et al.Circulating microRNAs as stable blood-based markers for cancer detection[J]. Proceedings of the National Academy of Sciences of the United States of America,2008,105(30):10513-10518.

[7] ZEHIR A,BENAYED R,SHAH RH,et al. Mutational landscape of metastatic cancer revealed from prospective clinical sequencing of 10,000 patients[J].Nature medicine,2017;23(6):703–713.

[8] LE, D.T., URAM, J. N., WANG,H., et al. PD-1 Blockade in Tumors with Mismatch-Repair Deficiency[J]. The New England journal of medicine,2015,372(26):2509-2520.

# 4.8 如何开展数据挖掘结果验证

生物医学数据挖掘有助于全面认识疾病状态，可以为整个医疗过程和临床实践的优化提供信息支撑。信息预测的结果需要进行全面、严格、规范的验证过程，才能确保数据挖掘结果的准确性、可靠性和实用性。精准医学数据挖掘结果的验证主要包括信息学验证、体外试验、动物实验、临床试验等方法，涵盖了医学基础研究的整个流程。

信息学验证是数据挖掘中常用的方法，相对于实验验证，它仅依赖于数据集和计算机算力，不需要复杂的实验装置，因此更易于进行。例如，在数据挖掘建模过程中，将数据集按照 7 ： 3 随机地划分为训练集和测试集，用 70% 的数据样本进行模型训练，剩余 30% 的数据样本进行模型测试来计算模型预测误差。这种方法简单易处理，但是结果受原始数据分组的影响较大，因此，在实际使用过程中往往需要结合交叉的思想来开展验证。K- 折交叉验证是指将原始数据分成 K 组（一般是均分），将每个子集数据分别做一次验证集，其余的 K-1 组子集作为训练集，这样会得到 K 个模型，用这 K 个模型的验证集的分类准确率的平均数作为此 K-CV 下分类器的性能评价指标。相对而言，采用交叉验证得到的评价指标会更加稳定可靠。实际的数据挖掘中常常使用 10 折交叉验证，即划分 10% 的原始数据作为测试集，90% 原始数据作为训练集，进行 10 次交叉验证。另外，使用任何数据库的数据进行数据挖掘都会因为样本空间不足、存在数据偏好等因素而使得模型使用的数据与真实世界的数据存在偏差，进而影响模型在实际使用中的准确性。因此，需要引入独立于训练数据和测试数据的外部数据集进行验证，通过模拟真实世界数据，来更准确地评估模型的性能，增强数据挖掘结果的可靠性和实用性。

体外试验是指在细胞及以上水平，如组织、器官，或者其他自建体系中进行实验验证，该方法在生物医学研究中有广泛的应用，可用于较难得到合适动物模型的疾病检验和药物筛选。例如，Madhukar 等利用贝叶斯机器学习算法对药物基因组学数据进行挖掘并发现了相关药物靶点，研究人员后续在人乳腺癌 MDA-MB-231 细胞中验证了 24 种潜在微管蛋白抑制剂的功能，发现其中 14 种小分子对微管有显著影响。Alizadeh 等在弥漫性大 B 细胞淋巴瘤（DLBCL）细胞样本中使用分层聚类算法，成功发现了两种具有指示 B 细胞分化不同阶段的基因表达模式的 DLBCL 亚型，而这种分型与患者生存率密切相关，对于疾病的诊断和治疗具有很大的意义。使用合适的体外试验来验证数据挖掘的结果，可以大大提高模型的可信度。

动物实验可以通过对动物本身生命现象的研究，进而推用到人类。因啮齿动物如小鼠等与人类生命系统相似，使用实验动物进行实验验证可以较为逼真的模拟人类的生理活动，进而深入了解生命系统、探索药物药效。Oprescu 等基于基因表达数据发现了样本之间生物学差异的潜在机制，后续采用 mdx 小鼠来验证肌肉组织特异的 Notch1 基因调控的激活作用；Than 等使用 CFTR 敲除的 Apc 小鼠模型验证了 CFTR 是肠道特异的抑癌基因，CFTR 突变型小鼠在结肠和小肠中容易发生肿瘤，并且通过对 CFTR 敲除小鼠的微阵列数据进行基因组富集分析（GSEA），发现了与 CFTR 相关的基因簇，包含免疫应答、离子通道、场干细胞和其他生长信号调节相关的基因簇，验证了实验结论。动物模型是临床试验的基础，相比于体外实验具有更高的可信度，但由于对实验场所、装置有一定要求，往往需要数据分析人员和专业实验人员合作完成相关研究。

临床试验是药物研发过程中非常重要的步骤，可以系统、全面评估药物或治疗方案的效用。临床试验是指任何在人体（患者或健康志愿者）进行药物的系统性研究，以证实或揭示试验药物的作用、不良反应和（或）试验药物的吸收、分布、代谢和排泄，目的是确定试验药物的疗效与安全性。临床试验一般分为Ⅰ、Ⅱ、Ⅲ、Ⅳ期临床试验和 EAP 临床试验，分别对应试验药物的给药方案提供依据阶段（包括初步的临床药理学、人体安全性评价试验及药代动力学试验），治疗所用初步评估阶段，治疗作用确证阶段，上市后的应用研究阶段和特殊人群接受新药治疗的扩展阶段。临床试验能够对药物或者治疗方法的安全性和有效性进行验证，是推动人类健康事业向前发展的重要手段。Shi 等使用西罗莫司对海洛因成瘾者进行治疗，发现可以显著减少戒断期间海洛因成瘾者的渴望（随机对照试验）。Zhang 等使用长春西丁治疗急性脑梗死患者，发现治疗 90 天后长春西丁组患者的神经功能与生活质量相比于使用氯吡格雷组的患者有显著改善，因而建议长春西丁作为急性脑梗死的治疗药物之一（随机对照试验）。

## 参考文献

[1] MADHUKAR NS,KHADE PK,HUANG L,et al. A Bayesian machine learning approach for drug target identification using diverse data types[J].Nat Commun,2019,10(1):5221. doi:10.1038/s41467-019-12928-6.

[2] OPRESCU SN,HORZMANN KA,YUE F,et al.Microarray, IPA and GSEA Analysis in Mice Models[J]. Bio Protoc,2018,8(17):e2999. doi:10.21769/BioProtoc.2999.

[3] THAN BL,LINNEKAMP JF,STARR TK,et al. CFTR is a tumor suppressor gene in murine and human intestinal cancer[J]. Oncogene,2016,35(32):4179–4187. doi:10.1038/onc.2015.483.

[4] SHI J,JUN W,ZHAO LY,et al. Effect of rapamycin on cue-induced drug craving in abstinent heroin addicts[J]. Eur J Pharmacol, 2009,615(1-3):108–112. doi:10.1016/j.ejphar.2009.05.011.

[5] ZHANG W,HUANG Y,LI Y,et al. Efficacy and Safety of Vinpocetine as Part of Treatment for Acute Cerebral Infarction: A Randomized, Open-Label, Controlled, Multicenter CAVIN (Chinese Assessment for Vinpocetine in Neurology) Trial[J]. Clin Drug Investig, 2016;36(9):697–704. doi:10.1007/s40261-016-0415-x.

# 4.9 如何开展精准医学数据挖掘结果应用

目前，精准医学数据挖掘在医疗卫生领域有着广泛的应用，涵盖面向科研人员的精准医学知识库、面向医生的临床决策支持系统、面向居民的疾病精准检测和筛查、面向患者的精准用药指导等。例如，研究者通过对大样本、多维度的生物医学数据进行整合与挖掘，构建能够揭示个体疾病分子机制的知识网络，由此针对患者基因组和其他个体特点进行预防和治疗。生物大数据计算学的发展以应用将逐步改变传统的医疗模式，逐步转变为以个人基因组信息为基础，结合环境因素，为患者设计出治疗效益最大化的方案和医疗资源配置最优化的模式。

由于生物医学数据具有非标准化、非结构化、数据噪声大、较为分散等特点，研究者难以挖掘生物医学大数据的潜在价值。因此，构建能够对海量数据进行分析、提供可靠知识的精准医学知识库，成为精准医学研究临床应用的关键。目前，国际上主流的生物医学研究机构如美国国家生物技术信息中心（NCBI）和欧洲生物信息研究所（EMBL-EBI）等都相继开展生物医学知识库的构建，形成了涵盖生物医学研究领域各个层面的数据库。例如，NCBI 构建的基于位点变异—基因—疾病的知识库 ClinVar、单核苷酸多态性数据库 dbSNP，约翰霍普金斯大学维护的人类基因型和表现型知识库 OMIM，EMBL-EBI 参与创建并维护的蛋白质知识库位点变异蛋白质相互作用数据库 IntAct（https://www.ebi.ac.uk/intact/）、生物学通路知识库 UniProt（https://www.uniprot.org/），以及美国国家人类基因组研究所资助的基因本体数据库 Gene Ontology（http://www.geneontology.org/）等。同时，也有一些企业参与到了生物医学知识库开发的工作中，为生物医学研究和药物开发提供了高效广泛的解决方案。例如，Ingenuity Pathway Analysis（简称 IPA）构建了涵盖蛋白质、基因、复合物、细胞、组织、药物、通路和疾病等信息的知识库，基于该知识库可以开展生物医学领域的各种研究。随着我国精准医学项目的开展，研究人员逐渐开始通过集成生物医学多类型数据资源，并通过对多层次信息进行融合和审编，来构建面向临床和科研不同需求的知识库。

临床决策支持系统是一种复杂的健康信息技术，能够整合和挖掘患者基因组知识与电子病历等临床系统的信息，自动分析患者数据并给出智能的医疗和护理建议，实现疾病的精准治疗。临床决策支持系统在放射肿瘤学、药物基因组学、预防保健等领域应用广泛。例如，Molecular Profiling-Based Assignment of Cancer Therapy（简称 NCI-MPACT）是一项由生物标志物驱动的临床随机试验，它使用高通量测序技术来评估患者在治疗过程中体内肿瘤相关基因如 RAS、RAF、MEK、PI3K 的改变。基于该随机试验的研究结果，研究人员开发了一个名为 GeneMed 的临床决策支持系统，可以辅助研究人员进行治疗策略的筛选。Samwald 等开发了一种网络本体语言来表示药物基因组知识，通过自动推理来分析患者用药与治疗反应，进而指定合适的临床用药指南。Liu 等建立了一个结直肠癌临床决策支持系统，用于进行个性化的结直肠癌筛查和风险评估等，可以帮助人们了解不同的生活方式对疾病发生的影响，对结直肠癌的预防和保健有重要的意义。基于数据挖掘结果构建精准的临床决策支持系统能够辅助医生开展疾病的诊断和治疗。

基于生物医学数据整合与挖掘发现的疾病致病位点可以应用于医疗保健体系中，例如，用于开展疾病的早期筛查、治疗的风险预测等。乳腺癌是女性最常见的恶性肿瘤之一，基因检测逐渐应用于乳腺癌领域，例如 HER2 基因、BRCA 基因检测等。此外，70- 基因标记检测

（MammaPrint®）是由 70 个经研究人员筛选后被认为与乳腺癌患者预后最为相关的基因组成检测模型，该模型可以从基因水平判断肿瘤复发或转移的可能性，为临床治疗策略的选取提供辅助信息。类似的，乳腺癌 21 基因检测（Oncotype DX）通过检测乳腺癌肿瘤组织中 21 个不同基因的表达水平，可以预测乳腺癌复发指数及接受化疗的效益比，为临床医生提供个体化的治疗效果预测和 10 年复发风险的预测。这种检测模型适用于雌激素受体阳性、淋巴结阴性的乳腺癌患者制定术后是否需要化疗的方案。目前，这两种检测模型都已经通过了前瞻性的验证，取得了较好的效果。

在过去的循证医学时代，医生会根据病症给出药方对患者进行治疗，但由于患者的基因差异，往往会导致同一种药物在不同患者中的药效有着天壤之别，通过药物基因组学等精准用药手段，可以大大减少药物副作用对患者的伤害，减少药费开支。康等人整合了抗癌药物领域的异构数据，设计涵盖药物、基因、疾病在内的药物基因组学知识表示模型，并将知识图谱的语义类型扩充到药物服用方式、剂量、副作用等个性化用药信息，能够发现药物、基因、疾病之间的新知识、新关联，辅助药物信息的关联检索和智能推荐，为临床医生精准用药、联合用药等提供参考依据。以疾病为中心，构建包含疾病、药物、药企、医生、检查检验、手术操作和医院等实体及实体之间关联的疾病知识图谱，可以将医学疾病机制信息、药物适应证信息与临床操作和医疗机构联系起来，帮助用户方便地进行医疗相关需求关联的查找和新的实体的关联发现。此外，基于大规模药物基因组学和患者临床诊疗数据挖掘得到的药物效用相关的遗传因素和靶标分子，可以指导疾病的精准用药，最大化药效的同时减少药物对患者的副作用伤害。

## 参考文献

[1] 刘雷，王星．精准医学知识库的构建 [J]. 中华医学图书情报杂志 ,2018,27(06):1-9.

[2] ZHAO Y, POLLEY EC, LI MC, et al. GeneMed: An Informatics Hub for the Coordination of Next-Generation Sequencing Studies that Support Precision Oncology Clinical Trials[J], Cancer informatics,2015,14:45–55. doi: 10.4137/cin.s17282.

[3] SAMWALD M, Miñarro Giménez JA, BOYCE RD , et al. Pharmacogenomic knowledge representation, reasoning and genome-based clinical decision support based on OWL 2 DL ontologies[J]. BMC Med Inform Decis Mak，2015,15:12. doi:10.1186/s12911-015-0130-1.

[4] LIU J,LI C,XU J,WU H. A patient-oriented clinical decision support system for CRC risk assessment and preventative care[J]. BMC Med Inform Decis Mak,2018,18(5):118. doi:10.1186/s12911-018-0691-x

[5] 吴思竹，修晓蕾，王安然，钱庆．中文疾病知识图谱构建初探 [J]. 医学信息学杂志 ,2019,40(07):50-56.

[6] ROTMENSCH M,HALPERN Y,TLIMAT A,et al. Learning a Health Knowledge Graph from Electronic Medical Records[J]. Sci Rep,2017,7(1):5994. doi:10.1038/s41598-017-05778-z.

[7] 康宏宇，李姣，吴萌，侯丽．抗癌药物基因组学知识表示模型构建 [J]. 中华医学图书情报杂志 ,2019,28(08):1-7.

[8] ZITNIK M,AGRAWAL M,LESKOVEC J. Modeling polypharmacy side effects with graph convolutional networks[J]. Bioinformatics,2018，34(13):i457–i466. doi:10.1093/bioinformatics/bty294.

# 4.10 精准医学数据挖掘面临的机遇和挑战有哪些

整合和挖掘涵盖高维组学、临床诊疗信息、药理学知识和生物医学文本等多领域的数据，将有望对疾病发展和不同病理状态进行更加准确的分类，为不同遗传背景的患者提供个性化预防和治疗方案，达到治疗效益最大化和医疗资源配置最优化。大数据已成为医学创新无处不在的关键词，但是，生物医学大数据的使用也带来了巨大的风险和挑战，包括数据安全、数据共享等问题。此外，如何有效地集成、整合和分析不同来源、不同层次的生物医学大数据，加强新兴技术的融合及领域人才培养等方面也是备受关注的科学问题。

## （一）数据安全

数据安全方面，由于生物医学数据会涉及患者的一些隐私信息，而隐私信息的泄漏可能造成严重的负面后果，对患者造成各种各样的影响，如就业歧视、情绪困扰等；同时，即便没有严重后果，也会发生隐私侵权行为。因此，患者本人在数据收集和访问中的作用至关重要，应尊重本人的意见。同时，扩展到社会伦理方面，所有的生物医学相关研究应在遵守科学完整性、伦理规范和相关法律法规的前提下，要求充分的科学验证，并考虑不可预测的安全风险。应本着公平、明确责任、尊重受试者的原则，综合合理地考量研究可能带来的伦理影响，并加强有关部门的伦理监管，从而做出更加理性的决策，同时遵守由科技部、卫生部等发布的《药物临床试验伦理审查工作指导原则》等指导原则。

## （二）数据共享

在数据共享方面，数据挖掘中初始训练数据的使用是必需的，但持续的数据供给同样是继续训练、评估、改进算法或者模型的重要条件。因此，对于研究结果更加广泛的应用，需要多个机构，甚至跨国家之间实现数据共享。目前国际上的大型权威生物信息数据库如 NCBI、EMBL-EBI 等，生物样本库如 UK Biobank，医学图像数据库及其他的科学数据研究机构都在为数据共享方面做出努力，提供可开放获取的数据集，以及组成相关的联盟来促进数据的流通和使用。

## （三）数据整合

单一组学数据分析通常用来解释某种特征性的生化指标与某些疾病之间的关联，但无法说明其中复杂的因果关系。例如，研究人员发现阿尔茨海默病患者体内某种生化分子的表达水平比健康人群高，这只能说明这种特定的生化分子与此种疾病存在统计学上的关联，而不能说明这种生化分子在此种疾病中隐藏的复杂机制。倘若研究人员将基因组学、转录组学、蛋白质组学、代谢组学等数据信息进行整合分析，不仅可以阐明这种特定的生化分子与该疾病存在的潜在因果关系，还可以寻找这些数据背后起决定性作用的生物学原因，这也会加速人们解密这种疾病的发展过程，帮助人们提出更好的预防或干预手段。此外，一些复杂疾病往往是由遗传、环境等多种因素导致的，仅依赖于临床上的影像诊断和病理分析等难以对疾病做出准确的诊断和分类。综合分析多种组学数据和临床数据，能够更加准确地确定疾病亚型。例如在乳腺癌中，不同分子亚型在临床症状、治疗反应和效果方面有明显差异。

## （四）新技术融合

医学人工智能技术的应用可以帮助从数据中发现信息，并辅助临床决策的制定，并完成诸如诊断生成、疗法选择、风险预测、疾病分层和降低医疗错误等目标。人工智能，特别是深度学习，是用于医学图像和电子病历数据分析的主要技术工具之一。利用人工智能的方法可以预测血压、年龄和吸烟状况甚至疾病风险。目前，人工智能在医学领域的应用越来越广泛，比如，基于人工智能的设备来检测某些与糖尿病相关的眼部问题，基于人工智能算法通过分析的面部图像识别罕见的遗传综合征，使用具有人工智能的心电图筛查心脏收缩功能障碍。2018 年 10 月，第 40 届数据保护与隐私专员国际大会（40th international conference of data protection and privacy commissioners，40th ICDPPC）发布了《人工智能伦理与数据保护宣言》。针对人工智能新兴技术在医学中的应用，提出需要确保数据安全、可靠、透明、公平，数据隐私不被泄漏，并减少因使用人工智能而可能导致的非法偏见或歧视；同时，明确人工智能技术应被用于增强，而非取代人类劳动。

## （五）领域人才培养

对于精准医学研究中，如何将复杂的遗传学和基因组信息高效、廉价、明确的应用于临床，需要一大批有知识背景、有临床经验以及有较强数据分析能力的专业人员。因此，加强精准医学的学科布局，培养精准医学领域的人才是至关重要的，能极大地促进精准医学领域的发展与应用。例如，清华大学的清华—伯克利深圳学院已经设立了精准医学与公共健康专业，该专业旨在培养具有交叉学科基础的开放式、国家化的高端人才，解决公共健康领域面临的新问题；华中科技大学也设立了生物医学工程精准医学信息学专业，该专业侧重于培养学生对于医学图像信息的处理与分析及脑网络成像和人工智能等能力。但上述这两个专业均归属于专业学位，且研究方向均为精准医学的一个分支，所涵盖的研究内容具有一定的局限性。

（郑思，顾耀文，李姣，王蕾，范云满，杨晨柳，娄培，方安）

---

[1] 郑思；中国医学科学院医学信息研究所；助理研究员；电子病历数据挖掘，药物基因组学和疾病分子标志物识别；已发表学术论文 10 余篇。

[2] 顾耀文；中国医学科学院医学信息研究所；硕士研究生；医学人工智能、AI 驱动的药物设计；已发表学术论文 2 篇。

[3] 李姣；中国医学科学院医学信息研究所；研究员；医学信息学，医学数据挖掘；已发表学术论文 80 余篇，获得发明专利 5 项。

[4] 王蕾，中国医学科学院医学信息研究所，助理研究员，信息技术、大数据处理，发表论文 10 篇。

[5] 范云满，中国医学科学院医学信息研究所，助理研究员，医学数据挖掘，发表论文 10 篇。

[6] 杨晨柳，中国医学科学院医学信息研究所；助理研究员；医学数字资源保存管理、网络与信息安全建设，发表论文 13 篇，参与著作 1 部。

[7] 娄培，中国医学科学院医学信息研究所，研究实习员，知识图谱与知识融合，发表论文 3 篇。

[8] 方安，中国医学科学院医学信息研究所，研究馆员，医学知识组织与数字图书馆，发表文章 50 余篇 , 参编专著 3 部。

## 参考文献

[1] 安绍维 . 多组学大数据整合分析推动人类未来的健康发展 [J]. 张江科技评论 ,2019(06):12-14.

[2] 李艳明 , 杨亚东 , 张昭军 , 方向东 . 精准医学大数据的分析与共享 [J]. 中国医学前沿杂志 ( 电子版 ),2015,7(06):4-10.

[3] GINSBURG, GEOFFREY S., PHILLIPS, KATHRYN A.. Precision Medicine: From Science To Value[J]. Health affairs,2018,37(5):694-701.

[4] ZHANG,BOLI,CHEN,et al. Chinese Academy of Engineering calls for actions on the birth of gene-edited infants[J]. Lancet,2019,393(10166): 25.

[5] GUROVICH,YARON,HANANI,et al.Identifying facial phenotypes of genetic disorders using deep learning[J]. Nat Med,2019,25(1):60-64.

[6] ATTIA,ZACHI I.,KAPA,et al.Screening for cardiac contractile dysfunction using an artificial intelligence-enabled electrocardiogram[J]. Nat Med, 2019,25(1):70-74.

# 第 5 章
# 精准医学疾病篇

## 5.1 精准医学如何治疗胶质瘤

### （一）胶质瘤的基本概念及病理新分类

胶质瘤是儿童和成人中最常见的原发脑肿瘤，是来源于各型胶质细胞的肿瘤。胶质瘤的具体类型取决于病理组织学形态，有星形细胞肿瘤、少突胶质细胞肿瘤、混合性胶质瘤等。

胶质瘤采用四级数字分级系统，根据细胞核异形、核分裂象增多、血管内皮细胞增生和（或）坏死来进行分级。肿瘤不表现任何一项（0）标准为Ⅰ级，如毛细胞性星形细胞瘤；出现 1 项标准为Ⅱ级，如星形细胞瘤、少突胶质细胞瘤；出现 2 项标准为Ⅲ级，如间变性星形细胞瘤、间变性少突胶质细胞瘤；出现 3 项或 4 项标准为Ⅳ级，如胶质母细胞瘤（glioblastoma multiforme，GBM）。Ⅱ级肿瘤常呈现核异形，Ⅲ级肿瘤显示核分裂象增多，Ⅳ级肿瘤则进一步显示血管内皮增生和（或）坏死。从Ⅰ级到Ⅳ级，恶性程度越来越高。

需要注意的是，Ⅰ级的毛细胞性星形细胞瘤大体为局限性肿瘤，但在显微镜下仍然存在一定程度的脑实质浸润，最常见的是浸润软脑膜，甚至产生脑和脊髓的远处转移，也可见到复发者。因此，Ⅰ级的毛细胞性星形细胞瘤只是增殖能力较低，但不能划入良性肿瘤的范畴。而且，1 岁以下的婴儿及 3 岁以下的婴幼儿的Ⅰ级胶质瘤生长较快。

2016 年中枢神经系统 WHO 病理新分类建立了肿瘤分子诊断的概念，对胶质瘤进行了重新分类，包括胶质母细胞瘤 -IDH 野生型和 IDH 突变型；弥漫性中线胶质瘤 -H3K27M 突变型；RELA 基因融合的室管膜瘤等。

## （二）胶质瘤的异质性

异质性是胶质瘤最重要的特性之一。异质性即肿瘤是由基因型和表现型均有差别的肿瘤细胞亚群组成。胶质瘤的异质性不仅表现在不同的解剖部位有不同的好发肿瘤，如桥脑好发具有 H3K27M 突变的弥漫内生型桥脑胶质瘤，而视路好发具有 BRAF 基因融合或突变的低级别胶质瘤；也表现在同一肿瘤的不同区域具有不同恶性程度或细胞形态，如星形细胞瘤Ⅱ级和间变性星形细胞瘤Ⅲ级均有，或者间变少突胶质细胞瘤和间变星形细胞瘤混合，诊断和治疗时遵循就高不就低的原则，即Ⅱ级和Ⅲ级均有时，按Ⅲ级对待。异质性也表现在基因表达的不同，以及对放疗和化疗敏感性的不同。

## （三）儿童和成人胶质瘤有哪些不同

儿童好发低级别胶质瘤（Ⅰ级和Ⅱ级），低级别胶质瘤约占儿童中枢神经系统肿瘤的 30% ～ 50%；而成人好发高级别胶质瘤（Ⅲ级和Ⅳ级）。

儿童低级别胶质瘤与成人低级别胶质瘤在于病理组织学类型不同。儿童低级别胶质瘤有多种组织学类型：毛细胞性星形细胞瘤、毛细胞黏液性星形细胞瘤、室管膜下巨细胞性星形细胞瘤、多形性黄色星形细胞瘤、弥漫性星形细胞瘤等。成人的低级别胶质瘤主要是弥漫性星形细胞瘤。即使儿童的弥漫性星形细胞瘤与成人的弥漫性星形细胞瘤组织形态学相似，但分子表达上也不同，如 IDH 突变在成人低级别胶质瘤常见，而儿童低级别胶质瘤常常没有 IDH 突变。儿童的低级别胶质瘤和成人也有不同的生物学特性，儿童低级别胶质瘤大多数表现为非侵袭性临床行为，恶性转化率少于 10%，而成人低级别胶质瘤常常向高级别胶质瘤转化，恶性转化率在 50% ～ 90%。

儿童高级别胶质瘤与成人高级别胶质瘤主要表现在肿瘤细胞分子表达不同，如 EGFR 扩增及 PTEN 突变在成人常见，而儿童少见；VEGF 主导成人高级别胶质瘤血管生成，而儿童以 PDGFR 过表达为主。

如上所述，儿童和成人胶质瘤组织学及分子表达不同，不可以把成人胶质瘤的治疗照搬到儿童。

## （四）老年胶质瘤

老年胶质瘤通常指年龄大于 70 岁的患者患胶质瘤。老年人的生理状态和免疫功能和成年人不同。年龄是影响脑胶质瘤患者生存时间的重要预后因素，随着年龄增加，胶质母细胞瘤患者的预后变差，不同年龄组的 2 年生存率差异明显，55 ～ 64 岁、65 ～ 74 岁、75 岁及以上的胶质母细胞瘤患者的 2 年生存率分别为 14.2%、6.9% 和 2.6%。随着中国老龄化的加深，老年胶质瘤的治疗值得引起重视。

对于身体状况佳、能耐受手术的老年人，需要手术切除肿瘤，减少肿瘤负荷，以及解除肿瘤占位效应，为后续治疗创造条件。如果身体状况不能耐受手术，则行立体定向活检明确诊断。就预后价值，肿瘤切除优于活检。老年胶质瘤对放疗有效，放疗优于最佳支持治疗。老年胶质瘤单用化疗治疗有效，即使行为能力状况较差、卡氏评分小于 70 分的老年患者也能从替莫唑胺（temozolomide，TMZ）化疗中获益。O6- 甲基鸟嘌呤 -DNA 甲基转移酶（O6-methylguanine-DNA methyltransferase，MGMT）可预测老年患者对 TMZ 的敏感性。有 MGMT 甲基化者，可首选 TMZ 化疗；没有甲基化者，可首选放疗。对于老年人应用免疫治疗需谨慎，密切观察不良反应，及是否会出现肿瘤超进展（短时间内肿瘤体积迅速增大的一种现象）。老年人的治疗决策年龄不是绝对因素，身体状况才是决定治疗方式的主要因素。

## （五）特殊部位胶质瘤

### 1. 儿童视路胶质瘤

视路胶质瘤（optic pathway glioma，OPG）是指发生于视觉通路上的胶质瘤（球后视神经、视交叉、视束）。OPG 患者中，合并神经纤维瘤病 1 型（neurofibromatosis type 1，NF1）的相关型占 20% ～ 50%，其余为非 NF1 相关的散发型。OPG 占儿童脑肿瘤的 3% ～ 5%，发病年龄 5 岁以内占 65%，10 岁以内占 75%，90% 在 20 岁以前出现临床症状。发病高峰年龄在 2 ～ 6 岁之间。

由于视路胶质瘤解剖部位的特殊性，手术的意义存在争论。有突眼和（或）完全失明的单侧 OPG，手术是主要治疗；其余情况下，手术的作用主要是提供病理诊断、减压和解决脑积水。手术的并发症包括视力变差、失明、垂体功能减退、下丘脑功能障碍、脑性耗盐、水、电解质紊乱、偏瘫、癫痫等。也有学者探索在视觉纤维重建基础上，尽可能保护视力的前提下尽量多切除肿瘤。

视路胶质瘤的诊断中，活检不是必需的，尤其对于小于 1 岁患儿，根据临床症状和特征性影像学表现可以做出诊断；对于 1 岁以上患儿，推荐活检；临床症状和影像学表现不典型的也需要做诊断性活检。

视路胶质瘤的治疗首选化疗。小于 1 岁的 OPG：活检、手术、分流术、临床诊断后，立即化疗；非 NF1 的婴幼儿和低龄儿童 OPG，尤其是肿瘤播散或有间脑综合征时，不宜观察，临床或病理诊断后开始化疗；非低龄儿童，肿瘤小且无突眼症状，无视力下降、视野改变等症状，予观察，定期进行眼科学及影像学检查，若出现视力下降或其他症状或影像学进展时，开始化疗。

由于儿童低级别胶质瘤放疗的迟发性不良反应较严重，在放疗 10 年后，30% 的患儿发生严重的认知障碍，26% 的患儿发生内分泌缺陷，22% 的患儿发生第二肿瘤，14% 的患儿死于放疗并发症。因此，放疗应尽可能地推迟进行，作为复发时的治疗选择。

### 2. 儿童脑干胶质瘤

儿童脑干胶质瘤占儿童脑肿瘤的 10% ～ 15%。儿童脑干胶质瘤的 15% ～ 20% 是低级别的星形细胞瘤，具有儿童低级别胶质瘤的特征，呈现慢性发展过程；而余下 80% 中的大多数是弥漫浸润脑桥的占位，被命名为弥漫内生型脑桥胶质瘤（diffuse intrinsic pontine gliomas，DIPG）。DIPG 是儿童脑肿瘤致死的主要原因，患者的总生存期（overall survival，OS）为 8 ～ 11 个月，无进展生存期（progression-free suivival，PFS）为 5 ～ 9 个月，2 年生存率 < 10%。

儿童脑干的低级别胶质瘤通常位于延髓，全切困难，术后首选化疗，化疗的有效率在50%左右，放疗应尽可能推迟进行。而DIPG发生在桥脑，为恶性程度高的高级别胶质瘤，首选放疗。在 1984—2005 年的 20 年间，传统细胞毒药物化疗方案无论是放疗前、放疗后及同步放化疗在 DIPG 患者都没有发现生存获益。2005 年以来，新一代细胞毒化疗药物及分子靶向药物的涌现，特别是对脑干胶质瘤活检的再认识和提倡，活检获得的肿瘤组织通过分子和基因遗传学研究促进了对脑干胶质瘤生物学特性的认识，有利于发现化疗新靶点，以及影像监测化疗药物脑干组织分布技术和药物递送技术的发展，将为 DIPG 的化疗研究开启新时代。DIPG 患者在放疗后建议进入化疗新药临床试验。

## （六）胶质瘤的治疗

胶质瘤的治疗是在病理组织学诊断及分子病理诊断的基础上，结合肿瘤部位、患者年龄、患者一般状况评分、患者神经功能症状等临床情况，精细化分组，分门别类给予不同治疗策略，统筹合理运用手术、放疗、化疗、电场治疗、免疫治疗、分子靶向治疗等多学科综合治疗手段，最大化治疗获益及最小化治疗风险，在循证医学基础上，逐步实现个体化精准治疗。

### 1. 胶质瘤的手术治疗

手术切除是胶质瘤的重要治疗方法，手术在胶质瘤的治疗中起主导地位。手术原则是在保全功能的前提下最大限度地切除肿瘤。肿瘤切除程度是胶质瘤的独立预后因素，肿瘤切除程度与患者期密切相关。只有切除 78% 以上的胶质母细胞瘤，患者才能从手术治疗中获益；并且随着切除体积从 90%、95%、98% 到 100% 的增加，生存期依次延长。切除肿瘤体积 98% 以上，胶质母细胞瘤患者的中位生存期为 13 个月，而低于 98% 则为 8.8 个月。

尽管胶质瘤的手术“切多切少不一样”，手术原则强调尽可能地全切或扩大切除肿瘤。但实际上由于一些胶质瘤解剖部位的特殊性及胶质瘤的浸润性生长特性，难以做到大范围切除。如视路、基底节、丘脑、脑干、语言及运动等重要功能区的肿瘤，由于要保留神经功能及患者生活质量，往往仅能做到部分切除。另外，由于胶质瘤浸润性生长特性，胶质瘤细胞和周围正常脑组织无明显边界，这也限制了术中对肿瘤范围的识别及切除程度的判定。

为实现保全功能的前提下尽可能地全切及扩大切除肿瘤，需要借助先进的设备及手术辅助技术。神经导航技术帮助定位肿瘤；术中超声，特别是术中核磁的应用，在切除边界不清的浸润性肿瘤时，可实时显像肿瘤切除范围，指导更精确且彻底地切除肿瘤；脑皮层的电生理监测技术及诱发电位，配合术中唤醒麻醉技术，使得功能区胶质瘤的手术可以最大限度切除。

### 2. 胶质瘤的放射治疗

胶质瘤的放射治疗是通过物理射线体外照射来治疗胶质瘤。胶质瘤的放疗为局部放疗，推荐放射总剂量为 54 ~ 60Gy，1.8 ~ 2.0Gy/次。高级别胶质瘤的放疗通常在术后 2 ~ 4 周进行。成人低级别胶质瘤如果具备低危因素（如年龄小于 40 岁，肿瘤全切，IDH 突变，染色体 1p/19q 杂合性缺失等），则不需要术后放疗，术后观察即可；若具备高危因素（如年龄大于 40 岁，肿瘤残留，预后不佳分子特征等），则推荐术后放疗。而儿童的低级别胶质瘤不推荐放疗，放疗应尽可能推迟进行。

### 3. 胶质瘤的化疗

由于胶质瘤的浸润性生长特性，即使影像学上可见的肿瘤全切，在核磁增强像之外的水肿区域仍有数量不等的肿瘤细胞，这些细胞成为日后复发的根源。术后局部放疗可以杀伤一部分肿瘤细胞，但由于放射性损伤，放疗照射范围有限。化疗对进一步杀灭残存细胞，减少复发，延长患者生存有重要作用。化疗是通过药物来直接杀死肿瘤细胞，或者通过遏制肿瘤细胞增殖，改变肿瘤细胞的生物学行为。胶质瘤化疗常用的药物如下：

（1）替莫唑胺

替莫唑胺是氮烯咪胺（dacarbazine, DTIC）的咪唑四嗪衍生物，其化学名为 3，4- 二氢 -3- 甲基 -4- 氧代咪唑并［5，1-d］-1，2，3，5- 四嗪 -8- 酰胺。TMZ 是新型口服的广谱抗肿瘤烷化剂，分子量适中，具有脂溶性，易于通过血脑屏障，其脑脊液与血浆药物浓度比接近 30% ~ 40%。TMZ 的不良反应主要表现为乏力、头痛、便秘、恶心、呕吐和骨髓抑制，与其他细胞毒药物比较而言，TMZ 不良反应较小，耐受性好。TMZ 无论在成人高级别胶质瘤还是低级别胶质瘤都显示出抗肿瘤活性，是成人胶质瘤治疗的主要药物。

（2）亚硝脲类药物

亚硝脲类药物是传统的胶质瘤化疗用药，包括卡莫司汀（carmustine，BCNU）、洛莫司汀（lomustine，CCNU）、尼莫司汀（nimustine，ACNU）等。BCNU 和 CCNU 脂溶性强，可通过血脑屏障；ACNU 为水溶性，其体内的活性代谢产物具有脂溶性，可通过血脑屏障。亚硝脲类药物属于细胞周期非特异性药物，通过烷化作用发挥抗肿瘤活性，主要作用位点为 DNA 的鸟嘌呤，也可作用于腺嘌呤和胞嘧啶。BCNU 和 ACNU 通过静脉给药，CCNU 为胶囊剂，口服给药。亚硝脲类主要的不良反应为迟发性骨髓抑制、恶心、呕吐、乏力和剂量相关的肺纤维化。骨髓抑制通常发生在用药后 4 ~ 6 周，一般 6 ~ 8 周后恢复。用药期间应注意随访血常规，治疗前和治疗中需检查肺功能。

（3）甲基苄肼

甲基苄肼（procarbazine，PCZ）是甲基化药物，通过使单链 DNA 断裂发挥细胞毒作用。PCZ 有较好的口服生物利用度，它的活性代谢物作为细胞周期非特异性药物抑制 DNA、RNA 和蛋白合成。PCZ 的主要不良反应包括乏力、恶心、呕吐、骨髓抑制和皮疹。PCZ 也具有单胺氧化酶抑制剂的作用，因此，在服用 PCZ 的时候应该避免食用富含酪胺的食物，例如红酒、奶酪和黄豆。PCZ 可给予单药，但通常联合 CCNU 和 VCR（PCV 方案）用药。

（4）铂类化合物

卡铂（carboplatin，CBP）和顺铂（cisplatin，DDP）是细胞周期非特异性药物，作用于鸟嘌呤的 N7 位。CBP 和 DDP 都是水溶性的，不能通过完整的血脑屏障，但是在治疗脑肿瘤时可以看到客观反应，这可能是由于脑肿瘤的血脑屏障部分被破坏。CBP 的不良反应包括乏力、恶心、呕吐和骨髓抑制。DDP 骨髓抑制较轻，但是能引起耳毒性、肾功能损伤和外周神经病变。

（5）长春花生物碱

长春新碱（vincristine，VCR）和长春碱（vinblastine，VLB）是长春花生物碱类抗肿瘤药物，主要作用靶点是微管，抑制微管蛋白的聚合，影响纺锤体的形成，使有丝分裂中止。它们的耐药由膜糖蛋白 p170 介导。

VCR 和 VLB 是水溶性的，只能静脉用药，血脑屏障穿透性差。剂量限制性毒性是神经系统毒性，主要引起外周神经症状，如手指、足趾麻木，腱反射迟钝或消失，外周神经炎。腹痛、便秘、麻痹性肠梗阻偶见。骨髓抑制和恶心、呕吐较轻。

（6）表鬼臼毒素

替尼泊苷（teniposide，VM-26）和依托泊苷（etoposide，VP-16）是表鬼臼毒素的半合成衍生物，作用机理是抑制Ⅱ型拓扑异构酶，是周期特异性细胞毒药物，作用于细胞周期的 S 后期和 G2 期。表鬼臼毒素的主要不良反应是恶心、呕吐、外周神经毒性和骨髓抑制。单药有抗恶性胶质瘤活性，但常与其他药物联合应用。

（7）喜树碱衍生物

依立替康（irinotecan，CPT-11）是半合成喜树碱衍生物，作用机理是抑制 DNA 拓扑异构酶Ⅰ（Topo Ⅰ），与 Topo Ⅰ -DNA 形成的复合物结合，稳定此复合物，从而使断裂的 DNA 单链不能重新结合，阻止 DNA 复制及抑制 RNA 合成，为细胞周期 S 期特异性药物。主要不良反应包括乏力、恶心、呕吐、腹泻和骨髓抑制。腹泻和中性粒细胞减少是 CPT-11 的剂量限制性毒性，应严格掌握适应证并在有经验的专科医师指导下用药。

## 4. 胶质瘤的分子靶向治疗

近年来，随着分子遗传学和分子生物学在肿瘤研究中的应用，胶质瘤的分子发病机制正被逐步地认识。胶质瘤的恶性表型涉及癌基因的扩增和过表达，抑癌基因的缺失及一些重要信号传导通路的异常。这些分子改变影响胶质瘤细胞的增殖、凋亡、血管生成、侵袭和转移等一系列生物学行为。近年来针对胶质瘤组织或细胞在上述通路上所具有的特异性或相对特异的分子为靶点的分子靶向治疗取得了一定进展，有望是等传统细胞毒化疗以外的肿瘤化学治疗的突破口。

（1）BRAF 突变抑制剂

在胶质瘤中，BRAF 突变为不良预后特征。该突变主要发生于儿童低级别胶质瘤，在成人胶质瘤中突变率较低。采用 BRAF 突变抑制剂达拉非尼和 MEK 抑制剂曲美替尼联合治疗胶质瘤的研究，对 BRAF 突变型胶质瘤取得较好的治疗效果，高级别胶质瘤的客观反应率为 29%（CR ＋ PR），低级别胶质瘤为 62%（CR ＋ PR ＋ MR），且肿瘤对药物反应的持续期较长，往往持续 1 年以上。另外，根据年龄分层，40 岁以下的患者对药物的客观反应率较高，而 40 岁以上患者的客观反应率较低；且无进展生存期和总生存期也与年龄分层密切相关，40 岁以下患者的预后较好。本研究有望为 BRAF 突变型胶质瘤患者带来新的希望。

（2）靶向 NTRK1/2/3、ROS1 或 ALK 基因融合的酪氨酸激酶抑制剂

恩曲替尼（Entrectinib）是一种新型、口服、具有中枢神经系统活性，靶向 NTRK1/2/3、ROS1 或 ALK 基因融合，具有较高血脑屏障透过率的酪氨酸激酶抑制剂。恩曲替尼并不针对某一种特定的癌症类型，而是针对具有 NTRK（NTRK1、NTRK2 和 NTRK3）、ROS1 或者 ALK 基因融合的不同组织学类型的肿瘤患者，通过这三种基因编码的蛋白，分别是 TRK（TRKA、TRK、TRKC）、ROS1 及 ALK 蛋白结合，从而达到抑制肿瘤的目的。NTRK1/2/3、ROS1 和 ALK 基因突变和融合存在于多种儿童实体瘤中，包括：婴幼儿纤维肉瘤（NTRK）、儿童高级别胶质瘤（NTRK、ROS1、ALK）、神经母细胞瘤（ALK）、炎性肌纤维母细胞瘤（ALK、ROS1）等。

恩曲替尼在一项小规模Ⅰ/ⅠB 期针对儿童肿瘤患者（包括 5 例儿

童高级别胶质瘤）临床试验 STARTRK-NG 中，12 名具有 NTRK1/2/3、ROS1 或 ALK 基因融合的患者，全部对恩曲替尼有客观反应（肿瘤缩小或消失），中位治疗持续时间为 281 天；而没有靶基因改变者则全部无效。恩曲替尼与治疗相关的不良事件大多数为 1/2 级的轻度血细胞减少和胃肠道紊乱，总体安全可控，没有 5 级的不良事件（死亡）发生。剂量限制性毒性反应主要为肌酐升高、味觉障碍、疲劳和肺水肿。2 例患者分别出现了肺水肿和呼吸困难而中断治疗；11 例患者下调剂量，导致剂量下调的不良事件包括体重增加、骨折和感觉障碍（味觉障碍、共济失调），这些剂量限制性毒性值得注意和密切观察。

### 5. 胶质瘤的抗肿瘤血管生成治疗

血管异常增生是高级别胶质瘤的重要病理特征，抗肿瘤血管生成治疗是复发胶质瘤的重要治疗策略。贝伐珠单抗（bevacizumab，Bev）是单一靶向血管内皮生长因子（vascular endothelial growth factor，VEGF）的单克隆抗体，被美国批准治疗复发 GBM，但迄今为止（2020 年 5 月）国内尚未获批治疗复发 GBM 适应证。Bev 治疗复发 GBM 延长患者的无进展生存期，但延长总生存期的作用一直没有被证实。除 VEGF 以外的其他促血管生成因子活化是导致 Bev 耐药的主要原因，有研究显示 Bev 治疗失败后肿瘤生长更具侵袭性，且目前没有有效药物治疗 Bev 失败后的肿瘤进展。需要开展临床试验探索在 Bev 之前可以应用的有效化疗方案。

### 6. 胶质瘤的免疫检查点抑制剂治疗

免疫检查点抑制剂 PD1 和 PDL1 相关药物是肿瘤治疗的热门领域，在胶质瘤也开展了相关研究。迄今为止，唯一一个阳性结果的临床研究是应用抗 PD1 的帕博利珠单抗在术前新辅助治疗手术后复发 GBM 的研究，术前新辅助及联合术后辅助应用帕博利珠单抗较仅术后辅助应用帕博利珠单抗明显延长了复发 GBM 患者的 PFS（3.3 个月 vs 2.4 个月）和 OS（13.7 个月 vs 7.5 个月）。而在另一抗 PD1 的纳武利尤单抗对比 Bev 治疗复发 GBM 的研究，则显示 Bev 较纳武利尤单抗有更好的 PFS（3.5 个月 vs 1.5 个月），而两者的 OS 没有统计学差异（10.0 个月 vs 9.8 个月）。尚需要更多研究来探索免疫检查点抑制剂在胶质瘤的应用。

### 7. 胶质瘤的肿瘤电场治疗

肿瘤电场治疗（tumor-treating fields，TTFields）是一种通过低强度、中频率的电场抑制肿瘤细胞有丝分裂的新兴物理疗法。抑制胶质母细胞瘤增殖的最佳频率为 200kHz，TTFields 通过调整电场贴片的排列方式可获得较佳的电场强度。TTFields 的机制是通过作用于肿瘤细胞的微管蛋白 /Septin 蛋白，产生介电泳效应来抑制肿瘤细胞的有丝分裂；对于放疗 / 化疗等造成的肿瘤细胞 DNA 损伤，TTFields 可以延迟 DNA 损伤的修复，与放、化疗起到协同杀死肿瘤细胞的作用；TTFields 通过下调 BRCA/FANC 基因，使 DNA 复制暂停，出现错误和崩解，增加 DNA 单链 / 双链损伤，从而破坏肿瘤细胞 DNA 复制和修复；TTFields 还可以抑制肿瘤细胞线粒体自噬增加活性氧的产生发挥抗肿瘤作用。

在诊断 GBM 患者手术及同步 TMZ 放、化疗后，随机分为 TTFields 联合 TMZ 治疗组及单纯 TMZ 治疗组，结果显示：TTFields 联合 TMZ 治疗组中位生存期为 20.9 个月，明显优于单纯 TMZ 治疗组的 16 个月；患者肿瘤组织 O6- 甲基鸟嘌呤 -DNA 甲基转移酶（O6-methylguanine-DNA methyltransferase，MGMT）基因启动子区的甲基化状态影响患者的疗效，MGMT 启动子区甲基化者更多地从 TTFields 联合 TMZ 治疗中获益（TTFields 联合 TMZ 组中位生存时间 31.6 个月，单纯 TMZ 组中位生存时间 21.2 个月），而 MGMT 启动子区未甲基化者从 TTFields 联合 TMZ 治疗中获益相对较少（TTFields 联合 TMZ 组中位生存时间 16.9 个月，单纯 TMZ 组中位生存时间 14.7 个月）。TTFields 的疗效与患者的依从性密切相关，每天接受 TTFields 治疗 ≥18 小时的患者的生存期比每天＜ 18 小时的患者更长（22.6 个月 vs 19.1 个月）。TTFields 治疗相关的主要不良事件是局部皮肤反应。

## （七）胶质瘤的分子病理特征与个体化综合治疗决策

随着胶质瘤分子病理学的发展，胶质瘤的分子特征逐渐被认识，超越了原有组织病理学的认知，更加精准地识别同一组织学分类下具有不同预后特征或不同化疗敏感性的亚组，使个体化治疗得以实现。基于分子病理特征的个体化治疗决策，使预后好的亚组避免了过度治疗，也使预后不佳的亚组避免了治疗不足；化疗敏感相关基因有助于识别出化疗有效人群，提高化疗有效率，避免“陪疗”，同时，有助于推动克服耐药的研究，改善原本疗效不佳人群的预后；而治疗靶点的检测，是分子靶向治疗的基础，增加了治疗的特异性，使治疗能够“有的放矢”。

### 1. IDH 突变和染色体 1p/19q 杂合性缺失与成人低级别胶质瘤治疗决策

IDH 突变和染色体 1p/19q 杂合性缺失（loss of heterozygosity，LOH）是成人低级别胶质瘤预后好的特征。1p/19q LOH 对少突胶质细胞瘤还具有诊断价值。

对于有 IDH 突变，没有 1p/19 qLOH 的星形细胞瘤（WHO Ⅱ级），

如果患者年龄 < 40 岁、肿瘤全切、除癫痫外没有其他神经功能缺失症状，则术后可以随访观察，暂不放、化疗。对于存在 IDH 突变和 1p/19q LOH 的少突胶质细胞瘤（WHO Ⅱ级），患者肉眼全切后具有最好的预后；或诊断时年龄 < 40 岁的非全切，且除癫痫外没有其他神经功能缺失症状者，可以随访观察，暂不放疗。

### 2. BRAF 基因融合及突变与儿童低级别胶质瘤的治疗决策

儿童低级别胶质瘤和成人低级别胶质瘤的分子特征不同。IDH 突变是成人低级别胶质瘤的主要改变，而在儿童低级别胶质瘤少见。儿童低级别胶质瘤主要的分子通路是 BRAF/MEK/ERK 通路及 PI3K/AKT/mTOR 通路。BRAF 基因有两种改变：BRAF 融合和 BRAF 突变。BRAF 突变是一个不利的预后指标，BRAF 突变者预后显著差于 BRAF 融合者。

手术全切是儿童低级别胶质瘤最重要的预后因素，全切者不需要后续治疗。但由于解剖部位及神经功能的影响，视路和脑干的低级别胶质瘤全切困难，术后需要辅助治疗。儿童低级别胶质瘤的辅助治疗首选化疗，放疗应可能推迟进行。儿童低级别胶质瘤的化疗药物和成人低级别胶质瘤不同，成人常用替莫唑胺或 PCV 方案，而儿童低级别胶质瘤一线化疗为卡铂和长春新碱组成的化疗方案。

BRAF 融合和突变也是儿童低级别胶质瘤治疗的靶点，在融合患者，对 MEK 抑制剂有反应；在突变患者，BRAF 突变抑制剂有效。但对于针对 BRAF 改变的靶向治疗尚有许多问题有待解决，如治疗周期数？停药后不久肿瘤即再次进展，以及进展后再挑战疗效维持多久？以及靶向治疗对比一线卡铂和长春新碱治疗，哪个疗效更优？

### 3. MGMT 启动子甲基化与成人胶质母细胞瘤的治疗选择

MGMT 是分子量为 22KDa 的酶蛋白，与 DNA 鸟嘌呤 O6 位上的烷基化合物结合，将烷基转移到 MGMT 的第 145 号半胱胺酸活性位上，使 DNA 上烷基化的鸟嘌呤被还原，从而修复 DNA 的烷基化损伤，导致肿瘤细胞对烷基化药物，如 TMZ 和亚硝脲类药物耐药，而 MGMT 则成为失活的烷基化 MGMT。MGMT 启动子区甲基化使 MGMT 基因沉默，不表达 MGMT 蛋白；启动子区未甲基化，则基因表达 MGMT 蛋白，诱导耐药。

MGMT 启动子区甲基化对 TMZ 治疗 GBM 患者的疗效具有预测价值，并且是独立的指示预后好的指标。MGMT 启动子区甲基化的新诊断 GBM 患者 TMZ 化疗联合放疗中生存获益，中位生存时间为 21.7 月，2 年生存率为 46%；在 MGMT 启动子区未甲基化的新诊断 GBM 患者，TMZ 化疗联合放疗组的中位生存时间为 12.7 月，2 年生存率为 14%。也就是说，接受 TMZ 同期放化疗的 GBM 患者，MGMT 甲基化的患者生存时间较无甲基化者延长 9 个月，2 年生存率提高 32%。由于 MGMT 未甲基化者从 TMZ 化疗中获益较小，因此，应对这类患者尝试更有效的其他药物治疗，首都医科大学三博脑科医院神经肿瘤化疗中心即开展了针对未甲基化患者的新药临床试验。

MGMT 甲基化对老年 GBM 也具有指导意义，有甲基化者更适合选择 TMZ 化疗，而没有甲基化者建议选择放疗。同样地，如前所述，对于新诊断 GBM，肿瘤电场治疗联合 TMZ 对比单用 TMZ，也是 MGMT 甲基化者能够从肿瘤电场治疗联合 TMZ 中生存获益。

## （八）胶质瘤存在问题和未来方向

自 2016 年以来中枢神经系统 WHO 病理新分类建立了肿瘤分子诊断的概念，对胶质瘤的认识随着分子遗传学和分子生物学的发展不断深化。在 2020 年 1 月新发表的对分子病理的更新中（cIMPACT-NOW update5），对 IDH 突变型星形细胞瘤推荐了新的分级标准和相关术语。将 CDKN2A/B 纯合缺失状态引入 IDH 突变型星形细胞瘤分级标准，并且废除了“胶质母细胞瘤，IDH- 突变型”术语。对于弥漫性星形细胞胶质瘤，现在已经证实 IDH 野生型和 IDH 突变型肿瘤代表不同的临床和遗传类型。然而，并不是所有的 IDH 突变型星形细胞瘤都有较好预后，其中伴有微血管增生或坏死或 CDKN2A/B 纯合缺失者，与 WHO Ⅳ级肿瘤相似，预后差。对胶质瘤分子病理的认识还在不断演化，对胶质瘤的分类也将被重新架构，也必将引起临床诊疗的精细化和个体化。

胶质瘤临床治疗方法的进展还有更长的路要走。无论是新诊断 GBM 的治疗，还是复发 GBM 的治疗，疗效如何进一步提高？如何更加个体化？自 2005 年以来，新诊断 GBM 的 Stupp 方案治疗（手术，术后行替莫唑胺同步放、化疗及辅助 TMZ 5/28 方案治疗）。15 年来，神经肿瘤学者进行了很多研究，无论是 TMZ 剂量密度方案，还是在 TMZ 基础上联合 Bev，对新诊断 GBM 均没有取得超越 Stupp 方案的疗效。近年，肿瘤电场治疗联合 TMZ 使得新诊断 GBM 的疗效有了进一步提高。但是，MGMT 未甲基化新诊断 GBM 从上述治疗中均获益不多，这部分患者应鼓励参加新药的临床试验，开发对该类患者的有效治疗。复发 GBM 的有效化疗方案更需要积极探索，开展更多创新性的研究。

分子靶向药物治疗的临床试验及治疗策略的优化是胶质瘤治疗的重要方向，也是有望提高疗效的突破口之一。

免疫治疗方兴未艾，如何克服胶质瘤的免疫“冷”肿瘤微环境，使其转变为免疫“热”肿瘤，从而发挥免疫治疗的效用？基于胶质瘤的异质性，如何开发个体化的基因特异性抗原疫苗？

包括溶瘤病毒在内的局部治疗，以及旨在改善药物到达肿瘤局部及药物分布的正压对流药物递送系统（convection-enhanced delivery，CED）的研究也在进行中。

（张俊平）

---

张俊平，首都医科大学三博脑科医院神经肿瘤化疗科主任；主任医师，硕士生导师。肿瘤学博士，神经肿瘤化疗博士后，哈佛大学 Dana-Farber 肿瘤中心神经肿瘤化疗访问学者。

**参考文献**

[1] 国家卫生健康委员会医政医管局 . 脑胶质瘤诊疗规范（2018 年版）[J]. 中华神经外科杂志 ,2019,35(3):217-239.

[2] 张俊平 . 儿童脑干胶质瘤化疗的研究进展 [J]. 中华神经外科杂志 , 2017,33(5):520-523.

[3] BROSSIER NM, GUTMANN DH . Improving outcomes for neurofibromatosis 1-associated brain tumors[J]. Expert Rev Anticancer Ther, 2015,15(4):415-423.

[4] CLOUGHESY TF, MOCHIZUKI AY, ORPILLA JR,et al. Neoadjuvant anti-PD-1 immunotherapy promotes a survival benefit with intratumoral and systemic immune responses in recurrent glioblastoma[J]. Nat Med,2019, 25(3):477-486.

[5] DE BLANK P, BANDOPADHAYAY P, HAAS-KOGAN D, et al. Management of pediatric low-grade glioma[J]. Curr Opin Pediatr. 2019,31(1):21-27.

[6] DOEBELE RC, DRILON A, PAZ-ARES L, et al. Entrectinib in patients with advanced or metastatic NTRK fusion-positive solid tumours: integrated analysis of three phase 1-2 trials[J]. Lancet Oncol,2020,21(2):271-282.

[7] FRIEDMAN HS, PRADOS MD, WEN PY, et al. Bevacizumab alone and in combination with irinotecan in recurrent glioblastoma[J]. J Clin Oncol,2009,27:4733-4740.

[8] HARGRAVE D, BARTELS U, BOUFFET E. Diffuse brainstem glioma in children: critical review of clinical trials[J]. Lancet Oncol,2006,7(3):241-248.

[9] HELFFERICH J, NIJMEIJER R, BROUWER OF, et al. Neurofibromatosis type 1 associated low grade gliomas: A comparison with sporadic low grade gliomas[J]. Crit Rev Oncol Hematol,2016,104:30-41.

[10] LOUIS DN, PERRY A, REIFENBERGER G, et al. The 2016 World Health Organization Classification of Tumors of the Central Nervous System: a summary[J]. Acta Neuropathol,2016,131(6):803-820.

[11] STUPP R, MASON WP, VAN DEN BENT MJ, et al. Radiotherapy plus concomitant and adjuvant temozolomide for glioblastoma[J]. N Engl J Med,2005,352:987-996.

[12] STUPP R, TAILLIBERT S, KANNER A, et al. Effect of Tumor-Treating Fields Plus Maintenance Temozolomide vs Maintenance Temozolomide Alone on Survival in Patients With Glioblastoma: A Randomized Clinical Trial[J]. JAMA,2017,318(23):2306-2316.

[13] VANAN MI, EISENSTAT DD. DIPG in Children - What Can We Learn

from the Past?[J]. Front Oncol,2015;5:237.

[14] WELLER M, VAN DEN BENT M, TONN JC, et al. European Association for Neuro-Oncology (EANO) guideline on the diagnosis and treatment of adult astrocytic and oligodendroglial gliomas[J]. Lancet Oncol.2017;18(6):e315-e329.

[15] WILLIAMS NL, ROTONDO RL, BRADLEY JA, et al. Late Effects After Radiotherapy for Childhood Low-grade Glioma. Am J Clin Oncol[J]. 2018;41(3):307-312.

## 5.2 精准医学如何治疗胰腺癌

胰腺导管腺癌（pancreatic ductal adenocarcinoma，以下简称胰腺癌）是常见的胰腺肿瘤，恶性程度极高，是现代肿瘤学中最具挑战性的难题之一。近年来，发病率在国内外均呈明显的上升趋势。全球胰腺癌发病率和死亡率分别位列恶性肿瘤第 13 位和第 7 位。我国胰腺癌发病率位居恶性肿瘤第 9 位，死亡率位居恶性肿瘤第 6 位。胰腺癌发病隐蔽，解剖位置特殊，且较早可发生远处转移，其早期诊断极其困难，手术切除率不足 20%，预后极差，5 年累积生存率不足 5%。早期诊断和治疗是提高胰腺癌患者生存率的关键问题所在。近年来，随着影像、内镜、病理等学科的发展，胰腺癌诊断水平有所提高；外科手术新理念和新技术的发展，局部治疗手段及抗肿瘤药物的应用等，为胰腺癌的治疗带来了机遇和进步。特别是随着基因组学大数据时代的来临和生物技术的迅速发展，为精准医疗在胰腺癌中的临床运用创造了良好的技术条件。

精准医疗实质上即个体化医疗，针对每个胰腺癌患者进行精准的整合性临床分型和基因分型为指导而进行的个体化干预与治疗。通过采用二代基因测序技术对胰腺癌组织进行快速且高通量基因测序，获取肿瘤组织遗传突变信息，结合生物信息分析和大数据分析，寻找出对胰腺癌治疗有价值的突变基因，从而进行精准的个体化干预和治疗。

## （一）精准诊断

### 1. 肿瘤标志物

胰腺癌的诊断，早期和精准是关键。选择高特异性肿瘤标志物在胰腺癌的早期诊断中占有非常重要地位。临床上常用的与胰腺癌诊断相关肿瘤标志物为糖链抗原 19-9（carbohydrate antigen 19-9，CA19-9），用于辅助诊断、疗效监测和复发监测。未经治疗的胰腺癌，CA19-9 可表现为逐渐升高，可高达 1000 U/mL 以上。CA19-9 测定值通常与临床病程有较好的相关性，外科根治术后 2 ～ 4 周内，升高的 CA19-9 可恢复正常水平；肿瘤复发、转移时，CA19-9 可再次升高。3% ～ 7% 的胰腺癌患者 CA19-9 为阴性。胆道感染、炎症或胆道梗阻的患者可能出现 CA19-9 假阳性，无法提示肿瘤或晚期病变。此外，还有富含细胞表面蛋白多糖 -1 的循环外泌体（glypican-1 circular exosomes，GPC1 + crExos）及 K-ras 基因，也同样有希望成为胰腺癌早期诊断的肿瘤标志物，但目前尚未大规模应用于临床实践。

### 2. 影像学检查

影像学检查遵循完整（显示整个胰腺）、精细（层厚 1 ～ 2mm 的薄层扫描）、动态（动态增强、定期随访）、立体（多轴面重建，全面了解毗邻关系）的基本原则。

彩超可以显示胰腺内部结构，观察胆道有无梗阻及梗阻部位，并可以帮助判断肿瘤对周围大血管有无压迫、侵犯等。超声造影可以显示肿瘤的血供情况，帮助鉴别和诊断不同性质的肿瘤，在评价肿瘤微血管灌注和引导介入治疗方面具有优势。但是超声检查易受胃肠道内气体、患者体型等因素影响。

增强 CT 是目前检查胰腺最佳的无创性影像检查方法，主要用于胰腺癌的鉴别、诊断和分期。它能较好显示胰腺占位的大小、部位、形态、内部结构及与周围结构的关系，并能够准确判断有无肝转移及显示肿大淋巴结。胰腺 CTA 能显示胰腺占位与周围血管之间的关系，判断肿瘤有无侵犯周围动静脉，对评估患者治疗手段及预后极其重要。

磁共振成像（MRI）在显示胰腺肿瘤、判断血管受侵、准确地临床分期等方面均显示出越来越高的价值，同时 MRI 具有多参数、多平面成像、无辐射的特点，胰腺病变鉴别诊断困难时，可作为 CT 增强扫描的有益补充。磁共振胰胆管成像（magnetic resonance cholangiopancreatography，MRCP）可以清楚显示胰胆管系统的全貌，帮助判断病变部位，从而有助于壶腹周围肿瘤的检出及鉴别诊断，与内镜下逆行胰胆管造影术（endoscopicretrogradecholangiopancreatography，ERCP）及经皮胰胆管穿刺造影相比，具有无创的优势。

超声内镜（endoscopic ultrasonography，EUS）是在内镜技术的基础上结合超声成像，大大提高了胰腺癌诊断的敏感度和特异度；特别是 EUS 引导细针穿刺活检（fine needle aspiration，EUS-FNA），成为目前胰腺癌定位和定性诊断最准确的方法。

ERCP 并不能直接显示肿瘤病变，主要依靠胰管的改变及胆总管的形态变化对胰腺癌做出诊断，对胆道下端和胰管阻塞或有异常改变者有较大价值。ERCP 过程中可行胰胆管内细胞刷检或钳夹活检组织，而后行脱落细胞学检查或病理学诊断。对于梗阻性黄疸患者，ERCP 可以一次完成减黄操作及病理与细胞学检测，可作为无手术指征伴梗阻性黄疸患者的首选治疗方法。

此外，正电子发射计算机断层成像（PET-CT）在排除及检测远处转移病灶方面具有明显优势，可以作为增强 CT 和 MRI 的补充。

### 3. 病理诊断和基因分型

病理学检查为胰腺癌诊断金标准。一般术前可通过 B 超引导下或者 EUS 下行穿刺活检。此外，随着新一代基因测序和大数据技术的发展，利用样本组织对胰腺癌进行基因分型，以达到胰腺癌的精准治疗，是当前胰腺癌治疗的热点。

## （二）胰腺癌的分期（AJCC，第 8 版，详见表 5-1）

表 5-1 胰腺癌 TNM 分期

| 分期 | TNM |
| --- | --- |
| 0 | Tis，N0，M0 |
| ⅠA | T1，M0，N0 |
| ⅠB | T2，N0，M0 |
| ⅡA | T3，N0，M0 |
| ⅡB | T1，N1，M0 |
| ⅡB | T2，N1，M0 |
| ⅡB | T3，N1，M0 |

续表

| 分期 | TNM |
|---|---|
| Ⅲ | T1，N2，M0 |
| Ⅲ | T2，N2，M0 |
| Ⅲ | T3，N2，M0 |
| Ⅲ | T4，任何 N，M0 |
| Ⅳ | 任何 T，任何 N，M1 |

【备注】表格来源：《胰腺癌诊疗规范》2018 年版。

注：胰腺癌 TNM 分期中 T、N、M 的定义：

——原发肿瘤（pT）

pTx：不能评估。

pT0：无原发肿瘤证据。

pTis：原位癌，包括胰腺高级别上皮内肿瘤、导管内乳头状黏液性肿瘤伴高级别上皮内瘤变、导管内管状乳头状肿瘤伴高级别上皮内瘤变以及黏液性囊性肿瘤伴高级别上皮内瘤变。

pT1：肿瘤最大直径≤ 2cm。

pT1a：肿瘤最大直径≤ 0.5cm。

pT1b：0.5cm ＜肿瘤最大直径≤ 1cm。

pT1c：肿瘤最大直径 1 ～ 2cm。

pT2：2cm ＜肿瘤最大直径≤ 4cm。

pT3：肿瘤最大径＞ 4cm。

pT4：任何大小肿瘤，累及腹腔干、肠系膜上动脉或肝总动脉。

——区域淋巴结（pN）

pNx：无法评估。

pN0：无区域淋巴结转移。

pN1：1 ~ 3 个区域淋巴结转移。

pN2：≥ 4 个区域淋巴结转移。

——远处转移（pM）

pMx：无法评估。

pM0：无远处转移。

pM1：有远处转移。

## （三）精准治疗

精准医学时代，胰腺癌治疗的基础是多学科综合诊治，即根据不同患者身体状况、肿瘤部位、侵及范围和临床症状，有计划、合理地应用现有的诊疗手段，以期最大幅度地根治、控制肿瘤，减少并发症和改善患者生活质量。胰腺癌的治疗主要包括手术治疗、放射治疗、化学治疗、介入治疗和支持治疗等。

### 1. 外科治疗

（1）外科治疗原则

术前依据影像学检查结果将肿瘤分为可切除、可能切除和不可切除三类而制定具体治疗方案。判断依据肿瘤有无远处转移，肠系膜上静脉或门静脉是否受侵；腹腔动脉干、肝动脉、肠系膜上动脉周围脂肪间隙是否存在等。外科手术应尽力实施根治性切除（R0）。外科切缘采用 1 mm 原则判断 R0/R1 切除标准，即距离切缘 1 mm 以上无肿瘤为 R0 切除，否则为 R1 切除。外科治疗应遵循无瘤原则（肿瘤不接触原则、肿瘤整块切除、肿瘤供应血管阻断）、切除范围足够、切缘安全和淋巴结清扫等原则。

（2）根治性手术

指征：患者 75 岁以下且全身状况良好；临床分期为Ⅱ期以下；无肝脏转移及腹水；肿瘤局限于胰腺，无门静脉和肠系膜上静脉等重要血管侵犯；无远处转移。

手术方式：胰十二指肠切除术，适用于肿瘤位于胰头、胰颈部；胰体尾加脾切除术，适用于肿瘤位于胰腺体尾部；全胰切除术，肿瘤范围包括胰头、颈、体。

腹腔镜手术在手术安全性、淋巴结清扫数目和 R0 切除率方面与开腹手术相当，其肿瘤学获益性有待进一步的临床研究证实，推荐在专业的大型胰腺中心由有经验的胰腺外科医师开展。

胰腺残端处理：目的是防止胰漏，胰腺残端—消化道的吻合术式主要包括胰胃吻合（pancreaticogastrostomy，PG）和胰肠吻合（pancreaticojejunostomy，PJ）两大类，关于这两种吻合方式孰优孰劣一直是多年来国际外科学界研究的热点，相对来说，胰肠吻合较常用。

（3）肿瘤可能切除者

肿瘤可能切除的患者获得 R0 切除率较低，一般提倡多学科讨论有可能获益患者考虑新辅助治疗（化疗、放化疗、诱导化疗后同期放、化疗等），评估达到肿瘤降期再行手术治疗。

（4）局部晚期不可切除者

对于局部晚期不可切除患者，积极治疗仍有可能获得较好的治疗效果。对暂未出现十二指肠梗阻但预期生存期 ≥3 个月的患者，若有临床指征，可做预防性胃空肠吻合术；肿瘤无法切除但合并胆道梗阻患胰腺癌的靶向治疗者，或预期可能出现胆道梗阻的患者，可考虑进行胆总管 / 肝总管空肠吻合术或 ERCP 下胆道支架置入术；十二指肠梗阻患者，如预期生存期 ≥3 个月，可行胃空肠吻合术或十二指肠支架置入术。术后需联合放、化疗。

## 2. 内科治疗

（1）治疗方案

以吉西他滨为基础的化疗：包括吉西他滨单药治疗和吉西他滨联合治疗。近年来，胰腺癌的精准医疗同样也聚焦在对传统化疗药物的增效和耐药机制的研究上。白蛋白结合型紫杉醇就是其中最为突出的代表，其对胰腺癌的疗效远优于普通紫杉醇。吉西他滨联合白蛋白结合型紫杉醇是当前一般状况较好的晚期胰腺癌治疗首选。

以氟尿嘧啶为基础的化疗：以氟尿嘧啶类药物为基础的联合化疗方案中，FOLFIRINOX（氟尿嘧啶＋亚叶酸钙＋伊立替康＋奥沙利铂）方案用于治疗体能状态好的局部进展期或晚期胰腺癌患者，但其毒性较大。

分子靶向治疗：随着新一代基因测序和癌症基因组计划的突破，根据基因突变信息的整合来决定肿瘤患者的靶向治疗方案是精准医疗发展的大方向。当前已有不少靶向药物逐步运用于胰腺癌的临床治疗。厄洛替尼是目前被公认可用于胰腺癌的分子靶向药物。此外，PD-1/PD-L1 抑制剂在用于治疗胰腺癌的 I 期临床试验研究正在展开，有希望在不久将来用于胰腺癌的靶向治疗。

（2）治疗策略

主要包括术后辅助化疗、新辅助化疗、局部进展期不可切除或合并远处转移患者的姑息性化疗等。

根治术后的胰腺癌患者如无禁忌证，均应行辅助化疗。辅助化疗方案推荐以吉西他滨或氟尿嘧啶类药物为主的单药治疗；体能状态良好的患者，建议联合化疗。术后体能状态恢复较好的患者，辅助化疗起始时间尽可能控制在术后 8 周内，疗程达到 6 个及以上。

体能状态良好的交界可切除胰腺癌患者，建议开展术前新辅助治疗，术后经 MDT 评估后再决定是否追加辅助化疗。

不可切除的局部进展期或合并远处转移的胰腺癌患者，依据体能状态选择一线化疗方案开展化疗。一线化疗后出现进展的胰腺癌可依据已使用过的药物、并发症和不良反应等选择非重叠药物作为二线化疗。一、二线化疗方案失败后的胰腺癌患者是否继续化疗尚存在争议，目前无明确化疗方案。

### 3. 放射治疗

对于拒绝接受手术治疗或因医学原因不能耐受手术治疗的可手术切除局限期胰腺癌，推荐接受高剂量、少分次或基于多线束（X 射线或 $\gamma$ 射线）聚焦的立体定向放射治疗（stereotactic body radiation therapy，SBRT）。对于临界可切除胰腺癌可直接接受高剂量、少分次放疗或 SBRT，放疗后行手术提高 R0 切除率。局部晚期胰腺癌，可接受高剂量、少分次固定野调强放疗（intensity-modulated radiotherapy，IMRT）或 SBRT 联合化疗。全身系统治疗疗效好，或进展速度相对慢的转移性胰腺癌患者，原发灶和转移灶均接受高剂量放疗，局部控制率可转化成生存时间延长。

### 4. 介入治疗

主要针对胰腺癌及胰腺癌转移瘤的介入治疗及胰腺癌相关并发症的治疗，包括经动脉灌注化疗、消融治疗、PTCD、胆道支架植入、肠道支架植入、出血栓塞治疗等。

### 5. 支持治疗

目的是预防或减轻患者痛苦，提高生活质量。主要包括镇痛及改善营养状况。

当前，胰腺癌的精准医疗面临着许多难题和巨大挑战，诸如如何开展胰腺癌的早期精准诊断、如何寻找耐药靶点解决肿瘤耐药、如何评估精准治疗疗效、预测肿瘤复发及临床预后等。这一系列难题都有待更多、更深入的基础及临床研究解决。

（卫强）

---

卫强，浙江大学外科学博士、博士生导师、浙江大学医学院附属杭州市第一人民医院肝胆胰外科副主任医师，浙江省卫生高层次人才（医坛新秀），英国伦敦皇家自由医院访问学者。

**参考文献**

[1] 中华人民共和国国家卫生健康委员会 . 胰腺癌诊疗规范 (2018 年版 ). 中华普通外科学文献 ( 电子版 ),2019,13(4):253-262.

[2] 朱世凯 . 精准医疗与胰腺癌 [J]. 世界华人消化杂志 ,2016,24(36):4752-4758.

[3] RUBIN MA. Health: Make precision medicinework for cancer care[J]. Nature 2015,520: 290-291.

[4] 卫强 , 叶茜薇 , 徐骁 , 郑树森 . 胰十二指肠切除后胰腺残端与消化道吻合方式研究进展 [J]. 中华普通外科杂志 .2018,33(6):529-532.

## 5.3 精准医学如何治疗肺癌

不同于传统经验医学“千人一面”的治疗模式，精准医学从提出概念的那刻起，就着眼于提高诊断与治疗精度。基因组测序技术快速进步及生物信息与大数据科学的高速发展，使得精准医学完成了从理论构想到实际应用的华丽转身。特别是在肿瘤治疗领域，基因组学成为了解患者个体基因信息，预判肿瘤生物学行为，预测抗肿瘤药物敏感性不可或缺的武器；大规模数据库信息使得患者细致分类及病期特异性标准治疗更加方便可行。当前肺癌治疗指南除了完善传统医疗模式之外，也尽可能地将精准医学的优势融入其中。现就精准医学在肺癌治疗中的体现及未来前景进行简单梳理，以此抛砖引玉。

## （一）精准肺癌分期是精准治疗的前提

自 20 世纪 70 年代 X 射线断层摄影机发明以来，现代医学进入 CT 时代。对肺部肿瘤的评估终于可以摆脱胸片检查下组织结构互相重叠的桎梏。CT 检查可清楚地显示肺部肿瘤的部位、大小、数目，甚至对于胸片检查所不能发现的纵隔肿大淋巴结也可以进行客观评估，从而催生出肺癌 TNM 分期系统的诞生。这无疑是肺癌疾病诊断的划时代进步。自此以后，肺癌相关诊疗指南都是建立在 TNM 分期基础上的，肿瘤学家正是用 TNM 分期将肺癌患者进行分类，并为不同病期的肺癌患者分别制定适合的治疗策略。肺癌治疗效果逐步提高的过程，即是肺癌患者 TNM 分期分类不断精细化的过程。

然而，随着治疗经验及临床数据的不断积累，CT 在判断纵隔淋巴结转移方面效力不足的窘境越来越展露出来。CT 对于判断纵隔淋巴结分期的敏感度和特异度分别是 57% 和 82%，阳性预测值和阴性预测值分别是 56% 和 83%。CT 在纵隔淋巴结分期方面的表现，是由其根据纵隔淋巴结大小判断转移状态的工作原理造成的，是技术层面上无法突破的樊篱。而纵隔淋巴结分期是肺癌患者预后的重要预测因素，特别是对于无远处器官转移的患者来说更是影响尤著。发生纵隔淋巴结转移的患者，尽管手术切除了原发灶和纵隔淋巴结转移灶，其术后生存结果仍然较差。所以，判断纵隔淋巴结分期的准确性直接影响患者能否接受适合的治疗策略。这就从技术层面上需要更准确的纵隔淋巴结分期方法，而早在 20 世纪 50 年代就已经发明的纵隔镜开始承担起新的历史使命。

## 1. 纵隔淋巴结分期

（1）纵隔镜

纵隔镜在问世之后的 30 年时间内并未有本质上的重大变革。一个偶然的机会，耳鼻喉专家将扩张喉镜当作纵隔镜使用，这个灵感启发了 Linder 和 Dahan，他们将纵隔镜改良成可扩张的器械。这项改良使手术医生可以进行双手纵隔镜操作，增加了手术的安全性，也扩展了纵隔镜手术的适应证。操作器械的进步促进了纵隔镜在有创纵隔淋巴结分期方面的应用及发展。

在 CT 检查未应用之前，通过胸片检查很难评估肺癌患者的纵隔淋巴结情况，只能运用手术手段直观地获得纵隔淋巴结信息，“探查手术”的概念应运而出。然而，如果手术探查发现纵隔淋巴结转移处于不可切除状态，此时的手术对患者来说只有“探查”效果，没有治疗效果，这无疑会在患者原本不乐观的肿瘤病情基础上进一步增加了无谓的手术创伤。纵隔镜的运用，可以通过更小的手术创伤进行纵隔淋巴结分期，大大降低了剖胸探查率。但是，当胸部 CT 广泛应用之后，医生对纵隔淋巴结情况不再一无所知，此时的纵隔镜还有用武之地么？

如果能够通过纵隔淋巴结大小准确地预测淋巴结分期，或者原发灶大小与纵隔淋巴结分期呈现高度相关性，CT 就完全可以胜任纵隔淋巴结分期工作。但是，肺癌是一种异质性极强的肿瘤，即使体积很小的纵隔淋巴结仍有发生转移的风险。甚至同为纵隔淋巴结转移的 N2 期，隐匿性N2与多站融合N2的肿瘤生物学行为及患者预后，仍有极大的差别。从CT判断纵隔淋巴结分期的准确度也可以看出，CT并不算合格的淋巴结分期工具。纵隔镜的表现如何呢？在纵隔镜开展早期，其判断纵隔淋巴结分期的敏感度和特异度分别是81%和100%，阳性预测值和阴性预测值分别是100%和91%。从中可以看出，纵隔镜在纵隔淋巴结分期各个方面的表现都显著优于CT。在当年胸腔镜等微创技术尚未普及的背景下，标准纵隔镜联合胸骨旁入路纵隔镜还可以判断肿瘤是否呈冰冻状态，为肿瘤可切除性的判断提供更多的依据。但任何一种技术都不可避免地具有局限性，纵隔镜也不例外。纵隔镜手术操作在狭小的纵隔区域内完成，并且该区域遍布大血管，这需要操作者对纵隔区解剖熟稔于心。常规纵隔镜在技术上存在活检盲区，包括前纵隔淋巴结、食管旁淋巴结、下肺静脉旁淋巴结及支气管旁以远淋巴结。主肺动脉窗淋巴结由于解剖位置位于前纵隔，需要胸骨旁入路纵隔镜或扩大纵隔镜方能进行探查，而这些非常规纵隔镜需要更长的学习曲线。此外，纵隔镜手术后手术操作野粘连严重，给再次纵隔镜手术造成困难及潜在的出血风险。

（2）支气管内超声引导针吸活检术（EBUS-NA）/食管超声引导针吸活检术（EUS-NA）

在纵隔淋巴结分期方面，虽然纵隔镜一经推广就占据了“金标准”的地位，但是纵隔镜的固有缺点仍是人们继续探索新纵隔淋巴结分期方法的动力。鉴于部分纵隔淋巴结毗邻食管，食管超声引导针吸活检（EUS-NA）在技术上可能成为纵隔淋巴结分期的新方法。EUS-NA首次实现了腔内超声实时监测引导下穿刺纵隔淋巴结，其安全性好，并具有成本效益优势，使得EUS-NA自应用以来一直受到青睐。在判断纵隔淋巴结分期的准确度方面，EUS-NA也有不俗的表现。在该技术开展之初，EUS-NA判断纵隔淋巴结分期的敏感度和特异度就分别达到88%和

91%，阳性预测值和阴性预测值分别为 98% 和 77%。经过长期实践，目前 EUS-NA 的敏感度、特异度、阳性预测值及阴性预测值已提升至 89%、100%、100% 及 86%。然而，纵隔淋巴结中只有 4L 组、5 组、7 组、8 组和 9 组可以实现食管超声引导下穿刺活检，而上纵隔淋巴结（2R 组、2L 组、4R 组及 4L 组）又是非小细胞肺癌更易发生转移的区域，这大大限制了 EUS-NA 的应用。如何能够进行气管 / 支气管周围淋巴结穿刺活检成为亟须解决的问题。

随着腔内超声的发展，超声支气管镜的问世及推广解决了气管 / 支气管周围淋巴结活检问题。超声支气管镜已经实现了实时影像监控引导下淋巴结针吸活检，这使得支气管内超声引导针吸活检（EBUS-NA）成为目前最常用的纵隔淋巴结分期手段之一。EBUS 可检测的纵隔淋巴结范围集中在非小细胞肺癌好发转移的中上纵隔区域（2R 组、2L 组、4R 组、4L 组、7 组、10R 组及 10L 组），这使得 EBUS 对非小细胞肺癌的纵隔淋巴结分期占有巨大优势。EBUS-NA 判断纵隔淋巴结分期的敏感度和特异度分别为 89% 和 100%，阳性预测值和阴性预测值分别为 100% 和 91%。

EUS 与 EBUS 在纵隔淋巴结区域的活检范围是相互补充的，这自然让人想到联合两种评估方式能否获得更高的准确度。正如人们预期的那样，EUS/EBUS 联合之后敏感度和特异度进一步提升至 91% 和 100%，阳性预测值和阴性预测值提升至 100% 和 96%。EUS/EBUS 在纵隔淋巴结分期方面的优异表现可与纵隔镜媲美，并且具有创伤更小的优势。在一项 EUS/EBUS 对比纵隔镜的前瞻性随机对照临床试验中，EUS/EBUS 的纵隔淋巴结分期敏感度比纵隔镜更优。这奠定了 EUS/EBUS 在纵隔淋巴结首次分期中作为首选方式的重要地位。

但 EUS 与 EBUS 联合在实际操作中面临一定困难。真实世界中，

EUS 与 EBUS 技术可能掌握在不同医生手中，同时实施 EUS 和 EBUS 变得不易实现。这需要将 EUS/EBUS 作为一个整体进行标准化培训，才能培养出更多同时掌握 EUS 和 EBUS 技能的专业人才。此外，EUS/EBUS 的取材特点为单点取材，故需要强调系统性纵隔淋巴结活检方能更准确地评估纵隔淋巴结分期，活检纵隔淋巴结站数不足会增加假阴性率，降低阴性预测值。

在众多纵隔淋巴结分期技术手段中，不能因为亚专科壁垒造成各技术手段的竞争关系，而是应该将多种技术手段作为一个整体。对于高度可疑转移的纵隔淋巴结，应根据淋巴结的位置、特性，就诊医院的技术实力，以及患者的机体状况综合考虑，选择更易行、更安全的纵隔淋巴结活检手段，即根据患者的个体差异选择更加精准的评估手段。对于肺癌这种患者数量庞大的癌种，还需充分考虑卫生经济学问题。此外，当面临经过治疗后需要再次评估纵隔淋巴结状态的复杂情况时，应该对纵隔淋巴结分期手段的选择进行全程化管理，合理安排各种评估技术手段的次序，以增加准确度，降低有创检查相关风险。最后，在当前基因信息指导肿瘤个体化治疗的背景下，穿刺取材面临新的挑战——需要足够基因测序所需的组织标本，如何合理设计取材途径、取材数量及科学合理使用标本，成为摆在大家面前的新课题。

### 2. 肺癌临床分期

PET-CT 既可以作为纵隔淋巴结无创分期的一种方式，又可以进行全身评估检查，协助判断肺癌是否存在胸腔外转移。作为纵隔淋巴结分期检查，其准确度显著优于 CT，其敏感度和特异度分别为 80% 和 88%，阳性预测值和阴性预测值分别为 75% 和 91%。作为全身评估检查，PET-CT 可以发现 6% ～ 37% 的隐匿性转移病灶。特别是对于一些传统分期检查容易忽视的器官，例如小肠、骨骼肌等，PET-CT 检查具有更大的优势，并由此为患者提供更准确的肺癌分期信息，制定更精准的治疗策略。

值得注意的是，正常脑组织也摄取 PET-CT 示踪剂——FDG，且脑转移灶亦可以为低代谢病灶，所以 PET-CT 的脑转移诊断准确度并不理想。头颅 MRI 检查作为 PET-CT 的补充，有助于发现无症状的脑转移灶，从而使脑转移灶得到更及时的治疗。此外，PET-CT 的另一缺点是假阳性率较传统分期检查更高，特别是孤立性肺外转移灶的误判，可能会影响肺癌患者的治疗策略，使患者失去根治性治疗的机会。对此应该引起足够重视，并对可能改变肿瘤分期的孤立性转移灶进行病理确认，以此降低 PET-CT 假阳性的影响。

## （二）精准治疗标准的动态演变

在传统经验医学模式中，当医生掌握患者的肿瘤分期之后，即根据分期信息制定治疗方案。虽然当前肿瘤治疗模式仍然沿用这一重要原则，但肿瘤分期不再是制定治疗方案的唯一依据。特别随着第三代化疗药物、靶向治疗、免疫治疗等新药新疗法相继出现，晚期非小细胞肺癌的标准治疗方案几经修订，越来越朝向个体化精准治疗方向发展。

### 1. 对肺癌的认识不断加深

人类对肺癌的认识过程是不断加深的，在此过程中也不乏曲折甚至停顿。最初人们还将肿瘤复发转移归咎于手术切缘不够远，手术范围不够大。这一观念直接导致激进手术理念的盛行。然而，医生通过实践发现激进手术理念并不能避免肺癌复发转移的出现，从而产生对激进手术的质疑。也正是这份反思，促使了 20 世纪后半叶药物化疗和放射治疗的诞生和长足发展。

时间推移至 20 世纪末 21 世纪初，人们对肺癌的认识已经突破了解剖、病理、生理、肿瘤分期等传统概念的束缚。随着 EGFR、ALK、BRAF 等肿瘤靶点被相继发现，人们对肺癌的认识和理解似乎进入更为细致的分子领域。吉非替尼作为首个针对 EGFR 的靶向药物，它的问世、应用，尤其是发现 EGFR 敏感人群的基因特征，标志着非小细胞肺癌的治疗已经进入分子分型时代。到目前为止，EGFR、ALK、ROS1、c-MET、RET、KRAS、BRAF、HER2 和 NTRK 等靶点已经有针对性药物上市或进入临床研究阶段。靶向治疗的特点是药物针对性强，先为患者进行基因检测，然后根据患者突变基因的类型选择对应靶向药物。该特点特别契合精准医疗的精神，真正体现了治疗的个体化。其副作用明显弱于传统化疗，对患者生活质量影响小，患者易于耐受。可以预料，未来还会有更多的分子靶点被发现，针对各种靶点的靶向治疗药物也将不断问世。

然而，靶向治疗毕竟只是针对一个或者几个靶点发挥抗肿瘤作用。靶向治疗有效的前提是患者具备相应的基因突变。如果肿瘤失去相应的基因突变，靶向药物就会因“脱靶”而无法发挥疗效。所以，在靶向治疗的选择方面，医生或患者是不具备主观选择余地的，只能被动地根据肿瘤自身特性决定是否采用该治疗方式。此外，大部分靶向药物无法摆脱的梦魇是继发耐药。当突变基因成为肺癌发生发展的驱动基因时，相应的靶向药物尚可发挥作用。在靶向药物压力下，经过肿瘤细胞选择、竞争和适应之后，肿瘤重新进化为可在靶向药物治疗压力下存活的细胞集群，即耐药发生的过程。理想状态下，如果可以捕捉到肿瘤耐药后的驱动基因，然后针对耐药后驱动基因进行靶向治疗，该过程则是精准医疗的完美体现。然而，肿瘤耐药后驱动基因的复杂性，针对驱动基因靶向药物的缺位等因素，都是实现该过程的巨大障碍。这也是大部分靶向治疗虽然可以暂时控制肺癌，却无法长久性根治肺癌的根本原因。

从靶向治疗的经验中人们深刻地体会到，即使治疗精准到某个基因靶点的水平，仍无法战胜肺癌，这提示若要长期控制肺癌需要另辟蹊径。从近百年前开始，人们一直坚信利用自身的免疫功能会在未来肿瘤治疗中担当重任。肿瘤免疫治疗是通过激发或调动机体免疫功能，改善肿瘤微环境和增强抗肿瘤免疫力，从而达到控制和杀伤肿瘤细胞的目的。PD-L1/PD-1 通路作用机制逐渐清晰，特别是 PD-1/PD-L1 单抗药物的成功研发，标志着肿瘤治疗进入免疫治疗时代。肿瘤免疫治疗具有抗肿瘤作用强，副作用小，可维持对肿瘤的长期抑制等优点。当前免疫治疗正从免疫检查点抗体，过继细胞免疫治疗，治疗性肿瘤相关抗原疫苗和新生抗原疫苗，溶瘤病毒等多方面进行深入研究。

经历了靶向治疗的洗礼，人们已习惯于靶点与靶向药物一一对应的关系，自然也想通过同样的思路找到免疫治疗的疗效预测因子，从而精准定位可能从免疫治疗中受益的患者人群。目前已展开了 PD-L1 表达、TMB、DDR 通路基因突变、肠道口腔微生物组、ADAR1 基因缺失等多种精准免疫治疗生物标志物研究。虽然这些生物标志物都有一定预测价值，但远没有达到像靶向治疗那样的预测准确度。尽管尚未圆满解决免疫治疗疗效预测这一问题，但在深入研究过程中，免疫治疗研究已与外显子组、转录组、免疫组库等检测手段融为一体，科研人员和临床医生越来越意识到肿瘤免疫受多因素、多维度影响，这种复杂性可能才是肿瘤免疫治疗抑或肿瘤治疗的真实面目。认清肿瘤精准治疗方面尚存在的差距和不足，才更能坚定前进的步伐。

## 2. 精准治疗的动态发展

在人们对肺癌的认识不断加深的过程中，标准治疗方案也随之不断更新。外科手术是最先出现的肺癌治疗方式。外科医生朴素地认为只要将异于机体正常组织的肿瘤去除，就可以治愈肺癌。当现实情况与预想差异甚大时，外科医生又转而寄希望于激进手术，极度扩大切除范围。在发现扩大切除范围不但无法提高术后患者生存期，反而降低患者生活质量之后，早期肺癌的标准术式更新为肺叶切除术。可见，标准治疗逐渐进步的基础是人类对肺癌越来越深刻的认识。随着胸部 CT 等检查手段的精密度提高及定期体检理念的深入人心，越来越多的早期肺癌被发现，胸外科医生正在积极探索对于体积非常小的早期肺癌，更精准的亚肺叶切除是否可以达到同肺叶切除相同的治疗效果。可见，外部环境的变化也是标准治疗方案革新的动力。

精准治疗趋势不只存在于同种治疗手段内部，也可能存在于新型治疗方式与传统治疗方式的更迭中。在相当长时间内，晚期非小细胞肺癌的标准治疗是化疗。直到针对 EGFR 基因的靶向药物问世，化疗的绝对霸主地位才被动摇。经过多年临床试验探索，根据患者基因突变异质性及 PD-L1 表达异质性，晚期非小细胞肺癌被分为更细致的亚型，晚期非小细胞肺癌的治疗不再是“千人一方”，而是根据患者的个体差异制定更有针对性的精准治疗方案。

最后，精准治疗还体现在不同治疗方式的联合。肺癌肿瘤活跃度高，侵袭力强，死亡率高，因此广受医生和科研人员的关注。鉴于肺癌较差的疗效，中期及中期以后的肺癌常采用多种方式联合的治疗方案。从Ⅱ期以上患者手术后联合辅助化疗，到Ⅲ a 期患者根治性放化疗后联合辅助免疫治疗，再到晚期肺癌化疗同期联合免疫治疗，联合治疗试图从不同方向多角度控制肿瘤，以期更佳的治疗效果。联合治疗方式打破学科界限，从疾病个性化特点出发，修正单一治疗方式的不足。

## （三）治疗评估是精准医学的矫正器

任何一项治疗标准的建立，都不是一蹴而就的，尤其对于人类尚未完全掌握规律的疾病，治疗标准更在逐渐完善之中。在治疗方案更迭的过程中，影响新方案制定的因素是什么，即是何因素引导治疗向更加精准的方向发展？首先，需要评价该治疗方式的实施是否达到一定的行业规范指标；其次，需要评价患者接受该治疗后的生存情况是否优于传统治疗方式；最后，在评价疗效的同时，还应该重视该治疗方式给患者带来的毒副作用。

### 1. 治疗质量评估

以一项新的肺癌手术技术为例，治疗质量评估是指实施手术过程中及术后的相关技术指标是否符合行业规范。例如，该手术技术的主要并发症发生率情况，接受该手术技术的患者平均住院时间情况，患者对该手术技术的接受度、满意度情况，该手术技术的花费，该手术技术能否保证完全切除的肿瘤学原则，该手术技术能否获得足够评估患者病情的淋巴结等指标。治疗质量评估是最基础的评估，如果该评估结果不尽如人意，则该项治疗手段的安全性及可行性无法得到保障。所以，合格的治疗质量是一项新技术得以开展的前提，满足评估条件才能确保医学伦理学的“不伤害原则”。理论上，更精准的治疗手段在治疗质量评估方面应该更具优势。

### 2. 治疗效果评估

对于肿瘤治疗来讲，最重要的治疗效果就是肿瘤是否控制及患者生存情况。衡量治疗效果的指标有很多，如肿瘤控制方面的客观缓解率、缓解持续时间、疾病控制率等；患者生存方面的总生存期、无病生存期、无进展生存期等。一项新治疗方案应至少达到传统方案同等的治疗效果，方有被推广使用的资格和机会。其中，总生存期被视为治疗效果评估的"金标准"。在肿瘤药物发展历史上，EGFR-TKI、PD-1 单抗等明星药物，正是靠总生存期的出色表现，才成为相关患者亚群的标准治疗方案的。在此标准下反复遴选出的新方案，将是治疗效果越来越佳，越来越契合患者个体化需求的精准治疗方案。

### 3. 治疗副作用评估

在评估治疗效果的同时，不能忽视治疗副作用的评估。在同等治疗效果的前提下，改善治疗相关副作用也是精准治疗进步的体现。手术治疗常用的评估指标包括术后死亡率、并发症发生率、再次住院率、术后辅助化疗完成率等，药物治疗常用的评估指标包括药物相关死亡率、严重不良反应率等。治疗副作用不但关乎患者的生活质量，还影响患者依从性，进而影响治疗效果，并与治疗安全性、治疗副作用导致的整体费用增加息息相关。

总之，各种肺癌治疗标准在上述评估工作中将不规范的、疗效差的、副作用大的治疗方案逐步淘汰，遴选出规范的、疗效好的、副作用小的治疗方案。随着对肺癌理解程度的进一步加深，现存的标准治疗也将面临进一步考验，在治疗评估的"淬火"下锻造出越来越符合精准医疗标准的治疗方案。

## （四）远程医疗的发展为精准医疗带来何种的契机

远程医疗是指依托计算机技术，充分发挥医疗资源发达地区技术优势，扩大服务半径，进行远距离诊断、治疗指导和咨询等医疗服务。当前远程通信技术、影像信息电子化、计算机多媒体技术的快速发展为远程医疗提供了物质基础；肺癌肿瘤生物学检测指标，特别是为基因检测等重要信息的可交流性提供了实现远程精准医疗的便利条件。

### 1. 传统经验医学模式的短板

我国幅员辽阔，客观上存在医疗资源不平衡的现状。人民对健康生活日益增长的需求与三级医院无力承载过多病患的矛盾逐渐凸显。医疗资源发达地区的医疗负荷过重，使得医务人员职业倦怠更加严峻；基层医疗机构缺少病源，造成基层医疗资源闲置。长久以往加剧了医疗资源地区间不平衡，形成恶性循环。患者方面，大量病患涌入医疗资源发达地区，除了增加医疗花费以外，非医疗花费亦不容小觑。患者等待治疗的时间延长，降低了医疗服务满意度。经过治疗后，患者返回本地，难以实现治疗连贯性，不符合精准医疗的理念。

### 2. 远程医疗对传统医疗模式的有益补充

远程医疗可以一定程度上缓解医疗资源欠发达地区的医疗困境。特别是对于某些特定疾病，在精准医疗时代，只要依靠精准的均质性医疗信息采集，即可达到令人满意的疾病诊断率。医疗专家在此基础上进行远程医疗指导，不但可以获得精准治疗的效果，还可以减少患者不必要的旅途劳顿，极大地降低患者医疗负担。远程医疗加大了医疗专家的服务半径，将医疗专家的服务阵地前移，扩展了精准医疗的受益人群。同时，基层医务人员通过与医疗专家的协作，客观上达到远程医疗教育的效果，推动了精准医疗的普及。在三级医院与基层医疗机构的长期协作中，基层医疗机构可为康复期患者保驾护航，及时发现病情异常变化，成为三级医院医疗服务的延伸，与三级医院共同建立多层次、更符合精准医疗理念的立体医疗服务体系。

## （五）基层医疗在未来精准医疗中的重要作用

基层医疗在未来精准医疗中将发挥重要作用。作为远程医疗服务终端，基层医疗机构的专业性和安全性远远大于患者自身进行疾病管理。基层医疗机构可以极大程度地协助患者完成精准治疗的前期准备工作。基层医疗机构有能力完成病史采集、体征信息收集、初步实验室检查及辅助检查等前期工作，并进行疾病的初步鉴别诊断，指明远程医疗服务方向，寻求相关专家帮助。治疗结束后，患者进入康复期及随访期，基层医疗机构更是三级医院与患者之间不可或缺的桥梁。基层医疗机构可以向患者提供康复场所，执行三级医院既定康复计划，完成后续随访信息采集，形成完整的患者医疗数据库。医疗数据库是精准医疗的重要组成部分，只有凭借完整的医疗数据库才能精准地进行医疗质量及效果评估，从而实现医疗服务的日趋精准化。

### 1. 基层医疗在精准医疗中面临的机遇

在传统医疗模式下，基层医疗往往不被重视。许多患者前往三级医院治疗，在三级医院接受治疗后即被认定为医疗流程的结束，整个就诊过程与基层医疗机构不发生任何关联。在精准医疗快速发展时代，基层医疗机构将发挥不可替代的作用。精准医疗模式下患者的很多相关信息是数据化的，十分易于传送，例如数字化影像信息、基因检测信息等。基层医疗机构所占有的地缘优势，能更方便地获得患者精准医疗信息，实现与医疗资源发达地区三级医院的信息互通，在医疗专家的指导协作下完成常规治疗。传统医学模式下，由于医疗负荷过重，三级医院无力完成患者康复期及随访期的精细工作，导致无法全面系统地评估医疗质量和效果，无法顺畅进行精准医疗方案的逐步完善。而基层医疗机构具有覆盖面积大、服务人员数量多的优势，可在患者康复期及随访期做到精细护理及详细病历资料收集，补充完善精准医疗必不可少的医疗数据库。

### 2. 基层医疗在精准医疗中面临的挑战

远程精准医疗前所未有地拉近了基层医疗机构与资源发达地区三级医院之间的距离。在新形势下，基层医疗机构不只有机遇还有挑战。基层医疗机构需要切实地完成一些准备工作，方能更好地适应精准医疗和远程医疗的需求。在服务方面，基层医疗机构需要转变思想，勇于承担区域民众的健康重担。对于不复杂的疾病，可在远程医疗的协助下，做到与医疗资源发达地区三级医院等同效果的医疗服务，并可依托自身的优势，使患者获得更高的服务满意度，并大幅度减轻患者医疗花费及非医疗花费。对于复杂疾病，可以做好前期的资料收集工作，并在远程医疗的指导下，转入有相关经验的三级医院进行针对性治疗。患者完成在三级医院的治疗后，基层医疗机构应加强与三级医院的沟通，在专家指导下完成既定的康复计划和随访工作，特别是对于肿瘤等慢性疾病的管理，基层医疗机构应该在患者康复、健康教育、数据库建设等方面积累更多经验，在学术上争取更多发言权。

若要发挥自身的优势，需要基层医疗机构做好相应准备，特别是在精准医疗时代，需要紧跟治疗进展前沿，了解三级医院治疗原则及治疗流程，熟悉当今精准治疗所需的患者资料及数据，成为三级医院医疗服务的前沿阵地。基层医疗机构要能够独立承担康复期及随访期工作，为三级医院提供治疗质量与效果评估数据。这就需要基层医务人员加强继续教育，在治疗理念上与三级医院保持同步，可通过定期进修、远程医疗等手段与三级医院形成实质意义上的医疗共同体。除了满足三级医院所需之外，基层医疗机构需要在康复期管理等优势方向上形成自己的独到见解，占取学术主动权，与三级医院形成互相依托之势，而不能仅仅满足于三级医院的附属地位。基层医疗机构应建立自己的医疗数据网络，不但可以积累非疑难患者相关数据，也可以完善疑难患者的长期随访数据。在肺癌治疗方面，该项工作尤为重要，它能够细致地随访到肺癌患者的复发转移时间、部位等精细信息，为精准医疗的进步提供第一手资料。

结语

医学是科学的重要组成部分，精准医学是科技发展到一定程度的必然产物。当精准医学的大潮来临，无论三级医院还是基层医疗机构，每一位医务人员都要适应潮流发展，悉心学习新技术，将精准医学转换卫肺癌患者生存率的提高，生活治疗的改善，让科技发展加速实现解除病痛的目标。

（阎石）

---

阎石，副主任医师，副教授，毕业于北京大学医学部，获得肿瘤学医学博士学位。主要从事肺部磨玻璃结节规范治疗，肺癌外科治疗质量控制研究，肺癌淋巴结清扫研究，肺癌术后快速康复与生活质量研究，以及胸外科术后切口疼痛研究。

**参考文献**

[1] MARTINI.N.. Mediastinal lymph node dissection for lung cancer. The Memorial experience[J]. Chest Surg Clin N Am,1995,5(2): 189-203.

[2] TOLOZA EM, HARPOLE L,MCCRORY DC. Noninvasive staging of non-small cell lung cancer: a review of the current evidence[J]. Chest,2003,123(1): 137S-146S.

[3] TOLOZA EM,HARPOLE L,DETTERBECK F,et al. Invasive staging of non-small cell lung cancer: a review of the current evidence[J]. Chest,2003,123(1): 157S-166S.

[4] SILVESTRI GA,GONZALEZ AV,JANTZ MA,et al. Methods for staging non-small cell lung cancer: Diagnosis and management of lung cancer, 3rd ed: American College of Chest Physiciansevidence-based clinical practice guidelines[J]. Chest,2013,143(5): e211S-e250S.

[5] ANNEMA JT,VAN MEERBEECK JP,RINTOUL RC,et al. Mediastinoscopy vsendosonography for mediastinal nodal staging of lung cancer: a randomized trial[J]. JAMA,2010,304(20):2245-52.

[6] BRANDT WS,ISBELL JM,JONES DR.Defining quality in the surgical care of lung cancer patients. J Thorac Cardiovasc Surg[J]. 2017,154(4):1397-1403.

## 5.4 精准医学如何治疗乳腺癌

乳腺癌是目前全球范围内最常见的女性恶性肿瘤，2012 年全球新增乳腺癌病例 170 万例，乳腺癌死亡病例 52.2 万例，居女性癌症死因第 2 位。在中国，随着社会经济的发展和生活方式的改变，乳腺癌发病率呈现逐年上升的趋势，在大城市尤为突出。基于乳腺癌基因表达谱所提供的信息，乳腺癌可被分为 Luminal A、Luminal B、HER2 过表达和 Basal-like 型，各亚型具有其独特的肿瘤生物学特征。在循证医学时代，随着“乳腺癌是一种全身性疾病”理念的提出和临床试验的进行，基于免疫组化分型对患者进行手术、放疗、内分泌治疗、化疗或靶向治疗已取得丰硕成果，奠定了乳腺癌“分类而治”的基础。尽管如此，循证医学时代对乳腺癌的管理模式仍显得相对粗放，对远期复发风险高的 Luminal 型乳腺癌、曲妥珠单抗耐药的 HER2 阳性乳腺癌等各种难治性乳腺癌，我们需要找到更为精确的治疗模式。乳腺癌，无论散发性乳腺癌还是家族性乳腺癌，遗传因素都起着重要的作用。2008 年，克莱顿 • 克里斯坦森创造了“精准医疗”这个词，根据病人的分子信息（如因果遗传变异），而不是基于症状的分类系统，对疾病分类进行现代化改造。2011 年美国国家科学院提出精准医学的理念，旨在通过评估患者的组学信息，建立新的知识网络，促进生物医学研究及临床研究，最终制定个体化的治疗方案。精准医疗包括分层医疗和个性化医疗两种不同的方式。分层医疗是在特定分子改变的患者中测试一种药物，而个性化医疗是指个性化治疗改善整体人群的预后。乳腺癌的精准治疗极大丰富了肿瘤学现有的预防、诊断、筛查和治疗方法。

## （一）精准治疗检测方法

### 1. DNA 基因测序

对癌症患者的 DNA 进行测序，通常是为了从体细胞突变数据中找出癌症易感基因的种系突变，促使患者及其家属的监测、预防行动和预防生活方式的调整，以及丰富治疗计划。最近几项癌症测序研究发现，在无癌症家族史的散发病例中，癌症易感基因的种系突变频率很高，这与最近一项基于单核苷酸多态性（SNP）序列的 GWAS（全基因组关联研究）分析结果一致。

个体 SNP 通过 GWAS 和归算得到。第一个用于乳腺癌的 GWAS 发表于 2007 年，研究了 4398 例和 4316 例对照的 227876 个 SNP。最近一次针对乳腺癌的 GWAS 发表于 2018 年，研究了 1180 万个 SNP，涉及 122977 个病例和 105974 个对照。单独地看，这些 SNP 可能包含很少有用的信息，但是结合起来，它们可以用来生成一个风险概况（个人风险概况）。

## 2. 液体活检

目前研究较多的液体活检技术为循环肿瘤细胞（circulation tumor cells，CTC）、循环肿瘤 DNA（circulation tumor DNA，ctDNA）、外泌体（exosomes），液体活体组织检查作为精准医疗领域的一门新技术，具有方便重复取材，创伤小或无创伤的不可取代的优势，避免某些组织标本的不可及性，使早期肿瘤的筛查、复发肿瘤的再次活检均成为可能，在肿瘤诊断、治疗方案选择、疗效评估及预后预测等方面均具有极高的临床应用价值和广阔的应用前景。尤其在以预防复发和转移为主旨的肿瘤免疫治疗的临床疗效评价体系方面，液体活体组织检查将有助于肿瘤免疫治疗的科学发展和对临床实践的精准指导。

（1）CTC

循环肿瘤细胞（CTC）是指在癌症患者血液中检测到的癌细胞。它们的检测、定量和定性为癌症传播打开了一扇新的窗口。目前，CTC 计数是公认的乳腺癌、前列腺癌和结肠直肠癌的预后指标。

2004 年的一项研究对基线和治疗期的循环肿瘤细胞（CTC）进行计数，报道 CTC 与转移性乳腺癌患者的预后有关，之后 CTC 也被作为肿瘤生物学的替代物。唯一的问题是在靶向治疗的 HER2 + MBC 患者中，CTCs 的预后作用不明显。

与单一的 CTCs 相比，CTC 聚集可能会增加转移的风险。在人类研究中，乳腺癌患者的生存率降低，多次发生 CTC 聚集。上皮至间质（EMT）的转变和细胞黏附在 CTC 簇的形成和维持过程中起着至关重要的作用。

虽然目前 CTC 主要是在研究阶段，我们可以尝试将 CTC 技术纳入临床实践中。

（2）ctDNA

CTCs 和 ctDNA 都是液体活检的类型，是血液中可检测到的肿瘤成分。但 CTCs 是单一的细胞和细胞簇从肿瘤释放到血液中，而 ctDNA 来源于肿瘤细胞的凋亡和坏死。因为 ctDNA 在血浆游离 DNA 中的含量极低，检测难度较大。目前主要检测方法是数字聚合酶链反应和二代测序技术。ctDNA 在乳腺癌中主要用于筛查诊断及预后评估。

在非转移性三阴性乳腺癌（TNBC）患者中，Riva 等人研究了循环肿瘤 DNA（ctDNA）检测是否能反映肿瘤对新辅助化疗（NCT）的反应，并检测术后微小残留病变，发现 ctDNA 检测在基线时的检出率达到 75%。在 NCT 期间，ctDNA 水平迅速下降，术后未检测到微小残留病变。然而，在 NCT 期间，ctDNA 水平的缓慢下降与较短的生存期相关。另一项研究对 20 例诊断为原发性乳腺癌的患者进行回顾性研究，评估了 ctDNA 的系列监测在乳腺癌早期发现转移中的作用。发现 ctDNA 更早发现肿瘤的转移，而长期无病生存的患者检测不出术后的 ctDNA。由此可以看出，ctDNA 可以检测乳腺癌的复发。ctDNA 作为液体活体组织检查的新型肿瘤标志物，与传统的肿瘤标志物相辅相成，具有极高的临床应用价值和市场前景，使实现真正个体化治疗成为可能。理论上，ctDNA 对于乳腺癌患者的个体化治疗具有指导意义，但该领域的研究仍处于起步阶段，其临床应用仍然需要更多的研究进一步证实，期待未来 ctDNA 成为乳腺癌精准治疗的重要手段。ctDNA 最初来源于循环游离 DNA（circulating cell-free DNA，cfDNA）。目前，ctDNA 可以被新发展起来的检测技术检测到，其不但可以对疾病进行早发现和早诊断，并预测疾病的复发，还可以预测药物不良反应的发生。

（3）外泌体

细胞与外界的运输可分为主动、被动和囊泡型泡状运输，特别是外泌体介导的运输在细胞运输中起着重要的作用。细胞分泌的外泌体通过传递蛋白质、核酸和其他物质与微环境进行交流。外泌体还可以在乳腺癌细胞外传递抗癌药物，从而导致耐药性的产生。

早期乳腺癌对唾液中的生物标志物有着高特异性和高敏感性。来自乳腺癌的外泌体可以与唾液腺细胞相互作用，从而改变分泌的外泌体的组成，监测乳腺癌高危人群唾液标志物的 mRNA 和蛋白表达是检测乳腺癌的一种新的有效方法。一项研究表明与治疗 5 年后无病生存的乳腺癌患者相比，所有乳腺癌样本的 Survivin（外泌体从肿瘤细胞中释放出来的物质）水平均显著高于对照组（$p < 0.05$），肿瘤患者血清中的外泌体含量显著高于对照组（$p < 0.01$）。因此外泌体可作为早期乳腺癌患者的诊断和（或）预后标志物。

## （二）多基因检测：乳腺癌精准治疗的武器

伴随着乳腺癌分子生物学的深入发展，对于肿瘤细胞受体状态的研究也获得了长足的发展。采用免疫组化及原位杂交技术，可以对乳腺癌细胞的三种重要受体及核增殖指数进行量化，进而实现乳腺癌的分子分型。这一阶段完成并且成为标准体系的标志是 2011 年形成的 St. Gallen

专家共识。在这一版的共识中，根据雌激素受体（estrogen receptor，ER）、孕激素受体（progesterone receptor，PR）、人表皮生长因子受体 2（human epidermal receptor 2，HER2）及 Ki-67 这 4 个指标的不同组合状态分类，最终确定了乳腺癌的 4 个分子亚型，分别为 luminal A 型、luminal B 型、HER2 阳性型和三阴性型。同时，共识明确提出分子分型与预后及疗效预测相关，确立了各种亚型的基本治疗策略，例如在 HER2 阳性型中为化疗联合靶向治疗，在三阴性型中为化疗，而在激素受体（hormone receptor，HR）阳性型中则为内分泌治疗或联合化疗。分子分型的最终明确，标志着乳腺癌诊疗模式正式跨进了“个体化治疗”的阶段。分子亚型的应用虽然已经成功地将乳腺癌由单一疾病细分为几种重要的亚型，并为诊疗决策提供了重要依据，但事实上它离真正的精准治疗仍有很大的差距，原因在于少数亚型的分层体系显然无法精准地描述肿瘤之间因大量基因差异性表达所导致的巨大异质性。正是上述这种对精准化分层的进一步需求，使多基因检测（multi-gene assay，MGA）在过去 10 年中得到了长足的发展，形成了乳腺癌精准个体化治疗的重要进程。MGA 的目的是在分子分型的基础上，进一步整合乳腺癌内在的分子生物学信息，从而达到区分同一亚型特别是 ER 阳性乳腺癌的不同预后并进行疗效预测，以指导进一步的辅助治疗决策。其基本思路是，在乳腺癌肿瘤组织标本中检测与肿瘤细胞抗凋亡、生化、增殖、血管滋养、转移等相关的信号通路中若干个代表性基因的表达水平，进行量化后，建立相应的数学模型，以预测患者的预后，同时检测疗效的预测效能。目前在早期可手术乳腺癌，主要检测的多基因表达谱有 21 个基因的 Oncotype DX、70 个基因的 MammaPrint、12 个基因的 EndoPredict 、7 个基因的 BCI 及 50 个基因的 Prosigna。这些基因检测工具的开发，均以回顾性研究为起始，得到证据后续以大规模的前瞻性临床研究设计进行验证，其可靠性也得到了国内外各种乳腺癌指南的支持。

早在 2008 年，NCCN 指南已经把 21 基因 Oncotype DX 列为辅助治疗临床决策的重要依据，第 8 版的 AJCC 肿瘤分期中，在保留了传统解剖学分期的同时，也把 21 基因检测列为预后分期的 I 类证据，标志着乳腺癌分期全面进入了解剖学与生物学整合的新时代。

21 基因检测是一种基于 RT-PCR 的检测方法，可以检测 21 个基因。该检测方法会产生一个乳腺癌复发的评分结果，该结果代表了对远处复发和预后风险的个体化评估，并预测辅助化疗获益的可能性。

21 基因检测被临床证实为一种预后工具，它也能独特地预测淋巴结阴性或阳性、HR 阳性、HER2 阴性乳腺癌患者的化疗获益。SWOG S8814 分析显示，评分 < 18 的患者不能从化疗中获益。NSABP B-20 分析表明，评分的结果可以预测淋巴结阴性、ER 阳性乳腺癌患者的化疗获益情况。之后一项前瞻性试验评估了使用蒽环类或非蒽环类辅助化疗方案的 HER2 阴性、淋巴结阴性或淋巴结阳性乳腺癌患者的无病生存期（DFS）的差异。该结果证明了对激素受体阳性（HR+）、HER2 阴性的早期乳腺癌患者的化疗获益具有预后和预测作用，而与淋巴结状态无关。因此，21 基因检测是唯一的有一级证据证明在 HR 阳性、HER2 阴性乳腺癌中进行化疗获益预测的基因组分析。最近更新的 2020 年中国临床肿瘤学会（Chinese Society of Clinical Oncology，CSCO）乳腺癌诊疗指南，也推荐 Oncotype DX 和 MammaPrint 检测，以减少过度治疗，推进个体化治疗的实践。

## （三）乳腺癌分子分型和精准治疗

### 1. Luminal 型乳腺癌

目前 Luminal 型分为 Luminal A 型和 Luminal B 型，Luminal A 型是

乳腺癌最常见的分子亚型，其分子分型特征除了 ER 阳性或 PR≥20%、HER2、Ki-67 低表达，还有表达激素受体、腺上皮型细胞角蛋白等特点。Luminal B 型又分为 HER2 阴性和 HER2 阳性两组。Luminal B 型（HER2 阴性）：ER 阳性和 PR ＜ 20%、HER2（－）、Ki-67≥20%。Luminal B 型（HER2 阳性）：ER 阳性和 PR 阳性、HER2 过表达。

对于 ER 阳性的乳腺癌，潜在的治疗靶点为雌激素受体，CDK4/6。其中内分泌治疗是晚期乳腺癌患者的重要治疗手段。然而，在临床环境中，超过三分之一的患者由于固有的耐药性而无法从内分泌治疗中获益，对内分泌治疗产生耐药性的机制之一是 PI3K/AKT/mTOR 通路的激活。PI3K/AKT/mTOR 通路抑制剂可逆转内分泌耐药。因此，对于内分泌耐药的患者，PI3K/AKT/mTOR 通路也是潜在的靶点。而 Luminal B 型（HER2 阳性）的患者也应该考虑 HER2 这个治疗靶点。

（1）雌激素受体

ER 在乳腺癌中的表达非常普遍，目前常见的内分泌药物为选择性 ER 调节剂（SERM）、芳香化酶抑制剂（AI）和选择性雌激素受体下调剂（SERD）。其中芳香化酶抑制剂和选择性雌激素受体下调剂是 ER 阳性转移性乳腺癌患者推荐的内分泌疗法之一。

内分泌治疗的耐药的其中一个机制是 ER 基因（ESR1）的突变。ESR1 突变在原发性乳腺癌中很少发生，大多数 ESR1 突变发生在 ER 的配体结合域的热点区域。ESR1 突变只在以前接触过 AI 的雌激素受体阳性乳腺癌患者中发现。在随后的 AI 治疗中，ESR1 突变患者的无进展生存期明显缩短（HR=3.1，95% CI 1.9 ~ 23.1，$P$=0.0041）。在一项复合、多中心、Ⅲ期临床试验（SoFEA）中，对于绝经后激素受体阳性的乳腺癌患者，接受氟维司群治疗的 ESR1 突变患者的中位无进展生存期（mPFS）长于依西美坦（5.7 vs 2.9 个月，$P$=0.02）；但在 ESR1 未突变的患者中，接受氟维司群和依西美坦治疗中位无进展生存期无明显差异（$P$=0.77），因此 ESR1 突变患者可从含氟维司群的治疗方案中获益。

（2）CDK4/6

细胞周期蛋白依赖性激酶（CDKs）在细胞周期的进展中起重要作用，激活的 CDKs 可导致基因组不稳定性（GIN）、增殖失调和染色体不稳定性（CIN）。在细胞周期进展过程中，G1-S 期的限制点由 CDK4/6 调控，在肿瘤发生过程中起着至关重要的作用。

目前已经有 3 种 CDK4/6 抑制剂（palbociclib、ribociclib 和 abemaciclib）。在一项Ⅲ期临床试验（PALOMA-2）中，对 666 例先前未治疗的 ER 阳性、HER2 阴性的绝经后乳腺癌患者。palbociclib 联合来曲唑组的中位无进展生存期为 24.8 个月，而安慰剂联合来曲唑组的中位无进展生存期为 14.5 个月（HR=0.58；95%CI 为 0.46 ~ 0.72；$P$ < 0.001）。最常见的 3 级或 4 级不良事件是中性粒细胞减少（占 66.4%，Palbociclib 联合来曲唑组为 1.4%，安慰剂联合来曲唑组为 1.4%）、白细胞减少（24.8% 比 0%）、贫血（5.4% 比 1.8%）和疲劳（1.8% 比 0.5%）。在 PLOMA-3 临床研究中，Turner 等人也评估了 palbociclib 联和氟维司群对于 521 例 ER 阳性、HER2 阴性、既往内分泌治疗进展的乳腺癌患者的疗效，palbociclib 联合氟维司群比单独使用氟维司群组的无进展生存期更长（9.2 个月 vs 3.8 个月；HR=0.42；P < 0.001）。对于 ER 阳性、HER2 阴性的复发性或转移性乳腺癌，ribociclib 联合来曲唑组的无进展生存期明显长于安慰剂联合来曲唑组，而 ribociclib 联合来曲唑组的骨髓抑制率更高。在 MONARCH 3 的Ⅲ期研究中，对 493 名 ER 阳性、HER2 阴性的绝经后晚期乳腺癌患者，Abemaciclib 联合非甾体芳香化酶抑制剂可显著提高无进展生存期和客观缓解率，我们也可以在 MONARCH 2 中获得相同的结论，abemaciclib 联合氟维司群也显著

提高无进展生存期。

（3）PI3K/AKT/mTOR 信号通路

PI3K/AKT/MTOR信号通路的异常激活可以促进乳腺癌细胞的增殖，加速乳腺癌的进展，增加乳腺癌的恶性程度，诱导内分泌治疗耐药的发生。

关于 PI3K 抑制剂。对于绝经后 ER 阳性和 HER2 阴性乳腺癌患者，一项Ⅲ期研究（BELLE-2）对比了 Buparlisib 或安慰剂联合氟维司群在芳香化酶抑制剂治疗失败后的乳腺癌患者中的情况，在总人群（n=1147）中，Buparlisib 联合氟维司群组的 PFS 长于安慰剂联合氟维司群组（mPFS 为 6.9 个月 vs 5.0 个月，HR=0.78，P=0.00021）；在 PI3K 通路激活的患者（n=372）中，Buparlisib 联合氟维司群组的 mPFS 为 6.8 个月（95%CI4.9 ~ 7.1），而安慰剂组的 mPFS 为 4.0 个月（95%CI3.1 ~ 5.2）（HR=0.76，P=0.014）。在另一项Ⅲ期研究（BELLE-3）中，对于绝经后 ER 阳性、HER2 阴性、内分泌治疗和 mTOR 抑制剂治疗后复发的局部晚期或转移性乳腺癌患者，与安慰剂组相比，Buparlisib 联合氟维司群组的中位无进展生存期明显更长（3.9 个月 vs1.8 个月，HR=0.67，p=0.00030）。此外，另一个小分子的 α- 特异性 PI3K 抑制剂是 alpelisib，在临床前的肿瘤模型中，以及在晚期实体肿瘤患者的Ⅰ期试验中，已证明 PIK3CA 突变的癌症对 alpelisib 敏感。在 PIK3CA 突变、ER 阳性的异种移植模型中，与单独使用两种药物相比，alpelisib 与氟维司群联合使用具有抗肿瘤活性。在Ⅰb 期临床试验中，对于 PIK3CA 突变的 ER 阳性绝经后的乳腺癌患者，alpelisib 联合氟维司群组的 PIK3CA 突变的患者（9.1 个月，95%CI6.6 ~ 14.6 个月）比 PIK3CA 野生型患者（4.7 个月，95%CI1.9 ~ 5.6 个月）的中位无进展生存期更长，PIK3CA 突变组的缓解率为 29%（95%CI17% ~ 43%）。在 SOLAR-1 的Ⅲ期临床试验中，对于 ER 阳性、HER2 阴性、PIK3CA 突变的乳腺癌患者，alpelisib 联合氟维司群组的中位无进展生存期为 11.0 个月（95% CI 7.5 ～ 14.5），而安慰剂联合氟维司群组的中位无进展生存期为 5.7 个月（95% CI 3.7 ～ 7.4）（HR=0.65，P ＜ 0.001）。在 GDC-0032 的Ⅲ期临床试验中，对于 ER 阳性、HER2 阴性、PIK3CA 突变、既往接受过芳香化酶抑制剂的乳腺癌患者，Taselisib 联合氟维司群显著改善了无进展生存期。在一项Ⅱ期临床研究中，对 AI 耐药的绝经后 ER 阳性、HER2 阴性的晚期或转移性乳腺癌患者，研究人员分析了 pictilisib 联合氟维司群对比氟维司群单药的疗效。患者随机接受 pictilisib 联合氟维司群或安慰剂联合氟维司群治疗。结果显示，不论是否存在 PI3K 突变，氟维司群中加入 pictilisib 并没有显著提高无进展生存期，但 pictilisib 的剂量受到毒性的限制，可能会限制其疗效，pictilisib 引起的毒性反应导致多数患者在疾病进展前不能接受完全剂量的药物治疗。

至于 mTOR 抑制剂，依维莫司是雷帕霉素靶蛋白复合物 1 中 MTOR 的变构抑制剂。目前批准依维莫司联合依西美坦用于 AI 治疗失败的绝经后 HR 阳性、HER2 阴性的晚期乳腺癌患者的治疗。在一项Ⅱ期临床试验（TAMRAD）中，对于既往 AI 治疗后进展的绝经后转移性 HR 阳性／HER2 阴性乳腺癌。和他莫昔芬组相比，依维莫司联合他莫昔芬组患者的疾病进展时间显著延长（8.6 个月 vs4.5 个月，P=0.002）。在亚组分析中，对继发性内分泌耐药患者，能够从两者联合治疗中获益。在一项Ⅲ期临床研究中（BOLERO-2），对于 ER 阳性，既往接受过非甾体类芳香化酶抑制剂的 724 例乳腺癌患者，依维莫司联合依西美坦组的 mPFS 长于安慰剂联合依西美坦组（mPFS6.9 个月 vs 2.8 个月，HR=0.43，P ＜ 0.001）。

关于 AKT 抑制剂在乳腺癌患者中的应用。在一项 AKT 抑制剂 AZD5363 的研究中，AKT1 E17K 突变的 ER 阳性乳腺癌患者的 mPFS 为

5.5 个月，但目前对于 AKT 突变的 ER 阳性乳腺癌患者，抗 ER 和 AKT 抑制剂的联合治疗仍在研究中。

### 2. HER2 过表达型乳腺癌

HER2 阳性型的分子特征为 HER2 阳性、ER 阴性和 PR 阴性。HER2 为 HER2 过表达型乳腺癌的治疗靶点。约 20% 的侵袭性乳腺癌 HER2 过表达。

目前针对 HER2 的靶向治疗有以下的药物：针对 HER2 受体域 IV 的细胞外抗体，如曲妥珠单抗，以及与受体域Ⅱ结合并抑制与 HER2、HER3 形成异源二聚体的帕妥珠单抗；小分子酪氨酸激酶抑制剂，如拉帕替尼、来那替尼；抗体—药物偶联物（ADCs），如 T-DM1。

目前临床上的应用最广泛的是曲妥珠单抗联合化疗，之后研究表示帕妥珠单抗能够增加曲妥珠单抗联合化疗的疗效。在 NeoSphere 临床试验中，与给予曲妥珠单抗和多西紫杉醇的患者相比，给予帕妥珠单抗、曲妥珠单抗和多西紫杉醇的新辅助治疗患者的病理完全缓解明显改善。从 2017 年的Ⅲ期 APHINITY 临床试验结果可以看出，对比标准辅助化疗 18 周后加上一年的曲妥珠单抗联合安慰剂治疗，曲妥珠联合帕妥珠单抗的 3 年无病生存率（DFS）更高（94.1% vs 93.2%）。对于一些激素受体阳性、淋巴结阳性的高危患者，更能从双靶治疗中获益。对于晚期乳腺癌患者，在 CLEOPATRA 临床试验中我们可以看出，与安慰剂、曲妥珠单抗和多西紫杉醇组相比，帕妥珠单抗、曲妥珠单抗联合多西他赛的无进展生存期显著提高。接受帕妥珠单抗联合治疗组的中位总生存期为 57.1 个月，而接受安慰剂联合治疗组的中位总生存期为 40.8 个月（HR=0.68；$P < 0.001$）。但是一些患者对曲妥珠单抗产生了耐药性。耐药发生的机制一方面可能是 HER 家族信号通路的再激活，曲妥珠单抗

与 HER2 的有效结合受阻。另一方面，HER3 是 EGFR 家族成员之一，在 HER2 阳性乳腺癌患者的肿瘤发生、耐药和肿瘤进展中起重要作用。HER3 活性的上调提供了另一种“逃逸途径”，肿瘤细胞可通过该途径绕过对 HER 家族受体的抑制或对下游 PI3K-AKT-mTOR 信号通路的抑制。

对于曲妥珠单抗耐药情况，可以考虑小分子酪氨酸激酶抑制剂。拉帕替尼是一种胞内酪氨酸激酶抑制剂，可阻断 HER2 和 EGFR（表皮生长因子受体）激活。在一项Ⅲ期临床试验中，对于 HER2 阳性的晚期乳腺癌患者，拉帕替尼加卡培他滨优于单独使用卡培他滨。在Ⅲ期临床试验中，对于 2840 例的早期 HER2 阳性乳腺癌患者，在给予化疗和曲妥珠单抗后，来那替尼显著提高了 2 年的无病生存期。但是在长期的随访中，没有数据表明这种效果是否能够持续，之后的一项临床研究也显示在一线 HER2 阳性转移性乳腺癌中，就无进展生存期而言，来那替尼联合紫杉醇并不优于曲妥珠单抗联合紫杉醇。此外，还有 poziotinib 等小分子激酶抑制剂。

另外，对曲妥珠单抗耐药的患者还可以考虑抗体药物偶联物。抗体药物偶联物（ADCs）是一个快速发展的治疗类药物，它利用单克隆抗体的靶向选择性，将细胞毒性药物传递给表达抗原的细胞。在 EMILIA 的临床试验中，对于既往接受过曲妥珠和紫杉醇治疗的晚期乳腺癌患者，对比拉帕替尼联合卡培他滨，T-DM1 显著延长无进展生存期和总生存期。一项Ⅱ期临床研究示对于 HER2 阳性的晚期乳腺癌患者的一线治疗，曲妥珠单抗加多西他赛的 mPFS 为 9.2 个月，T-DM1 组的 mPFS 为 14.2 个月。但是Ⅲ期 MARIANNE 试验未显示 T-DM1 单药或 T-DM1 联合帕妥珠单抗优于标准曲妥珠单抗加紫杉醇治疗。目前 T-DM1 作为晚期 HER2 过表达型乳腺癌的首选二线治疗。

### 3. 三阴性乳腺癌（TNBC）

三阴性乳腺癌的免疫组化特征是激素受体阴性，HER2 阴性。与其他乳腺癌亚型相比，TNBC 是一种异质性很强的疾病，患者的疾病复发风险较高。

（1）PARP

约 70% 的 BRCA1 突变的乳腺癌呈三阴性。BRCA1 和 BRCA2 是肿瘤抑制基因，它们通过同源重组修复途径编码参与 DNA 双链断裂修复的蛋白。多聚（二磷酸腺苷 - 核糖）聚合酶（PARP）家族的 7 个成员是 DNA 单链断裂修复的核心。在 BRCA 突变的患者中，BRCA 的功能缺失，双链 DNA 断裂的同源重组修复受损，PARP 酶被激活并修复。BRCA1 或 BRCA2 突变的细胞对 PARP 抑制剂敏感。一项随机Ⅱ期试验显示，对晚期的三阴性乳腺癌患者，吉西他滨和卡铂联合应用 iniparib 后，临床有效率从 34% 提高到 56%（P=0.01），总有效率从 32% 提高到 52%（P=0.02）。iniparib 的加入也将 mPFS 从 3.6 个月延长至 5.9 个月，中位 OS 从 7.7 个月延长至 12.3 个月（P=0.01）。在之后的Ⅲ期临床研究中，519 例复发性 TNBC 患者接受了 PARP 抑制剂 iniparib 联合卡铂或吉西他滨联合卡铂治疗，O'Shaughnessy 等人在初步分析中发现，PFS 和 OS 无统计学差异（OS HR =0.88，P=0.28；PFS HR=0.79，P=0.027），原因可能是 TNBC 异质性较大，PAPR 抑制剂并非对所有 TNBC 有效。另一项Ⅲ期试验研究了 PARP 抑制剂奥拉帕利（olaparib）的治疗效果。在这项研究中，将奥拉帕尼作为单一药物与标准化疗（长春瑞滨、艾日布林或卡培他滨）在转移性乳腺癌患者中的疗效进行了比较。在 HER2 阴性的转移性乳腺癌和生殖系 BRCA 突变的患者中，奥拉帕尼组的 PFS 明显改善（mPFS7.0 比 4.2 个月，HR=0.58，$p < 0.001$）。疾病进展或死亡风险比标准治疗降低 42%。最近，一项Ⅲ期临床研究（EMBRACA）

探究了 talazoparib 在 gBRCA 突变的 HER2 阴性晚期乳腺癌患者中的作用。talazoparib 是一种具有双重作用的 PARP 抑制剂，能够抑制 PARP 酶，并将 PARP 捕获在 DNA 上，从而阻止 DNA 损伤修复，导致 BRCA 突变细胞死亡，与安慰剂相比，talazoparib 显著改善 PFS。

（2）ADCs

目前也有一些针对 TNBC 的抗体药物偶联物（ADCs）被研发出来，如 sacituzumab govitecan。sacituzumab govitecan（IMMU-132）是一种靶向 Trop-2 的抗体—药物偶联物，由伊立替康的活性代谢物 SN-38 组成。在一些临床试验中，经该药治疗的三阴性乳腺癌患者的客观反应率为 30%，临床获益率为 46%。

（3）AR

雄激素受体（AR）被越来越多人认为是乳腺癌的潜在生物标志物。然而，AR 表达在三阴性乳腺癌（TNBC）患者中的预后价值仍存在争议。在一项Ⅱ期临床试验中，对于 AR 阳性的三阴性乳腺癌，比卡鲁胺的临床获益率 19%，中位无进展生存期 12 周。这是第一次证明 AR 靶向治疗对 AR 阳性 TNBC 的疗效。在另一项关于恩扎鲁胺的临床研究中，在可评估的亚组中，16 周时的临床获益率为 33%，24 周时的临床获益率为 28%，中位总生存期为 16.5 个月，中位无进展生存期为 3.3 个月。在醋酸阿比特龙的临床试验中，临床获益率为 20%，24 周平均无进展生存期为 2.8 个月。

（4）PD-1/PD-L1

程序性死亡配体 1（PD-L1）及其在 T 细胞上的相应受体（PD-1）使肿瘤逃避免疫监视，而免疫检查点抑制剂可以抑制肿瘤逃逸。

pembrolizumab 是人源化的 PD-1 抑制剂。在Ⅰb 期的 Keynote-012 临床研究中，经 pembrolizumab 治疗的 PD-L1 阳性的 mTNBC 患者，

总体应答率（ORR）为 18.5%。在Ⅱ期 keynoteo-086 研究中，在中位随访 10.9 个月后，不考虑 PD-L1 的表达，经 pembrolizumab 治疗的 mTNBC 患者的 ORR 为 5%，而 PD-L1 阳性的患者，ORR 为 23%。我们从上述 2 个临床研究可以看出，对 PD-L1 阳性的转移性 TNBC 患者，pembrolizumab 单药治疗具有可控的安全性，无论患者之前是否接受了 mTNBC 治疗，均显示了持久的抗肿瘤活性。对于晚期的 TNBC 患者，在紫杉醇中联合 atezolizumab 可延长无进展生存期。在 13 个月的中位随访后，PD-L1 阳性人群的 mPFS 在 atezolizumab 联合紫杉醇组为 7.4 个月，在安慰剂联合紫杉醇组为 4.8 个月。

## （四）外科手术和乳腺癌精准治疗

### 1. 乳腺癌亚型与外科手术

乳腺癌的手术选择通常可以简化为全乳房切除术与部分乳房切除术（PM）、前哨淋巴结分期淋巴结活检（SLN）与完整的腋窝淋巴结清扫术。手术的选择取决于患者乳腺癌的现在所在的阶段、患者总体健康状态，以及患者的个人喜好。话虽如此，常规的手术治疗是 PM 加 SLN，通常称为保乳手术（BCS）。保乳手术能够越来越多的进行，这是因为随着乳腺癌筛查的普及，这种疾病得以在临床淋巴结阴性阶段就诊断出来，而且乳腺肿瘤发现时多小于 5 cm。

最近的研究已开始调查不同的乳腺癌亚型针对多样的外科手术选择所产生的不同的临床治疗效果。乳腺癌 4 种亚型（luminal A、luminalB、HER2 过表达和基底样型）中的每一种之间似乎对 BCS 和放疗的反应都会有细微的差别。虽然所有 4 个亚型在 BCS 术后 5 年内的复发率都不超过 10%，luminal A 型具有非常低的复发率，仅为 0.8%，

luminal B 型为 1.5%，HER2 过表达型为 8.4%，基底样型为 7.1%。SLN 后阳性淋巴结的检出率也因亚型而异。SLN 阳性的最高检出率分别为 luminal B 型 44.9% 和 HER2 过表达亚型的 50.0%。针对乳腺癌亚型的进一步研究和临床疗效精确相关的探索，可能使一些特定亚型的免于辅助放射治疗，或者使另一些特殊亚型中免于进行手术腋窝分期。

### 2. 预防性乳房切除术

对于既往无乳腺癌病史的高危女性，可考虑将双侧乳腺切除术（BRRM）作为乳腺癌的一级预防措施。研究发现，女性选择 BRRM 与患者的 BRCA1 或 BRCA2 突变检测结果及医生建议进行基因检测有很强的相关性，可降低患者乳腺癌的发病风险，联合乳房重建可获得较好的外观及对称性。同样的，之前被诊断出患有乳腺癌的妇女在切除一个乳房后，可能会考虑切除对侧乳房，防止对侧乳腺癌的发生。根据 SEER 收集的数据，有遗传性 / 家族性非 BRCA1/2 突变的原发性乳腺癌的女性患者对侧乳腺癌的风险是预期发病率的 5 倍。

一项回顾性队列研究报告了 58 例 BRCA1/2 携带者，发现 BRRM 与生存率的提高没有显著的相关性（HR=0.25，95% CI 0.03 ～ 1.81，P=0.14）。另外一项回顾性队列研究也报告了 358 位 BRCA 突变携带者，预防性切除的人群无原发性乳腺癌的发生（平均随访 4.5 年）。只有一位女性在预防性手术后近 4 年发现转移性乳腺癌( 未发现原发性乳腺癌 )。经过较长时间的随访，预防性切除手术术后人群患原发性乳腺癌的风险很低。

在 2015 年 Heemskerk-Gerritsen 对 583 名 BRCA1/2 突变的原发乳腺癌的女性（曾经被诊断出乳腺癌）的研究中指出，在 10 年的生存率方面，和监测组相比，对侧乳房预防性切除组中女性的死亡率较低（8%

比 19%，P ＜ 0.001），15 年生存率（86%）也高于监测组（74%）。在年轻的原发性乳腺癌患者（＜ 40 岁）、肿瘤分级Ⅰ/Ⅱ级、无三阴性表型和未接受辅助化疗的患者中生存获益尤为明显。但没有足够的证据表明这能提高存活率，因为复发或转移的风险仍然存在。

作为一种预防措施，降低风险的乳房切除术仍然存在争议。潜在的好处包括降低患乳腺癌的风险。潜在的缺点包括手术的侵入性和随之而来的发病率，以及对身体形象的满意度下降。现在存在一个悖论，即侵入性乳腺癌的手术治疗已经变得不那么激进了，许多女性选择保乳手术，而切除乳房则用于预防乳腺癌。但是没有一种乳房切除术能切除所有的乳房组织，因此不能消除所有的乳腺癌风险。此外，预防性乳房切除术可能导致严重的身体疾病或影响女性的生活质量，或两者兼而有之。因为没有检测手段可以确定哪些女性在没有预防性乳房切除的情况下会患上乳腺癌。预防性乳房切除术并不是乳腺癌高风险女性的唯一选择。

（梁旭）

---

梁旭，医学博士，北京大学临床肿瘤学院乳腺内科副主任医师，长期从事晚期乳腺癌诊疗工作。主要研究方向及工作重点为晚期乳腺癌规范化治疗和个体化治疗。

**参考文献**

[1] FARLAY, J., et al. Cancer incidence and mortality worldwide: sources, methods and major patterns in GLOBOCAN 2012[J]. Int J Cancer,2015,136(5): 359-86.

[2] 杨海源 , 江一舟 , 邵志敏 . 精准医学时代的乳腺癌研究 [J]. 中华

肿瘤杂志 ,2016,38(6):401-403.

[3] PEROU,C.M., et al. Molecular portraits of human breast tumours[J]. Nature,2000,406(6797):747-52.

[4] NGUYEN,P.L.,et al. Breast cancer subtype approximated by estrogen receptor, progesterone receptor, and HER-2 is associated with local and distant recurrence after breast-conserving therapy[J]. J Clin Oncol, 2008,26(14):2373-2378.

[5] KATSNELSON,A.. Momentum grows to make personalized medicine more precise[J]. Nat Med,2013,19(3):249.

[6] ROPER N., et al. The landscape of precision cancer medicine clinical trials in the United States[J]. Cancer Treat Rev,2015,41(5):385-90.

[7] WORKMAN P. and J. de Bono. Targeted therapeutics for cancer treatment: major progress towards personalised molecular medicine[J]. Curr Opin Pharmacol, 2008,8(4):359-62.

[8] COLLINS,F.S.,H.VARMUS.A new initiative on precision medicine[J]. N Engl J Med,2015,372(9):793-795.

[9] LU Y., et al.Most common sporadic cancers have a significant germline genetic component[J]. Hum Mol Genet,2014,23(22):6112-8.

## 5.5 精准医学如何治疗肾细胞癌

精准医学是双层结构金字塔形的新型医学概念与医疗模式。个体化医疗是精准医学的基础，作为金字塔的“塔基”。精准医学对肾癌的治疗是以患者个体化治疗为基础的。个性化医疗所关注的疾病治疗和预防的核心是个体，根据每个患者的个人特征制定个性化治疗方案。精准医学在肾癌的治疗应根据每位患者的个体差异来调整疾病的诊断、治疗、预防，最终针对不同患者形成定制的医疗模型。

精准医学的“塔尖”是基因组测序技术及生物信息与大数据科学的交叉应用。“塔尖”本质是通过基因组、蛋白质组等组学技术和医学前沿技术，对于大样本人群与特定疾病类型进行生物标志物的分析与鉴定、验证与应用，从而精确寻找到疾病的原因和治疗的靶点，并对疾病的不同状态和过程进行精确分类，最终实现对于疾病和特定患者进行个性化精准治疗的目的，提高疾病诊治与预防的效益。

要达到肾细胞癌的精准治疗，首先要对肾细胞癌的概念、诊断手段、鉴别诊断、分型分期、治疗方式选择等有深入透彻的了解，再综合患者的具体情况，选择合适的诊断手段，综合不同的治疗方法，才能让患者从精准治疗中获益。

## （一）肾细胞癌的概念及分型

肾细胞癌又称肾腺癌，是起源于肾实质泌尿小管上皮的恶性肿瘤，简称肾癌。根据肾癌起源部位的不同，又可分为各种肾细胞癌亚型，但需要注意的是不包括来源于肾间质的肿瘤及肾盂肿瘤。肾细胞癌的亚型包含众多的组织病理学分型，最主要有 3 种，即透明细胞癌、乳头状细胞癌（1 型和 2 型）、嫌色细胞癌，其他类型包括集合管癌和不常见的肾肿瘤，例如与终末期肾病相关肾癌、获得性囊性相关肾癌、乳头状腺癌、遗传性肾癌、血管平滑肌脂肪瘤等，其中肾透明细胞癌占了绝大多数。

肾癌多数以单个病灶形式发生在单个肾脏，仅有极少的病例在双侧肾脏出现病灶。而肾肿瘤的位置也可分为上极、下极及中部位置，又可进一步大致分为腹侧和背侧，更为罕见的是弥漫生长的肾癌。不同类型的肾癌患者可能合并不同的疾病，需要精准医学进行指导治疗，另外肾癌本身的肿瘤异质性的特点也是精准医学需要关注的问题。

## （二）肾细胞癌的流行病学

肾癌占成人肾脏肿瘤的绝大部分，达 80% ～ 90%，占成人恶性肿瘤的 2% ～ 3%。在世界范围内，总体上发达国家发病率高于发展中国家，城市地区高于农村地区，男女患者比例约为 2 ∶ 1，发病年龄多高发于 50 ～ 70 岁。

目前肾癌的发病原因尚未明确，已经明确和发病相关的有遗传因素、吸烟、肥胖等。有学者发现我国 1/3 的肾癌患者同时存在肥胖。这些患者的血清学分析发现脂联素点突变可能与肾癌发生有关，内脏脂肪百分比越高，肿瘤的恶性程度也越高，脂联素点突变的发现有希望成为肾癌检测与治疗的新靶点。这提示我们适当减重是有利于预防肾癌发生发展的。

## （三）肾细胞癌的症状和体征

肾癌的临床表现是多样化的，血尿常为无痛性，间歇性或全程性，或仅有镜下血尿。当肿瘤较小时或者肿瘤未侵犯肾盂，一般不会出现肉眼血尿，当肿瘤逐渐增大侵犯肾盂会出现血尿。肿块初期较小时可无症状，随着体积的增大，在体型较瘦弱的患者，可以触到腹部的肿块。患者可伴腰痛，多为钝痛，当出血形成血块阻塞输尿管时可出现绞痛。少数肾癌患者可因首发转移灶引起的症状而就诊，肾癌常见的转移部位有肺、骨、腹膜后淋巴结等。肾癌引起原发病灶和转移病灶以外的症候群称为副瘤综合征，既往称为“肾癌的肾外表现”。血尿、肿块和疼痛是肾癌经典的“三联征”。得益于日益升高的生活水平和筛查手段，以及经常的体检，一般在早期由B超或CT扫描检查时发现，称为“偶发瘤”。

## （四）肾细胞癌的检查和检验

### 1. 一般检查和检验

行血、尿和大便一般常规检查，尿细胞学检查、血生化及感染四项及胸部透视或X线摄片等，必要时行胸部CT检查以利于肿瘤分期。

### 2. 影像学检查

（1）B超检查

可作为常规体检的筛查手段。小的肾肿瘤可无任何异常表现，仅肾轮廓局部稍隆起，较大的肿瘤可见低回声肿块，肾结构、形态受压失常。肿瘤伴有液化、出血、坏死时，可见不规则的无回声暗区。肿瘤压迫肾盂时，可见肾盂变形、移位甚至中断。晚期可出现肾静脉或下腔静脉瘤栓、腹膜后淋巴结转移等。

（2）静脉尿路造影

目前在临床工作中已经不常使用。造影后可见肾实质、肾盂、输尿管显影，结合造影剂可显示有无充盈缺损和狭窄改变。此法可鉴别诊断肾盂肿瘤，对单纯肾癌诊断意义不大。

（3）CT扫描

目前肾癌诊断最常用的检查手段。通过CT平扫可以清晰地看到肿瘤的位置、大小、侵犯范围等情况。增强后通过肿瘤的强化，可看到肿瘤瘤体在动脉期出现典型的花斑样改变。CT 不仅有助于诊断，而且是肿瘤临床分期的重要依据。

（4）磁共振成像

当 CT 或其他检查难于确定肾脏肿瘤的性质时，MRI 对确定肿瘤的来源和性质有一定的帮助。与 CT 相比，MRI 诊断肾脏小占位性病变和瘤栓的敏感性和特异性略高。

（5）核素骨扫描及显像检查

核素全身扫描有助于发现骨转移病变。骨转移常见部位为躯干骨、四肢骨、颅骨等。

### 3. 分子病理诊断

基于分子生物学的基因诊断是目前新兴的病理学分支，尚处于探索阶段。分子病理诊断不但可以为常规病理诊断提供更多的信息，而且有希望成为制定治疗方案时重要的参考依据。有学者探索利用癌症基因组计划的公共平台 RNA 测序数据分析建模，再用手术样本对初步模型加以校正，最后将得到的基因组成模型在体外穿刺样本中进行验证，以期术前更好地对肾癌级别进行判别。但总体目前尚处于探索阶段，尚未得到临床应用。相信在不远的未来，在众多学者不懈地努力下，更多实用的分子模型将走上历史舞台，为医生和患者服务。

### 4. 穿刺活组织检查

目前影像学诊断明确的肾癌不主张进行活组织检查（简称“活检”）。但是对于难以确诊的肾脏占位，例如比较少见的肾血管平滑肌脂肪瘤亚型，进行穿刺活检，可避免不必要的肾脏手术。如果肾脏占位较小，选择主动监测的治疗方法，穿刺活组织检查应作为随访的手段。在选择肿瘤消融治疗前应通过穿刺活组织检查首先获得占位的病理学诊断，以利于明确诊断及后期治疗。在转移性肾癌的患者中选择合适的内科和外科治疗方案，穿刺活组织检查起着重要的作用。

## （五）肾细胞癌分期

在治疗之前，应根据肿瘤的术前影像表现对肾癌进行临床分期（cTNM），作为确定治疗方法的依据。临床分期是重要的，可以指导治疗方案的选择。对于手术的病例，在获得病理标本之后，病理检查分期（pTNM）是评估疗效和判断预后的标准。

肿瘤的 TNM 分期：T 分期是根据原发肿瘤的大小、浸润深度和对周边组织有无直接侵犯进行的 T0 ～ T4 期。N 分期则是根据累及区域引流的淋巴结位置、大小、个数，分成 N0-N2 期。M 分期指有无远处脏器的转移。根据不同的 TNM 分期进行综合评判，得到临床的分期Ⅰ～Ⅳ期，这种临床分期对患者的治疗、预后有明确的指导意义。

——原发肿瘤（T）

TX：原发肿瘤无法评估。

T0：无原发肿瘤的证据。

T1：肿瘤局限于肾脏，最大直径 ≤7cm。

T1a：最大直径 ≤4cm。

T1b：4cm ＜最大直径 ≤7cm。

T2：肿瘤局限于肾脏，最大直径＞ 7cm。

T2a：7cm ＜最大直径 ≤10cm。

T2b：肿瘤局限于肾脏，最大直径 >10cm。

T3：肿瘤侵及大静脉或肾周围组织，但未累及同侧肾上腺，也未超过肾周围筋膜。

T3a：肿瘤侵及肾上腺或肾周脂肪组织和（或）肾窦脂肪组织，但未超过肾周筋膜。

T3b：肿瘤侵及肾静脉或肾静脉段分支（或）膈下下腔静脉。

T3c：肿瘤侵入膈上下腔静脉或侵犯腔静脉壁。

T4：肿瘤浸透肾周筋膜，包括侵及邻近肿瘤的同侧肾上腺。

——区域淋巴结（N）

NX：区域淋巴结转移无法评估。

N0：无区域淋巴结转移。

N1：有区域淋巴结转移。

——远处转移（M）

M0：无远处转移。

M1：有远处转移。

根据肿瘤的临床分期，可以将肾癌分为局限性肾癌、局部进展性肾癌、转移性肾癌。局限性肾癌是指 T1 ～ T2N0M0 的肾癌，临床分期为Ⅰ、Ⅱ期，习惯上称为“早期肾癌”。局部进展性肾癌是指伴有区域淋巴结转移或（和）肾静脉瘤栓或（和）下腔静脉瘤栓或（和）肾上腺转移或肿瘤侵及肾周脂肪组织或（和）肾窦脂肪组织（但未超过肾周筋膜），无远处转移的肾癌（TNM 分期组合为 T1N1M0、T2N1M0、T3N0M0 及 T3N1M0），既往称为“局部晚期肾癌”。转移性肾癌是临床分期Ⅳ期的肾癌，或有其他部位转移的肾癌（TNM 分期组合 T4，任何 N，M0；任何 T，任何 N，M1）。

## （六）肾细胞癌治疗手段

### 1. 局限性肾癌的外科治疗

（1）肾癌根治术

局限性肾癌应尽量争取行根治性肾切除术治疗，即在肾周围筋膜外游离肾脏，将肾脏肿瘤连同肾、肾上腺、肾周围脂肪、筋膜、输尿管上段一次性整块切除，以达到根治的目的，这是最传统有效的治疗方法。

（2）保留肾单位的手术

随着技术的发展，目前保留肾单位的手术越来越受到重视。保留肾单位手术是保留肾脏的手术的总称，包括肾部分切除术、肾脏楔形切除术、肾肿瘤剜除术等手术。进行此类手术须根据具体患者情况慎重考虑，不宜强求。

当肾癌发生于解剖性或功能性的孤立肾、双肾肿瘤、家族性肾肿瘤、慢性肾脏病及伴发蛋白尿的实性或复杂肾囊肿患者，应优先考虑保留肾单位手术，因为在这些患者里面根治性肾切除术将可能会导致肾功能不全或尿毒症。对于 T1a 期肾肿瘤患者，医生应该优先选择保留肾单位的手术。保留肾单位的手术能够减少慢性肾脏病及慢性肾脏病进展的风险，同时具有理想的局部和总体肿瘤控制效果。

患者肾癌的对侧肾存在某些良性疾病，如肾结石、慢性肾炎或其他可能导致肾功能恶化的疾病（如高血压、糖尿病、肾动脉狭窄等），保留肾单位手术可以作为相对适应证。

对侧肾功能正常，临床分期 T1a 期（肿瘤 ≤4 cm），肿瘤位于肾脏周边，单发的无症状肾癌患者，以及临床分期 T1b 期（肿瘤最大直径 4 ～ 7 cm）的患者，选择保留肾单位手术或者是肾癌根治术均可。随着技术的积累和经验的提高，目前此类患者首选保留肾单位的手术。甚至对于以前是禁区的病例，例如体积较大的肾癌（T2N0M0）、内生型肾癌、肿瘤位于肾门的肾癌，保留肾单位的手术对于有经验的医生也不再是绝对禁忌证。对于选择保留肾单位手术的患者，手术医生应该尽可能保证切缘阴性，并在此基础上尽可能保留肾实质和缩短热缺血时间来保护肾脏的功能。

（3）能量消融术

2017 年 AUA 指南增加了关于能量消融术的内容。对于 T1a 期或直径小于 3 cm 的肾肿瘤，且肿瘤位于肾脏外侧，医生有义务告知患者可以考虑能量消融治疗。经皮能量消融治疗创伤较腹腔镜更小，麻醉要求低，更适合不宜实行进行全身麻醉的患者，例如老年虚弱的患者，以及严重心肺部疾病不宜全麻的患者。射频消融治疗和冷冻消融治疗都可以作为能量消融治疗的选择。在进行消融治疗之前需要进行肾肿瘤活检以提供肿瘤病理学信息，以利于接下来的随访。该治疗方式与手术相比，肿瘤残留及局部复发的可能性较高，可能需要再次进行消融治疗。

（4）主动监测

当患者肾脏占位较小，特别是小于 2 cm 时，根据患者情况及意愿，可以选择主动监测。尤其当患者具有较严重的心肺疾病，治疗相关死亡风险显著高于患者积极治疗带来的收益时。在主动监测期间，应每 3 ～ 6 个月评估肿瘤病灶，观察其生长情况，必要时再次对肿瘤进行活检。动态观察风险 / 收益比，当患者的主动监测风险高于行积极的治疗时，应及时提醒患者是否更改治疗方式。

（5）腹腔镜手术

肾癌的精准治疗，离不开腹腔镜的发展。腹腔镜较传统开放手术，具有创伤小、解剖清晰、出血少、输血量少等优点，且术后恢复快，伤口更小，显著缩短住院时间，腹腔镜手术是目前首选的治疗方式。值得一提的是，国外以经腹入路腹腔镜为主，而我国的泌尿外科经过10余年的发展，形成了独具特色的腹膜后入路为主的腹腔镜手术规范，得到了国外同行的认可。

机器人辅助腹腔镜：达芬奇机器人的出现具有重大意义，是肾癌精准治疗的最佳工具。手术机器人能提供宽阔清晰的3D操作视野，能够清楚呈现组织、器官的解剖构造和神经血管束的走行。其独特的机械臂设计能提供超越人手的控制能力，能做到精细操作、完美缝合，提高了手术效率及质量。机器人在保留肾单位手术中具有更好的疗效及安全性，可以达到传统腹腔镜和开放手术不能达到的高度。与腹腔镜相比，因三维视觉可放大十数倍，使手术精确度大大增加，从而避免不必要的分离，患者术中的组织创伤和炎性反应更少，创伤更小。达芬奇手术机器人增加视野角度，内置程序可修正人手颤动，操作器械较腹腔镜更为灵活，能以不同角度在器官周围操作。术者不必刷手，可以坐姿操作，减少疲劳，有利于集中精力，而且学习曲线较腹腔镜短。机器人手术昂贵的费用是制约其发展的重要因素，相信未来随着成本的不断降低，在肾癌的手术方式选择中，机器人手术将作为首选。

（6）手术辅助技术

为了增加手术的成功率，避免切缘阳性，近年来涌现出了一批新的手术辅助技术，为肾癌的精准治疗提供了新的选择，包括吲哚菁绿（indocyanine green，ICG）荧光实时显影技术、3D打印技术、虚拟现实技术等。

吲哚菁绿静脉注入体内后，立刻和血浆蛋白结合，随血循环迅速分布于全身血管内，一般正常人静脉注射20分钟后约有97%从血中排除、不参与体内化学反应，能与肾近曲小管分泌的胆红素易位酶结合，在手术中结合近红外荧光摄像监测，使肾肿瘤呈现低荧光状态，可以帮助辨别肿瘤边界，对于寻找外凸不明显的肿瘤大有帮助。

3D 打印技术是通过影像学资料，将器官数据转化为数字信息，通过 3D 打印技术制作成实物模型。通过模型可以直观地了解肿瘤的信息，术前进行精准定位肿瘤位置和了解血管分布，并可进行术前模拟肿瘤的切除手术，有助于术者和助手对手术加深理解。

虚拟现实技术实现了虚拟影像和实体的融合，可以将肾肿瘤的 3D 影像信息与术中实体影像相融合，在机器人辅助肾部分切除术中可清晰地看到肿瘤和血管。机器人辅助肾部分切除术联合高级成像技术可以协助术者制定最优的手术方案，在术中实施精准的操作，使复杂手术简单化。

（7）肾自体移植术

一些肾癌位置较深，内生性生长，或位于肾门附近毗邻重要血管，无法行保留肾单位的手术，需要选择肾癌根治术。另一些肾癌行保留肾单位的手术难度大，肿瘤不易切净，预计热缺血过长，也要选择肾癌根治术。但有时患者有保留病变肾脏的绝对指征，例如当肾癌发生于解剖性或功能性的孤立肾、双肾肿瘤等，这种情况下可以考虑肾自体移植术。手术首先行肾癌根治术，将肾脏及肿瘤完整切除，然后将肾脏用保存液灌注。在直视下将离体的肾脏中的肿瘤完整切除，癌灶多点活检确认病灶内无残余肿瘤，将肾脏修复。最后将修复好的肾脏，常规按移植手术方式移植于髂窝，这种手术方式可以最大限度地保留功能性肾组织。

### 2. 局部浸润性肾癌的治疗

对于局部浸润性肾癌治疗，仍以外科治疗为主，首选根治性肾切除术，而对转移的淋巴结或血管瘤栓需根据病变程度、患者的身体状况等因素选择是否切除。有学者主张做区域或扩大淋巴结清扫术，而最近的研究结果认为区域或扩大淋巴结清扫术对术后淋巴结阴性患者只对判定肿瘤分期有实际意义，术后尚无标准辅助治疗方案。由于淋巴结阳性患者多伴有远处转移，手术后需联合放疗、化疗、靶向治疗等，参见转移性肾癌的治疗。

对于合并静脉瘤栓的患者，建议对临床分期为 T3bN0M0 的患者行肾或（和）腔静脉瘤栓取出术。不推荐对 CT/MRI 扫描检查提示有腔静脉壁受侵或伴淋巴结转移或远处转移的患者行此手术。

推荐采用美国梅奥医学中心（Mayo Clinic）的五级分类法：0 级，瘤栓局限在肾静脉内；Ⅰ级，瘤栓侵入下腔静脉内，瘤栓顶端距肾静脉开口处 ≤2 cm；Ⅱ级，瘤栓侵入肝静脉水平以下下腔静脉内，瘤栓顶端距肾静脉开口处 > 2 cm；Ⅲ级，瘤栓生长达肝内下腔静脉水平，膈肌以下；Ⅳ级，瘤栓侵入膈肌以上下腔静脉内。

### 3. 转移性肾癌（mRCC）的治疗

转移性肾癌应采取内科治疗为主，外科治疗为辅的方法。

外科治疗切除肾脏原发灶可提高 IFN-$\alpha$ 或（和）IL-2 治疗转移性肾癌的疗效。对肾肿瘤引起严重血尿、疼痛等症状的患者可选择姑息性肾切除术、肾动脉栓塞以缓解症状，提高生存质量。对根治性肾切除术后出现的孤立性转移瘤及肾癌伴发孤立性转移、行为状态良好的患者可选择外科姑息性手术切除。

肾癌对常规的放疗敏感度不高，对于远处转移的患者，能起到缓解症状，改善生活质量的目的。用于转移性肾癌化疗的主要药物有吉西他滨（gemcitabine）、氟尿嘧啶（5-FU）或卡培他滨（capecitabine）、顺铂（cisplatin），吉西他滨联合氟尿嘧啶或卡培他滨主要用于以透明细胞为主型的 mRCC；吉西他滨联合顺铂主要用于以非透明细胞为主型的

mRCC；如果肿瘤组织中含有肉瘤样成分，化疗方案中可以联合阿霉素。化疗有效率仅有 10% ~ 15%。细胞因子例如白细胞介素 -2，可术后使用，患者可能从中受益，但疗效尚不明确。

随着分子生物学技术和基因工程技术的发展，肿瘤分子靶向治疗走进人们的视野，mRCC 的治疗领域出现了抗血管生成药物包括酪氨酸激酶抑制剂（TKIs）、mTOR 抑制剂和免疫治疗药物。从药物作用机制主要分为抗 VEGF/VEGFR 途径（代表药如索拉非尼）和抑制 mTOR 途径（代表药如依维莫司）。

精准医学将使晚期肾癌的诊治更加精准化和规范化。目前可以使用分子检测和基因测序等技术对肾癌进行准确分型，从而给予患者最佳治疗方案。例如在大部分肾透明细胞癌中存在 VHL 基因的缺失或失活，从而引起 HIF 基因上调，导致 PDGF（血小板衍生生长因子）、VEGF、CaIX 等基因过度表达。这些肿瘤发生、发展的生物学机制有可能是肾透明细胞癌分子靶向治疗的应用基础。例如索拉非尼能同时抑制多种存在于细胞内和细胞表面的激酶，包括 RAF 激酶、血管内皮生长因子受体 -2（VEGFR-2）、血管内皮生长因子受体 -3（VEGFR-3）、血小板衍生生长因子受体 -$\beta$（PDGFR-$\beta$）、KIT 和 FLT-3 等，它具有双重抗肿瘤效应，可以通过抑制 RAF/MEK/ERK 信号传导通路，直接抑制肿瘤生长，同时又可通过抑制 VEGFR 和 PDGFR 而阻断肿瘤新生血管的形成，间接抑制肿瘤细胞的生长。2005 年索拉非尼获批晚期肾癌适应证，正式宣布晚期肾癌进入靶向治疗时代。

随着研究的进步，更多的靶向药物走向临床，索拉非尼已经退居二线。目前舒尼替尼或帕唑帕尼作为一线药物应用于 mRCC。两种药物均能延长 mPFS 和 OS，但两种药物的总体疗效尚不清楚。贝伐单抗以抗 VEGF-A 的重组单克隆抗体为治疗靶点，也可以在临床中使用。贝伐

单抗联合 $\alpha$- 干扰素能延长对初治 mRCC 患者的 mPFS，被 NCCN 推荐为一线用药。卡博替尼作为 VEGFR、MET 和 AXL 的抑制剂已经在试验中用于一线治疗。它是第一个 VEGFR 抑制剂，其在 mRCC 中通过抗血管生成增加 OS。二线抗血管生成药物索拉非尼和阿西替尼是小分子 TKI 抑制剂，可作为一线药物治疗失败的肾癌患者。随着新靶点的不断被发现，新一代的选择性抑制剂不断出现。例如 VEGFR1-3 选择性抑制剂替沃扎尼，其与索拉非尼相比，mPFS 和 ORR 明显延长。作为 mTOR 抑制剂的西罗莫司已被批准加入 mRCC 的一线治疗，但仅适用于预后差的患者。依维莫司是一种口服选择性 mTOR 抑制剂，也可以作为选择。

免疫治疗是另一种选择，约 30% 的 RCC 中 PD-L1 过表达。PD-1 和 PD-L1 抑制剂 nivolumab 是唯一被批准治疗 mRCC 的免疫治疗药物，是作为抗血管生成治疗失败后的二线药物。其他新的靶点例如 CTLA-4、肿瘤相关巨噬细胞（TAMs）正处于试验阶段。随着对 mRCC 分子机制的深入研究，将有越来越多的靶点和通路不断被发现，更多有效的分子靶向药物也会随之出现。

总之，精准医学对肾癌的治疗不同于原有的“一刀切”的治疗模式，在这种模式下，医疗人员既要兼顾宏观上传统治疗方法的选择和优化组合，又要深入到最微小的分子和基因组信息，根据患者的这些信息的不同来对诊疗手段进行适当的调整和改变，以期达到对患者最好的治疗效果。需要注意的是，精准医学并不意味着专门为某一个患者个体开发一种特殊的药物或治疗设备或者治疗方法，而是根据患者对某种疾病的易感性不同、对某种治疗手段的反应不同等，把不同的患者个体进行分类，综合利弊，采用最合适的治疗手段，让患者达到最好的治疗效果。

（李彦生）

李彦生，首都医科大学附属北京朝阳医院西院副主任医师、医学博士。精通泌尿系各类疾病的诊断及治疗，尤其对泌尿系结石、肿瘤以及前列腺疾病有着丰富的诊疗经验。

## 参考文献

[1] RIDYARD DG,BULLER DM,RISTAU BT.The Current Stateof Adjuvant Therapy Following Surgery for High-riskRenal Cell Carcinoma[J]. Eur Urol Focus,2019,5(6):935-938.

[2] 中华医学会泌尿外科学分会肾癌指南编写组 .2015 中国肾癌靶向治疗药物不良反应管理专家共识 [J]. 中华泌尿外科杂志 ,2016,37(1):2-6.

[3] HAAS NB,MANOLA J,UZZO RG,et al.Adjuvant sunitinibor sorafenib for high-risk,non-metastatic renal-cell carcinoma(ECOG-ACRIN E2805):a double-blind,placebo-controlled,randomised,phase 3trial[J].Lancet,2016,387(10032):2008-2016.

[4] MOTZER RJ,RAVAUD A,PATARD JJ,et al.Adjuvant Sunitinib for High-risk Renal Cell Carcinoma After Nephrectomy:Subgroup Analyses and Updated Over-all Survival Results[J].Eur Urol,2018,73(1):62-68.

[5] LAM JS,SHVARTS O,LEPPERT JT,et al.Postoperative surveillance protocol for patients with localized and locally advanced renal cell carcinoma based on a vali-dated prognostic nomogram and risk group stratifica-tion system[J].J Urol,2005,174(2):466-472.

[6] PATARD JJ,KIM HL,LAM JS,et al.Use of the Universi-ty of California Los Angeles integrated staging systemto predict survival in renal cell carcinoma:an interna-tional multicenter study[J].J Clin Oncol,2004,22(16):3316-3322.

[7]CHOUEIRI T K , LARKIN J, OYA M,et al. Preliminary results for avelumab plus axitinib as first-line therapy in patients with advanced clear-cell renal-cell carcinoma (JAVELIN Renal 100): an open-label, dose-finding and dose-expansion, phase 1b trial[J]. Lancet Oncology, 2018:451-460.

[8]V GRÜNWALD, HADASCHIK B. Re: Preliminary Results for Avelumab Plus Axitinib as First-Line Therapy in Patients with Advanced Clear-cell Renal-cell Carcinoma (JAVELIN Renal 100): An Open-label, Dose-finding and Dose-expansion, Phase 1b Trial[J]. European Urology, 2018.

[9] CHOUEIRI T K , LARKIN J,OYA M,et al. First-line avelumab + axitinib therapy in patients (pts) with advanced renal cell carcinoma (aRCC): Results from a phase Ib trial[J]. Journal of Clinical Oncology, 2017, 35(15):4504-4504.

[10] CHOUEIRI T K ,RINI B I, COSGRIFF T,et al. JAVELIN renal 101: a phase 3 study of avelumab in combination with axitinib vs sunitinib as first-line treatment for patients with advanced renal cell carcinoma (aRCC)[C]// 15th International Kidney Cancer Symposium. 2016.

## 5.6 精准医学如何治疗胃癌

胃癌是全球常见的恶性肿瘤，发病率居恶性肿瘤第 5 位，死亡率为第 3 位。东亚是胃癌高发地区，我国是世界上胃癌病例数及死亡数最多的国家。尽管在世界范围内，胃癌发病率呈整体下降趋势，但在东亚、南美、苏联地区，胃癌发病率仍处于较高水平。据统计，我国 2014 年新发胃癌病例 41 万余例，死亡近 30 万例，居恶性肿瘤第 3 位，发病例数及死亡例数占全球胃癌 40% 左右。在年轻人中，胃癌甚至还有上升趋势。据此，胃癌给我国带来了沉重的经济及社会负担，是“健康中国 2030 规划”实施过程中，重点防控的疾病。

精准医学（precision medicine）是一种将个人基因、环境与生活习惯差异考虑在内的疾病预防与处置的新兴方法，在分子生物学的水平上找到疾病的根源，予以预防和治疗。

长久以来，胃癌分型主要依据肿瘤的大体形态及显微镜下肿瘤细胞生物学特点，包括 Borrmann 分型、Lauren 分型及 WHO 分型。1923 年提出的 Borrmann 分型，根据胃癌肿物大体表现分为息肉性（Ⅰ型）、局限溃疡型（Ⅱ型）、溃疡浸润型（Ⅲ型）、弥漫浸润型（Ⅳ型）。Lauren 分型是 1956 年提出的，根据胃癌组织结构和生物学行为，将胃癌分为肠型和弥漫型，该分型不仅反映肿瘤的生物学行为，并且体现其病因、发病机制和流行特征。WHO 分型于 1990 年提出，根据胃癌各种组织学类型的形态特征，将胃癌分为乳头状腺癌、管状腺癌、黏液腺癌、印戒细胞癌、鳞腺癌、鳞状细胞癌、小细胞癌及未分化癌等，该分型将胃癌分类更加细化，不同分型对应某种类型胃癌的不同生物学行为及预后。但是，上述分型只粗略地从形态及细胞特征将胃癌进行分类，并不能很好地反映各类型胃癌本质的区别，没有对不同分类胃癌具有的不同生物学行为背后的机制进一步探究与解释。随着生物医学技术进步，胃癌的分类依据由大体形态及细胞特征，逐渐向分子水平过渡。2002 年，研究者发现血管内皮生长因子（vascular endothelial growth factor，VEGF）的表达与胃癌肿瘤进展和不良预后相关，为靶向治疗提供了可能的靶点。HRE-2 的过度表达可潜在激活 EGFR 的信号通路，同时可促进 EGFR 介导的转化和肿瘤的发生。2005 年，发现了 HER2 扩增的胃癌可能从曲妥珠单抗治疗中获益。2010 年，ToGA 试验最终证实在 HER2

扩增的胃癌患者中应用曲妥珠单抗的疗效。2011 年研究人员开始利用二代测序技术包括全外显子测序、全基因组测序等，进一步揭示胃癌的分子病理特征。2014 年，《自然》杂志发表了 TGCA 胃癌分子分型，划时代地提出 4 种胃癌分子分型，对不同分型胃癌的临床病理、分子特征、基因突变特征进行了分析及归类。2014 年，通过 REGARD 临床试验，证实了雷莫芦单抗（VEGF 受体 2 拮抗剂）应用于一线化疗后进展的胃癌的疗效。2015 年开始，免疫治疗逐渐应用于胃癌，通过一系列临床试验，逐渐确立免疫治疗在胃癌中应用的适应证，并不断扩大应用范围。上述进展，使胃癌的精准治疗，即基于基因和分子层面的个体化治疗，逐渐成为可能。

然而，以目前的医学进展，大多疾病例如肿瘤及很多慢性疾病，在基因层面和分子水平并未研究透彻，这并不意味着精准医学在这些疾病中无用武之地。广义上讲，精准医学，应该是以循证医学为基础，在治疗疾病中的医疗行为和方法上力求达到精准，而并非单单从基因或分子水平进行个体化检测和指导治疗。据此，下文所阐述的精准医学内容，普遍基于精准医学的广义定义，只有正确理解精准医学的核心，才能更灵活地将精准医学思想应用到日常诊疗中，提高疾病诊疗能力，从而造福广大患者。

在肿瘤领域，尤其是胃癌患者中，精准医学体现在疾病诊疗的各个方面，包括疾病的诊断、分期、治疗等，其内涵为精准诊断、精准分期以及精准治疗。

## （一）精准诊断及分期

精准的诊断和分期是胃癌治疗的基础，只有精准的分期，才能尽可能制定个体化治疗策略，即实现精准治疗。精准诊断及分期包括两个层面，传统的 TNM 分期及分子、基因层面的分型。

根据美国国家综合癌症网络（National Comprehensive Cancer Network，NCCN）指南及我国胃癌指南推荐，胃癌的诊断金标准为内镜检查及病理活检。此外，需进行完整的临床分期检查。这些分期检查包括超声胃镜、胸部 CT、腹盆增强 CT、核磁共振及 PET-CT 等，根据检查结果综合判定胃癌患者的临床分期。

内镜检查可直视下观察病灶形态，并取得活检组织进行病理检测，是胃癌诊断的金标准。根据不同形态，早期胃癌可分为隆起型（Ⅰ型）、浅表型（Ⅱ型）及凹陷型（Ⅲ型），进展期胃癌在内镜下可进行 Borrmann 分型，分别为Ⅰ～Ⅳ型。不同形态的肿瘤往往预示着其不同的生物学行为，可为治疗提供一定信息，例如 Borrmann Ⅳ型即弥漫浸润型胃癌，肿瘤生物学行为较差，在肉眼观察病灶深处有更广泛的肿瘤浸润，在手术治疗时有必要适当扩大切除范围甚至选择全胃切除。在 20 世纪 90 年代，很多研究总结了不同类型胃癌的特点以指导治疗，但随着对胃癌研究不断深入，大体形态提供的信息十分有限且粗略，已经不是治疗方式选择的主要参考。

以传统的 TNM 分期为例，胃癌的 T 分期很大程度上依赖超声胃镜检查，该检查可清晰显示消化道管壁 5 层结构，根据层次的破坏和残留的情况，可客观诊断病变的浸润深度，超声内镜判断癌肿与胃壁各层次的关系时，正确率为 70% 左右。据统计，早期胃癌即 T1 期肿瘤，30% 的病例存在分期不足及过度分期问题，导致治疗根治性不够或扩大治疗。

胃癌的 N 分期主要结合 CT 检查及超声胃镜检查，N 分期的难点在于对 CT 或超声胃镜中显示的肿大淋巴结性质的判定。有研究显示，直径小于 5 mm 淋巴结转移阳性率为 5%，5 ～ 9 mm 者为 21.7%，

10 ～ 14 mm 者为 23%，15 mm 以上的淋巴结，转移阳性率为 82.6%。这一结果说明随淋巴结直径增加，转移率明显升高。淋巴结直径与转移的相关性，是判定淋巴结转移的依据之一。在最新的第 8 版国际抗癌联盟（Union for International Cancer Control，UICC）及美国癌症联合会（American Joint Committee on Cancer，AJCC）TNM 分期中明确提出淋巴结短径大于 10 mm 可考虑转移，对之前不同研究采纳指标（长径或短径）及标准（8 ～ 12 mm）的不同进行了统一。

M 分期中，胃癌常见的转移部位包括腹腔转移、肝转移、骨转移、肺转移等，其中诊断的难点在于腹膜转移的早期诊断。据统计，临床分期为 T4a 的胃癌 20% 左右发生了腹膜转移，这部分患者容易漏诊进而导致治疗方式选择的偏差。一些检查包括腹腔镜探查、游离细胞学检查能够提高腹膜转移诊断的准确性。近年来，随着人工智能的不断发展，已经有腹膜转移预测模型的建立并取得较为理想的准确性，或将成为预测胃癌腹膜转移的新工具。

近年来，随着分子生物学水平的不断进步及二代测序技术的普及，胃癌在传统 TNM 分期基础上，更加细化了其分子分型，在基因及分子层面对胃癌进行精准的分型，有助于更加个体化及精准化的治疗。其中最著名的是癌症基因图谱组（the cancer genome atlas，TCGA）计划的分子分型，将胃癌分为 4 个亚型。

EB 病毒感染型：约占胃癌的 8.8%，男性多见，主要见于胃底和胃体。其 PIK3CA 通路突变、DNA 超甲基化、PD-L1 和 PD-L2 基因拷贝数增加，PD-L1 和 PD-L2 水平升高是免疫反应的关键调节因子，新出现的免疫治疗也可能在这类亚型患者中有更好的效果。

微卫星不稳定型（microsatellite instability，MSI）：占胃癌 21.7%，初诊年龄偏高，多见于女性，好发于胃窦或幽门。其特点是 MLH1 基因启动子超甲基化，导致错配修复蛋白 MLH1 表达沉默，是造成 MSI 型胃癌微卫星不稳定的原因。该类型胃癌具备高突变率，含 PIK3CA、ERBB3、ERBB2 和 EGFR，以及在其他肿瘤常见的热点基因突变。

基因组稳定型（genomically stable，GS）：约占胃癌 20%，初诊年龄偏低，Lauren 分型弥漫型常见。CDH1（26%）和 RHOA（15%）基因突变频率高，RHOA 突变导致肿瘤呈分散性生长并使细胞缺乏黏附性，这些都是弥散型胃癌的标志。

染色体不稳定型（chromosomal instability，CIN）：约占胃癌 50%，好发于胃食管结合部或贲门，TP53（73%）突变率高，几乎所有 RTKs 基因扩增，以及细胞周期调节基因（CCNE1、CCND1 和 CDK6）扩增。该分子分型的出现，作为胃癌传统 TNM 分期的补充，提供了更多基因及分子层面的信息，对于理解胃癌生物学行为、治疗模式及药物选择等方面，提供了更多有效信息。

随着研究深入及药物的开发，目前临床实践中，胃癌的诊断和分期已不仅局限于传统的 TNM 分期，还应加入分子标记物的分型。例如胃癌活检标本应进行 HER2 表达检测指导曲妥珠单抗应用；进行 PD-L1 表达检测、微卫星稳定型检测及 EVB 感染相关检测以指导应用免疫治疗。胃癌人群中约 10% 表现为家族聚集倾向，遗传性弥漫型胃癌（HDGC）是一种少见的遗传性胃癌，占胃癌总数的 1% ～ 3%，是一种常染色体显性遗传病，由 CDH1 基因的胚系突变所致，临床表现为弥漫型胃癌，该类型胃癌的诊断则需进行 CDH1 基因检测。上述分子水平及基因水平的检测和诊断，为胃癌精准医学奠定基础。

## （二）精准治疗

胃癌经典的治疗手段包括手术、化疗、放疗等，依据大规模随机对照临床试验的证据，开展循证医学治疗，制定相关的指南及治疗规范。随着胃癌分子及基因水平研究的不断深入，一些新疗法例如分子靶向治疗及免疫治疗逐渐开展，在特定的患者中显示很好的疗效。此外，类器官技术及肿瘤新抗原技术的不断进展，使得胃癌治疗更加个体化。但值得注意的是，个体化精准治疗与循证医学模式并不矛盾，现阶段胃癌治疗的基石仍是循证医学证据，循证医学模式本身即体现不同患者采取不同治疗模式的个体化治疗思想，即广义的精准医学；而依据分子分型及基因突变类型制定的个体化治疗策略，仍处于探索阶段，是循证医学尚无定论部分的补充。

### 1. 精准医学在早期胃癌中的应用

早期胃癌的定义为局限于黏膜层及黏膜下层的肿瘤，无论肿瘤大小或是否有淋巴结转移，即 T1 期肿瘤。早期胃癌患者若经过恰当的治疗，其 10 年生存率可达 90% 以上。影响预后的最主要因素在于是否发生淋巴结转移，因此早期胃癌所有治疗开展的基础为精准判断早期胃癌淋巴结转移状态。目前，传统的分期检查手段例如胃镜检查、超声胃镜、CT 等对于预测早期胃癌淋巴结转移均有其局限性，单一检查不能准确判断早期胃癌淋巴结转移状态。在这方面，许多研究做出了探索，人工智能技术结合大数据建立预测模型、前哨淋巴结技术、循环肿瘤细胞及循环肿瘤 DNA 技术等的应用，有望提高早期胃癌淋巴结转移预测的准确性。

在准确预测淋巴结转移的基础上，早期胃癌的精准治疗体现在对于不同淋巴结转移风险患者采取不同的治疗策略。淋巴结转移风险较低的患者，可采取局部治疗，例如内镜下切除或肿瘤局部切除。日本胃癌处理规约已经形成比较完备的内镜治疗策略，符合适应证的患者采取内镜下黏膜切除术（endoscopic mucosal resection，EMR）或镜下黏膜剥脱术（endoscopic submucosal dissection，ESD），获取的标本经过病理分析，纳入 eCura 系统评价其淋巴结转移风险，根据风险高低选择继续观察随访或补救根治性手术。韩国学者在早期胃癌前哨淋巴结方面做了翔实工作，不符合 ESD 适应证的早期胃癌患者，进行前哨淋巴结活检，根据前哨淋巴结状态预测患者是否有淋巴结转移，风险低患者进行局部淋巴清扫及胃肿瘤局部切除，淋巴结转移风险高患者进行根治性手术。上述两种方法均在循证医学证据基础上，体现不同病期患者的个体化精准治疗。

早期胃癌精准医学还体现在对于特定的患者进行适当的缩小手术，尽可能保留胃功能。临床应用比较多的包括近端胃切除术、保留幽门胃切除术（PPG）及保留迷走神经胃切除术。早期胃癌经过治疗后，预后较理想，故术后远期生活质量亦成为重要考量。近端胃切除术，其适应证为 cT1aN0 的胃上部癌且术后能保留一半以上的胃，对比全胃切除保留了胃功能，患者术后营养状况及贫血状况得以改善，保留幽门可减少胆汁反流，提高患者生活质量。保留幽门胃切除术，适应证为 cT1N0 的胃中部肿瘤，且肿瘤距离幽门距离超过 4 cm，通过保留幽门，对比远端胃切除术，具备减少胆汁反流及减少倾倒综合征的优势。而保留迷走神经的手术，则可以减少术后胆囊炎发生概率。在保留胃功能手术中，切除且相应的吻合术更加复杂，需更加仔细辨别血管及神经，对术者操作提出了更加精细的要求，即精准手术的概念，亦体现精准医学理念在早期胃癌中的应用。

### 2. 精准医学在进展期胃癌中的应用

目前，根据大量循证医学证据，进展期胃癌的治疗模式是以手术为核心的综合治疗，包括手术及术后辅助治疗，新辅助治疗后手术及术后辅助治疗等。其中，新辅助治疗包括新辅助化疗、新辅助同步放、化疗及尚在临床试验阶段的新辅助免疫治疗等。对于进展期胃癌，精准医学体现在两方面，一是对于不同分期、不同分型、不同生物学行为的胃癌采用不同的治疗模式，二是手术范围的精准化。

新辅助治疗对比术后辅助治疗，具备肿瘤降期、提高手术切除率、减少术中播散的可能性、降低肿瘤细胞活性、消除潜在的微转移灶、降低术后转移复发的可能等优势。以新辅助化疗为例，对于大多患者，新辅助化疗可延长无进展生存期及总生存期，新辅助化疗一般持续 2 ～ 4 周期，化疗结束后，间隔 2 ～ 3 周进行影像学评效。然而，综合各项临床研究的结果，尽管新辅助化疗存在理论上的优势，仍有 20% ～ 30% 的患者在新辅助化疗过程中出现了疾病进展，这部分患者承受了化疗的不良反应，却没有获得理想的疗效，甚至可能因新辅助化疗及等待评效过程中疾病进展而无法手术。因此，对于新辅助化疗，其核心在于预测新辅助化疗的疗效，即不同生物学行为的肿瘤细胞对于化疗的反应。在 20 世纪以大体形态学分类为主的时代，提出过印戒细胞癌、Lauren 分型弥漫型或 Borrmann Ⅳ型胃癌对于新辅助化疗反应差。随着新辅助化疗临床研究的不断开展，发现胃癌生物学行为并不严格遵循大体形态学分类，即少部分上述类型胃癌亦有较好的新辅助化疗疗效。精准医学时代，对于胃癌生物学行为的理解已深入到分子水平及基因水平，产生了很多分子标记物，这些标记物水平高低如循环肿瘤 DNA 等，可能比影像学检查更早评效胃癌新辅助化疗，若疗效不理想，则可减少不必要的等待时间。近年来，免疫治疗成为肿瘤治疗的新热点。新辅助免疫治疗在胃癌中的应用亦有临床研究进行探索，对于特定类型的胃癌，可能有较好的疗效，其核心思想仍是精准医学理念的应用。

尽管进展期胃癌围术期治疗模式日新月异，其治疗核心仍是手术治疗。精准胃癌外科的核心在于手术操作的精准性，胃癌手术操作的宗旨是在保证肿瘤病灶完整切除的基础上，尽可能多地保留消化道功能和尽可能少地造成损伤。随着手术技术的日益完善，并发症率的降低，越来越多的研究及荟萃分析提示 D2 手术较 D1 手术能改善患者生存。D2 根治术作为进展期胃癌标准手术，已被东亚国家及越来越多西方国家所认同。近年来，有关 D2 根治术的手术范围等相关问题不断被研究，使得手术范围越来越精细化、精准化。例如：

日本学者比较了 D2 根治术和 D2 根治术联合腹主动脉旁淋巴结清扫，发现后者并无生存优势，且所需手术时间更长、失血及并发症更多。因此，指南推荐 D2 淋巴结清除，不推荐扩大淋巴结清除。

JCOG0110 研究表明，非大弯侧近端胃癌采取全胃切除联合脾脏切除不能提高患者远期生存，并且增加手术并发症。作为结论，在第 5 版日本《胃癌治疗指南》中，全胃切除 D2 淋巴结清扫除外了 10 组淋巴结清扫，对于胃中、上部癌侵及胰体尾，No.4sb 明确转移，No.10、11 淋巴结转移明确者，应行脾及胰体尾切除术。癌肿未侵入胰腺，疑有 No.10、11 淋巴结转移者，主张行保留胰腺的脾及脾动脉干切除术，不可作预防性胰体尾或脾切除。

在 T3 及 T4a 进展期胃癌中，为了彻底切除潜在的网膜囊中的微转移，网膜囊切除术，即切除横结肠系膜及胰腺被膜，是常规进行的，但其效果未被大规模临床试验证实。JCOG1001 研究表明，网膜囊切除相较非网膜囊切除，手术时间更长、术中出血更多，然而 3 年生存率略低（83.3%vs86.0%）。该临床试验得出结论：临床分期 T3 及 T4a 胃癌患者不必常规切除网膜囊。然而，该研究选择了 cT3 或 cT4a、cN0-2、M0 病例，排除了 Borrmann Ⅳ及大的 Borrmann Ⅲ型肿瘤，对于上述肿瘤网膜囊切除是否能带来生存获益，需更多临床研究的解答。

### 3. 精准医学在晚期胃癌患者中的应用

传统治疗模式中，晚期胃癌不可治愈，化疗对部分患者有姑息治疗效果。只有少数几个单药对晚期胃癌有肯定的疗效。这些药物包括氟尿嘧啶、丝裂霉素、依托泊苷和顺铂，有效率大致为 10% ~ 20%。几种新药及其联合方案亦对胃癌有效，这些药物包括紫杉醇、多西他赛、伊立替康、表柔比星、奥沙利铂。研究表明，与最佳支持治疗相比，联合化疗可以改善患者的生活质量。然而，即便进行化疗，晚期胃癌患者的总生存期平均只有 1 年。

精准医学时代，晚期胃癌的治疗手段逐渐丰富，包括分子靶向治疗、免疫治疗等。此外，液态活检技术、人源肿瘤异种移植瘤（patient-derived tumor xenograft，PDX）模型、类器官技术的应用，为晚期胃癌治疗方案制定及疗效监测等提供了更多选择。

曲妥珠单抗、雷莫芦单抗等靶向药物已获批用于进展期或晚期胃癌。其中，应用曲妥珠单抗前应进行 HER2 表达检测，对于 HER2 表达阳性的胃癌，曲妥珠单抗的应用可取得一定疗效。TOGA 试验评价曲妥珠单抗结合顺铂与氟尿嘧啶化疗治疗 HER2 阳性胃癌，研究结果显示，对于 HER2 阳性的进展期胃癌，曲妥珠单抗结合化疗优于单用化疗，试验中 594 例 HER2 阳性晚期胃癌随机分为两组，接受曲妥珠单抗结合化疗或单纯化疗。抗体组没有意外不良反应，安全性相似。联合抗体组的中位生存时间为 13.5 个月，化疗组为 11.1 个月，研究者认为具有显著性差异。基础研究显示血管内皮生长因子（VEGF）的表达与胃癌的疾病进展与不良预后相关。雷莫芦单抗是一种血管生成抑制剂，是 VEGF-2 拮抗剂，通过特异性结合该位点，阻止 VEGF 受体的配体 VEGF-A、VEGF-C 和 VEGF-D 结合，从而阻止 VEGF 受体 2 的激活。RAINBOW 试验中，紫杉醇联合雷莫芦单抗对比单药紫杉醇，在治疗一线化疗后进展的晚期胃癌中，总生存期更长（9.63 月 vs7.36 月），中位无进展生存期更长（4.4 月 vs2.86 月），客观缓解率更高（28%vs6%）。基于上述研究，雷莫芦单抗单药或联合紫杉醇获批用于铂类联合氟尿嘧啶类一线化疗进展的晚期胃癌。

肿瘤的免疫治疗是一种旨在激活人体免疫系统，依靠自身免疫功能杀灭肿瘤细胞的治疗方式。2013 年癌症免疫治疗被 Science 杂志评为年度十大科学突破之首，人们越来越清晰地认识到基因问题并不是恶性肿瘤的全部，进而促使研究者转向关注免疫治疗。免疫检测点抑制剂作为一种新兴的免疫治疗手段，研究热点是针对程序性死亡受体（programmed cell death protein 1，PD-1）的相关药物，PD-1/PD-L1 信号通路的激活可导致免疫抑制，从而使肿瘤细胞免疫逃逸。PD-1 单抗包括帕博丽珠单抗（pembrolizumab）及纳武单抗（nivolumab）等。通过 KEYNOTE 系列研究及 CheckMate 系列研究，提示 PD-1 单抗对于一线、二线治疗失败的胃癌是有效的，且副反应较传统化疗轻。PD-1 单抗已被获批用于胃癌。其最佳适应证为微卫星不稳定、PD-L1 高表达及 EBV 阳性胃癌。目前 PD-1 单抗在胃癌中应用的临床研究已广泛开展，从晚期胃癌的二线治疗到一线治疗，以及辅助治疗甚至新辅助治疗都有涉及。免疫治疗在胃癌中的应用展现出广阔前景，也同样面临诸多疑问，如 PD-L1 的检测方法、寻找更加敏感的标志物、免疫治疗适应人群的筛选、免疫治疗联合用药等问题，都需要谨慎科学地探索，并在大量临床研究得出的结果和数据中寻找成熟的方案和公认的结论。

人源肿瘤异种移植瘤（PDX）模型直接将胃癌患者的新鲜肿瘤组织以组织块的形式移植到免疫缺陷小鼠体内，待肿瘤在小鼠体内移植成功后，采用不同的药物治疗小鼠体内的肿瘤，根据肿瘤退缩的情况，决定哪种或哪组药物治疗该肿瘤有效，推荐给患者使用，从而实现精准医学。该肿瘤模型在生长过程中存在完整的肿瘤基质和肿瘤血管，与单纯体外培养的肿瘤细胞相比更具有原发肿瘤的病理生理特性、组织学和表型特征，并维持了肿瘤细胞的基质和干细胞成分，同时保留了患者原始肿瘤的基因表达谱，对药物治疗的反应与患者原发肿瘤高度相似，给胃癌个体化治疗提供了依据，可以明显地提高临床上药物治疗的有效性和安全性。尽管PDX模型的建立已取得很大进步，但依旧有很多的局限性，例如，时间长，花费高。PDX 药效学检测时间和临床胃癌患者的治疗时间需求上有很大差距。

类器官（Organoid）是干细胞在三维环境中培养所形成的近似器官样结构，与传统细胞培养不同，类器官是三维培养，而传统细胞培养为二维。由于人体细胞生存在三维环境中，因此类器官培养更接近细胞的真实生理状态，意味着类器官模型较传统肿瘤细胞具有更强的保真性。由于胃癌肿瘤基因组的复杂性和异质性的存在，绝大部分靶向治疗的有效率仍差强人意，远远达不到“精准”的要求。肿瘤类器官是一种个体化的肿瘤模型，通过在患者的个体肿瘤上试验化疗药物，能够得到最为接近真实情况的药敏数据，有望在肿瘤的个体化、精准治疗中发挥重要作用。此外，类器官具有很高的“保真性”，能够保持原肿瘤的组织细胞形态、基因组学特征和药敏特征等。由于肿瘤类器官的重要性，全球各种肿瘤类器官生物样本库纷纷建立起来。在胃癌方面，德国和日本近期分别建立大样本胃癌类器官生物样本库，对于研究胃癌发生、胃癌个体化治疗等具有重要意义。

肿瘤新抗原（Neoantigen）是由肿瘤细胞突变基因编码的新生抗原，主要由基因点突变、删除突变、基因融合等产生的与正常细胞表达的蛋白不一样的新异常蛋白。这些蛋白经过酶解之后形成的多肽片段，作为抗原经过 DC 细胞递呈给 T 细胞，可促使 T 细胞变为特异性地识别肿瘤新抗原的成熟活化 T 细胞，并使这些活化的 T 细胞数量增殖。利用肿瘤新抗原的免疫活性，人们可以根据肿瘤细胞突变的情况设计合成新抗原疫苗，对患者进行免疫注射，激活 T 细胞特异性杀伤具有类似新抗原的肿瘤细胞，以达到精准治疗的效果。

目前，化疗仍是晚期胃癌治疗的基础，其基石性地位不可替代，但由于胃癌异质性的存在及化疗对胃癌肿瘤细胞的选择压力，导致化疗疗效在一段时间之后进入瓶颈期，之后出现疾病进展。随着胃癌分子分型及发病机制研究不断进展，胃癌治疗也逐渐进入靶向治疗、精准医疗及免疫治疗的新时代。对于晚期胃癌患者，在充分利用二代测序技术进行精准诊断的基础上合理选择上述治疗策略进行分层或联合治疗，最终实现个体化治疗的目标，使患者获得最大的生存受益。从理论机制和目前的研究趋势来看，精准治疗（包括篮子研究和雨伞研究）和免疫治疗是晚期胃癌领域最有可能获突破的临床研究方向，有可能实现晚期胃癌患者获得长期生存。

近年来，精准医学在我国医疗领域内迅速推广，在政策扶持和基金支持下，一大批精准医疗联盟在国内相继建立，相关重点研究项目的开展及对恶性肿瘤本质的认识和外科技术设备的进步为实现胃癌精准外科治疗创造了良好的发展环境，奠定了坚实的理论基础，并提供了充分的技术支持。我国是全球胃癌发病人数最多的国家，尤其是广大农村地区，如何利用精准医学的理念和技术进一步改善胃癌患者的预后是当前亟待解决的问题。应通过精准评估胃癌术前分型和分期，选择精准化、规范化、微创化和个体化的外科治疗手段。对于晚期胃癌患者，结合分子靶点实施靶向或免疫治疗等干预措施是实现胃癌精准治疗的关键步骤。在不久的将来，在把胃癌患者个体特征性的基因组信息与临床、影像学、病理学数据进行整合的基础上，胃癌的多学科诊疗团队将更好地实现对疾病的个体化解读，并为患者提供量体裁衣式的综合性诊疗，真正体现胃癌治疗的精准化。

（张一楠，步召德）

---

[1] 张一楠：医学博士，北京大学肿瘤医院胃肠中心二病区主治医师。师从著名胃肠肿瘤专家季加孚教授，擅长胃肠道肿瘤规范化治疗。重点研究方向为早期胃癌及胃癌转化治疗，在早期胃癌淋巴结转移预测及保留功能手术方面发表多篇 SCI 文章。

[2] 步召德，医学博士，主任医师，博士研究生导师，北京大学肿瘤医院胃肠中心二病区科主任，北京大学肿瘤医院外科教研室副主任，《中国癌症研究》英文杂志编辑部主任。从事消化道肿瘤诊疗工作近 30 年，特别是胃癌的临床和科研工作，精益求精、勤于思考。

## 参考文献

[1] BRAY F,FERLAY J, SOERJOMATARAM I,SIEGEL RL,et al..Global cancer statistics 2018: GLOBOCAN estimates of incidence and mortality worldwide for 36 cancers in 185 countries[J]. CA: a cancer journal for clinicians,2018, 68(6): 394-424.

[2] CHEN W,SUN K,ZHENG R, ZENG H,ZHANG S,XIA C,et al.Cancer incidence and mortality in China, 2014. Chinese journal of cancer research = Chung-kuo yen cheng yen chiu[J],2018, 30(1):1-12.

[3] VAN DER POST RS, VOGELAAR IP, CARNEIRO F, et al. Hereditary diffuse gastric cancer: updated clinical guidelines with an emphasis on germline CDH1 mutation carriers[J]. Journal of medical genetics,2015,52(6):361-74.

[4] LIM YC,DI PIETRO M,O'DONOVAN M,et al. Prospective cohort study assessing outcomes of patients from families fulfilling criteria for hereditary diffuse gastric cancer undergoing endoscopic surveillance[J]. Gastrointestinal endoscopy,2014,80(1):78-87.

[5] Japanese Gastric Cancer A. Japanese classification of gastric carcinoma: 3rd English edition[J]. Gastric cancer:official journal of the International Gastric Cancer Association and the Japanese Gastric Cancer Association,2011,14(2):101-12.

[6] SANO T,COIT DG, KIM HH, et al. Proposal of a new stage grouping of gastric cancer for TNM classification: International Gastric Cancer Association staging project[J]. Gastric cancer:official journal of the International Gastric Cancer Association and the Japanese Gastric Cancer Association,2017,20(2):217-25.

[7] Cancer Genome Atlas Research N. Comprehensive molecular characterization of gastric adenocarcinoma[J]. Nature,2014,513(7517):202-9.

[8] KATAI H, SANO T. Early gastric cancer: concepts, diagnosis, and management[J]. International journal of clinical oncology,2005,10(6): 375-83.

[9] SCHLEMPER RJ,RIDDELL RH,KATO Y,et al. The Vienna classification of gastrointestinal epithelial neoplasia[J],Gut, 2000,47(2):251-5.

[10] LEE SL,LEE HH,KU YM,et al.Usefulness of Two-Dimensional Values Measured Using Preoperative Multidetector Computed Tomography in Predicting Lymph Node Metastasis of Gastric Cancer[J]. Annals of surgical oncology,2015,22(3_Suppl):S786-93.

[11] DONG D,TANG L,LI ZY,et al. Development and validation of an

individualized nomogram to identify occult peritoneal metastasis in patients with advanced gastric cancer. Annals of oncology : official journal of the European Society for Medical Oncology[J]. 2019,30(3):431-8.

[12] 张娣 , 孙亦挺 , 赵泽毅 , 等 . 精准医疗时代的晚期胃癌综合治疗 [J]. 中国癌症防治杂志 ,2017(05):23-29.

[13] 赵恩昊 , 赵刚 , 曹晖 . 精准医学时代胃癌诊治的现状与进展 [J]. 胃肠病学 ,2018,23(06):7-12.

[14] 季加孚 , 范彪 , 步召德 . 精准医学在胃肠肿瘤外科中的内涵与临床实践 [J]. 中华普外科手术学杂志（电子版）,2016(3):185-188.

[15] 陈伟 , 张常华 , 何裕隆 . 类器官研究进展及其在胃癌中的应用 [J]. 消化肿瘤杂志 ( 电子版 ),2018,10(03):17-23.

[16] 区庆嘉 , 陈亚进 . 正确理解"精准医学"在临床实践中的意义 [J]. 岭南现代临床外科 ,2016(6):637-641.

# 5.7 精准医学如何治疗肝癌

原发性肝癌是全球常见的恶性肿瘤之一，肝癌的全球发病率居所有恶性肿瘤第 7 位，死亡率居第 3 位。中国每年新发肝癌超过 46 万例，约占全球的 50%；中国每年因原发性肝癌死亡近 45 万例，约占全球的 45%。原发性肝癌中，90% 为肝细胞肝癌。本文中讨论的肝癌主要是指肝细胞癌。

由于肝癌患者个体间差异性，加上疾病本身的变化和演进，传统的治疗方法很难做到标准化和一体化。随着临床诊疗"粗线条模式"时代的终结，"精准医学"时代的到来，一系列新理论、新策略、新方法的产生和应用，使得肝癌的诊治取得了长足的发展。

## （一）精准诊断

### 1. 早期筛查

提高肝癌疗效的关键，在于早发现、早诊断、早治疗。我国肝癌高危人群主要包括：乙型肝炎病毒（hepatitis B virus，HBV）和（或）丙型肝炎病毒（hepatitis C virus，HCV）感染、长期酗酒、非酒精脂肪性肝炎、食用被黄曲霉毒素污染食物、各种原因引起的肝硬化及有肝癌家族史等的人群，尤其是年龄 40 岁以上的男性风险更大。血清甲胎蛋白（alpha-fetoprotein，AFP）联合肝脏超声检查是早期筛查的主要手段，高危人群每隔 6 个月需进行至少 1 次检查。

### 2. 影像学检查

影像学检查包括超声检查、X 线计算机断层成像（CT）、磁共振成像（MRI）、数字减影血管造影（DSA）、正电子发射计算机断层成像（PET-CT）和单光子发射计算机断层成像（SPECT-CT）等。

超声检查中，实时超声造影技术可以揭示肝肿瘤的血流动力学改变，帮助鉴别和诊断不同性质的肝肿瘤，凭借实时显像和多切面显像的灵活特性，在评价肝肿瘤的微血管灌注和引导介入治疗方面具有优势。

动态增强 CT 和多模态 MRI 扫描是肝脏超声和血清 AFP 筛查异常者明确诊断的首选影像学检查方法。目前肝脏动态增强 CT 除常见应用于肝癌的临床诊断及分期外，也应用于肝癌局部治疗的疗效评价，特别是对经动脉化疗栓塞（transarterial chemoembolization，TACE）后碘油沉积观察有优势。同时，借助 CT 后处理技术可进行三维血管重建、肝脏体积和肝肿瘤体积测量、肺和骨等其他脏器转移评价，广泛应用于临床。多模态 MRI 检出和诊断直径 ≤2.0 cm 肝癌的能力优于动态增强

CT，MRI 若结合肝细胞特异性对比剂（Gd-EOBDTPA）使用，可提高直径 ≤1.0 cm 肝癌的检出率和对肝癌诊断及鉴别诊断的准确性。

各种影像学检查手段各有特点，应该强调综合应用、优势互补、全面评估。

### 3. 血清学检查

AFP 是目前临床应用最广泛的肝癌诊断生物标志物，血清 AFP≥400 μg/L，排除妊娠、慢性或活动性肝病、生殖腺胚胎源性肿瘤及消化道肿瘤后，高度提示肝癌。由于其敏感性和特异性不高，使得大量肝癌患者漏诊。PIVKA-Ⅱ（维生素 K 缺乏或拮抗剂－Ⅱ诱导的蛋白质）又称异常凝血酶原（DCP），其对中国人群肝癌诊断的敏感性及特异性优于传统的 AFP，突破了 AFP 诊断的局限性，大大提高了肝癌早期诊断率，有望开启肝癌精准诊断新征程。

### 4. 病理学检查

病理学检查为肝癌诊断的金标准，一般应用于缺乏典型肝癌影像学特征的占位性病变，通过肝穿刺活检可获得病理学诊断，对于确立肝癌的诊断、指导治疗、判断预后非常重要。

## （二）精准评估

精准评估包括患者全身情况评估、肝脏储备功能评估、肝癌精准分期和手术切除范围的评估，以便于对患者进行预后评估，并选择合理治疗的方案。

一般采用美国东部肿瘤协作组提出的功能状态评分（Eastern

Cooperative Oncology Group Performance Status，ECOG PS）评估患者的全身情况；采用肝功能 Child-Pugh 评分、吲哚菁绿清除实验或瞬时弹性成像测定肝脏硬度评价肝脏储备功能情况。如手术切除预期保留肝脏组织体积较小，则采用 CT 和（或）MRI 测定剩余肝脏体积，并计算剩余肝脏体积占标准化肝脏体积的百分比。通常认为肝功能 Child-Pugh A 级、ICG-R15 ＜ 30% 是实施手术切除的必要条件。肝硬化患者剩余肝脏体积须占标准肝脏体积的 40% 以上，无肝硬化患者剩余肝脏体积须占标准肝脏体积的 30% 以上，施行手术切除才较安全。

关于肝癌的分期，目前国际上普遍采用巴塞罗那（BCLC）、TNM、JSH 和 APASL 等分期方案。其中 BCLC 分期是目前最常用的原发性肝细胞肝癌（以下简称肝癌）分期，可用于肝癌的预后预测并指导最佳治疗方案的选择，具有较强的临床指导意义，也是目前许多临床指南所推荐的肝癌分期方法。

结合中国的具体国情及实践积累，依据患者一般情况、肝肿瘤情况及肝功能情况，我国建立了中国肝癌的分期方案（China liver cancer staging，CNLC），包括 CNLC Ⅰa 期、Ⅰb 期、Ⅱa 期、Ⅱb 期、Ⅲa 期、Ⅲb 期、Ⅳ期。

Ⅰa 期：体力活动状态（performance status，PS）评分 0 ～ 2 分，肝功能 Child-Pugh A/B 级，单个肿瘤，直径 ≤5 cm，无血管侵犯和肝外转移。

Ⅰb 期：PS 0 ～ 2 分，肝功能 Child-Pugh A/B 级，单个肿瘤，直径 ＞ 5 cm，或 2 ～ 3 个肿瘤，最大直径 ≤3 cm，无血管侵犯和肝外转移。

Ⅱa 期：PS 0 ～ 2 分，肝功能 Child-Pugh A/B 级，2 ～ 3 个肿瘤，最大直径＞ 3 cm，无血管侵犯和肝外转移。

Ⅱb 期：PS 0 ～ 2 分，肝功能 Child-Pugh A/B 级，肿瘤数目 ≥4 个，肿瘤直径不论，无血管侵犯和肝外转移。

Ⅲa 期：PS 0 ～ 2 分，肝功能 Child-Pugh A/B 级，肿瘤情况不论，有血管侵犯而无肝外转移。

Ⅲb 期：PS 0 ～ 2 分，肝功能 Child-Pugh A/B 级，肿瘤情况不论，血管侵犯不论，有肝外转移。

Ⅳ期：PS 3 ～ 4 分，或肝功能 Child-Pugh C 级，肿瘤情况不论，血管侵犯不论，肝外转移不论。

在精准肝切除时代，术前利用三维血管可视化技术进行肝脏三维血管重建、肝脏体积和肝肿瘤体积测量，或打印出肝脏 3D 模型，清晰分辨肿瘤切缘，术区重要血管和胆道等，可有效做到 R0 切除，避免周围组织损伤。采用 VR 三维模型，结合 3D 模拟动态视频，设计更精准的肝切除范围，引导切除的路径，以最大限度保护余肝的管道和功能，让肝脏手术更加可视化、规范化和安全化，也是近年来精准医学在肝癌治疗中的一大应用。

此外，还应重视门静脉高压对肝切除的影响。BCLC 肝癌诊疗指南中规定，门静脉高压症是手术切除的禁忌证。但包括来自国内学者的研究结果提示，经过选择的门静脉高压患者，仍可接受肝切除术，且其术后长期生存好于接受其他治疗者，如经动脉化疗栓塞或消融治疗。因此，精确地评价门静脉压力和门静脉高压的程度，不仅有助于筛选适合手术切除的患者，且可大大减少术后肝功能衰竭的发生，提高肝切除的安全性。

## （三）精准治疗

多种治疗方法、多个学科共存是精准医学时代肝癌治疗的特征。肝癌治疗方法包括肝切除术、肝移植术、局部消融治疗、TACE、放射治疗、全身治疗等多种手段，合理治疗方法的选择需要有高级别循证医学证据的支持，但也需要同时考虑地区经济水平的差异。

### 1. 外科手术

通过精准医学，提高肝癌早期诊断率的同时，更不能缺少精准的外科手术治疗，包括准确的术前预测及新型技术的运用，改善肝癌患者整体预后。我国肝癌临床实践中手术治疗是重要治疗手段之一，外科手术主要包括肝切除术和肝移植术。

（1）肝切除术

肝切除术是肝癌患者获得长期生存的重要途径。既要完整切除肿瘤，又要保留正常的肝功能，是肝切除术的原则。

肝脏储备功能良好的Ⅰa 期、Ⅰb 期和Ⅱa 期肝癌是手术切除的首选适应证。对于Ⅱb 期肝癌患者，若肿瘤局限在同一段或同侧半肝者，或可同时行术中射频消融处理切除范围外的病灶，即使肿瘤数目 > 3 个，也推荐手术切除，但需更为谨慎的术前评估。对于 CNLC Ⅲ a 期肝癌，如有以下情况也可考虑手术切除：

① 合并门静脉分支癌栓者，若肿瘤局限于半肝，可考虑手术切除肿瘤并经门静脉取栓，术后再实施 TACE、门静脉化疗或其他系统治疗；

② 合并胆管癌栓且伴有梗阻性黄疸，肝内病灶亦可切除者；

③ 伴有肝门部淋巴结转移者，切除肿瘤的同时行淋巴结清扫或术后外放射治疗；

④ 周围脏器受侵犯，可一并切除者。

常用的肝手术切除技术主要是包括入肝和出肝血流控制技术、肝脏离断技术及止血技术。术前三维可视化技术有助于在获得肿瘤学根治性的前提下，设计更为精准的切除范围和路径以保护剩余肝脏的管道。当前肝切除术方法较多，包括开腹、腹腔镜、达芬奇手术机器人切除以及分步手术，如联合肝脏分隔和门静脉结扎的二步肝切除术（associating liver partition and portal vein ligation for staged hepatectomy，ALPPS）等。对于肝肿瘤巨大且剩余肝脏体积较小的患者，可采用术前 TACE 使肿瘤缩小，或门静脉栓塞 / 结扎和 ALPPS 使剩余肝脏代偿性增生的方法提高切除率。对于不可切除肝癌，术前 TACE、外放射等治疗可能促进肿瘤降期从而使部分患者获得手术切除的机会。

精准肝脏外科时代，腹腔镜肝切除术具有局部创伤小、全身反应轻、术后恢复快等优势，其例数在近年呈指数增长。在经验丰富的中心，腹腔镜小范围肝切除术，尤其是左外叶切除术，是肝癌的首选方法。腹腔镜肝癌大范围切除仍有一定技术难度，应在经验丰富的中心开展。传统腹腔镜手术的操作受限、无法高精度缝合、手术二维视觉和外科医师姿势不自然等缺陷，催生了 ICG 荧光、3D 腹腔镜和手术机器人的引入，以帮助克服腹腔镜在复杂肝脏手术中的一些困难，完成精细的解剖和精确的体内缝合，有助于提高肝切除的效果。

（2）肝移植术

肝移植是肝癌根治性治疗手段之一，尤其适用于肝功能失代偿、不适合手术切除及局部消融的早期肝癌患者。合适的肝癌肝移植适应证是提高肝癌肝移植疗效，保证宝贵的供肝资源得到公平合理应用的关键。关于肝癌肝移植适应证，国际上主要采用米兰（Milan）标准、美国加州大学旧金山分校（UCSF）标准等。近年来，多家中国肝移植中心在国外标准基础上进行了有益探索和拓展，陆续提出了杭州标准、上海复旦标准和华西标准等适合中国国情的移植标准，这些标准对于无大血管侵犯、淋巴结转移及肝外转移的要求都是一致的，但对于肿瘤的大小和数目的要求不尽相同。在未明显降低术后总体生存率和无瘤生存率的前提下，均不同程度地扩大了肝癌肝移植的适用范围，使更多的肝癌患者因肝移植手术受益。

### 2. 局部消融治疗

局部消融治疗是通过超声 /CT 引导定位将电极针插入肿瘤组织，射频产生能量，肿瘤局部变得高温、干燥，最终使得肿瘤及周围软组织凝固坏死的治疗方法。该法具有对肝功能影响少、创伤小、疗效确切的特点，使一些不适合手术切除的肝癌患者亦可获得根治机会。局部消融治疗是借助医学影像技术的引导对肿瘤靶向定位，局部采用物理或化学的方法直接杀灭肿瘤组织的一类治疗手段。主要包括射频消融（radio frequency ablation，RFA）、微波消融（microwave ablation，MWA）、无水乙醇注射治疗（percutaneous ethanol injection，PEI）、冷冻治疗、高强度超声聚焦消融（high intensity focused ultrasound ablation，HIFU）、激光消融、不可逆电穿孔（irreversible electroporation，IRE）等。

局部消融治疗适用于Ⅰa 期及部分Ⅰb 期肝癌（即单个肿瘤，直径 ≤5 cm；或 2 ～ 3 个肿瘤，最大直径 ≤3 cm）；无血管、胆管和邻近器官侵犯及远处转移，肝功能分级 Child-Pugh A/B 级者，可获得根治性的治疗效果。对于不能手术切除的直径 3 ～ 7 cm 的单发肿瘤或多发肿瘤，可联合 TACE。

消融的路径有经皮、腹腔镜、开腹 3 种方式。大多数的小肝癌可经皮穿刺消融，具有经济、方便、微创的特点。位于肝包膜下的肝癌，特别是突出肝包膜外的肝癌，经皮穿刺消融风险较大、影像学引导困难的肝癌，或经皮消融高危部位的肝癌（贴近心脏、膈肌、胃肠道、胆囊等）且无法采用人工胸水或腹水等热隔离保护措施，可考虑经腹腔镜消融和开腹消融的方法。

局部疗效评估的推荐方案是在消融后 1 个月左右，复查动态增强 CT 或 MRI，或超声造影，以评价消融效果。

### 3. 经动脉化疗栓塞术（TACE）

经动脉化疗栓塞术是通过往肿瘤供血动脉注入适量的栓塞剂，阻碍肿瘤组织的供血，从而引起肿瘤的缺血坏死的一种治疗方法，是肝癌非手术治疗最常用的方法之一。

TACE 适用于以下患者：① Ⅱ b、Ⅲ a 和部分Ⅲ b 期肝癌患者，肝功能 Child-Pugh A 级或 B 级，PS 评分 0 ～ 2 分；② 可以手术切除，但由于其他原因（如高龄、严重肝硬化等）不能或不愿接受手术治疗的Ⅰb、Ⅱa 期肝癌患者；③ 门静脉主干未完全阻塞，或虽完全阻塞但门静脉代偿性侧支血管丰富，或通过门静脉支架植入可以复通门静脉血流的肝癌患者；④ 肝动脉—门脉静分流造成门静脉高压出血的肝癌患者；⑤ 肝癌切除术后，DSA 可以早期发现残癌或复发灶，并给予 TACE 治疗。

TACE 禁忌证包括：① 肝功能严重障碍（肝功能 Child-Pugh C 级），包括黄疸、肝性脑病、难治性腹腔积液或肝肾综合征等；② 无法纠正的凝血功能障碍；③ 门静脉主干完全被癌栓栓塞，且侧支血管形成少；④ 合并活动性肝炎或严重感染且不能同时治疗者；⑤ 肿瘤远处广泛转移，估计生存时间 $<$ 3 个月者；⑥ 恶病质或多器官衰竭者；⑦ 肿瘤占全肝体积的比例 $\geq 70\%$（如果肝功能基本正常，可考虑采用少量碘油乳剂和颗粒性栓塞剂分次栓塞）；⑧ 外周血白细胞和血小板显著减少，白细胞 $< 3.0 \times 10^9$/L，血小板 $< 50 \times 10^9$/L（非绝对禁忌，如脾功能亢进者，排除化疗性骨髓抑制）；⑨ 肾功能障碍，血肌酐 $>$ 2 mg/dL 或者血肌酐清除率 $<$ 30 mL/min。

TACE 治疗包括常规 TACE（亦称为 C-TACE）和化疗药物加载

TACE（亦称为 D-TACE），必须遵循规范化和个体化的方案。C-TACE 常使用带化疗药物的碘油乳剂与标准化明胶海绵微粒、空白微球、聚乙烯醇颗粒等联合。药物性洗脱微球（drug-eluting beads，DEB）是一种新的栓塞剂，可以加载化疗药物治疗肝癌（亦称为 D-TACE），但与 C-TACE 相比治疗的总体疗效无显著差异。提倡 TACE 联合局部消融、外科手术、放射治疗、分子靶向药物、免疫治疗、抗病毒治疗等综合治疗以进一步提高 TACE 疗效，对肝癌伴门静脉主干或一级分支癌栓可使用门静脉内支架置入术联合碘 125 粒子治疗或直接穿刺植入碘 125 粒子进行治疗。

TACE 疗效评估一般推荐治疗后 4 ～ 6 周时复查 CT 和（或）MRI、肿瘤相关标志物、肝肾功能和血常规检查等。若影像学检查显示肝脏肿瘤灶内的碘油沉积浓密、瘤组织坏死且无增大和无新病灶，暂时可以不做 TACE 治疗。

## 4. 放射治疗

放射治疗分为外放疗和内放疗。外放疗是利用放疗设备产生的射线（光子或粒子）从体外对肿瘤照射。内放疗是利用放射性核素，经机体管道或通过针道植入肿瘤内。

Ⅰa 期、部分Ⅰb 期肝癌病人，如无手术切除或局部消融治疗适应证或不愿接受有创治疗，也可考虑采用肝癌立体定向放疗（SBRT）作为替代治疗手段。Ⅱa、Ⅱb、Ⅲa 期肝癌患者，TACE 联合外放疗，可改善局部控制率，延长生存，可适当采用。Ⅲb 期肝癌患者部分寡转移灶者，可行 SBRT 放疗，延长生存；外放疗也可减轻淋巴结、肺、骨、脑或肾上腺转移所致疼痛、梗阻或出血等症状。部分肿瘤放疗后缩小或降期可获得手术切除机会；外放疗也可用于肝癌肝移植术前桥接治疗或窄切缘切除术后辅助治疗。

### 5. 系统治疗（systemic therapy）

系统治疗主要指靶向治疗，目前一线靶向药物包括索拉非尼（sorafenib）和仑伐替尼（lenvatinib），二线靶向药物是瑞戈非尼（regorafenib）。对于晚期肝癌患者，有效的系统治疗可以减轻肿瘤负荷，改善肿瘤相关症状，提高生活质量，延长生存时间。

姑息一线、二线系统治疗的适应证主要为：合并有血管侵犯或肝外转移的Ⅲ a、Ⅲ b 期肝癌患者；虽为局部病变，但不适合手术切除或 TACE 的 CNLC Ⅱb 期肝癌患者；合并门静脉主干或下腔静脉瘤栓者；多次 TACE 后肝血管阻塞和（或）TACE 治疗后进展的患者。

相对禁忌证主要为：PS 评分 > 2 分，肝功能 Child-Pugh 评分 > 7 分；中重度骨髓功能障碍；肝、肾功能明显异常，如氨基转移酶（AST 或 ALT）> 5 倍正常值上限和（或）胆红素显著升高 > 2 倍正常值上限、血清白蛋白 < 28 g/L 或肌酐清除率（CCr）< 50 mL/min；具有感染、发热、活动性出血或肝性脑病。

（1）一线治疗

① 索拉非尼：常规推荐用法为 400 mg，口服，每日 2 次。可用于肝功能 Child-Pugh A 级或 B 级的患者。需注意对 HBV 和肝功能的影响，最常见的不良反应为腹泻、体质量下降、手足综合征、皮疹、心肌缺血及高血压等，一般发生在治疗开始后的 2 ～ 6 周内。

② 仑伐替尼：适用于不可切除的Ⅱb、Ⅲ a、Ⅲ b 期、肝功能 Child-Pugh A 级的肝癌病人。用法为：体质量≥60 kg 者，12 mg，口服，每日 1 次；体质量 < 60 kg 者，8 mg，口服，每日 1 次。常见不良反应为高血压、腹泻、食欲下降、疲劳、手足综合征、蛋白尿、恶心及甲状腺功能减退等。

③ 系统化疗：FOLFOX4 方案在我国被批准用于治疗不适合手术切除或局部治疗的局部晚期和转移性肝癌。多项Ⅱ期研究报告含奥沙利铂

的系统化疗联合索拉非尼可使客观缓解率有所提高，无进展生存期和总生存期均有延长，且安全性良好。对于肝功能和体力状态良好的患者，可考虑此联合治疗，但尚需临床随机对照研究提供高级别循证医学证据。

（2）二线治疗

① 瑞戈非尼：用于既往接受过索拉非尼治疗的Ⅱb、Ⅲa 和Ⅲb 期肝癌患者。用法为 160 mg，每日 1 次，连用 3 周，停用 1 周。在我国，初始剂量可采用一次 80 mg 或 120 mg，每日 1 次，根据患者的耐受情况逐渐增量。常见不良事件是高血压、手足皮肤反应、乏力及腹泻等。

② 其他二线治疗方案：美国 FDA 批准纳武利尤单克隆抗体（nivolumab）和帕博利珠单克隆抗体（pembrolizumab）用于既往索拉非尼治疗后进展或无法耐受索拉非尼的肝癌患者。目前，中国企业自主研发的免疫检查点抑制剂，如卡瑞利珠单克隆抗体、特瑞普利单克隆抗体、信迪利单克隆抗体等正在开展临床研究。免疫治疗与靶向药物、化疗药物、局部治疗的联合方案也在不断地探索中。

其他免疫调节剂（如干扰素 $\alpha$、胸腺素 $\alpha_1$ 等）、细胞免疫治疗（如嵌合抗原受体 T 细胞疗法即 CAR-T、细胞因子诱导的杀伤细胞疗法即 CIK）均有一定抗肿瘤作用，但尚待大规模的临床研究加以验证。

此外，美国 FDA 批准卡博替尼用于一线系统治疗后进展的肝癌病人，批准雷莫芦单克隆抗体用于血清 AFP 水平 ≥400 ng/mL 肝癌患者的二线治疗。但是，这两种药物尚未在国内上市。国产小分子抗血管生成靶向药物阿帕替尼用于肝癌患者二线治疗的临床研究正在进行中。

随着医学迅速发展，许多疾病诊疗指南的“时效性”也越来越短，学者们尝试以“改良”的方式来弥补循证医学的不足，但似乎收效缓慢。在当代大数据时代的背景下，精准医学突破以往循证医学的局限，从分子生物学的角度思考疾病的发生、发展，从基因水平实现对疾病精准地诊断和评估，以达到精准预防和治疗的目的。因此，精准医学强调的是个体间的特异性和特殊性。另一方面，循证指南是对现有临床资源的全面综合的总结，更加重视群体的共性和普遍性。精准医学和传统指南相结合，或许能为肝癌的诊治带来崭新的机遇。

（卫强）

卫强，浙江大学外科学博士、博士生导师、浙江大学医学院附属杭州市第一人民医院肝胆胰外科副主任医师，浙江省卫生高层次人才（医坛新秀），英国伦敦皇家自由医院访问学者。

**参考文献**

[1] BERTUCCIO P,TURATI F,CARIOLI G,et al. Global trends and predictions in hepatocellular carcinoma mortality[J].J Hepatol,2017,67(2):302-309.

[2]《原发性肝癌诊疗规范(2019 年版)》编写专家委员会 . 原发性肝癌诊疗规范（2019 年版）[J]. 中国临床医学 ,2020,27(1):140-160.

[3] CHEN X,ZHAI J,CAI X,et al. Severity of portal hypertension and prediction of postoperative liver failure after liver resection in patients with Child-Pugh grade A cirrhosis[J]. Br J Surg,2012,99(12):1701-1710.

[4] CHEUNG TT.HAN HS,SHE WH,et al. The Asia Pacific consensus statement on laparoscopic liver resection for hepatocellular carcinoma: a report from the 7th Asia-Pacific primary liver cancer expert meeting held in HongKong[J]. Liver Cancer,2018,7(1):28-39.

[5] XU X, LU D, LING Q,et al. Liver transplantation for hepatocellular carcinoma beyond the Milan criteria.Gut[J]. 2016,65(6):1035-41.

[6] FORNER A,REIG M,BRUIX J.Hepatocellular carcinoma[J].Lancet,2018,391(10127):1301-1314.

# 5.8 精准医学如何治疗结直肠癌

随着精准医学的发展，人们对于结直肠癌的认识也不断深入，无论是局部进展期结直肠癌还是转移性结直肠癌，治疗理念、治疗技术和可选药物都有了长足的进步。本节将从局部进展期结直肠癌的围手术期治疗和转移性结直肠癌的姑息治疗入手，着重介绍精准医学背景下的药物治疗。

总体而言，对于可手术切除的局部进展期结肠癌的围手术期治疗而言，术后辅助化疗仍是标准治疗，需要根据疾病分期、危险因素及治疗方案的不同而决定具体疗程（3 个月或 6 个月）。对于局部进展期直肠癌而言，术前放、化疗需要根据更加精准的术前评估决定；对于无法行放疗或拒绝行放疗的患者，可以考虑术前单纯药物治疗。对于错配修复功能缺陷（deficiency of mismatch repair，dMMR）或者微卫星高度不稳定（microsatellite instability-high，MSI-H）的结直肠癌而言，围手术期使用免疫检查点抑制剂是安全的，但其长期获益仍需要探索。

对于转移性结直肠癌而言，需要多学科评价肿瘤是否可达到无病状态（no evidence of disease，NED）。对于初始可切除的肿瘤，推荐根据复发风险决定是否需进行术前化疗；对于肿瘤不可切除的患者，需要根据基因状态、原发灶部位、治疗意愿等综合决定；而对于其中潜在可切除的患者，则需要使用有效率及转化率最高的方案。

## （一）局部进展期结直肠癌的围手术期治疗

### 1. 结肠癌的辅助化疗：3 月 vs 6 月

根据 FOxTROT 研究结果，辅助治疗仍是目前结肠癌的标准治疗模式。该研究将无梗阻的局部晚期结肠癌（cT3-4N0-2M0）患者按照 1 ：2 随机分为辅助治疗组（n=364，术后氟尿嘧啶联合奥沙利铂 [OxFP] 共 24 周）和新辅助治疗组（n=698，术前根据 KRAS 状态予以 OxFP± 帕尼单抗共 6 周，术后 OxFP 共 18 周），尽管新辅助治疗显著降低了非 R0 切除率（4.8% vs 11.1%，p=0.001），但是本研究的主要研究终点 2 年复发率在新辅助治疗组和辅助治疗组分别为 17.2% 和 13.6%，差异无统计学意义。

奥沙利铂所导致的长期神经毒性对患者的生活质量有较大的影响，因而，肿瘤学家近年来缩短奥沙利铂疗程方面做了很多有意义的探索与讨论。IDEA 研究是一项国际多中心随机对照研究，探索了对于高危Ⅱ期和Ⅲ期结直肠癌患者（主要是结肠癌）术后奥沙利铂 3 个月和 6 个月的疗效和不良反应差异。

对于高危Ⅱ期结肠癌患者，本研究入组 3273 例患者，1 ：1 随机分组为 3 月化疗组（n=1639）和 6 月化疗组（n=1634）。主要研究终点为 5 年无病生存期（DFS），没有得出非劣效性的结论：在 3 月组和 6 月组分别为 80.7% 和 83.9%。亚组分析发现，对于使用 CAPOX 方案（卡培他滨＋奥沙利铂）的患者（n=2019），3 月组和 6 月组的 5 年 DFS 分别为 81.7% 和 82.0%（得出非劣效结论）；对于使用 FOLFOX 方案（5-FU/亚叶酸钙＋奥沙利铂）的患者（n=1254），3 月组和 6 月组的 5 年 DFS 分别为 79.2% 和 86.5%（没有得出非劣效结论）。基于此研究，目前建议对于高危Ⅱ期患者，术后若使用 CAPOX 方案，可考虑使用 3 ~ 6 个月；

若使用 FOLFOX，则需要使用 6 个月。

对于Ⅲ期结直肠癌，IDEA 研究探索了 3 个月的辅助化疗（CAPOX 或 FOLFOX）是否非劣于 6 个月（若 HR 未达到 1.12，则视为非劣效性达成），主要研究终点是 3 年 DFS 率。该研究共纳入 12384 位患者，在总体人群中 3 个月的非劣效性并未达到（HR1.07，95% CI 1.00 ~ 1.15）。对于CAPOX 方案，3 个月的非劣效性达成（HR0.95，95% CI 0.85 ~ -1.06），但是对于 FOLFOX 方案，3 个月的非劣效性却并未达成（HR1.16，95% CI 1.06 ~ 1.26）。

基于对肿瘤分期和治疗方案的探索性分析，全世界的肿瘤学家广泛讨论后建议：如果使用 CAPOX 方案，对于低危患者（T1-3N1）可以使用 3 个月（HR0.85，95% CI 0.71 ~ 1.01），对于高危患者（T4 或 N2）可以使用 3 ~ 6 个月（HR1.02，95% CI 0.89 ~ 1.17）；如果使用 FOLFOX 方案，对于低危患者可以使用 6 ~ 3 个月（HR1.10，95% CI 0.96 ~ 1.26），高危患者建议使用 6 个月（HR1.20，95% CI 1.07 ~ 1.35）。

### 2. 直肠癌的新辅助放化疗

对于肿瘤下缘距离肛缘 10 cm 以上的直肠癌，由于其有腹膜覆盖，局部复发风险较低，因此围手术期处理原则同结肠癌。而对于 10 cm 以内的中低位直肠癌，如果能够进行高质量的 MRI 检查以明确危险度分层，则可根据 2017 年 ESMO 指南进行分层治疗。若不具备高质量 MRI 的条件，则推荐对于 cT3-4 或 cN1-2 的患者进行术前同步放、化疗；其中，对于肿瘤全部有腹膜覆盖的 cT3N0 中位直肠，也可以选择直接进行根治性手术而不进行术前放化疗。

### 3. 新辅助免疫治疗

对于局部晚期结肠癌（cT3-4N0-2M0），FOxTROT 研究证明术前＋术后化疗 ± 帕尼单抗（RAS 野生者）治疗在 2 年复发率方面并不优于标准辅助化疗（17.2% vs 13.6%，未达统计学差异）。因此，目前并不推荐对于结肠癌患者使用术前化疗 ± 靶向治疗。

但是，免疫检查点抑制剂却在新辅助治疗中有前景。对于 dMMR/MSI-H 的结肠癌，使用 ipilimumab（抗 CTLA4 单抗）联合 nivolumab（抗 PD1 单抗）在 20 位患者中均达到了病理缓解，其中 19 例出现明显病理缓解（残余肿瘤细胞≤ 10%）；12 例病理完全缓解。但是这一治疗策略对于长期预后的影响仍需要进一步追踪。

此外，对于 15 例可评估的 pMMR/MSS 肿瘤而言，使用 ipilimumab 联合 nivolumab（联合或不联合塞来昔布）后有 3 例达到了明显病例缓解（2 例完全缓解，1 例肿瘤残余 1%），1 例达到部分病理缓解。这与免疫治疗在Ⅳ期结直肠癌中几乎无效的现象完全不符，提示不同的肿瘤分期具有不同的免疫状态，进而导致了免疫治疗的不同疗效。但现阶段，免疫治疗在 pMMR/MSS 结肠癌中能否代替标准的术后辅助化疗仍需要进一步验证。

对于直肠癌，术前使用免疫治疗的疗效数据仍较为缺乏。但参考结肠癌中的疗效数据及免疫治疗的效果维持时间，有理由推测对于 dMMR/MSI-H 的局部进展期直肠癌而言，使用免疫治疗争取完全缓解、进入“观察等待阶段”也是一种治疗选择。

总体而言，无论是对于结肠癌还是直肠癌，在 dMMR/MSI-H 患者中使用免疫治疗具有充分的前景，但现阶段仍缺乏长期随访数据，因而距离大范围的临床应用仍需更多的生存随访数据。

## （二）转移性结直肠癌

对于转移性结直肠癌而言，可根据是否能够通过局部治疗手段达到无病状态（NED）从而分别“初始可切除”和“初始不可切除”。对于后者而言，其中部分肿瘤在治疗后缩小，有望达到可切除的标准，这部分称为“潜在可切除”肿瘤。

上述概念的划分主要由外科技术条件决定，在某一肿瘤中心判定为“不可切除的”肿瘤，在其他肿瘤中心也许能够切除。对于转移性结直肠癌，目前研究最多的是肝转移，因而下述的绝大多数证据和理念均来自于肝转移的研究数据，其他转移部位的处理原则基本参照肝转移。

### 1. 初始可切除

对于初始可切除的转移性结直肠癌，需要考虑两个问题：是否需要术前新辅助治疗，以及新辅助治疗选择哪种方案。

（1）基于复发风险决定新辅助治疗的必要性

对于初始可切除的转移，首先需要判断复发风险。目前，常用的肝转移复发风险评分系统为CRS( clinical risk score )评分: 原发灶淋巴结阳性，肝转移距离原发灶手术时间 < 12 个月（包括同时性肝转移），肝转移数目 ≥2 个，术前 CEA 水平 > 200 ng/mL 和肝转移最大直径 > 5 cm，每个项目为 1 分。0 ~ 2 分为低风险，3 ~ 5 分为高风险。

但是，该评分仅仅适用于仅有肝转移的情况，并不能很好地判断肝转移合并肝外转移时的复发风险。近年来也有一些模型尝试将其他预后不良因素纳入风险模型中（如合并肝外转移、KRAS 突变），但这一模型并未得到临床广泛的验证。

总体上，对于精准判断复发风险而言，针对单纯的肝转移而言，可以使用 CRS 评分；但是对于肝转移合并肝外转移，或者对于仅存在肝外转移的情况，目前尚缺乏可靠的预后评分系统，建议参考上述不良预后因素，在多学科讨论下决定是否行术前新辅助治疗。

（2）新辅助治疗方案的选择

化疗是目前公认的新辅助治疗方案。靶向药物并未被推荐用于围手术期治疗。

唯一一项Ⅲ期随机对照研究 NEW EPOC 未能证明西妥昔单抗在化疗（FOLFOX 或 FOLFIRI）的基础上进一步提高了 PFS。该研究将 KRAS 野生的初始可切除的肝转移患者 1 ∶ 1 随机分组，分别接受围手术期化疗联合或不联合西妥昔单抗（CET 组 119 人，对照组 117 人），西妥昔单抗组的 PFS 明显劣于单纯化疗组（14.1 月 vs 20.5 月，P=0.03），两组的总生存期（OS）分别为 39.1 月和未达到（P=0.14）。而贝伐珠单抗（BEV）在围手术期的治疗中仅有小样本的回顾性数据。尽管单因素分析发现术前使用 FOLFOX + BEV（n=27）比单纯使用 FOLFOX（n=15）能够显著提高 DFS，但多因素分析却未能证明 BEV 的优势。

基于以上数据，NCCN 指南、ESMO 指南、CSCO 指南均未推荐靶向治疗用于初始可切除的肝转移围手术期治疗。但是，部分专家认为，NEW EPOC 研究入组患者生物学行为普遍偏好，两组间基线特征不完全平衡，且西妥昔单抗组手术质量稍差，这些导致了阴性的研究结果。他们认为，在危险因素更多的人群中，不能完全否定靶向治疗的价值；此外，在这些预后更差的患者中，超过 80% 人会在 3 年出现复发，因而术前强烈的治疗可以尽可能地缩小肝转移病灶，从而保留更多的肝实质，为复发后的再次切除打好基础。

综上所述，对于可切除的转移性结直肠癌，首先需要根据临床病理分子特征判断患者的复发风险，对于低风险者可直接手术切除，辅以术后化疗；对高风险者，建议行术前化疗后再行手术治疗，对于特殊情况，建议在多学科的讨论下决定是否在围手术期加用靶向治疗。

### 2. 初始不可切除

对于初始不可切除的患者，有部分患者经过有效的药物治疗后肿瘤缩小、减少，从而达到可切除状态，这部分患者称为“潜在可切除”。对于不同的肿瘤中心，“潜在可切除”和“无可切除机会”的判断标准并不完全一致。

由于目前尚无确切的标准预测哪部分人群能够被转化为可切除状态，因而，对于一般状况良好、能够耐受较为强烈治疗的患者，均推荐两药或三药化疗联合靶向药物，以尽最大可能保证治疗效果。

（1）无可切除机会

① RAS 基因：目前临床最为常用的靶向药物为抗 EGFR 单抗（西妥昔单抗 CET，帕尼单抗 PANI）和抗 VEGF 单抗（贝伐珠单抗 BEV）。需要根据 RAS 和 BRAF 基因状态及原发肿瘤的位置综合决定。目前认为，右半结肠包括回盲部、升结肠、结肠肝曲和横结肠，左半结直肠包括结肠脾曲、降结肠、乙状结肠和直肠。

对于 RAS/BRAF 野生型的左半结直肠癌而言，两药化疗（奥沙利铂或伊立替康联合氟尿嘧啶类药物）联合 CET 较联合 BEV 的客观缓解率（objective response rate，ORR）高：在 FIRE3 研究中，CET 组和 BEV 组分别为 68.8% 和 61.8%（P=0.19）；在 CALGB 80405 研究中，CET

组和 BEV 组分别为 69.4% 和 57.9%（P=0.005）。更为重要的是，两药化疗联合 CET 的 OS 明显延长：在 FIRE3 研究中，CET 组和 BEV 组分别为 38.3 月和 28.0 月（P=0.002）；在 CALGB 80405 研究中，CET 组和 BEV 组分别为 39.3 月和 32.6 月（P=0.05）。但是两组的 PFS 却没有统计学差异。也有研究探索了三药化疗（奥沙利铂＋伊立替康＋氟尿嘧啶）联合靶向治疗的效果：三药化疗联合 BEV 和两药联合 BEV 的 ORR（63.8% vs 65.4%）和 OS（40.0 月 vs 37.7 月）均类似；三药联合 PANI 的有效率高达 90.6%，但生存数据不详。综合考虑，对于 RAS/BRAF 野生型的左半结直肠癌而言，首选双药化疗联合 CET 治疗，个别情况下也可以考虑双药化疗联合 BEV（如药物可及性、经济因素、CET 过敏等）；当亟须缩瘤时考虑三药化疗联合 EGFR 单抗或 BEV。

对于 RAS/BRAF 野生型的右半结直肠癌患者而言，两药化疗联合 CET 的 ORR 仅数值上略高于联合 BEV，但 OS 在数值上明显劣于 BEV（并未达到统计学差异）。也有研究对比了 FOLFOXIRI ＋ BEV 和 FOLFIRI ＋ BEV 的差异，尽管三药化疗带来了 ORR（81.3% vs 66.3%，P=0.584）和 OS 的优势，但样本量较小，结论尚需进一步验证。FOLFOXIRI ＋ PANI 的 ORR 为 75%（n=18），缺乏生存数据。综合考虑，首先推荐双药联合 BEV 治疗，对于肿瘤负荷大者或转化可能性高者，可以考虑三药联合 BEV；而考虑到两药化疗联合 CET 劣于联合 BEV，所以暂不推荐使用三药化疗联合 CET。

对于 RAS 突变型 /BRAF 野生型的患者，不建议使用抗 EGFR 单抗联合化疗，推荐使用 BEV。三药化疗联合 BEV 的 ORR 和 OS 数值上优于两药化疗联合 BEV（不具有统计学差异），其中，右半结肠癌从三药联合 BEV 中的获益比左半结直肠癌明显。综合考虑，对于 RAS 突变型

/BRAF 野生者，建议使用两药化疗联合 BEV，肿瘤负荷较大的患者或右半结肠癌患者可根据情况使用三药化疗联合 BEV。

② BRAF 基因：根据 BRAF 突变的生化特征及信号转导机制，BRAF 突变一共被分为 3 型。Ⅰ型不依赖 RAS 且无需 RAF 蛋白的二聚化即可激活，结直肠癌中最常见的 V600 突变即属于Ⅰ型。而Ⅱ型和Ⅲ型发生率低，且临床特征和分子特征数据较少，因而不展开讨论。现阶段，针对 BRAF V600 突变的治疗方案总体包括化疗联合靶向药物（表 5-2）及单用靶向药物两种策略（表 5-3）。

对于一线治疗，一项 2 期研究首先证实了在 BRAF V600 突变的患者中，使用 FOLFOXIRI ＋ BEV 能够部分逆转其不良预后。随后，一项随机 3 期研究 TRIBE 研究发现，在此人群中 FOLFOXIRI ＋ BEV 的 PFS 和 OS 均优于 FOLFIRI ＋ BEV 方案（PFS 7.5 月 vs 5.5 月，HR 0.57 [0.27-1.23]，OS 19.0 月 vs 10.7 月， HR 0.54 [0.24-1.20]）。其中，左半结直肠患者从三药化疗联合 BEV 的方案获益较少，而右半结肠癌患者获益较大。也有研究将抗 EGFR 单抗 PNAI 与 FOLFOXIRI 联合，结果发现其 ORR 明显优于 FOLFOXIRI（85.7% vs 22.2%），但 PANI 并未带来 PFS 的获益。但是，考虑到在两药化疗的基础上加入 CET 没有带来 ORR 和生存的获益，所以目前推荐：对于 BRAF V600 突变的患者，一线治疗应该首选三药化疗联合 BEV，尤其是对于右半结肠癌患者。

在二线及后线治疗中，SWOG 1406 研究显示威罗菲尼（vemurafenib）＋ CET ＋伊立替康（VIC 方案）比 CET ＋伊立替康为基础的化疗具有显著的 PFS 优势（4.3 月 vs 2.0 月，HR 0.48 [0.31-0.75]）。共有 24 位患者接受 CET ＋伊立替康为基础化疗在进展后使用了 VIC 方案，这些患者的 ORR 为 17%，疾病控制率（disease control rate，DCR）为 72%，PFS 为 5.8 月。一项 3 期研究 RAISE 提示，雷莫卢单抗联合 FOLFIRI 在生存期方面优于安慰剂联合 FOLFIRI：OS 9.0 月 vs 4.2 月，HR 0.54 [0.25–1.13]，PFS 4.3 月 vs 2.0 月，HR 0.55 [0.28–1.08]。

有明确临床数据的靶向药物主要包括 BRAF 抑制剂（vemurafenib 威罗菲尼，dabrafenib 达拉非尼，encorafenib 康奈非尼），MEK 抑制剂（trametinib 曲美替尼，binimetinib 比美替尼），抗 EGFR 单抗（西妥昔单抗 CET，帕尼单抗 PANI）和 PIK3 抑制剂（alpelisib，阿博利布）。单药威罗菲尼疗效较差，因此，后续的研究均使用联合靶向治疗。总体而言，在 BRAF 抑制剂与 MEK 抑制剂联合的基础上，加用抗 EGFR 单抗或PI3K抑制剂可能能够提高ORR、PFS和OS。即使抑制了相同的靶点，不同的组合方案似乎疗效也不同。比如，同时阻断 BRAF 和 EGFR 的方案有 3 种：encorafenib ＋ cetuximab，dabrafenib ＋ panitumumab，以及 vemurafenib ＋ cetuximab，它们的 ORR 分别为 22%、10% 和 4%。但需要说明的是，由于缺乏既往治疗情况和靶向治疗进展后的治疗情况，因此直接比较这些联合策略的疗效数据是不那么准确的。

目前，一线治疗失败后，后续可以选择 VIC 方案（威罗菲尼＋CET ＋伊立替康）或者 encorafenib ＋ CET±MEK 抑制剂 binimetinib，或使用 dabrafenib ＋ trametinib ＋（CET 或 PANI）。美国 FDA 已经批准了 encorafenib ＋ CET 用于治疗 BRAF V600 突变的结肠癌患者。但是，考虑到靶向药物的费用和可及性等问题，对于经济困难者，也可以选择之前未用过的化疗药物（如一线使用 FOLFIRI ＋ BEV 者，二线可使用 FOLFOX ＋ BEV）。

表 5-2 BRAF V600 突变患者使用化疗 ± 靶向治疗的临床疗效

| References | 化疗 | 靶向治疗 | 既往线数 | 样本量 | ORR（%） | DCR（%） | PFS（月） | OS（月） |
|---|---|---|---|---|---|---|---|---|
| Masi et al. 2010 | FOLFOXIRI | BEV | 0 | 10 | 90 | NA | 12.8 | 23.8 |
| Cremolini et al. 2015 | FOLFOXIRI | BEV | 0 | 16 | 56 | NA | 7.5 | 19.0 |
| | FOLFIRI | BEV | 0 | 12 | 42 | NA | 5.5 | 10.7 |
| Geissler et al. 2018 | FOLFOXIRI | PANI | 0 | 7 | 85.7 | NA | 6.5 | NA |
| | FOLFOXIRI | - | 0 | 9 | 22.2 | NA | 6.1 | NA |
| Custem et al. 2011 | FOLFIRI | CET | 0 | 26 | 19.2 | 84.6 | 8.0 | 14.1 |
| | FOLFIRI | - | 0 | 33 | 15.2 | 63.7 | 5.6 | 10.3 |
| Yoshino et al. 2019 | FOLFIRI | RAM | 1 | 20 | NA | NA | 5.7 | 9.0 |
| | FOLFIRI | - | 1 | 21 | NA | NA | 2.7 | 4.2 |
| Kopetz et al. 2017 | IRI | CET + VEMUR | 1-2 | 49 | 16 | 67 | 4.3 | 9.6 |
| | IRI | CET | 1-2 | 50 | 4 | 22 | 2.0 | 5.9 |

备注: 缩写: FOLFOXIRI( 5-FU/亚叶酸钙＋奥沙利铂＋伊立替康 ), FOLFIRI( 5-FU/亚叶酸钙＋伊立替康 )，IRI（伊立替康），BEV（贝伐珠单抗），PANI（帕尼单抗），CET（西妥昔单抗），RAM（雷莫卢单抗），VEMUR（威罗菲尼，BRAF 抑制剂）。NA（不详）。

表 5-3 BRAF V600 突变患者使用靶向治疗的临床疗效

| | 靶点 | | | | | | | | | |
|---|---|---|---|---|---|---|---|---|---|---|
| | BRAF | EGFR | MEK | PIK3 | 既往线数 | 样本量 | ORR（%） | DCR（%） | PFS（月） | OS（月） |
| Corcoran et al. 2018 | DABRA | PANI | TRAME | - | 0 ~ 4 | 91 | 21 | 90 | 3.5 | 9.1 |
| | DABRA | PANI | - | - | 0 ~ 3 | 20 | 10 | 86 | 4.2 | 13.2 |
| | - | PANI | TRAME | - | 0 ~ 4 | 31 | 0 | 55 | 2.6 | 8.2 |
| Corcoran et al. 2015 | DABRA | - | TRAME | | | 43 | 7 | 68 | 3.5 | NA |
| Kopetz et al. 2019 | ENCO | CET | BINI | | 1 ~ 2 | 224 | 27 | 79 | 4.3 | 9.0 |
| | ENCO | CET | - | | 1 ~ 2 | 220 | 20 | 74 | 4.2 | 8.4 |
| Tabernero et al. 2016 | ENCO | CET | - | ALPE | ≥ 1 | 52 | 27 | 79 | 5.4 | 15.2 |
| | ENCO | CET | - | - | ≥ 1 | 50 | 22 | 78 | 4.2 | NR |

续表

| | | | | | | | | | | |
|---|---|---|---|---|---|---|---|---|---|---|
| Hyman et al. 2015 | VEMUR | CET | - | - | 1-6 | 27 | 4 | 73 | 3.7 | 7.1 |
| | VEMUR | - | - | - | 1-6 | 10 | 0 | 50 | 4.5 | 9.3 |
| Kopetz et al. 2010 | VEMUR | - | - | - | NA | 19 | 5.3 | NA | 3.7 | NA |

备注: 缩写: BRAF 抑制剂: VEMUR( vemurafenib 威罗菲尼 ), DABRA( dabrafenib 达拉非尼 )，ENCO（encorafenib 康奈非尼）。抗 EGFR 单抗：CET（cetuximab 西妥昔单抗），PANI（panitumumab 帕尼单抗）。MEK 抑制剂：TRAME（trametinib 曲美替尼），BINI（binimetinib 比美替尼）。PIK3 抑制剂：ALPE（alpelisib 阿博利布）。NA（不详），NR（未达到）。

③ HER2 扩增：HER2 扩增或过表达在多种实体瘤中都是一种可治疗的靶点，其在晚期结直肠癌中的发生率约为 5%。临床前研究显示，单药抗 HER2 治疗（trastuzumab 曲妥珠单抗，pertuzumab 帕妥珠单抗，lapatinib 拉帕替尼）在 HER2 扩增的 CRC 中疗效很弱，而两种靶向药物联合能够起到很好的效果。基于这一理论，进行了两项 2 期试验。在 HERACLES 研究中，27 例 KRAS 第 2 外显子野生型的末线治疗患者接受曲妥珠单抗＋拉帕替尼，ORR 可达 30%，有 59% 的患者疾病控制超过 16 周。PFS 和 OS 分别是 21 周和 46 周。MyPathway 研究是一项篮子试验，其在 57 位患者中使用曲妥珠单抗＋帕妥珠单抗，并取得了和 HERACLES 研究类似的疗效。但 MyPathway 研究并未排除 KRAS 突变的患者。后续研究显示，KRAS 突变患者似乎从双靶向抗 HER2 治疗中获益极小；而肿瘤组织或血浆中 HER2 拷贝数较高者获益明显。在双药

靶向 HER2 的基础上，增加化疗药物是否能够进一步提高疗效尚不确定。30 位 KRAS 野生型的 HER2 扩增患者接受帕妥珠单抗联合 T-DM1 治疗，ORR 为 10%，DCR 为 70%，PFS 为 4.9 月——在数值上并未明显优于双药靶向治疗。

目前，并不推荐单药抗 HER2 治疗。但是，可以选择化疗联合曲妥珠单抗治疗。一项早期研究显示，5 名可评估的 HER2 扩增患者使用 IRI 联合曲妥珠单抗后，有 4 位患者达到了 PR（该研究因为入组缓慢而提前终止）。DS-8201 是一个 HER2 靶向药物与 deruxtecan（一种拓扑酶Ⅰ抑制剂）相偶联的药物，在一项 1 期临床研究中，其具有良好的安全性，可评估的 13 位患者中，3 例达 PR，10 例达疾病控制。当前抗 HER2 治疗的临床疗效详见表 5-4。

综上所述，目前对于 HER2 扩增的晚期结直肠癌患者，最为成熟的方案为双药抗 HER2 治疗：曲妥珠单抗＋帕妥珠单抗（或拉帕替尼）。也可尝试性地选择化疗联合单药抗 HER2 治疗。需要注意的是，KRAS 突变患者可能无法从抗 HER2 治疗中获益。

表 5-4 HER2 扩增 / 过表达人群抗 HER2 疗效

| 方案 | 曲妥珠单抗＋拉帕替尼 | 曲妥珠单抗＋帕妥珠单抗 | 曲妥珠单抗＋伊立替康 | DS-8201a | 帕妥珠单抗＋T-DM1 |
|---|---|---|---|---|---|
| KRAS 第 2 外显子野生型 | 100% | 75% | NA | 89% | 100% |
| 左半 / 右半 | NA | 75%/21% | NA |  | 89%/11% |

（续表）

| 方案 | 曲妥珠单抗＋拉帕替尼 | 曲妥珠单抗＋帕妥珠单抗 | 曲妥珠单抗＋伊立替康 | DS-8201a | 帕妥珠单抗＋T-DM1 |
|---|---|---|---|---|---|
| 既往抗 EGFR 治疗比例 | 100% | 56% | NA | NA | 83% |
| 既往线数 | 2-11（4） | 1-9（4） | 0-1 | NA | 3-5（3） |
| 样本量 | 27 | 57 | 7# | 19 | 30 |
| 最佳疗效，n（%） | | | | | |
| 完全缓解 CR | 1（4） | NA | 0 | NA | 0（0） |
| 部分缓解 PR | 7（26） | NA | 4（57） | NA | 3（10） |
| 疾病稳定 SD | NA | NA | NA | NA | 21（70） |
| 疾病稳定 SD≥16 周 | 8（30） | 25（44） | 0 | NA | |
| 疾病稳定 SD ＜ 16 周 | 4（15） | NA | 0 | NA | |
| 疾病进展 | NA | NA | 1（14） | 2（11） | 6（20） |

续表

| 方案 | 曲妥珠单抗+拉帕替尼 | 曲妥珠单抗+帕妥珠单抗 | 曲妥珠单抗+伊立替康 | DS-8201a | 帕妥珠单抗+T-DM1 |
|---|---|---|---|---|---|
| 不可评估 | NA | NA | 2（28） | 7（37） | |
| 客观缓解率 | 8（30） | 18（32） | 4（57） | 3（16） | 3（10） |
| CR + PR + SD≥16 周 | 16（59） | 43（76） | NA | NA | |
| PFS | 21 周 | 2.9 月（KRAS 野生 5.3 月） | NA | NA | 4.9 月 |
| OS | 46 周 | 11.5 月（KRAS 野生 14 月） | NA | NA | NA |

备注：缩写：NA（不详）。# 根据文章信息重新将 HER2 过表达定义为 HER2 3 + 或 HER2 2 + 且 FISH 扩增。

④ 错配修复功能缺失 / 微卫星高度不稳定：在一项小样本 2 期研究中，MSI-H/dMMR 首次被证实为预测抗 PD1 单抗的疗效预测标志物。自此以后，诸多研究均证明在二线或者后线使用单药 nivolumab 或 pembrolizumab 在 MSI-H/dMMR 的结直肠癌中具有极佳的疗效，ORR

为 33% ~ 52%，1 年 PFS 为 34% ~ 44%，1 年 OS 为 72% ~ 76%。近期，抗 PDL1 单抗 durvalumab（10 mg/kg，q2w）在后线治疗中疗效与 nivolumab 或 pembrolizumab 类似，ORR 为 22% ~ 27%，1 年 PFS 为 36% ~ 38%。nivolumab 联合 ipilimumab 也取得了良好的疗效，但该方案中 ipilimumab 剂量为 1 mg/kg q3w，最终的 3 ~ 5 级不良反应高达 31%，因而还用该方案时需谨慎，必要时可以将 ipi 改为 1 mg/kg q3w。

免疫治疗也逐渐前移至一线治疗。一项 3 期随机对照研究 KEYNOTE-177 将 308 位 MSI-H/dMMR 患者 1 ∶ 1 随机分配至单药 pembrolizumab 组或化疗 ± 靶向治疗组，主要研究终点为 PFS 和 OS，2020 年公布该研究已达到 PFS 的主要终点，OS 结果尚在随访中。在 Checkmate-142 研究中，45 位患者接受了一线 nivolumab（3 mg/kg q3w）联合 ipilimumab（1 mg/kg q6w）治疗，ORR 为 64%，80% 的患者疾病控制超过 12 周，1 年 PFS 为 77%，1 年 OS 率为 83%。在 ipilimumab 从 q3w 调整到 q6w 后，3 ~ 5 级的不良反应也由 31% 下降到了 16%，接近于单药 nivo 中 3 ~ 5 级不良反应的发生率。

所有免疫治疗的临床数据汇总于表 5-5。目前，抗 PD1 单抗 ± 抗 CTLA4 单抗可被推荐用于二线及后线的治疗，其是否能够在一线使用及具体应用方式仍需更多的探索。不得不特别提出的是，仍有部分患者对免疫治疗原发耐药。小样本的研究显示，造成原发耐药的最主要原因是对于 MMR 状态或 MSI 状态的检测错误。在 dMMR 患者中，有相当一部分患者实际为 MSS，因此，建议在 dMMR 患者使用免疫治疗之前进行 PCR 法检测 MSI 状态。另外需要注意的是，原发灶和转移灶可能有着不同的 MSI 状态。

表 5-5 dMMR/MSI-H 人群免疫治疗疗效

| Regimen | Nivo 3mg/kg q2w Ipi 1mg/kg q6w [45] | Nivo 3mg/kg q2w Ipi 1mg/kg q3w[43，44] | Nivo 3mg/kg q2w [38，39] | Pembro 200mg q3w[40] | Pembro 200mg q3w [40] | Pembro 10mg/kg q2w [41] | Durva 10mg/kg q2w [42] | Durva 10mg/kg q2w [42] |
|---|---|---|---|---|---|---|---|---|
| | | | | 队列 B | 队列 A | | （NCT02227667） | （NCT01693562） |
| 既往线数 | 0 | ≥ 1 | ≥ 1 | ≥ 1 | ≥ 2 | ≥ 2 | ≥ 2 | NA |
| 样本量 | 45 | 119 | 74 | 63 | 61 | 40 | 11 | 36 |
| 最佳疗效，*n*（%） | | | | | | | | |
| 完全缓解 CR | 3（7） | 7（6） | 7（9） | 5（8） | 2（3） | 5（12） | NA | NA |
| 部分缓解 PR | 24（53） | 62（52） | 18（24） | 16(25） | 18（30） | 16(40） | NA | NA |
| 疾病稳定 SD | 11（24） | 33（28） | 23（31） | 15(24） | 11（18） | 12(30） | NA | NA |
| 疾病进展 PD | 6（13） | 14（12） | 22（30） | 25(40） | 28（46） | 4（10） | NA | NA |
| 不可评估 | 1（2） | 3（3） | 4（5） | 2（3） | 2（3） | 3（8） | NA | NA |
| 客观缓解率 ORR | 27（60） | 69（58） | 25（33） | 21(33） | 20（33） | 21(52） | 3（27） | 8（22） |
| CR + PR + SD ≥ 12周 | 38（84） | 96（81） | 46（62） | NA | NA | 33(82） | NA | NA |

续表

| Regimen | Nivo 3mg/kg q2w Ipi 1mg/kg q6w [45] | Nivo 3mg/kg q2w Ipi 1mg/kg q3w[43，44] | Nivo 3mg/kg q2w [38，39] | Pembro 200mg q3w[40] | Pembro 200mg q3w [40] | Pembro 10mg/kg q2w [41] | Durva 10mg/kg q2w [42] | Durva 10mg/kg q2w [42] |
|---|---|---|---|---|---|---|---|---|
| PFS | NR | NR | 6.6 月 | 4.1 月 | 2.3 月 | NR | 6months | 6 m months |
| 1y-PFS，% | 77 | 71 | 44 | 41 | 34 | NA | 36 | 38 |
| 2y-PFS，% | NA | 60 | NA | 37 | 31 | 59 | NA | NA |
| OS | NR | NR | NR | NR | 31.4 月 | NR | NR | NR |
| 1y-OS，% | 83 | 85 | 72 | 76 | 72 | NA | NA | NA |
| 2y-OS，% | NA | 74 | NA | 63 | 55 | 72 | NA | 54 |
| 治疗相关不良反应，*n*（%） | | | | | | | | |
| 任何级别 | 35（78） | 87（73） | 54（73） | 44(70） | 38（62） | NA | NA | NA |
| 3 ~ 5 级 | 7（16） | 37（31） | 15（20） | 8（13） | 10（16） | NA | NA | NA |

备注：缩写：抗 PD−1 单抗：Nivo（nivolumab），Pembro（pembrolizumab）。抗 PD−L1 单抗：Durva（durvalumab）。抗 CTLA−4 单抗：Ipi（ipilimumab）。NR（未达到），NA（不详）。

⑤ 其他：2018 年，LOXO-101（Larotrectinib）被 FDA 批准用于 NTRK 基因融合的实体瘤。在全体实体瘤中的有效率为 75%，其中共

纳入 4 例结肠癌患者，其中 2 人 SD，2 人 PR。但是，NTRK 基因融合的发生率极低。基于肿瘤组织的 NGS 数据显示，肠癌中 NTRK 融合在中国人群中的发生率可能稍高，为 1.4%。基因融合的患者更有可能是 MSI-H 或 TMB 更高（但样本量较小，结论可信度下降），NTRK 融合者若为 MSI-H，应首选免疫治疗还是靶向治疗尚不得而知。考虑到免疫治疗的充分数据，现阶段推荐可优先选择免疫治疗。

随着高通量测序技术的应用，在结直肠癌中也可能会发现其他少见的可靶向治疗的基因变异，必要时可参考其他瘤种的治疗经验。但是，由于缺乏大规模的数据验证，这些靶点和相应的药物能否同样为结直肠癌患者获益仍不得而知，所以需谨慎选择。

（2）潜在可切除

部分初始不可切除的结直肠癌在经过药物治疗后，若肿瘤缩小、减少，则可转化为“可切除状态”。这部分病例称为“潜在可切除肿瘤”，但由于受不同肿瘤中心外科技术的影响，“潜在可切除”没有明确的定义和标准，因而需要多学科的讨论来确定是否为“潜在可切除状态”。

对于不可切除的单纯肝转移的患者，缓解率与切除率显著正相关关系（$r$=0.96，$P$=0.002）。因而，一旦多学科讨论认为处于“潜在可切除状态”，则应该结合肿瘤原发部位、分子特征、患者身体耐受性、治疗意愿来选择有效率最高的药物治疗方案。后续每 6 ～ 8 周进行肿瘤评估，已确定是否转化为“可切除状态”。一旦转化成功，则建议尽快行 R0 切除。若 4 ～ 6 月仍未转化成功，则认为后续能够转化成功的可能性极低，可考虑进入姑息维持治疗阶段。

目前，关于转化治疗的研究主要局限于肝转移，药物治疗方案主要包括化疗 ± 抗 EGFR 单抗或 BEV。

在 KRAS 野生型的不可切除的肝转移患者中，一项Ⅲ期随机对照研究将患者 1 ∶ 1 分为单纯化疗组和化疗联合 CET 组，化疗联合 CET 组（$n$=68）的肝转移 R0 切除率优于单纯化疗组（$n$=70）（25.7% vs 7.4%，$p$ < 0.01），也有着更长的 PFS（10.2 月 vs 5.8 月，$P$=0.004）及 OS（30.9 月 vs 21.0 月，$P$=0.013）。Ⅱ期随机临床研究 CELIM 将患者分为 CET 联合 FOLFOX 或 FOLFIRI，发现 FOLFOX 组（$n$=53）和 FOLFIRI 组（$n$=53）的 R0 切除率分别为 38% 和 30%，提示 CET 既可与奥沙利铂联用，也可与伊立替康联合。

一项多中心随机Ⅱ期研究 VOLFI 在将 RAS 野生型的初始不可切除的Ⅳ期患者（未限定为肝转移人群）2 ∶ 1 分为 FOLFOXIRI ＋ PANI（A 组）和 FOLFOXIRI（B 组）。在不可切除队列中，A 组和 B 组的 R0 切除率分别为 14%（6/43）和 0%（0/22）；在潜在可切除队列中，A 组和 B 组的 R0 切除率分别为 75%（15/20）和 36.4%（4/11）。两组的 3 ～ 5 级不良反应率分别为 81.3% 和 66.7%，3 ～ 5 级非血液学毒性分别为 71.9% 和 39.4%（$P$=0.0039）。

这些研究均提示，在 KRAS 或 RAS 野生型的肿瘤中，EGFR 单抗能够在化疗的基础上增加转化成功率。三药化疗联合 EGFR 单抗可能会带来更高的转化率，但其不良反应明显增多；临床上需要谨慎选择治疗人群。需要指出的是，原发肿瘤部位对抗 EGFR 单抗存在影响，但是先前的研究均未根据原发部位进行疗效分析，因此，需要借助姑息治疗中的数据来帮助我们确定最合适的治疗。

关于 BEV 是否能够在化疗的基础上进一步提高肝转移的切除率，目前仍缺乏随机对照研究。如前所述，药物治疗的缓解率越高，那么切除率就越高。在姑息治疗情况下，BEV 与伊立替康联用时可以提高有效率，NCCN 指南推荐将 BEV 用于转化治疗时，建议与伊立替康联用。

BEV 是否能与奥沙利铂联用来作为转化治疗，目前仍缺乏充分的证据。Ⅲ期开放性研究 XELOX 1/NO16966 显示在 FOLFOX 或 XELOX 的基础上加用 BEV 并未提高 ORR。后续单纯肝转移患者的回顾性数据显示，FOLFOX/XELOX + BEV 的 R0 切除率为 12.3%，FOLFOX/XELOX 组为 11.5%，无显著性差异。一项Ⅳ期、开放的临床研究 First BEAT 在未经选择的转移性结直肠癌患者中，探索了一线使用 BEV 联合化疗后接受手术的安全性和有效性。回顾性分析发现，单纯肝转移的患者中，在拟行根治性肝转移切除的比例（20.3% vs 14.3%）和最终 R0 切除的比例方面（15.4% vs 11.7%），BEV 联合奥沙利铂治疗在数值上均优于 BEV 联合 IRI 治疗。

需要特殊说明的是，尽管部分患者经过强烈的治疗后能够转化为可切除的状态，但是大多数患者无法转化成功，且无法预测哪部分患者可以成功转化。因而，对于潜在可切除患者制定治疗方案时，应该兼顾 ORR（尽可能保证最大限度缩瘤、增加转化可能）和 OS（确保转化失败后不会因为初始治疗的选择不恰当而导致生存受损）两个方面。

（李健，王晰程，王正航）

李健，北京大学肿瘤医院消化肿瘤内科主任医师、博士生导师、行政副主任、药物临床试验机构副主任。

王晰程，北京大学肿瘤医院消化内科副教授、副主任医师，中国抗癌协会大肠癌专委会内科学组 / 遗传学组委员，《Annals of Oncology》中文版编委。

王正航，医学博士，北京大学肿瘤医院消化肿瘤内科主治医师，主要从事胃肠肿瘤的综合诊疗、结直肠癌肺转移的综合治疗和消化道肿瘤的免疫治疗。

**参考文献**

[1] SEYMOUR MT, MORTON D. FOxTROT: an international randomised controlled trial in 1052 patients (pts) evaluating neoadjuvant chemotherapy (NAC) for colon cancer[J]. J Clin Oncol,2019,37: 3504.

[2] TIMOTHY I, ALBERTO F S, TAKAYUKI Y et al. Prospective pooled analysis of four randomized trials investigating duration of adjuvant (adj) oxaliplatin-based therapy (3 vs 6 months {m}) for patients (pts) with high-risk stage II colorectal cancer (CC)[J]. J Clin Oncol,2019,37:3501.

[3] CHALABI M, FANCHI L F, DIJKSTRA K K et al. Neoadjuvant immunotherapy leads to pathological responses in MMR-proficient and MMR-deficient early-stage colon cancers[J]. Nature Medicine,2020,26:566-576.

[4] RAHBARI N N, REISSFELDER C, SCHULZE-BERGKAMEN H, et al. Adjuvant therapy after resection of colorectal liver metastases: the predictive value of the MSKCC clinical risk score in the era of modern chemotherapy[J]. BMC Cancer,2014,14:174.

[5] MARGONIS GA, SASAKI K, GHOLAMI S,et al. Genetic And Morphological Evaluation (GAME) score for patients with colorectal liver metastases[J]. Br J Surg,2018,105:1210-1220.

[6] 中国临床肿瘤学会 . 结直肠癌指南 2019 版 [M]. 北京 : 人民卫生出版社 ,2019.

# 5.9 精准医学如何治疗食管癌

精准医学旨在根据不同患者的个体差异来调整疾病的预防和治疗方法。在恶性肿瘤精准医学方面，不同癌种的诊治发展历程存在特异性差异。食管癌是全球发病率位于第 8 位的恶性肿瘤，肿瘤相关死亡率位于第 6 位。从死亡率相对发病率更高这一现象，可以推断出当前食管癌治疗形势之严峻。食管鳞癌是我国最常见的上消化道肿瘤之一，其发病率和死亡率居高不下，严重影响国人健康。

在精准医学的发展大潮中，食管癌的诊疗进步是极具自身特色的。其发展过程充分体现了循证医学和多学科协作（multi-disciplinary team，MDT）在精准医学中所发挥的重要作用。本文将循着历史脉络，重温精准医学在食管癌，特别是食管鳞癌诊疗中的进步轨迹以飨读者。

## （一）安全性——从探索到成熟

食管作为上接咽部，下与贲门相连的管道，是饮食入胃的必经通路。食管形态细长，行经颈部、胸部和腹部，其特殊的解剖位置决定了食管切除的操作难度，也使食管癌切除术成为技术成熟最晚的肿瘤切除术式之一，在术式探索时期甚至经历了至暗时刻。有学者曾统计，在 20 世纪 30 年代食管癌切除术开展之初，围手术期死亡率高达 95.4%，这无疑让医患双方都望而生畏。直到 20 世纪 50 年代，随着外科手术技术及麻醉技术的提高，食管癌切除术后死亡率才大幅下降，使得食管癌切除术成为可以安全应用于治疗食管癌的利器。

但是，手术技术及麻醉技术的提高，只改善患者术后短期的安全性问题。在食管癌手术长期生存效果评估方面，情况仍不容乐观。当时的食管癌术后 5 年生存率只有 10% 左右。长期生存效果不佳的主要原因是非根治性切除及早期肿瘤复发转移，包括淋巴结转移。所以，在解决了手术安全性问题之后，人们将注意力放在针对食管癌肿瘤特征的精准对策上。

## （二）根治性的突破口——淋巴结问题

20 世纪 80 年代，在同样是以鳞癌为主要食管癌病理类型的邻国日本，外科学家通过尸检发现淋巴结转移在术后病情发展过程中十分普遍，术后 3 个月时就有 31% 的患者发生淋巴结转移。如果仅对原发病灶进行重点清除，局部晚期患者生存率可达到 5%，如果仅进行颈胸腹三野淋巴结清扫，生存率可达 10%，当两者同时进行时，生存率可达 20%。其实，早在 20 世纪 70 年代，日本学者 Kinoshita 和 Kajitani 即已开始关注上纵隔区淋巴结问题，他们发现沿双侧喉返神经区域，淋巴结转移概率可达 32%。随后，日本学者 Sannohe 发现颈部淋巴结同样有很高的受累概率，他第一次尝试将颈部淋巴结清扫纳入食管癌系统性淋巴结清扫体系。这标志着食管癌三野淋巴结清扫理念正式诞生。自食管癌三野淋巴结清扫理念被提出之后，不同区域淋巴结转移率得以揭示。例如，胸上段、中段、下段及腹段食管癌右侧喉返神经链淋巴结转移的概率分别为 28.0%、16.5%、8.7% 及 2.2%，累及左侧喉返神经链淋巴结的概率分别为 21.9%、12.5%、6.8% 和 0%。这些数据客观上有助于外科医生理解食管癌淋巴结转移规律，由此影响手术决策的制定。此外，三野淋巴结清扫对术后长期生存率的提高作用一直是其拥护者所推崇的，相比胸腹两野淋巴结清扫，三野清扫提高 5 年生存率 8% ~ 15%。

然而，对于肿瘤治疗而言，医患双方除了重视生存期之外，治疗的安全性也同样受到关注，特别是食管癌淋巴结清扫这种术野范围较广、创伤较大的手术操作，安全性指标更是应该作为临床选择的重要考量。三野淋巴结清扫由于涉及双侧喉返神经走行区域，术后喉返神经麻痹概率高达 69%，永久性麻痹达 27%，明显高于两野淋巴结清扫。此外，吻合口瘘及气管缺血性损伤风险也明显升高，分别达 28% 及 11%。特别是气管缺血性损伤，是三野淋巴结清扫所特有的，两野淋巴结清扫无此并发症。

术后并发症率的升高和患者术后生活质量的下降引发外科医生的深入思考：三野淋巴结清扫是否是长期生存必需的？能否更精准地清扫受累淋巴结，减少不必要的淋巴结清扫手术操作，从而整体上降低机体创伤，以达到降低术后并发症的目的。为此，日本学者 Fujita 将食管癌相关淋巴结根据成本效率（cost effectiveness），即淋巴结转移率及淋巴结转移后对生存率的影响，将食管癌淋巴结区域分为 3 个等级：第一区域淋巴结转移概率较高，清扫该区域转移淋巴结后治疗效果较好；第二区域转移概率中等，清扫该区域转移淋巴结后治疗效果也中等；第三区域转移概率较低，即使清扫该区域淋巴结，治疗效果仍然欠佳。基于学者 Fujita 的理论，针对第三区域淋巴结的清扫操作可以保持更为保守的态度。我国学者方文山教授提出用颈部超声进行颈部淋巴结评估，对怀疑颈部淋巴结转移的患者重点进行颈部淋巴结清扫。这种选择性三野淋巴结清扫可有效规避颈部淋巴结转移低危人群承受不必要的喉返神经麻痹及吻合口瘘风险，是精准筛选目标患者的有效方法。

对食管癌淋巴结转移认识的不断加深和相应的手术方式改进，是食管癌治疗在精准医学领域迈出的第一步。精准医学的精髓是个体化治疗，只有在充分了解疾病特征的基础上方能实现对疾病的个体化治疗。正因为这一特性，精准医学理念的更迭将会随治疗技术发展而贯穿始终。

## （三）MDT——机遇与挑战

虽然手术被认为是治疗非转移性食管鳞癌的重要手段，但单纯手术效果仍不尽如人意。肿瘤治疗进入 20 世纪 90 年代之后，放疗、化疗等多种抗肿瘤治疗手段得到了空前的发展。为此，肿瘤医生寄希望于利用多学科治疗手段提高手术疗效。在食管癌切除术后加入其他肿瘤治疗手段，以期提高患者术后生存期，是当时人们首先想到的改良方案。JCOG8503 研究即是在此背景下开展的一项临床试验。该研究对比了术后辅助放疗与顺铂联合长春地辛方案术后辅助化疗的临床效果。该研究结果发现两种治疗方案术后生存率无明显差异。而此时，人们突然意识到，之前被认为理所当然的观点——术后辅助治疗较单纯手术进一步改善预后——却一直未得到临床试验的证实。JCOG8806 研究针对该问题进行探索，其结果令人大跌眼镜——顺铂联合长春地辛方案术后辅助化疗与单纯手术在术后生存率方面无明显差异。这无疑为术后辅助治疗研究浇了一盆冷水。

经过一段时间的沉寂，直到有效率更高、不良反应更轻的新型化疗方案出现，肿瘤医生才重新燃起尝试术后辅助治疗的信心。JCOG9204 研究对比了单独手术及术后辅助化疗的疗效差异，结果发现对于发生淋巴结转移的临床Ⅱ / Ⅲ期食管鳞癌，顺铂联合氟尿嘧啶方案术后辅助化疗可提高术后无病生存期（DFS）。但是，由于食管癌切除术创伤较大，术后辅助化疗完成率不佳，使得肿瘤医生开始思考术前新辅助治疗能否同样起到改善术后生存的作用。JCOG9907 研究揭示了食管鳞癌术前新辅助化疗的术后总生存期（OS）优于术后辅助化疗。从此，食管鳞癌术前新辅助治疗的地位得以确立。在欧美国家，通过 OE02 研究发现术前新辅助化疗对比单纯手术明显提高术后 OS（HR=0.84），因此，东、西方对术前新辅助化疗的主流观点是一致的。

然而，尽管术前新辅助化疗被当作提高术后生存的公认有效手段，但术前新辅助化疗的客观缓解率（ORR）及病理完全缓解率（pCR）不高一直受到诟病。为了提高术前新辅助化疗疗效，欧美国家采取的策略是将放疗模式加入术前新辅助行列。CROSS 研究通过对比术前新辅助同步放化疗（NACRT）和单纯手术，发现 NACRT 可以明显改善食管癌患者术后生存，中位 OS 从 24.0 月提升至 49.4 月。CROSS 研究的成功使得 NACRT 成为欧美国家食管癌新辅助治疗的标准模式。NACRT 具有十分可观的 ORR 及 pCR 率，特别是 pCR 率在 CORSS 研究中为 29%。在以国人食管鳞癌为研究对象的 NEOCRTE5010 研究中，pCR 率甚至高达 43.2%。

令人费解的是，尽管 NACRT 较术前新辅助化疗 ORR 及 pCR 率明显增高，但在 POEM 研究中，NACRT 术后生存并没有显著优于术前新辅助化疗，高 pCR 率并没有转化为我们最为关注的 OS。并且，NACRT 的高 ORR 及 pCR 率是有代价的——在 POEM 研究中，NACRT 组术后死亡率高达 10.2%。这使得人们开始重新审视食管癌术前新辅助治疗策略。

## （四）一匹黑马——免疫治疗

尽管术前已结合新辅助化疗、新辅助放化疗等多学科协作手段，但目前食管鳞癌术后 5 年生存率仍只有 30% ~ 40%。近年来，PD-1/PD-L1 免疫检查点抑制剂给许多癌种带来新的治疗希望，尤其在非小细胞肺癌、黑色素瘤、尿路上皮癌等领域取得突破性进展。PD-1/PD-L1 免疫检查点是人体免疫系统重要的信号通路，T 淋巴细胞通过该通路双向调节免疫系统，避免自体免疫反应的同时，杀伤外源性病原体。但是，如果肿瘤细胞表达 PD-L1，T 淋巴细胞表面的 PD-1 与 PD-L1 结合会引发 T 细胞功能抑制，从而产生肿瘤细胞免疫逃逸。PD-1 抗体或 PD-L1 抗体可以阻断 PD-L1 与其配体 PD-L1 结合，从而缓解 T 细胞免疫抑制效应，激发 T 细胞抗肿瘤功能。既往研究结果表明，超过 40% 的食管鳞癌存在 PD-L1 过表达，并且 PD-L1 过表达患者预后明显劣于无 PD-L1 过表达患者。所以，理论上食管癌患者接受免疫检查点抑制剂治疗可能改善肿瘤治疗效果。

然而，食管癌免疫检查点抑制剂治疗研究相对滞后于整体肿瘤研究水平。在其他癌种已经进行了晚期一线、术前新辅助等前瞻临床试验并取得确切结果的背景下，直到 2018 年才陆续报道免疫治疗对比化疗作为转移性食管癌二线治疗临床试验的疗效和安全性研究结果。应用 nivolumab 的 ATTRACTION-01 单臂试验结果显示，一线化疗失败或无法耐受化疗的转移性食管鳞癌患者运用免疫治疗，ORR 可达 17.2%，中位缓解持续时间长达 11.17 月；1 年、1.5 年及 2 年生存率分别为 45.3%、25.0% 及 17.2%；安全性方面，26% 患者出现 3 ～ 4 级不良反应，无治疗相关死亡。类似地，应用 pembrolizumab 的 KEYNOTE-028 单臂试验，一线化疗失败、PD-L1 阳性、转移性食管鳞癌患者，ORR 达到 30%，中位缓解持续时间长达 15 个月。这说明食管癌患者接受免疫检查点抑制剂治疗安全有效。并且，在特定的标志物筛选条件下，会富集更多免疫治疗优势人群，获得更好的治疗效果。

目前，提高食管癌术后生存的需求已迫在眉睫，医患双方均企盼已在转移性食管癌证实具有良好疗效的免疫治疗加入术前新辅助治疗行列。已有多项食管癌术前新辅助免疫治疗联合化疗的临床试验正在进行中，人们翘首以盼食管癌术前新辅助免疫治疗联合化疗的效果及安全性数据，并寄希望由此开拓食管癌术前新辅助治疗新纪元。

## （五）未来趋势——一切均可期待

有学者认为，肿瘤治疗的发展遵循安全性—治疗效果—生活质量的侧重演变。目前食管癌治疗已度过安全性阶段，在治疗效果方面呈现百花齐放的局面，并已开始在生活质量方向有所体现。例如，食管癌手术技术正朝微创方向发展，借此减少手术创伤及提高患者术后生活质量；甚至，非手术治疗模式的地位日益上升，一向被认为是局部治疗首选的手术治疗模式也有被“裁员”的趋势。在一项针对Ⅰ～Ⅲ食管鳞癌的临床试验中，食管鳞癌患者先行根治性同步放、化疗，待肿瘤复发时再行挽救手术治疗，此模式 5 年生存率明显优于直接手术患者（75.7% vs 50.9%）。在各种治疗模式均已取得长足发展的当前形势下，食管癌的治疗选择更趋于精准化、个体化。某种单一治疗模式“一家独大”的时代已经一去不复返了。任何一种治疗方式都不会被永远供奉于神坛之上永不跌落，肿瘤医生一定会遵循“安全、疗效、生活质量”的准绳，为不同特征的食管癌患者选择更为适合的治疗策略。

对于未来食管癌治疗的发展趋势，有诸多研究和议题令人充满期待：第一，术前新辅助治疗模式方面，目前有研究针对术前新辅助同步放化疗与术前新辅助化疗孰优孰劣进行探索；第二，免疫治疗跃跃欲试，正要加入术前新辅助治疗的行列，届时免疫治疗以何种形式与化疗和（或）放疗联合发挥最佳抗肿瘤效果尤其受到关注；第三，根治性同步放、化疗能否成为控制食管癌的主流治疗方式，而手术则作为补救措施用于复发患者，对于不复发的患者则可避免食管切除这种创伤较大的治疗方式；第四，食管癌微创手术在治疗效果方面是否优于传统开放手术。这些研究的结果将会刷新我们对食管癌的认知，进而在食管癌治疗领域引入更加精准的治疗模式。

结语

食管癌患者病情发现较晚、预后较差、手术创伤较大等因素决定了食管癌对精准医学的高度依赖。在过去 30 年时间里，食管癌治疗已在精准医学方面走出了极具自身特色的发展之路。目前临床研究议题范围广泛，在化疗、放疗、手术、免疫治疗的领域均有涉猎。相信未来会通过这些研究结果对食管癌有更深刻的理解，并由此制订更为精准的治疗方案。

精准医学治疗食管癌，未来可期。

（阎石）

---

阎石，副主任医师，副教授，毕业于北京大学医学部，获得肿瘤学医学博士学位。主要从事肺部磨玻璃结节规范治疗，肺癌外科治疗质量控制研究，肺癌淋巴结清扫研究，肺癌术后快速康复与生活质量研究，以及胸外科术后切口疼痛研究。

**参考文献**

[1] BRAY F, FERLAY J, SOERJOMATARAM I, et al. Global cancerstatistics 2018: GLOBOCAN estimates of incidence and mortality worldwide for 36cancers in 185 countries [J]. CA Cancer J Clin, 2018, 68(6): 394-424.

[2] FUJITA H. Nihon Geka Gakkai Zasshi[J]. 1984, 85(1): 17-28.

[3] KINOSHITA I,OHASHI I,NAKAGAWA K,et al. Lymph node metastasis in esophageal cancer; with special reference to the upper mediastinum and measures for its treatment (in Japanese)[J]. Nippon SyokakiGeka Gakkai Zasshi (JpnJGastroenterolSurg),1976，9：424-30.

[4] SSANNOHE Y,HIRATSRKA R,DOKI K. Lymph node metastases in cancer of the thoracic esophagus[J]. Am J Surg,1981,141:216-8.

[5] ISONO K,SATO H,rNAKAYAMA K. Results of a nationwide study on the three-field lymph node dissection of esophageal cancer[J]. Oncology, 1991,48:411-20.

# 5.10 精准医学如何治疗甲状腺癌

## （一）近年甲状腺癌的发病趋势与预后

甲状腺癌是近年发病率增高最快的实体恶性肿瘤。统计数据提示有 19% ~ 67% 人群患有甲状腺结节，这其中又有 5% ~ 15% 是恶性结节。甲状腺癌每年新发病例约占癌症的 4%，发病趋势呈全球化激增，女性发病率约为男性 2 ~ 3 倍。其中甲状腺微小乳头状癌所占比重逐年上升，2014 年 WHO 公布的全球癌症报告中指出微小癌已超过新发甲状腺癌的 50%。Cancer Statistics in China，2015 的数据显示，2015 年我国甲状腺癌的发病率为 90‰，女性发病率顺位由 2006 年的第 10 位上升到 2015 年的第 3 位。近 3 年来，由于甲状腺结节细针穿刺趋于保守，乳头状细胞核特征的非侵袭性滤泡型甲状腺新生物（Noninvasive follicular thyroid neoplasm with papillary-like nuclear features，NIFTP）由原来的恶性肿瘤被改定为良性病变，甲状腺癌的发病率趋于平稳。甲状腺癌预后很好，分化型甲状腺癌 10 年生存率可达 90% ~ 95%，但未分化癌死亡率极高。

## （二）甲状腺癌的病理分型

甲状腺癌按病理类型可以分为分化型甲状腺癌和分化不良的甲状腺癌。其中，分化型甲状腺癌（differentiated thyroid cancer，DTC）又可分为乳头状癌、滤泡状癌；分化不良的甲状腺癌可分为髓样癌和未分化癌（anaplastic thyroid cancer，ATC）。2017 版 NCCN 指南中又将 Hurthle 细胞腺癌（嗜酸细胞腺癌）从乳头状癌中分出，单列为分化型甲状腺癌的一种亚型。甲状腺癌以乳头状癌最常见，其发病率可达 90%；滤泡状癌占 4% ~ 5%；Hurthle 细胞腺癌占 1% ~ 2%；髓样癌占 1% ~ 2%；未分化癌 1%。

## （三）甲状腺癌的分期

对于多数恶性肿瘤，TNM 分期与肿瘤预后密切相关，因此 TNM 分期也对肿瘤的治疗方案起重要指导意义。但对于甲状腺癌，特别是微小癌来说，2019 版《NCCN 指南》中指出肿瘤及患者的特点在微小癌治疗方案的制定中起重要作用，未推荐根据 TNM 分期作为治疗的指导标准。不同类型的甲状腺癌 TNM 分期有所不同，如表 5-6。

T——原发肿瘤

Tx 原发肿瘤无法评估；

T0 无原发肿瘤证据；

T1 肿瘤未超出甲状腺，最大直径 ≤2cm；

T1a 局限于甲状腺内，最大直径 ≤1cm；

T1b 局限于甲状腺内，1cm ＜肿瘤最大直径 ≤2cm；

T2 肿瘤未超出甲状腺，2cm ＜肿瘤最大直径 ≤4cm；

T3 肿瘤最大直径＞ 4cm 或甲状腺外微小浸润；

T3a 局限于甲状腺内，肿瘤最大直径＞ 4cm；

T3b 累及带状肌；

T4a 肿瘤生长超出甲状腺被膜，并仅侵及下列器官组织：皮下软组织、喉、气管、食管、喉返神经；

T4b 肿瘤侵及椎前筋膜、纵隔血管或包绕颈动脉。

N——区域淋巴结

Nx 区域淋巴结无法评估；

N0 无区域淋巴结转移；

N0a 细胞学 / 病理学证实存在的淋巴结为良性；

N0b 无影像学及临床表现提示存在淋巴结转移；

N1 有区域淋巴结转移；

N1aVI 区域淋巴结转移（气管前淋巴结、气管旁淋巴结，包括喉前淋巴结与 Delphian 淋巴结）；

N1b 转移至其他的同侧、双侧或对侧颈部淋巴结，或转移至上纵隔淋巴结。

M——远处转移

Mx 远处转移无法评估；

M0 无远处转移；

M1 有远处转移。

表 5-6 甲状腺癌 TNM 分期

| 分期 | 分化型甲状腺癌 | | 髓样癌 | 未分化癌 |
|---|---|---|---|---|
| | 55 岁及以下 | 55 岁以上 | | |
| Ⅰ期 | TXNXM0 | T1 ~ T2N0/NXM0 | T1N0M0 | |
| Ⅱ期 | TXNXM1 | T1 ~ T2N1M0<br>T3NXM0 | T2 ~ T3N0M0 | |
| Ⅲ期 | | T4aNXM0 | T1 ~ T3N1aM0 | |
| Ⅳ期 | | ⅣA 期<br>T4bNXM0 | ⅣA 期 T4aNXM0<br>T1 ~ T3N1bM0 | ⅣA 期<br>T1 ~ T3aNXM0 |
| | | ⅣB 期<br>TXNXM1 | ⅣB 期 T4N0M0 | ⅣB 期<br>1 ~ 3aT4N1M0<br>T3bNXM0<br>T4NXM0 |
| | | | ⅣC 期 TXNXM1 | ⅣC 期 TXNXM1 |

## （四）甲状腺癌的影像学检查有哪些

与其他甲状腺结节常规检查相同，超声是甲状腺癌的首选检查方法，高分辨率超声检查可以发现直径 2 mm 以上的甲状腺结节，且超声检查对甲状腺癌的侧颈区淋巴结转移灶的评估对治疗方案起决定性作用。

以往认为增强 CT 的造影剂含碘，可能会影响患者术后碘治疗效果，但 2018 年 NCCN 指南认为如果必要，可以对甲状腺癌行术前增强 CT 检查。对于局限于甲状腺内的甲状腺癌，CT 检查较超声并无明显优势。但对于突破甲状腺包膜，特别是侵犯周围结构的情况，增强 CT 可以清楚地显示病灶与周围结构的关系，也可以清楚地显示转移病灶与周围结构，特别是与大血管的关系，辅助术前充分准备，制定正确治疗方案。

MRI 与 CT 相似，对晚期甲状腺癌与周围结构，特别是病变与气管、食管间的关系显示更为清晰。

PET-CT 不作为甲状腺癌检查的常规推荐辅助检查，但有文献提示，PET-CT 显像的病灶，可能对碘治疗不敏感。

碘 131 核素检查是甲状腺癌术后随访过程中的重要方法之一，对甲状腺癌的远处转移的发现有一定意义。

## （五）分化型甲状腺癌的超声特点

超声检查中，甲状腺癌常常会有一些特征性的表现，例如，结节呈低回声 / 极低回声、边界不清、形态不规则、包膜不连续、结节内多发点状强回声、泥沙样钙化、纵横比大于 1，为实性或囊实性结节。甲状腺癌转移淋巴结可以表现为形态变圆，髓质消失，周边有血流，回声不均伴囊性部分及点状强回声。

## （六）甲状腺结节 TI-RADS 分级及相应处置

根据甲状腺癌的超声学特点，2009 年 Horvath 提出了 TIRADS( thyroid imaging reporting and data system），即甲状腺影像报告和数据系统，并被美国放射学会（American College of Radiology，ACR）所认可。TIRADS 是目前较为公认的甲状腺结节超声评估标准，评估系统还给出了不同分级标准的相应处置方法，如表 5-7。

表 5-7 甲状腺癌结节超声 TIRADS 分级

| TI-RADS 分级 | 分级标准 | 应对方法 |
|---|---|---|
| 0 级 | 超声影像学的评价不完全，需进一步评估 | 建议结合实验室检查或其他影像学检查 |
| 1 级 | 阴性（正常甲状腺，或直径 ＜ 5 mm 的囊性结节） | 常规随诊 |
| 2 级 | 良性结节 | 常规随诊 |
| 3 级 | 可能良性结节（恶性可能 ＜ 5%） | 短期复查（3~6 个月） |
| 4A 级 | 低度可疑恶性（恶性可能 5% ～ 45%） | 建议穿刺活检或每 3 个月复查。心理压力较大者可行手术治疗 |
| 4B 级 | 中度可疑恶性（恶性可能 45% ～ 75%） | 建议穿刺活检或手术切除 |

（续表）

| TI-RADS 分级 | 分级标准 | 应对方法 |
| --- | --- | --- |
| 4C 级 | 高度可疑恶性（恶性可能 75% ～ 95%） | 建议穿刺活检或手术切除 |
| 5 级 | 典型恶性征象（恶性可能＜ 95%），颈部怀疑转移性淋巴结 | 建议手术切除 |
| 6 级 | 已进行活检，并有恶性病理诊断 | 手术切除 |

## （七）甲状腺结节术前细针穿刺的意义

随着医学诊疗技术的提高，甲状腺结节的发现率呈井喷式骤增，特别是最大直径小于 10 mm 的微小结节。绝大多数甲状腺结节属于良性病变，不需要外科干预，只有在结节特别巨大，出现压迫症状，或有恶变倾向时，才需要外科干预。细针穿刺（fine needle aspiration，FNA）是一个简单的过程，类似于静脉采血。操作者利用高分辨率超声引导准确定位病灶，利用无菌穿刺针（通常 22 ～ 25G 的甲穿专用针）将可疑甲状腺病灶组织抽吸到注射器中。然后将抽吸出来的细胞均匀抹到载玻片上染色，进行病理学检查，病理学家最后给出一个细胞学诊断并出具书面报告。目前，通过对穿刺液的反复洗脱，可以进行进一步的分子生物学检查，辅助肿瘤性质及生物学行为的判定。但由于 FNA 所获取的组织量较少，可能不能进一步 HE 染色，使得有些情况下不能术前诊断，特别是原发病灶不大于1 cm的微小癌。术前细针穿刺，安全可靠，创伤小，并发症少，无针道转移风险，是甲状腺结节术前诊断的有效手段，文献提示，其特异性可达70%以上，敏感性可达90%上，可以较为准确地对肿瘤进行定性，进而采取有效的处置方式，避免了过度手术给患者带来的伤害及不必要的医疗资源浪费。

## （八）甲状腺结节术前细针穿刺（FNA）指征

最新的2019版《NCCN指南》及2015版《ATA指南》均建议1 cm以上结节可酌情考虑FNA。对于实性结节，临床可疑恶性1 cm及以上者，临床无可疑恶变1.5 cm及以上者，建议FNA；对于囊实性结节，临床可疑恶性实性成分1 cm及以上者，临床无可疑恶变实性成分1.5 cm及以上者，建议FNA；海绵状结节2 cm及以上者，建议FNA；囊性结节，不推荐FNA；可疑转移淋巴结，建议FNA。对于最大直径不大于1 cm的结节，国内2016版《甲状腺微小乳头状癌诊断与治疗中国专家共识》指出直径大于等于5 mm的微小甲状腺结节，如临床可疑恶性，可行FNA。

## （九）术前细针穿刺病理与术中冰冻病理的异同

相同点：都可以在显微镜下查找肿瘤细胞，以进行病理学诊断。不同点：FNA是术前诊断，通过细针穿刺获得极少量组织，而术中冰冻是术中快速诊断，对手术直接切取的组织进行显微镜下检查；FNA所获得的组织，若取材足够，可进一步进行免疫组化及分子生物学检查，术中冰冻是快速诊断，无法术中进行免疫组化及分子生物学检查。

## （十）甲状腺结节病理 Bethesda 分级

Bethesda 分级是对甲状腺结节 FNA 结果恶性风险的病理学预测方式。根据病理学的不同表现及恶性病变风险的大小，将甲状腺结节的分为 6 级，以便指导甲状腺结节的临床诊疗，具体分级如表 5-8。

表 5-8 甲状腺 FNA 结果 Bethesda 分级

| 诊断学分类 | Bethesda 预测恶性风险值 | 手术证实的恶性风险 |
|---|---|---|
| 无法诊断 / 取材不满意 | 1% ～ 4% | 20%（9 ～ 32） |
| 良性 | 0% ～ 3% | 2.5%（1 ～ 10） |
| 无法确诊的不典型增生（AUS）/ 无法确诊的滤泡性病变（FLUS） | 5% ～ 15% | 14%（6 ～ 48） |
| 滤泡性肿瘤（FN）/ 可疑滤泡性肿瘤（SFN） | 15% ～ 30% | 25%（14 ～ 34） |
| 可疑恶性肿瘤（SUSP） | 60% ～ 75% | 70%（53 ～ 97） |
| 恶性病变 | 97% ～ 99% | 99%（94 ～ 100） |

## （十一）甲状腺结节 FNA 病理分子生物学检查手段

甲状腺结节 FNA 后，所获取的组织洗脱液可以进一步进行分子生物学基因检测。目前国际上主要有两种常用的检测方法。一种是 Afirma GEC，通过提取受检测组织的 mRNA，通过基因表达芯片技术，与 Afirma GEC 提供的肿瘤分子标志物进行比对，将被检测组织分为恶性高风险（41% ~ 100%）、中等风险（6% ~ 40%）及低等风险（小于 5%），对甲状腺结节进行评估。另一种是 ThyroSeq 检测，通过提取受检测组织的 DNA/RNA，通过二代测序技术，与 ThyroSeq 数据库中的热点肿瘤基因及基因融合进行比对，将检测组织进行恶性风险分级。

## （十二）颈部淋巴结分区

颈部的上界为下颌骨下缘、下颌角、乳突尖、上项线和枕外隆突的连线，下界为胸骨颈静脉切迹、胸锁关节、锁骨、肩峰和第 7 颈椎棘突的连线。正常人颈部有 200 ~ 300 个淋巴结，是头颈部恶性肿瘤发生局部转移最常见的区域。根据颈部淋巴结的分布情况，临床上将颈部分为 6 个区域。

Ⅰ区（Level Ⅰ）：包括颏下及下颌下区的淋巴结群，又分为 A（颏下）和 B（下颌下）两区。

Ⅱ区（Level Ⅱ）：前界为茎突舌骨肌（颌下腺后缘），后界为胸锁乳突肌后缘上 1/3，上界为颅底，下界为平舌骨下缘水平。主要包括颈深淋巴结群上组。以在该区域中由前上走行向后下的副神经为界，分为前下的 A 区和后上的 B 区。

Ⅲ区（Level Ⅲ）：前界为胸骨舌骨肌外缘，后界为胸锁乳突肌后缘中 1/3，下界为肩胛舌骨肌与颈内静脉交叉平面（环状软骨下缘水平），上接Ⅱ区，下接Ⅳ区。主要包括肩胛舌骨肌上腹以上的颈深淋巴结群中组。

Ⅳ区（Level Ⅳ）：为Ⅲ区向下的延续，下界为锁骨上缘，后界为胸锁乳突肌后缘下 1/3 段。主要包括颈深淋巴结群下组。

Ⅴ区（Level Ⅴ）：即颈后三角区及锁骨上区。前界邻接Ⅱ、Ⅲ、Ⅳ区后界，后界为斜方肌前缘。以环状软骨下缘平面（即Ⅲ、Ⅳ区分界）分为上方的 A 区（颈后三角区）和下方的 B 区（锁骨上区）。包括颈深淋巴结副神经链和锁骨上淋巴结群。

Ⅵ区（Level Ⅵ）：带状肌覆盖区域，上界为舌骨下缘，下界为胸骨上缘，两侧颈总动脉为两边界，包括内脏旁淋巴结群。

Ⅶ区（Level Ⅶ）：无名动脉至胸骨上切迹这一段的上纵隔淋巴结。目前已不建议使用，因为它已经超出颈部范围。

## （十三）分化型甲状腺癌原发灶的外科处理方式

手术是分化型甲状腺癌原发灶的主要处理手段，彻底切除是手术的目的。对于局限于甲状腺内的病变，手术方式主要有两种：甲状腺全切术和甲状腺腺叶＋峡部切除术。有些情况下，对两种术式的选择，并不唯一。鉴于甲状腺癌预后较好，手术方式倾向于保守，但也应适当考虑患者意愿。对于突破甲状腺，侵犯周围器官结构的 DTC，建议牺牲受累及器官，彻底切除病变，并甲状腺全切。

### 1. 甲状腺全切术的适应证

① 肿瘤原发灶 > 4 cm 者；

② T4 病变者；

③ 多癌灶，尤其是双侧癌灶者；

④ 不良病理亚型者；

⑤ 已有远处转移，需行术后 $^{131}$I 治疗者；

⑥ 伴有颈侧淋巴结转移者；

⑦ 伴有腺外侵犯者；

⑧ 童年期用头颈部放射线照射史者；

⑨ 中央区淋巴结转移，需行术后 $^{131}$I 治疗者。2019 版《NCCN 指南》指出，中央区淋巴结转移 5 个以内（最大直径不超过 2 mm）者，复发风险较低，不强烈推荐碘治疗。

### 2. 甲状腺全切术的相对适应证

肿瘤最大直径介于 1 ～ 4 cm 之间，伴有甲状腺癌高危因素或合并对侧甲状腺结节者。

### 3. 甲状腺腺叶及峡部切除术的适应证

① 低危组；

② 局限于一侧腺叶内的单发 DTC；

③ 肿瘤原发灶≤ 1 cm；

④ 无童年头颈部放射线接触史；

⑤ 无颈部淋巴结转移；

⑥ 无远处转移；

⑦ 对侧腺叶内无结节。

### 4. 甲状腺腺叶及峡部切除术的相对适应证

① 局限于一侧腺叶内的单发 DTC；

② T1-2 病变；

③ 肿瘤原发灶 ≤4 cm；

④ 复发危险度低；

⑤ 对侧腺叶内无可疑恶性结节；

⑥ 微小浸润性 FTC。

## （十四）分化型甲状腺癌区域淋巴结的外科处理方式

对于 DTC，常规建议中央区（Ⅵ区）淋巴结清扫，清扫范围至少包括气管前、Delphin 淋巴结、病灶侧气管食管沟淋巴组织。目前国内外指南均未明确指出对于无癌灶侧的气管食管沟是否需要清扫。侧颈区淋巴结清扫不常规推荐，仅在术前超声等影像学检查提示侧颈区存在可疑转移淋巴结时，建议术中探查，并酌情行侧颈区淋巴结清扫术。

## （十五）甲状腺癌术中喉神经的识别与保护

甲状腺位于喉气管前方，与喉神经解剖关系密切，术中极易损伤喉神经，引起相应副损伤。与甲状腺解剖关系密切的喉神经主要包括喉上神经外支和喉返神经，都是迷走神经的分支。喉返神经经气管食管沟上行，穿甲状腺背侧，于 Berry 氏韧带深面进入喉内，支配一侧声带的活动。单侧损伤后，会出现声音嘶哑。双侧损伤会导致呼吸困难，甚至窒息。喉上神经外支伴随甲状腺上动脉走行，于甲状腺上极附近向内侧离开甲状腺，走行于胸骨甲状肌附着处深方，咽下缩肌表面，支配环甲肌的活动。损伤后声带弛缓而呈波浪状，常常会出现发音易疲劳，音调低钝，不能发高音的情况。

对喉神经走行的熟悉掌握是甲状腺术中识别及保护喉神经的最基础与最重要的方法。近年来，国内逐步开展的术中神经监测技术，对甲状腺术中喉神经的识别，特别是功能的评估与保护有重要意义。

## （十六）甲状腺癌术中旁腺的识别与保护

约 3/4 的人，有两对甲状旁腺（上甲状旁腺、下甲状旁腺），分别位于两侧甲状腺腺叶背侧，分泌甲状旁腺激素，维持体内血钙水平。由于甲状旁腺与脂肪及淋巴结鉴别有一定难度，甲状腺术中极易损伤甲状旁腺。通常，甲状旁腺呈棕黄色，表面可见血管纹走行，多数部分或完全埋于周围脂肪组织中。如果静脉术中受损伤，甲状旁腺颜色会变暗，易于识别；如果动脉受损伤，甲状旁腺颜色变浅，与脂肪组织相似。甲状旁腺剖开后，质地均一，无淋巴结的皮质髓质等结构。旁腺密度较淋巴结低，较脂肪高，多数可悬浮于在生理盐水中，不似脂肪漂浮于表面或淋巴结沉入水底。上旁腺的位置多数位于甲状腺中上 1/3，喉返神经入喉处外侧；下旁腺位置变化较大，多数位于甲状腺中下 1/3，也有部分位于胸腺内、气管食管沟等处。术中冰冻病理可以确认甲状旁腺；近年的甲状旁腺检测试剂可以在几分钟内辅助快速辨认甲状旁腺。保护甲状旁腺不仅仅是保护结构，同时要注意旁腺血供的保护，如果旁腺血供差，建议将旁腺摘除后切碎呈糜状，埋于胸锁乳突肌内或前臂内。

## （十七）分化型甲状腺癌术后甲状腺激素抑制治疗指标

甲状腺激素抑制治疗是分化型甲状腺癌术后的常规治疗，通过服用甲状腺素，抑制促甲状腺激素（TSH）水平，以达到预防甲状腺癌复发的目的。分化型甲状腺癌术后 TSH 抑制治疗指标，需要根据甲状腺癌的复发风险及患者本人对药物副作用耐受风险而决定。具体情况如表 5-9—表 5-11。

表 5-9 分化型甲状腺癌的复发危险度分层

| 复发危险度分组 | 符合条件 |
| --- | --- |
| 低危组 | 符合以下全部条件者：<br>① 无局部或远处转移；② 所有肉眼可见的肿瘤均被彻底清除；③ 肿瘤没有侵犯周围组织；④ 肿瘤不是侵袭型的组织亚型，并且没有血管侵犯；⑤ 如果该患者清甲后行全身碘显像，甲状腺床以外没有发现碘摄取 |
| 中危组 | 符合以下任一条件者：<br>① 初次手术后病理检查可在镜下发现肿瘤有甲状腺周围软组织侵犯；② 有颈淋巴结转移或清甲后行全身碘 131 显像发现有异常放射性摄取；③ 肿瘤为侵袭型的组织学类型，或有血管侵犯 |
| 高危组 | 符合以下任一条件者：<br>① 肉眼下可见肿瘤侵犯周围组织或器官；② 肿瘤未能完整切除，术中有残留；③ 伴有远处转移；④ 全甲状腺切除后，血清 Tg 水平仍较高；⑤ 有甲状腺癌家族史 |

表 5-10 TSH 抑制治疗的副作用风险分层

| TSH 抑制治疗的副作用风险分层 | 适应人群 |
| --- | --- |
| 低危组 | 符合以下全部条件情况：<br>① 中青年；② 无症状者；③ 无心血管疾病；④ 无心律失常；⑤ 无肾上腺素能受体激动的症状或体征；⑥ 无心血管疾病危险因素；⑦ 无合并疾病；⑧ 绝经前妇女；⑨ 骨密度正常；⑩ 无骨质疏松的危险因素 |
| 中危组 | 符合以下任一条情况：<br>① 中年；② 高血压；③ 有肾上腺素能受体激动的症状或体征；④ 吸烟；⑤ 存在心血管疾病危险因素或糖尿病；⑥ 围绝经期妇女；⑦ 骨量减少；⑧ 存在骨质疏松的危险因素 |
| 高危组 | 符合以下任一条情况：<br>① 临床心脏病；② 老年；③ 绝经后妇女；④ 伴发其他严重疾病 |

表 5-11 基于双风险评估的 DTC 患者术后 TSH 抑制治疗目标（mU/L）

| | | DTC 的复发危险度 | | | |
| --- | --- | --- | --- | --- | --- |
| | | 初治期（术后 1 年） | | 随访期 | |
| | | 高中危 | 低危 | 高中危 | 低危 |
| TSH 抑制治疗的副作用风险 | 高中危 | < 0.1 | 0.5 ~ 1.0 | 0.1 ~ 0.5 | 1.0 ~ 2.0（5 ~ 10年） |
| | 低危 | < 0.1 | 0.1 ~ 0.5 | < 0.1 | 0.5 ~ 2.0（5 ~ 10年） |

## （十八）分化型甲状腺癌术后碘治疗指征

2015 版《ATA 指南》指出：

①有远处转移或肉眼可见的周围侵犯，不管肿瘤大小，均需要 RAI 治疗；

②原发肿瘤 > 4 cm，也应考虑 RAI 治疗；

③ 1 ～ 4 cm 的肿瘤且有淋巴结转移，或其他高危因素（年龄、肿瘤大小、淋巴结状态、组织学类型），应考虑 RAI 治疗；

④单病灶肿瘤 < 1 cm 且无高危因素，不推荐 RAI 治疗；

⑤多病灶但所有病灶均 < 1 cm 且无高危因素，不推荐 RAI 治疗。

## （十九）分化型甲状腺癌远处转移灶的处理

对多数恶性肿瘤，一旦出现远处转移，多数建议以放化疗为主的非手术治疗。但由于预后好，DTC 患者如果出现远处转移，仍建议甲状腺全切，以便术后行碘 131 治疗及随访。碘摄取试验显示阳性后，给予累计 600mCi 的剂量至病灶不再碘显影。不建议放射性碘剂量超过 600mCi，因为剂量过大有造成血液系统恶性肿瘤、唾液腺功能异常的风险。对于 DTC 转移灶，如果可手术切除，仍推荐手术切除，术后辅助碘 131 治疗。对于无法切除且对碘 131 治疗不敏感的远处转移灶，对于惰性病变，可考虑观察；进展性病变，可考虑放疗、选择性动脉栓塞治疗、化疗及靶向药物。

## （二十）分化型甲状腺癌随访指标

DTC 术后随访过程中，要常规进行甲状腺术区及颈部淋巴结超声检查、甲状腺功能检查。建议 TSH 按抑制治疗指标控制在合适范围内。甲状腺全切除的患者，术后甲状腺球蛋白（Tg）是重要的随访指标，随访中 Tg 再次升高，或甲状腺全切 / 清甲治疗后，Tg ≥ 1 ng/mL，则提示甲状腺癌的残留、复发或转移。

## （二十一）认识甲状腺微小癌及其临床特点

临床上将肿瘤最大直径 ≤10 mm 的甲状腺乳头状癌定义为甲状腺微小癌。微小癌患者几乎没有临床症状，通常的触诊查体无法发现微小癌，绝大多数微小癌是通过高分辨率超声检查发现的，微小癌的超声影像特点与甲状腺癌相似。临床流行病学调查提示，作为惰性肿瘤的甲状腺癌，如直径大于 1 cm，其生物学上的恶行为将显著增加，因此选择 1 cm 作为微小癌界定的大小。即使是微小癌，仍有一定的中央区淋巴转移概率，文献提示，微小癌中央区淋巴结转移率在 10% ～ 50%。

## （二十二）甲状腺微小癌的处理方式

对于微小癌，目前还是建议以手术为主。通常采取患侧腺叶切除＋峡部切除＋患侧中央区淋巴结清扫。如果术前超声提示存在侧颈区淋巴结转移，需酌情行侧颈区淋巴结清扫术；若证实侧颈区存在淋巴结转移、中央区淋巴结转移较多，或其他高危险因素存在，建议行甲状腺全切，术后酌情行碘 131 治疗。

## （二十三）哪些情况下甲状腺癌可以保守观察处理

虽然微小癌不等同于低危癌，但多数微小癌预后好，研究提示有 10% ~ 30% 的尸检，发现存在终生无症状的微小癌，鉴于这一临床情况，又提出了微小的观察处理理念。下面几种情况下的微小癌，如患者拒绝手术，可建议密切随诊。

① 低度恶性微小癌，无临床转移或局部侵袭的证据，也无细胞学或分子生物学高度恶性的证据；

② 患者有手术高风险的并发症；

③ 患者预期寿命较短（心肺疾患或其他高度恶性肿瘤）；

④ 患者有其他并发症需要治疗。

## （二十四）甲状腺髓样癌的发病机制

甲状腺髓样癌（medullary thyroid cancer，MTC）来源于甲状腺滤泡旁细胞，即 C 细胞，C 细胞为内分泌细胞，分泌降钙素（calcitonin，CT）和产生淀粉样物质。MTC 发病主要原因是 RET 原癌基因突变，约 95% 遗传性 MTC 和 70% 散发性 MTC 是由位于 10q11.2 原癌基因 RET 突变所致。

## （二十五）甲状腺髓样癌的临床特点

临床上，根据是否具有遗传性，甲状腺髓样癌可分为散发性和家族性。散发性 MTC 临床上最多见，占 MTC 的 75% ~ 80%，多为中老年，女性稍多，较多且多见于单发病变。家族性遗传性 MTC 临床上较少见，发病年龄较散发性MTC提前10～20年，男女发病率无差异，一个家族中可以同时或先后有多人患病，又细分为3种类型：多发性内分泌腺瘤2A（multiple endocrine neoplasia2A，MEN2A），多发性内分泌腺瘤2B（multiple endocrine neoplasia2B，MEN2B），家族非多发性内分泌腺瘤性MTC（familial medullary thyroid carcinoma，FMTC）。有些患者会因降钙素引起血钙降低而引起手足抽搐；部分家族性髓样癌的患者可合并有面部潮红、心悸、腹泻、消瘦等内分泌功能紊乱的类癌综合征症状，在肝脏广泛转移患者中易见，是肿瘤细胞分泌的各种肽类及肽类激素所致。实验室检查提示血清降钙素明显高于正常；血钙较正常降低，具有重要辅助诊断价值。髓样癌在超声等影像学检查中较乳头状癌没有明显特征性不同。较分化型甲状腺癌预后差，散发性较好，家族性较差。肿瘤可侵犯血管，发生肝、肺、骨等远处转移，高达15%患者有远隔部位转移，是MTC患者主要死因。

## （二十六）甲状腺髓样癌的外科干预治疗

手术是甲状腺髓样癌唯一有效的治疗手段。因此彻底切除病灶是髓样癌治疗的首选，对于明确为髓样癌的患者，推荐行甲状腺全切＋中央区清扫，如术前超声检查提示侧颈区有转移，建议行侧颈区淋巴结清扫。

对于未发现明确病灶的有家族髓样癌病史的情况，如最高风险等级，即儿童-MEN2B（Codon 918T突变所致）。经患儿父母与内分泌医生及外科医生商讨后，建议可在出生后的第一年内或第一个月内行甲状腺全切手术，在能够辨认、保留并可移植甲状旁腺的基础上，谨慎行VI区颈部淋巴结清扫。如为高风险等级，MEN2A型（Codon 634或

A883T 突变所致）。根据血中降钙素水平在第 5 岁时或在 5 岁前做甲状腺全切。如为中等风险等级 MEN2A，当血清 CT 水平升高时，或患儿父母不想进行长期评估时，如需几年或数十年，可考虑甲状腺全切。成人 RET 基因突变携带者，若 CT 水平正常，则每年进行一次检测；若 CT 水平升高，则排除嗜铬细胞瘤后，根据术前颈部 B 超和 CT 水平，可酌情行甲状腺全切和颈部淋巴结清扫。

## （二十七）甲状腺髓样癌的其他治疗手段

临床经验提示，髓样癌对于放疗不敏感，常规不推荐术后行放疗作为辅助治疗。髓样癌起源于滤泡旁细胞，因此，髓样癌不摄取碘，碘治疗对于髓样癌无效，也无须术后甲状腺激素 TSH 抑制治疗。对于手术无法切除或存在远处转移的髓样癌，如无临床症状，可考虑密切观察，或靶向药物靶向治疗；如存在临床症状，可考虑靶向治疗、化疗（氮烯唑胺类药物）、放疗、临床试验及姑息手术。靶向药物 2019 版《NNCN 指南》推荐 Vandetanib/cabozatinib。

## （二十八）甲状腺髓样癌术后随访的血清学指标

降钙素（CT）是由甲状腺滤泡旁细胞（C 细胞）合成和分泌的肽类激素，主要生理功能是降低血钙的水平。降钙素可作为诊断及监测甲状腺髓样癌的一种特异性血清学指标。降钙素值水平升高可能提示有 C 细胞增生（可以理解成甲状腺髓样癌的癌前病变）或者甲状腺髓样癌（MTC），降钙素值水平较高可能提示存在局部淋巴结转移或远处转移。术后单纯降钙素大于正常值，又小于 150 pg/mL 时，可能预示着肿瘤局部复发。但肿瘤体积及数量都较小时降钙素可能不易被检测到，这时仍需长期监测。如果术后降钙素虽处于较低水平，但却呈动态性的升高，仍需警惕复发可能。术后单纯降钙素大于 150 pg/mL 时，提示肿瘤复发风险，且需警惕远处转移。

癌胚抗原（carcino embryonic antigen，CEA）最初发现于结肠癌和胎儿肠组织中，故名癌胚抗原，是一种糖蛋白。CEA 并不是髓样癌的一个特异性指标，一般在降钙素水平升高到一定程度后才会升高，因此对早期髓样癌患者，CEA 意义并不是很大；但在明确诊断 MTC 后，监测髓样癌术后进展或者复发时，CEA 的水平有重要意义。CEA 和降钙素在术后持续性的升高提示肿瘤复发。

## （二十九）未分化型甲状腺癌的临床特点与预后

多见于老年患者，既往可有甲状腺肿块病史，近期突然增大，可伴呼吸困难、吞咽困难、声音嘶哑或局部疼痛。查体甲状腺及肿物固定、质地硬、边界不清，与气管分界不清，肿瘤晚期可有局部破溃，预后不良。所有甲状腺未分化癌，一经病理诊断，均为临床Ⅳ期。大多数患者在数月内死亡，仅 5% 的患者能有一年以上的生存期。

## （三十）未分化型甲状腺癌的治疗手段

大多数未分化癌患者就诊时已失去手术时机，对部分可手术的患者，应彻底切除肿瘤，手术后给予放疗和化疗。对有呼吸困难就诊的患者，最好在麻醉插管下做气管切开，局麻气切应慎重，以免术中肿瘤包绕气管不易切开，出现危险。化学药物治疗一般作为甲状腺癌术后放射治疗的辅助性治疗，铂类及紫杉醇类药物可能有效，化疗与放射治疗联合应用可以提高患者的 5 年生存率。

## （三十一）甲状腺癌靶向药物治疗的分子生物学机制

靶向治疗是在细胞分子学水平上，针对已经明确的致癌位点，进行干预，进而治疗肿瘤的方式。根据致癌位点设计相应的靶向治疗药物，选择性结合致癌位点，使肿瘤细胞特异性死亡，而不会波及肿瘤周围的正常组织细胞。目前已经研制出许多作用于肿瘤发生、发展不同关键环节的分子靶向治疗药物。按药物作用的目标可分为以下几类：靶向肿瘤血管的生成；靶向肿瘤细胞抗原；靶向肿瘤细胞生长因子受体；靶向肿瘤细胞内信号通路。甲状腺癌的靶向药物主要是针对细胞内信号通路的。MAPK 信号通路与 PI3K 信号通路是与甲状腺癌发病关系最主要的信号通路，目前临床上的靶向药物也是主要针对这两个信号通路的，特别是 MAPK 信号通路。甲状腺癌的靶向治疗主要是应用于碘不敏感的、无法手术切除的、难治性甲状腺癌或分化不良的甲状腺癌。

（马泓智）

---

马泓智，首都医科大学附属北京同仁医院副主任医师，研究生，医学博士。

2001 年始，从事耳鼻咽喉头颈外科疾病的临床诊治和科研工作，擅长耳鼻咽喉头颈部各种良恶性肿瘤的诊治。

**参考文献**

[1]BRYAN R HAUGEN,ERIK K ALEXANDER,KEITH C BIBLE,et al.2015 American Thyroid Association Management Guidelines for Adult Patients with Thyroid Nodules and Differentiated Thyroid Cancer[J]. Thyroid,2016,26(1):1-133.

[2]ROBERT I HADDAD, CHRISTIAN NASR,LINDSAY BISCHOFF,et al. NCCN Guidelines Insights: Thyroid Carcinoma[J]. J Natl Compr Canc Netw,2018 16(12):1429-1440.

[3] 王任飞 , 王 勇 , 石 峰等 . 碘难治性分化型甲状腺癌的诊治管理共识 (2019 年版 ) [J].《中国癌症杂志》,2019,29(6):476-480.

[4] MIGUEL A ZABALLOS,PILAR SANTISTEBAN. Key signaling pathways in thyroid cancer[J]. Journal of Endocrinology,2017,235(2):R43–R61.

# 5.11 精准医学如何治疗卵巢癌

基于不同的组织病理特征，卵巢恶性肿瘤主要分为 3 类：上皮性卵巢癌，恶性生殖细胞肿瘤和性索间质瘤。其中，上皮性卵巢癌占比最多，国内占所有卵巢肿瘤的 50% ～ 70%，国外约占所有卵巢肿瘤的 90%。上皮性卵巢癌病理类型主要包括浆液性癌、黏液性癌、子宫内膜样癌、透明细胞癌、混合型上皮瘤等。

## （一）卵巢癌发病机制及分子遗传学

根据不同的形态学和分子特征，上皮性卵巢癌可分为两类。

## 1. Ⅰ型上皮性卵巢癌

主要包括低级别浆液癌、低级别子宫内膜样癌、透明细胞癌、黏液性癌和 Brenner 细胞瘤，约占卵巢癌的 25%。其临床特征主要呈惰性，基因组趋向稳定。涉及的基因异常包括 KRAS、BRAF、PIK3CA、PTEN、CTNNB1、ARID1A 及 PPP2R1A。低级别浆液性卵巢癌在上皮性卵巢癌中约占 10%。据推测，该类肿瘤是由一种非典型增生性（交界性）肿瘤发展而来。其主要的分子异常为 BRAF（38%）和 KRAS（19%）突变，这两种分子突变是互斥的，且该突变与预后较好有关。透明细胞癌的发病机制目前尚不明确，可能与子宫内膜异位有关。透明细胞癌最常出现的分子异常主要有 ARID1A、PIK3CA、PTEN 及 RTK/RAS 通路激活突变。此外，一部分卵巢透明细胞癌具有微卫星不稳定性（MSI），提示可能对免疫治疗有效。低级别子宫内膜癌样癌最常发生的分子异常为 PIK3CA（40%）、AIRID1A（30%）、KRAS（30%）、PTEN（16%）、CTNNB1（50%）。此外，在年轻（< 53 岁）的子宫内膜样癌和透明细胞癌患者中，约 8% 的患者会出现 MMR 相关基因表达缺失，与林奇综合征高度有关。黏液性癌在卵巢癌中较为罕见，约占 2.4%。分子层面，KRAS 突变最为常见，约占 50%。其次，约 18% 的黏液性癌中可检测到 HER2 的扩增。

## 2. Ⅱ型上皮性卵巢癌

主要为高级别浆液性癌（HGSOC）、高级别子宫内膜样癌、未分化癌及癌肉瘤。其中 HGSOC 最为常见，约占上皮性卵巢癌的 70%，其最明显的分子特征为染色体基因组不稳定和 TP53 突变（约占 97%）。HRD（同源重组修复缺陷）约在 50% 的 HGSOC 患者中出现，与预后较好相关。具有同源重组修复缺陷的肿瘤与铂类化疗敏感性增加有关。其他常发生异常的信号通路有 FXM1（84%）、Rb1（67%）、PI3K（45%）、Notch 1（22%）通路。

## 3 遗传性肿瘤

约 15% 的卵巢癌患者具有家族史，其中与遗传相关的疾病主要包括遗传性乳腺癌—卵巢癌综合征、林奇综合征以及 Peutz-Jeghers 综合征。

（1）遗传性乳腺癌 - 卵巢癌（HBOC）综合征

该病呈常染色体显性遗传。主要由 BRCA1 和 BRCA2 基因胚系致病变异导致。具有 BRCA 胚系致病突变的个体患卵巢癌的风险为 16.5% ~ 63%，其中 BRCA1 突变的患者 70 岁前患卵巢癌的风险高达 63%，BRCA2 突变约为 27%。BRCA 胚系突变在浆液性卵巢癌中最为常见，其次为子宫内膜样癌。

（2）林奇综合征

该疾病呈常染色体显性遗传。主要的发病机制为 MMR 相关的基因 MLH1、PMS2、MSH2、MSH6 杂合型致病突变以及 EPCAM 缺失导致。林奇综合征的个体一生患卵巢癌的风险为 4% ~ 12%。平均的诊断年龄为 42.5 岁，约 30% 的患者诊断年龄 < 40 岁。林奇综合征相关的卵巢癌最常见病理亚型为子宫内膜样癌（40%），其次为浆液性癌（36%）。大部分肿瘤在Ⅰ / Ⅱ期可诊断出，且与预后较好相关。

（3）Peutz-Jeghers 综合征

Peutz-Jeghers 综合征是一种常染色体显性遗传疾病，主要表现为胃肠道息肉、皮肤黏膜色素沉着和癌症易感性。其主要是 SKT11 基因杂合致病变异导致。Peutz-Jeghers 综合征个体患肿瘤的风险较高，如结直肠癌、胃癌、胰腺癌、乳腺癌和卵巢癌。几乎所有的 Peutz-Jeghers 综合征女性都会患一种良性的卵巢性索肿瘤—环形小管状性索肿瘤。此外，该综合征的女性具有患卵巢和输卵管黏液性肿瘤的风险。

除上述致病突变外，还有一些基因的变异可导致个体具有肿瘤遗传易感性，如 ATM、RAD51C、RAD51D、BRIP1、PALB2、NBN 等。

## （二）卵巢癌的分子诊断

### 1. 遗传性肿瘤的分子诊断

遗传易感的卵巢癌具有以下特征：①发病年龄较早，通常小于中位诊断年龄 10 岁；②患者具有其他肿瘤病史，如乳腺癌；③具有肿瘤家族史，如女性亲属中有乳腺癌和卵巢癌患者，男性亲属中有前列腺癌患者。

对于高遗传风险的卵巢癌患者，建议进行遗传易感基因的筛查。包括但不限于以下基因：BRCA1、BRCA2、PALB2、ATM、BRIP1、MSH2、MLH1、MSH6、PMS2、EPCAM、NBN、PALB2、STK11、RAD51C、RAD51D。对于具有明确致病变异的患者，建议亲属也进行相关基因的筛查，以明确自己的基因状态，提前做好预防。

### 2. 分子检测指导靶向 / 免疫治疗

对所有的上皮卵巢癌患者，建议患者进行 BRCA1/2 和 HRD 检测，以指导 PARP 抑制剂的使用；检测 MMR 蛋白表达或者 MSI 以预测对免疫检查点抑制剂的疗效；检测 NTRK 基因融合以指导使用 NTRK 抑制剂。此外，随着个体化治疗的不断探索，越来越多的跨适应证用药表现出较好的疗效。因此，NCCN 指南建议，医生可根据患者的实际情况制定策略，检测其他的分子标志物以指导使用上市靶向药物。

## （三）卵巢癌的精准治疗

### 1. 靶向治疗

（1）PARP 抑制剂在晚期卵巢癌患者中的应用

约有 25% 的卵巢癌患者具有体细胞 / 胚系的 BRCA1/2 基因突变，这些患者可能对 PARP 抑制剂敏感。PARP 抑制剂对于 BRCA 缺陷肿瘤的杀伤作用主要基于“合成致死”的机理，PARP 是一种负责 DNA 单链修复的酶，抑制 PARP 后，会导致复制叉缺陷和 DNA 双链断裂积累，而 BRCA 是负责 DNA 双链修复的酶，BRCA 缺陷则导致未经修复的 DNA 不断积累从而导致细胞死亡。目前获 FDA 批准的 PARP 抑制剂有奥拉帕利（Olaparib）、尼拉帕利（Niraparib）、卢卡帕利（Rucaparib）。相关临床研究结果见表 5-12。除 BRCA 突变外，在卵巢癌患者中也有一部分患者为 HRD，最新的临床研究表明，PARP 抑制剂后线治疗 HRD 阳性的卵巢癌中也具有较好疗效。此外，根据现有研究结论，在某些情况下，即使无 BRCA 突变或者 HRD 阴性，也可以指导 PARP 抑制剂的使用。依据 FDA 获批和 NCCN 指南，PAPR 抑制剂适应情况如表 5-13 所示。

表 5-12  PARP 抑制剂在卵巢癌中的关键研究结果

| 临床研究 | 药物 | 入组患者 | 结果 | 结论 | 文献 |
| --- | --- | --- | --- | --- | --- |
| SOLO1（NCT01844986） | 奥拉帕利维持治疗 | 具有 BRCA1/2 突变的一线经铂类化疗后响应 / 部分响应的卵巢癌 | 奥拉帕利组比安慰剂组疾病复发 / 死亡风险降低 70%，3 年疾病无进展 / 死亡率：60% vs 27% | 奥拉帕利维持治疗可改善 BRCA 突变的晚期卵巢癌患者的疾病无进展生存期，降低疾病复发 / 死亡率 | Moore, et al. 2018 |
| NCT00753545 | 奥拉帕利维持治疗 | 铂类敏感的复发性卵巢癌 | 奥拉帕利对比安慰剂 PFS 显著延长（mPFS：8.4 vs 4.8 个月） | 奥拉帕利维持治疗显著改善铂敏感、复发、高级别浆液性卵巢癌患者的 PFS | Ledermann 2012 |
| Study 42（NCT01078662） | 奥拉帕利 | 前期至少经三线治疗的具有 BRCA1/2 胚系突变的晚期卵巢癌患者 | 客观缓解率（ORR）为 34%，mDOR 为 7.9 个月，铂耐药患者的 ORR 为 30% | 奥拉帕利单药治疗前期至少经三线治疗的 gBRCA1/2m 晚期卵巢癌患者具有显著抗肿瘤活性 | Domchek, et al. 2016 |
| 临床研究 | 药物 | 入组患者 | 结果 | 结论 | 文献 |

续表

| 临床研究 | 药物 | 入组患者 | 结果 | 结论 | 文献 |
| --- | --- | --- | --- | --- | --- |
| Study 10（NCT01482715）ARIEL2（NCT01891344） | 卢卡帕利 | 前期至少二线化疗、具有BRCA1/2 突变、铂敏感 / 耐药 / 难治的高级别浆液性卵巢癌 | ORR 为 53.8%，其中有 8.5% 的人得到完全缓解，有 45.3% 的人获得部分缓解。mDOR 为 9.2 个月 | 卢卡帕利治疗 BRCA1/2 突变的高级别浆液性卵巢癌患者具有抗肿瘤活性 | Amit M Oza, et al. 2017 |
| ARIEL3（NCT01968213） | 卢卡帕利维持治疗 | 铂类敏感的复发性高级别浆液性卵巢癌 | 卢卡帕利对比安慰剂 mPFS 显著延长（BRCA 突变组，16.6 vs 5.4 个月；HRD 阳性组，13.6 vs 5.4 个月；Ⅲ人群，10.8 vs 5.4 个月） | 卢卡帕利显著提高铂敏感复发性卵巢癌患者的 PFS | Coleman. 2017 |
| NOVA（NCT01847274） | 尼拉帕利维持治疗 | 铂类敏感的复发性卵巢癌 | 尼拉帕利对比安慰剂 mPFS 显著延长（gBRCA 突变组，21.0 vs 5.5 个月；gBRCA 野生组，12.9 vs 3.8 个月） | 无论 BRCA 突变状态如何，铂敏感复发性卵巢癌患者经尼拉帕利治疗 PFS 显著改善 | Mirza. 2016 |

续表

| | | | | | |
|---|---|---|---|---|---|
| QUADRA | 尼拉帕利 | 前期至少经三线治疗的、HRD 阳性的复发性高级别浆液性卵巢癌 | 28%（13/47）患者出现总体响应 | 尼拉帕利在治疗前期经治的 HRD 阳性的卵巢癌患者具有显著临床活性 | Moore, et al. 2019 |

表 5-13 PARP 抑制剂适应证

| 分子结果 | 铂类敏感的晚期卵巢癌一线维持治疗 | 铂类敏感的复发性卵巢癌维持治疗 | 晚期卵巢癌患者后线（≥ 3 线）治疗 |
|---|---|---|---|
| BRCA 突变型 | 奥拉帕利<br>尼拉帕利 | 奥拉帕利<br>尼拉帕利<br>卢卡帕利 | 奥拉帕利（BRCA 胚系突变）<br>尼拉帕利<br>卢卡帕利 |
| BRCA 野生型 | 尼拉帕利 | 奥拉帕利<br>尼拉帕利<br>卢卡帕利 | |
| HRD 阳性 | 尼拉帕利 | 奥拉帕利<br>尼拉帕利<br>卢卡帕利 | 尼拉帕利 |

表 5-13 PARP 抑制剂在卵巢癌中的关键研究结果

| 临床研究 | 药物 | 入组患者 | 结果 | 结论 | 文献 |
|---|---|---|---|---|---|
| SOLO1（NCT01844986） | 奥拉帕利维持治疗 | 具有BRCA1/2突变的一线经铂类化疗后响应/部分响应的卵巢癌 | 奥拉帕利组比安慰剂组疾病复发/死亡风险降低70%，3年疾病无进展/死亡率：60% vs 27% | 奥拉帕利维持治疗可改善BRCA突变的晚期卵巢癌患者的疾病无进展生存期，降低疾病复发/死亡率 | Moore, et al. 2018 |
| NCT00753545 | 奥拉帕利维持治疗 | 铂类敏感的复发性卵巢癌 | 奥拉帕利对比安慰剂PFS显著延长（mPFS：8.4 vs 4.8个月） | 奥拉帕利维持治疗显著改善铂敏感、复发、高级别浆液性卵巢癌患者的PFS | Ledermann, 2012 |
| Study 42（NCT01078662） | 奥拉帕利 | 前期至少经三线治疗的具有BRCA1/2胚系突变的晚期卵巢癌患者 | 客观缓解率（ORR）为34%，mDOR为7.9个月，铂耐药患者的ORR为30% | 奥拉帕利单药治疗前期至少经三线治疗的gBRCA1/2m晚期卵巢癌患者具有显著抗肿瘤活性 | Domchek, et al. 2016 |

续表

| 临床研究 | 药物 | 入组患者 | 结果 | 结论 | 文献 |
| --- | --- | --- | --- | --- | --- |
| Study 10（NCT01482715）ARIEL2（NCT01891344） | 卢卡帕利 | 前期至少二线化疗、具有 BRCA1/2 突变、铂敏感 / 耐药 / 难治的高级别浆液性卵巢癌 | ORR 为 53.8%，其中有 8.5% 的人得到完全缓解，有 45.3% 的人获得部分缓解。mDOR 为 9.2 个月 | 卢卡帕利治疗 BRCA1/2 突变的高级别浆液性卵巢癌患者具有抗肿瘤活性 | Amit M Oza，et al. 2017 |
| ARIEL3（NCT01968213） | 卢卡帕利维持治疗 | 铂类敏感的复发性高级别浆液性卵巢癌 | 卢卡帕利对比安慰剂 mPFS 显著延长（BRCA 突变组，16.6 vs 5.4 个月；HRD 阳性组，13.6 vs 5.4 个月；Ⅲ人群，10.8 vs 5.4 个月） | 卢卡帕利显著提高铂敏感复发性卵巢癌患者的 PFS | Coleman, 2017 |

续表

| 临床研究 | 药物 | 入组患者 | 结果 | 结论 | 文献 |
| --- | --- | --- | --- | --- | --- |
| NOVA（NCT01847274） | 尼拉帕利维持治疗 | 铂类敏感的复发性卵巢癌 | 尼拉帕利对比安慰剂 mPFS 显著延长（gBRCA 突变组，21.0 vs 5.5 个月；gBRCA 野生组，12.9 vs 3.8 个月） | 无论 BRCA 突变状态如何，铂敏感复发性卵巢癌患者经尼拉帕利治疗 PFS 显著改善 | Mirza,2016 |
| QUADRA | 尼拉帕利 | 前期至少经三线治疗的、HRD 阳性的复发性高级别浆液性卵巢癌 | 28%（13/47）患者出现总体响应 | 尼拉帕利在治疗前期经治的 HRD 阳性的卵巢癌患者具有显著临床活性 | Moore,et al. 2019 |

（2）血管内皮生长因子（VEGF）抑制剂

由血管内皮生长因子（VEGF）和血管内皮生长因子受体（VEGFR）介导的肿瘤血管生成在卵巢癌的生长和转移过程中至关重要，同时 VEGF 也是卵巢癌的预后标志物。靶向药物通过作用于 VEGF 信号通路阻断促血管生成因子及其受体，抑制肿瘤内新生血管形成，进而控制肿瘤的生长。贝伐珠单抗是一种靶向 VEGFA 的单克隆抗体，前期在结直肠癌、肺癌、肾癌的研究结果均显示 PFS 和 OS 得到改善。GOG-0218 和 ICON7 临床试验研究了贝伐珠单抗在卵巢癌一线联合化疗和维持治疗的疗效，结果表明在意向治疗人群中 PFS 均得到改善，尤其在高风险人群中，结果更明显。此外，OCEANS 研究和 GOG-0213 研究发现贝伐珠单抗联合化疗（卡铂 / 紫杉醇和吉西他滨）治疗铂类敏感的复发性卵巢癌患者也具有显著 PFS 改善。目前贝伐珠单抗已广泛应用于卵巢癌的初始和复发治疗，也是 FDA 批准的唯一一个用于卵巢癌的抗血管生成药物。同时，贝伐珠单抗相关的毒副作用同样值得关注，如延迟伤口愈合、高血压、肠道穿孔或瘘管形成等。其他抗血管生成药物如帕唑帕尼（pazopanib）、索拉菲尼等也有临床研究，但目前尚未获批在卵巢癌中。

（3）其他靶向药物的治疗进展

其他基于分子异常的靶向药物也正处于临床研究阶段。如靶向细胞周期的药物 AZD1775 联合卡铂治疗 TP53 突变的难治性或一线铂类耐药的上皮卵巢癌患者，客观缓解率（ORR）达到 43%，mPFS 为 5.3 个月，mOS 为 12.6 个月；靶向叶酸受体阳性的 mirvetuximabsoravtansine 治疗 FR 阳性的铂耐药的卵巢癌患者的 I 期临床结果中，ORR 为 53%；作用于 RNA 聚合酶Ⅱ的抑制剂 Lurbinectedin 在治疗铂类耐药 / 难治的卵巢癌Ⅱ期临床研究中，ORR 为 23%，中位持续响应时间为 4.6 个月，mPFS 为 4 个月。

## 2. 免疫治疗

肿瘤在发生发展过程中会通过各种机制逃避免疫系统的识别和攻击，其中一个就是通过产生与免疫检查点相匹配的免疫负干扰因子来抑制免疫应答。免疫检查点疗法是通过抑制这种免疫负干扰因子，从而触发抗肿瘤免疫应答的一种方法。目前研究最多的免疫检查点抑制剂为 PD-1/PD-L1 抑制剂和 CTLA-4 抑制剂。根据《NCCN 指南》提示，对于 MSI-H/dMMR 的复发性卵巢癌患者，帕博利珠单抗可作为治疗方案。但是，从已有临床数据看，单药免疫检查点抑制剂治疗卵巢癌疗效有限（客观缓解率为 10% ~ 25%）。高 PD-L1 表达在多个癌种中被认为是一个可提示免疫抑制剂疗效的标志物，但在卵巢癌中，免疫检查点抑制剂在 PD-L1 高表达的患者中疗效依旧有限，约 15%。目前有多个免疫检查点抑制剂联合其他治疗的临床研究正在进行中。例如 PD-1 抑制剂联合 CTLA-4 抑制剂使用（NCT02498600）、联合聚乙二醇脂质体阿霉素（JAVELIN Ovarian 200；NCT02580058）、联合抗血管生成药物贝伐珠单抗（ANITA；NCT03598270）及 PARP 抑制剂（TOPACIO：NCT02657889144；MEDIOLA：NCT02734004）。

（苗劲蔚）

---

苗劲蔚，医学博士、主任医师、教授、博士研究生导师；首都医科大学附属北京妇产医院副院长、妇瘤科学科带头人，教学主任；首都医科大学妇产医学系副主任。专业特长：以恶性肿瘤为主的妇科疾病以及复杂疑难妇科疾病的诊断、手术、综合治疗。

**参考文献**

[1] KALDAWY A,SEGEV Y,LAVIE O,AULENDER R, SOPIK V, NAROD S A. Low-grade serous ovarian cancer: a review[J]. Gynecol Oncol, 2016,143:433.

[2]VIERKEETTER K R,AYABE A R,BANDRUNEN M,AHN H J,

SHIMIZU D M,TERADA K Y. Lynch Syndrome in patients with clear cell and endometrioid cancers of the ovary[J]. Gynecol Oncol,2014,135:81.

[3]KURMAN RJ, SHIH IEM. The origin and pathogenesis of epithelial ovarian cancer: a proposed unifying theory[J]. Am J Surg Pathol, 2010(34): 433.

[4] Cancer Genome Atlas Research Network. Integrated genomic analyses of ovarian carcinoma[J]. Nature,2011,474:609.

# 5.12 精准医学如何治疗子宫内膜癌

子宫内膜癌是指发生于子宫内膜（子宫的内衬）的恶性肿瘤，其中子宫内膜样腺癌是子宫内膜癌和所有子宫体癌的常见组织学亚型。子宫内膜样癌通常在早期表现为异常子宫出血，肿瘤趋于良性预后。其他组织学类型的子宫内膜癌（如浆液性癌、透明细胞癌）及其他类型的子宫癌则预后不良。

子宫内膜癌发病率明显升高，在发达国家及发达地区已取代宫颈癌成为最常见的妇科恶性肿瘤。全球年发病率约 50 万，死亡率为（1.7 ~ 2.4）/10 万。大多数子宫内膜癌在疾病早期即被诊断，此时肿瘤局限在原发部位（67%）或者播散至局部器官和淋巴结（21%），或发生远端转移（8%）。

## （一）子宫内膜癌组织病理学及风险因素

根据发病机制及生物学行为特点，子宫内膜癌有两种分型，其发病率、发病机制、临床行为及对孕激素的反应性均具有很大不同。

### 1. Ⅰ型子宫内膜癌

雌激素依赖型肿瘤，约占子宫内膜癌的 80%，包括分化程度为 1 级或 2 级子宫内膜样肿瘤。此类肿瘤通常可能有上皮内瘤变［不典型和（或）复杂性子宫内膜增生］，对孕激素治疗有反应。预后比较好。

### 2. Ⅱ型子宫内膜癌

雌激素非依赖型肿瘤，与雌激素刺激没有明显关系，占子宫内膜癌的 10% ~ 20%，包括分化程度为 3 级的子宫内膜样肿瘤和非子宫内膜样组织学的肿瘤：浆液性、透明细胞性、黏液性、鳞状细胞性、移行细胞性、中肾性及未分化性。此类肿瘤很少发现前驱病变，对孕激素治疗无反应，通常分级较高，预后不良。

## （二）子宫内膜癌发病机制及分子遗传学

### 1. Ⅰ型子宫内膜样癌

此类肿瘤最常见于绝经后女性，子宫内膜长期暴露于内源性或外源性雌激素刺激下，无孕激素拮抗，使得子宫内膜持续增殖发生恶变。与子宫内膜暴露于雌激素增加有关的危险因素包括：未经产、月经初潮较早、绝经延迟、肥胖、糖尿病、高血压、绝经后雌激素治疗及产生雌激素的肿瘤（如卵巢颗粒细胞瘤）。

肥胖和 2 型糖尿病女性发生此类内膜癌风险较高，因为在脂肪组织内雄烯二酮可转化为雌酮，使雌激素的浓度相对较高。这种类型内膜癌也可多见于慢性不排卵、多囊卵巢综合征（polycystic ovary syndrome, PCOS）或肥胖的年轻（绝经前）女性中。不肥胖的 PCOS 女性存在胰岛素抵抗，再次提示这可能是一个独立危险因素。在激素受体阳性的内膜癌患者中，可使用孕激素治疗。

Ⅰ型子宫内膜癌中，目前发现一些基因改变与发病相关，包括 PTEN、KRAS、ARID1A、PIK3CA 和 CTNNB1 突变及微卫星不稳定性（microsatellite instability, MSI）。其中，PTEN 失活被认为是出现在肿瘤发生早期的一个事件，可在癌前病变不典型性子宫内膜增生（EIN）中检测到。在病理学检查中，发现约 1/3 的子宫内膜样存在 MSI，最常见的原因是超甲基化导致错配修复蛋白 MLH1 失活。此发病机制不同于林奇综合征即遗传性非息肉病性结直肠癌综合征（hereditary nonpolyposis colorectal cancer syndrome, HNPCC）或 Lynch 综合征相关癌的发病机制，林奇综合征是因为某种错配修复蛋白的种系突变。在Ⅰ型子宫内膜癌中，p53 突变比较罕见，目前尚不明确这代表肿瘤发生过程中的其他晚期事件，还是一种完全不同的途径，尚待进一步研究。

### 2. Ⅱ型子宫内膜癌

低分化子宫内膜样癌、浆液性癌、透明细胞癌及癌肉瘤。通常起源于较年长成年女性的萎缩子宫内膜或子宫内膜息肉，与肥胖无关。浆液性和透明细胞癌不受雌激素刺激，通常不表达雌激素受体或孕激素受体。

p53 突变是浆液性肿瘤发生中的一个早期事件，浆液性癌表现为高水平的非整倍体、HER2 增殖及 p16 改变。

透明细胞癌中缺乏在子宫内膜样 EC 中所见的 POLE、PTEN 和 CTNNB1 改变，并存在浆液性癌中常见的几种突变（但 p53 突变罕见）。癌肉瘤目前尚不十分清楚，这些恶性肿瘤可能来自存在上皮 - 间质转化的高级别癌常伴 MSI 和 p53 缺陷。

### 3. 遗传性癌综合征

使 EC 风险增加的遗传性癌综合征包括 Lynch 综合征和 Cowden 综合征。

（1）Lynch 综合征

这一类综合征女性发生子宫内膜癌的终生风险高达 60%。在 Lynch 综合征（HNPCC）中，可见所有组织学类型的子宫内膜癌。在 Lynch 综合征合并内膜癌患者中，组织病理学特征包括：子宫下段原发部位、存在高级别（“去分化”）成分及存在显著的肿瘤浸润淋巴细胞。通常通过免疫组织化学检查肿瘤中存在 4 种错配修复蛋白（MLH1、MSH2、MSH6 和 PMS2）的缺失。现已检出多种模式，包括同时缺乏 MLH1 和 PMS2、同时缺乏 MSH6 和 PMS2、单纯缺失 MSH6 及单纯缺失 MSH2。

（2）Cowden 综合征

Cowden 综合征是常染色体显性综合征，存在 PTEN 种系突变，发生子宫内膜癌终生风险为 5% ~ 10%。

## （三）子宫内膜癌手术病理分期

### 1. 治疗前全面评估

（1）妇科检查及全身体格检查

需要了解外阴、阴道、宫颈及子宫卵巢的变化，尤其外阴阴道转移病灶容易被忽视；详细检查子宫的大小和活动度，以及是否存在子宫外包块或腹水；可能发生淋巴结转移的部位，包括锁骨上淋巴结及腹股沟淋巴结也需要详细检查；宫颈癌筛查也是非常重要，了解子宫颈是否同时存在癌前病变，必要时活检了解肿瘤性质，以决定手术及其他治疗方案。

（2）影像学检查

治疗前影像学检查非常重要，与普通 X 线胸部拍片相比，胸部计算机断层扫描（CT）更可以了解肺部转移情况。而盆腔及腹腔影像学检查中，与平扫即非对比增强磁共振成像（MRI）、超声或计算机断层扫描（CT）相比，增强扫描即对比增强 CT 与 MRI 对检测子宫肌层浸润或子宫颈受累情况是最好的影像学手段。因为平扫分辨率低，一定需要做增强，才能充分判断，这一点往往被忽视。大多数研究表明，增强 MRI 对检测子宫肌层浸润的敏感性为 80% ～ 90%（范围为 57% ～ 100%）；而对子宫颈浸润敏感性的结论各不相同，范围为 56% ～ 100%。因此，阴性检查结果不能确保不需要全面手术分期。与 CT、PET 或 PET-CT 相比，MRI 增强也是检测是否有淋巴结转移的最好影像学方法。只有盆腹腔 CT 及核磁共振增强检查，才可以最大限度评估盆腹腔情况及淋巴结转移情况，执导治疗方案的制订，尤其对于判断宫颈间质浸润非常关键，这决定手术范围及手术方式的确定。

（3）共存疾病排查

合并内科、外科疾病等评估。尤其关于糖尿病及高血压的评估与治疗，患者往往合并肥胖，为治疗带来困难。

（4）针对遗传性癌综合征的评估

Lynch 综合征（遗传性非息肉性结肠癌）发生子宫内膜癌、结肠癌、卵巢癌和其他 Lynch 相关恶性肿瘤的风险明显增高。这些女性在手术中往往能发现同时存在的肿瘤，即同时累及两个不同器官、同时被诊断的原发肿瘤。这些肿瘤并不是一个器官的肿瘤转移到另一个器官上，而是同时发生。目前认为，有 Lynch 综合征家族史的子宫内膜癌患者应该进行遗传咨询和基因检测，并对她们的肿瘤样本进行针对错配修复蛋白的检测（是该综合征的特征）以明确诊断。

（5）肿瘤标志物检测

血清肿瘤标志物 CA125 检测是预测子宫内膜癌宫外播散的临床上有用的检查。CA125 的值高于 40 U/mL 对预测淋巴结转移具有一定意义，但 CA125 阈值及其敏感性和特异性尚不明确。绝经前和绝经后女性的 CA125 水平没有显著差异，但是绝经前女性的 CA125 平均值略高于绝经后女性。如果血清 CA125 水平最初升高，那么检测血清 CA125 水平对治疗后患者的随访也有帮助。

## 2. 分期和初始手术治疗

（1）分期系统

为更好判断预后并指导治疗，依据 2009 年国际妇产科联盟（International Federation of Gynecology and Obstetrics，FIGO）及 TNM（tumor node metastasis）联合分期系统，子宫内膜癌初始治疗应进行手术病理分期。在这项分期系统中，腹腔冲洗液瘤细胞不再参与分期，但是需要在诊断时给予标明；对Ⅰ期的定义变为只包含两个亚期：ⅠA 期（肿瘤局限于子宫内膜或浸润深度 <1/2 子宫肌层）和ⅠB 期（肿瘤浸润深度≥ 1/2 子宫肌层）。而以前的子宫内膜癌手术分期系统中，Ⅰ期包含了 3 个亚期：ⅠA 期（肿瘤局限于子宫内膜）、ⅠB 期（肿瘤浸润深度 <1/2 子宫肌层）和ⅠC 期（肿瘤浸润深度≥ 1/2 子宫肌层）。

（2）手术分期概述

标准分期术式：盆腹腔生理盐水冲洗，并留取冲洗液送细胞学检查，筋膜外全子宫切除 + 双附件切除 + 盆腔和主动脉旁淋巴结清扫术。阴道手术、腹腔镜手术或机器人辅助手术都具有可行性。与其他妇科恶性肿瘤一样，全面分期应包括对任何疑似有转移灶的区域进行活检；当盆、腹腔内出现明显转移灶时，通常行减瘤手术，包括切除可疑或增大的淋巴结；当肿瘤组织学类型为浆液性癌或透明细胞癌时，需要行大网膜切除术。切除的子宫标本应在手术室中剖开，以评估宫内病变的严重程度。子宫内病变程度可提示需要分期手术的范围即是否需要评估淋巴结情况，进而可能影响是否选择进行辅助治疗选择。对术中发现有盆腔或腹腔内播散的子宫内膜癌女性，应行减瘤性手术切除所有可疑病灶，可以延长中位生存。

（3）术中冰冻病理学检查

于浸润最深的部位进行冰冻切片检查，理论上可能提供更多的信息，但是冰冻切片和最终病理学结果的研究并没有显示两者的结果具有高度一致性，尤其是对于分期较低和级别较低的病变，同时冰冻切片检查结果受医生诊断水平影响。

（4）淋巴结转移评估

子宫内膜癌最重要的预后因素之一是存在子宫外病变，特别是盆腔和主动脉旁淋巴结转移。但是目前对于淋巴结评估的方法还有争议，特别是对临床考虑为早期病变的女性。淋巴结转移，随肿瘤的分期和分级的差异而不同。在分化良好、浸润较浅的肿瘤患者中淋巴结转移风险为 3% ~ 5%，而在低分化、浸润较深的肿瘤患者中，淋巴结转移的风险高达 20%。组织学类型为浆液性癌、透明细胞癌或高级别癌、子宫肌层浸润深度超过 50% 更容易发生淋巴结转移。

① 盆腔和腹主动脉旁淋巴结的解剖及清扫范围

盆腔淋巴结清扫的范围包括：清除两侧髂总动脉远端 1/2 的淋巴组织、髂外动脉和静脉近端 1/2 前侧和内侧的淋巴组织、闭孔神经前侧闭孔区脂肪垫远端 1/2 的淋巴组织。清除腹股沟深淋巴结即旋髂淋巴结至远端髂外淋巴结会很大程度上增加淋巴水肿的风险。腹主动脉旁淋巴结清扫范围：切除腔静脉旁远端的淋巴组织（自肠系膜下动脉水平至右髂总动脉中段水平），以及切除腹主动脉和左侧输尿管之间的淋巴组织（从肠系膜下动脉水平至左髂总动脉中段水平）；为减少淋巴转移漏诊，亦有研究认为有必要将腹主动脉旁淋巴结清扫（paraaortic lymph node dissection LND）的切除范围向上延伸至肾静脉水平。

② 淋巴结评估的争议

关于应进行盆腔和腹主动脉旁淋巴结取样还是彻底清扫淋巴结，目前还在持续争议中。根据 FIGO 手术和病理分期系统的建议，对所有患者术中均应评估其盆腔和腹主动脉旁淋巴结的情况，但是并未指明淋巴切除的类型和范围。由于盆腔淋巴结没有转移者，腹主动脉旁淋巴结仍有可能为阳性，因此关于腹主动脉旁淋巴结的评估时需要考虑相关风险因素，对中危或高危子宫内膜癌女性患者行腹主动脉旁淋巴结清扫，其疾病特异性生存率显著高，但对于低危子宫内膜癌患者则没有这种益处。此外，肿瘤分级较高的患者行腹主动脉旁淋巴结清扫获益更明显。

淋巴结取样与淋巴结切除清扫不同，前者的目的是为了获得具有代表性的组织活检，而后者是按照具体的解剖分布清除区域内所有淋巴结的组织。淋巴结取样相对干扰因素比较高，与手术暴露情况以及术者对淋巴结转移识别有一定相关性，当行淋巴结取样时，多点取样的患者生存情况优于取样点有限或根本没有取样的患者。因此建议对引流子宫的几个淋巴链分离切除淋巴结，可能得到更准确的预后信息。

对组织学为 1 级或 2 级且推测分期为ⅠA 或ⅠB 期的子宫内膜癌女性，仅行腹式筋膜外全子宫切除术 + 双侧附件切除术（total abdominal hysterectomy and bilateral salpingo-oophorectomy, TAH-BSO），并在术中触诊探查淋巴结，对增大的淋巴结取样，5 年生存率可超过 90%。但是问题是，尚未发现触诊或视诊是检测淋巴转移灶的敏感方法。淋巴结转移阳性的子宫内膜癌患者中，只有不到 10% 的患者有肉眼可见受累的淋巴结。因此术中外科大夫用手触诊方式判定淋巴结是否需要活检或者切除不具有准确性。因此，手术时没有进行最低限度的盆腔和腹主动脉旁淋巴结取样的女性，其手术分期是不全面的。

对所有子宫内膜癌女性行淋巴结取样术，而不是进行全面的盆腔和腹主动脉旁淋巴结切除是一种选择。采用此种方法时，对所有临床可疑的淋巴结都要取样，当没有可疑淋巴结时，对有代表性的（非随机的）淋巴结进行取样。这种方法的益处是提供了有关淋巴结状态的信息，同时最大限度地减少了手术相关的并发症。尤其对于淋巴结转移的可能性非常低的患者，如Ⅰ期的低危患者，行全面性 LND 是弊大于利的。但这需要更有经验的手术医生，具有判定淋巴结转移的能力，因为选择哪一个淋巴结做活检直接涉及判定淋巴结转移及患者后续治疗。下肢淋巴水肿和相关的蜂窝织炎，是行盆腔和腹主动脉旁淋巴结清扫治疗后的主要并发症。而另外一些专家则推荐对所有子宫内膜癌患者均行全面的盆腔和腹主动脉旁淋巴结清扫术，因为淋巴结取样可能遗漏阳性淋巴结，不能充分识别可直接影响患者辅助治疗而影响生存。由于淋巴结受累状态可为分期和后续治疗决策提供重要的参考和指导信息，因此行全面的盆腔 LND 和扩大范围的腹主动脉旁淋巴结清扫术，而非选择性地对淋巴结取样可以最大限度减少漏诊。淋巴结评估手术复杂，风险高，要求解剖清楚，手术熟练，所以淋巴结的评估最好由有经验的妇科肿瘤医生来完成。

③ 前哨淋巴结活检

前哨淋巴结活检在子宫内膜癌中的应用目前已更加普遍，但其作用仍未完全确定。美国国家综合癌症网络（NCCN）的指南声明：如果影像学检查显示无转移或探查时未发现明显子宫外病变，可考虑通过前哨淋巴结活检对明显局限于子宫的恶性肿瘤进行分期。子宫内膜癌女性中，前哨淋巴结活检发现淋巴结转移的敏感性为89%～97%。前哨淋巴结的原理是，肿瘤细胞从原发肿瘤灶迁移，进入某个或几个淋巴结（即前哨淋巴结），之后再侵犯其他淋巴结，前哨淋巴结的状态能够准确预测其余局部淋巴结的情况。

关于前哨淋巴结活检的最佳术式（开腹或腹腔镜下）或术前影像学检查的用处，还没有达成共识。对于子宫内膜癌注射示踪剂的部位还有争议，普遍认为宫颈旁注射，检出前哨淋巴结的比例明显较高，而宫腔镜下注射时，前哨淋巴结的检出率明显较低。子宫内膜癌中应用前哨淋巴结活检是否有临床意义，以及如果有益处，最佳示踪剂的类型、最佳注射部位及淋巴结定位的准确性，尚需进一步研究和评价。

（5）子宫颈受累患者的手术

传统认为，肿瘤浸润子宫颈间质的结缔组织，但未超出子宫的Ⅱ期子宫内膜癌患者，发生子宫旁受累的风险较高。其依据是子宫内膜癌的转移模式与宫颈癌相同这一假说。因此，有些患者接受了根治性子宫切除术（按照宫颈癌手术范围）。然而，淋巴血管侵犯似乎比子宫颈受累能更好地预测子宫旁浸润。因此，对于Ⅱ期子宫内膜癌女性，目前倾向于行单纯子宫切除术（筋膜外Ⅰ级）及淋巴结切除清扫术，而不是根治性子宫切除术。如果筋膜外子宫切除术不能完全切除肿瘤的肉眼可见子宫颈受累的女性（应切除所有肉眼可见的病变），和（或）不能确定原发灶是子宫颈还是子宫的患者，仍建议行根治性子宫切除术。

（6）手术入路

子宫内膜癌的传统手术分期入路是剖腹手术。现认为腹腔镜下的分期手术具有一定优势。

① 腹腔镜手术

与剖腹手术相比，对于早期病变的女性，腹腔镜下子宫内膜癌的分期和治疗可降低围手术期并发症发病率，而且其有效性似乎与剖腹手术相当。分期方式对总生存情况和无复发生存情况无影响，围术期死亡率、输血率或膀胱、输尿管、肠或血管损伤发生率的差异均无统计学意义。但是，腹腔镜组术后严重不良事件发生率更低、失血量更少、住院时间更短。盆腔和腹主动脉旁淋巴结的数目亦没有区别。

子宫内膜癌腹腔镜下分期手术的一个重要局限性，由于 77% 的腹主动脉旁淋巴结转移的患者有 IMA 水平之上的病变。因此腹主动脉旁淋巴清扫的范围达到肾静脉水平的时候，需要高超的手术技巧甚至特殊的技术，才能将腹腔镜手术达到这个水平。子宫内膜癌腹腔镜下分期手术，要求由有丰富腹腔镜下子宫切除和淋巴结取样手术经验的医师来进行。为了在行腹腔镜分期手术时最大限度地减少肿瘤细胞在腹腔、阴道断端和打孔处可能出现的播散，手术中要求第一步先封闭双侧输卵管，并避免使用举宫器，而且避免进行子宫分碎术，如果子宫过大而无法从阴道取出，那么首选腹式子宫切除术。

机器人辅助和单孔腹腔镜手术（也称为单切口腹腔镜手术，laparoendoscopic single-site surgery, LESS），是用于子宫内膜癌分期手术的新型腹腔镜下技术，与传统腹腔镜手术和剖腹手术相比，机器人辅助腹腔镜手术的优势，主要体现在与剖腹手术相比时，机器人辅助组手术的出血量明显少于剖腹手术组，机器人辅助腹腔镜手术的创伤和其他并发症（脑卒中、肠梗阻、淋巴水肿、神经麻痹、急性肾衰竭、淋巴囊肿、尿潴留）的发生率明显低于剖腹手术组，但是机器人手术费用比较昂贵。

② 阴道式子宫切除术

对于子宫内膜癌，一般不推荐经阴道行子宫切除术进行分期，因为这种术式妨碍了对腹部和淋巴结转移情况的检查。这种术式只适用于身体状况差而不能接受腹部大手术的女性（例如肥胖、内科共存疾病）。在这些患者人群中，回顾性病例系列研究已表明，选择阴道式子宫切除术的围手术期并发症发生率较低，但是做不到手术分期。接受阴道式子宫切除术的患者，应同时切除双侧附件。

## （四）子宫内膜癌分子分型（基因组亚型）

根据美国国立癌症研究所癌症基因组图谱（the Cancer Genome Atlas, TCGA），可将子宫内膜癌分为 4 个亚型。

### 1. POLE（DNA 聚合酶 ε）超突变组

该亚型多为子宫内膜样肿瘤，因 POLE 核酸外切酶结构域中存在大量突变，导致肿瘤发生。在 TCGA 队列中，该亚型在低级别子宫内膜样癌和高级别子宫内膜样癌中分别占 6.4% 和 17.4%。伴 POLE 突变的肿瘤与年龄更小（小于 60 岁）有相关性，但是这类肿瘤是否预后更好尚不确定。

### 2. 高突变 /MSI 不稳定亚型

此类肿瘤体细胞拷贝数改变的水平低（基因组片段复制），但存在 21 个基因突变，且伴有 69.5% 的 RTK/RAS/β- 连环蛋白途径改变和 95% 的 PIK3CA/PIK3R1-PTEN 途径改变，常伴 MLH1 基因表达减少及 MLH1 启动子甲基化。35% 的肿瘤具有 KRAS 突变。该亚型在低级别子宫内膜样癌和高级别子宫内膜样癌中的所占的比例分别为 28.6% 和 54.3%。目前未发现 MSI 的状态与子宫内膜癌临床结局具有相关性。

### 3. 低拷贝数 / 微卫星稳定组

该亚型存在 16 个不同基因的突变，92% 伴 PI3K 途径改变、83%RTK/RAS/β-连环蛋白途径改变及 52% CTNNB1 体细胞突变。此亚型肿瘤包括 60% 低级别子宫内膜样 EC、8.7% 高级别子宫内膜样 EC、2.3% 浆液性癌及 25% 混合组织学癌。

### 4. 高拷贝数（浆液样）亚型

此亚型肿瘤存在高水平体细胞拷贝数改变（基因组片段复制），包括 97.7% 的浆液性癌、75% 的混合组织学癌、5% 的低级别子宫内膜样癌及 19.6% 分化差的子宫内膜样癌，常伴 p53 突变（90%）及 MYC 和 ERBB2 癌基因扩增。这些肿瘤的无进展生存期显著较差。

4 种基因组类型均含低级别子宫内膜样癌，这说明在组织学模式相同的肿瘤中，基因组谱可存在很大差别。很多分化差（G3）子宫内膜样癌的基因组谱与浆液性癌相似，存在较高的拷贝数改变及 p53 突变，因此应将 G3 级子宫内膜样 EC 视为 1 型肿瘤，还是将其归为另一种高级别 2 型肿瘤尚有争议。此类以基因组为基础的分类可能带来新的诊断和治疗方法，进展期肿瘤靶向治疗中，重要的是依据肿瘤潜在基因学改变的途径及单个基因（而不是组织学亚型和肿瘤分级）。

## （五）子宫内膜癌特殊临床情况治疗

### 1. 同时性卵巢癌和子宫内膜癌

子宫内膜癌中，有 5% 的患者同时具有卵巢原发性癌；卵巢癌女性中，10% 患者有同时性子宫内膜原发性癌。对于子宫内膜癌女性，绝经前女性的风险似乎更高，这些患者中 5% ~ 29% 有同时性卵巢恶性肿瘤。

子宫内膜癌和卵巢癌的组织学改变具有相同性，因此很难判定是两个单独的原发肿瘤，还是癌变从子宫内膜转移至卵巢，或者少数情况下癌变从卵巢转移到子宫内膜。当卵巢病灶较小、双侧性、表面多结节种植灶或者卵巢皮质有血管淋巴管侵犯时，应怀疑是子宫内膜癌转移至卵巢，而不是同时性原发癌。无论是转移癌还是同时性原发癌，分期和手术原则都是相同的。在同时性原发卵巢癌和同时性原发子宫内膜癌的情况下，都根据每种癌症的分期采取推荐的联合治疗方案。

### 2. 不宜手术的患者

针对不适合或不愿手术治疗的患者，推荐放射治疗。

### 3. 保留生育功能

对于分期为Ⅰ期、病理为Ⅰ级的子宫内膜癌女性，有保留生育功能意愿的，可能适合进行黄体酮治疗（如醋酸甲地孕酮、来曲唑及GnRH-a）。药物治疗前需要进行彻底的全面评估，包括扩张宫颈、刮宫、影像学检查等，以确保病变处于低分期、低级别。

## （六）子宫内膜癌后续治疗

### 1. 风险评估

子宫内膜癌应根据疾病复发风险予以分层治疗，该风险通过疾病分期、肿瘤组织学和其他病理学因素来界定。

（1）低危型子宫内膜癌

组织类型为子宫内膜样，组织学分类为1级，且局限于子宫内膜（ⅠA

期疾病的亚组）。这类子宫内膜癌在单纯手术治疗后复发的总体可能性很低。

（2）中危型子宫内膜癌包括

癌灶局限于子宫，但浸润了子宫肌层（ⅠA 或ⅠB 期）或表现为隐匿性宫颈间质浸润（Ⅱ期）。这些患者的复发风险高于肿瘤局限于子宫内膜者即低危子宫内膜癌患者。该亚组中，其他一些不良预后因素可将患者分为高中危型和低中危型，包括：子宫肌层外 1/3 浸润、2 级或 3 级分化，或者癌灶内有淋巴血管侵犯。

（3）高危型子宫内膜癌包括

Ⅲ期或以上的子宫内膜癌，无论组织学类型和分级如何。但目前认为子宫浆液性癌（uterine serous carcinoma, USC）或透明细胞癌为高危癌症，无论分期如何。此类患者复发及死亡的风险较高。

### 2. 分子预后因素分析

许多分子因素未来可以用作确定常规手术特征及组织学特征的预后价值，包括：p53 和 p16 过表达；磷酸酶和张力蛋白同源基因（PTEN）突变；增殖标志物；微卫星不稳定性（microsatellite instability, MSI）；肿瘤表达雌激素受体（estrogen receptor, ER）和（或）孕激素受体（progesterone receptor, PR）；或者磷酸肌醇 -3 激酶（phosphoinositide 3-kinase, PI3K）/ 蛋白激酶 B（即 AKT）/ 雷帕霉素机能靶点（mechanistic target of rapamycin, mTOR）通路涉及的蛋白质。

存在 Lynch 综合征时，子宫内膜癌患者通常结局更好，但警惕有预后较差的亚组。在高水平 MSI（high-level microsatellite instability, MSI-H）的子宫内膜样癌中，肿瘤发生细胞周期检测点基因 ATR 突变时，预后明显不如野生型 ATR 基因患者。

涉及 PI3K/AKT/mTOR 通路的突变似乎与预后相关。子宫内膜癌患者有望获益于以这种通路为靶向的治疗。以 PI3K/AKT/mTOR 通路靶点的治疗策略包括：雷帕霉素类似物（rapalogs）、PI3K 和（或）mTOR 的抑制剂，以及 AKT 抑制，目前尚未明确。

### 3. 术后治疗

子宫内膜癌治疗原则是首先行分期手术，除非不能耐受手术和不愿接受手术者。术后根据癌症最终病理诊断及组织学类型中风险因素界定是否需要术后治疗。低危型子宫内膜癌患者术后无须辅助治疗。但对于保留生育力者则需要用孕激素（例如醋酸甲地孕酮）行保守治疗，但必须仔细筛选条件符合情况。对于中危型子宫内膜癌，术后放疗的获益最大，可实现最佳局部控制。然而，对于中危型子宫内膜癌患者中的风险较高者，可以选择辅助化疗，联合或不联合放疗。高危型子宫内膜癌手术患者应接受辅助化疗，尚不完全明确放疗有无额外益处。

### 4. 危险因素的界定

（1）中危型

癌症局限于子宫并侵犯子宫肌层（ⅠA 或ⅠB 期），或证实有隐匿性的宫颈间质侵犯（Ⅱ期）。此类疾病复发风险高于肿瘤局限于子宫内膜的患者。但不包括浆液性癌或透明细胞癌患者，因为这类患者无论就诊时分期如何均视为高危组织学类型。

（2）高中危型

美国妇科肿瘤组界定标准是依据患者年龄和以下病理因素来界定高中危型：深部子宫肌层浸润、组织学 2 级或 3 级，或淋巴血管侵犯（lymphovascular space invasion, LVSI）。满足以下特征者为高中危型病例：≥ 70 岁伴 1 个危险因素者、50 ～ 69 岁伴 2 个危险因素者或≥ 18 岁伴所有 3 个危险因素者。也有其他标准认为，高中危型是具有以下 3 个临床病理因素中的 2 个因素：年龄 >60 岁、侵犯子宫肌层的外 1/2，以及组织学 3 级。

（3）高危的界定

浆液性腺癌（任何分期）、透明细胞腺癌（任何分期）、3 级深部浸润性子宫内膜样癌中任何一项及Ⅲ / Ⅳ期病变者，如果患者有以上任何一项，则分类为高危子宫内膜癌。

## 5. 治疗

（1）低中危

观察，不建议术后辅助治疗。

（2）高中危需要进行后续治疗

放疗虽然不能很好改善 OS，但却能降低局部复发的风险，因此建议高中危患者术后放疗，也有建议使用化疗。放疗可采用的方式包括阴道近距离放疗（vaginal brachytherapy，VBT）、盆腔放疗及调强放疗（IMRT）。尽管盆腔放疗及 IMRT 更能减少局部复发的风险，但因为毒副作用更大，包括长期的泌尿系统和肠道症状，因此目前多推荐高中危型子宫内膜癌患者接受 VBT。

化疗替代放疗在治疗高中危型子宫内膜癌中的应用尚待进一步验证，目前化疗组多采用大于或等于 3 个疗程的环磷酰胺、多柔比星和顺铂（cyclophosphamide, doxorubicin and cisplatin, CAP）或者紫杉醇和顺铂或卡铂。因为放疗可减少局部区域复发的风险，却不能降低远处复发风险，因此化疗与放疗联合应用受到关注。不过，尚无高质量数据论证联合治疗对所有高中危型子宫内膜癌的利弊。

（3）高危患者

高危型子宫内膜癌在临床上的异质性，目前尚缺乏高质量数据指导推荐，因此尚无统一方法治疗此类疾病。建议对于手术和病理确定为高危型子宫内膜癌患者，首先考虑病变是局限于子宫（Ⅰ期或Ⅱ期）抑或已延伸至子宫外（Ⅲ期或Ⅳ期）及其他高危特征。尤其子宫内膜透明细胞癌患者过少，尚无法得出此组织学亚型治疗的确切治疗结论。

对于高危型早期（Ⅰ期或Ⅱ期）患者，不伴肌层浸润的ⅠA期疾病（组织学亚型为透明细胞型或浆液型）者，可予以观察，也可根据患者和医生的意愿选择辅助阴道近距离放疗（VBT）。

对于伴肌层浸润的ⅠA期、ⅠB期或Ⅱ期浆液性癌或者高级别ⅠB期子宫内膜样癌，可给予单纯盆腔放疗，或VBT联合辅助化疗。

对于局部晚期或晚期疾病（Ⅲ期或Ⅳ期）女性，建议对Ⅲ期或Ⅳ期切除术后的女性给予辅助化疗，若有局部复发的高危特征，加用VBT。

对于有不可切除Ⅲ期或Ⅳ期疾病的女性，用化疗治疗。

## （七）复发性子宫内膜癌治疗

### 1. 复发诊断性检查

包括盆腔检查，并对疑似复发性癌的区域行活检；体格检查，并注意淋巴结区域；全身显像以评估有无转移癌——胸部、腹部及盆腔的成像可使用CT、MRI、PET或者PET-CT联合扫描来进行。多采用增强CT进行初始检查。如CT结果不能确定，可进一步使用PET扫描或者PET-CT联合扫描进一步评估。测定CA125，升高可提示复发，但单纯

CA125 水平不应影响治疗决策。

## 2. 治疗

不论具体的治疗情况，大多数诊断为复发性或转移性子宫内膜癌的女性患者预后均欠佳。

（1）局限于盆腔的复发

可以选择手术或放疗，手术后患者往往需要化疗与放疗。手术需要详细评估病灶切除难度及周围组织损伤问题。选择放射治疗需要评估病灶部位及体积，对于多发病灶及体积较大，尤其超过 4 cm 的病灶，要充分评估放射治疗效果及毒副反应。对于不适合手术及放疗的患者，可以选择化疗或内分泌姑息治疗。

（2）转移性复发

一线治疗选择化疗，方案多选择卡铂加紫杉醇，或者顺铂、多柔比星加紫杉醇三药联合（TAP）。其中，卡铂加紫杉醇方案与 TAP 方案活性相似，但毒性更小。

内分泌治疗作为一线或后续治疗：1 级或 2 级子宫内膜样癌、ER 及 PR 表达阳性、无症状性或轻微症状性患者，内分泌治疗耐受良好，不会引起细胞毒化疗相关的常见毒性。15% ～ 30% 的女性患者对内分泌治疗有反应，低级别肿瘤反应率最高。尽管大多数是部分缓解且持续时间相对短暂，但有些患者可能较长时间保持无进展（ > 2 年）。多选用醋酸甲地孕酮与他莫昔芬序贯交替治疗，其中醋酸甲地孕酮（口服 160 mg，持续 3 周）交替他莫昔芬（40 mg/d，持续 3 周）治疗。

芳香酶抑制剂疗效欠佳，但是来曲唑和阿那曲唑与雷帕霉素机能靶点（mechanistic Target of Rapamycin，mTOR）（之前称为哺乳动物雷帕霉素靶蛋白）抑制剂依维莫司联用，可提高缓解率。

（3）靶向治疗

肿瘤表现出错配修复缺陷（mismatch repair-deficient，dMMR）或微卫星不稳定性（microsatellite-instable，MSI）的癌症患者可能对免疫检查点抑制剂治疗尤其敏感，是一种可以考虑的姑息治疗。建议对所有转移性子宫内膜癌进行错配修复蛋白的分子分析。此信息对需要二线治疗的患者可提供指导。无论是否给予二线治疗，考虑到预后不良，所有患者均应接受姑息治疗服务。对于以铂类为基础的化疗后出现进展的错配修复缺陷或微卫星不稳定性肿瘤，可给予内分泌治疗或免疫检查点抑制剂 PD-1 治疗。对于转移性子宫内膜癌患者，若存在下列一种或多种特征则可能支持使用内分泌治疗：1 级或 2 级子宫内膜样癌、ER 和 PR 表达阳性，以及无症状性或轻微症状性癌症。不存在上述特征的患者可能更适合免疫治疗而非内分泌治疗。在这种情况下，任何一种治疗选择都是可以采用的，决定权在于患者和医生的商讨。在选择治疗方法时，还应该考虑副作用。免疫治疗通常耐受性尚可，引起毒性反应包括皮肤毒性、胃肠道毒性、肝脏毒性、内分泌毒性和其他不太常见的炎症事件。内分泌治疗可能引起潮热及血栓栓塞事件等情况。

（苗劲蔚）

---

苗劲蔚，医学博士、主任医师、教授、博士研究生导师；首都医科大学附属北京妇产医院副院长、妇瘤科学科带头人，教学主任；首都医科大学妇产医学系副主任。专业特长：以恶性肿瘤为主的妇科疾病以及复杂疑难妇科疾病的诊断、手术、综合治疗。

## 参考文献

[1] FELIX AS,WEISSFELD JL,STONE RA,et al. Factors associated with Type I and Type Ⅱ endometrial cancer[J]. Cancer Causes Control,2010, 21:1851.

[2] SOLIMAN P T,WU D,TORTOLERO-LUNA G,et al. Association between adiponectin,insulin resistance,and endometrial cancer[J]. Cancer,2006,106:2376.

[3] BRINTON L A,FELIX A S,MCMEEKIN D S,et al. Etiologic heterogeneity in endometrial cancer: evidence from a Gynecologic Oncology Group trial [J]. Gynecol Oncol,2013,129:277.

[4] HOANG L N,MCCONECHY M K,Meng B,et al. Targeted mutation analysis of endometrial clear cell carcinoma [J]. Histopathology,2015,66:664.

[5] LANCASTER J M,POWELL C B,KAUFF N D,et al. Society of Gynecologic Oncologists Education Committee statement on risk assessment for inherited gynecologic cancer predispositions [J]. Gynecol Oncol,2007,107:159.

[6] CASE A S,ROCCONI R P,STRAUGHN J M Jr,et al. A prospective blinded evaluation of the accuracy of frozen section for the surgical management of endometrial cancer [J]. Obstet Gynecol,2006,108: 1375.

[7] EGLE D,GRISSEMANN B,ZEIMET AG,et al. Validation of intraoperative risk assessment on frozen section for surgical management of endometrial carcinoma[J]. Gynecol Oncol,2008110:286.

[8] CREAMAN W T,MORROW C P,BUNDY B N,et al. Surgical pathologic spread patterns of endometrial cancer[J]. Cancer,1987,60: 2035.

[9] BORONOW RC,MORROW CP,CREASMAN WTet al. Surgical staging in endometrial cancer: clinical-pathologic findings of a prospective study[J]. Obstet

Gynecol,1984,63:825.

[10] ASTEC STUDY GROUP,KITCHENER H, SWART AM,et al. Efficacy of systematic pelvic lymphadenectomy in endometrial cancer (MRC ASTEC trial): a randomised study[J]. Lancet 2009,373:125.

## 5.13 精准医学如何检测及治疗神经罕见病

罕见病是指发病率很低的一类疾病，往往是严重的、慢性的、遗传性的且常常危及生命。2018 年 5 月 22 日，国家卫生健康委员会、科技部、工业和信息化部、国家药品监督管理局、国家中医药管理局 5 个部门联合发布了《第一批罕见病目录》，共涉及 121 种疾病。罕见病是人类医学面临的最大挑战之一，全球预计有超过 3 亿名罕见病患者，中国为 1680 多万，其中 80% 为遗传病。利用精准医学检测，可以完成部分罕见病的确诊，指导优生优育，甚至对部分患者进行有效治疗。精准医学给罕见病治疗带来了希望。

罕见病中三分之一累及神经系统，包括肌萎缩侧索硬化、脊髓性肌萎缩、进行性肌营养不良、脊髓小脑共济失调、脊髓延髓肌萎缩症、Dravet 综合征（婴儿严重肌阵挛性癫痫）、四氢生物蝶呤缺乏症、结节性硬化症、肾上腺脑白质营养不良等。下文就神经系统常见罕见病的临床表现、发病机制和治疗进行介绍。

## （一）肌萎缩侧索硬化症

### 1. 疾病概述

肌萎缩侧索硬化症（amyotrophic lateral sclerosis，ALS）俗称“渐冻人症”，因“冰桶挑战”项目广为人知，是一种罕见的神经系统退行性疾病。该病的病理特征是大脑和脊髓中的运动神经元变性死亡。因此，ALS 患者可同时出现上运动神经元受累的症状和体征（如腱反射亢进、病理征阳性等）及下运动神经元受累的症状（如肌无力、肌萎缩、肉跳等）。疾病起始隐匿，可表现为局部肌无力，但呈持续扩散趋势，几乎可累及全身的大多数肌肉，包括膈肌。该病主要累及青壮年，多为 40 岁后起病，且患者一旦发病，生存期一般不超过 5 年，因此此病会给社会和家庭增添沉重的经济负担。

### 2. 遗传机制及基因检测

大多数 ALS 患者为散发起病，家族性患者占 5% ~ 10%。目前，已发现超过 20 种 ALS 的致病基因。

这些基因根据功能主要可分为三大类：参与蛋白稳态、参与 RNA 结合和参与细胞骨架的构成。遗传方式符合孟德尔遗传，为常染色体显性遗传、常染色体隐性遗传和 X 连锁遗传，主要多为常染色体显性遗传。近年研究发现该病与 5 种“主要基因”相关，即 *SOD1* 基因、*ALS2* 基因、*SETX* 基因、*VAPB* 基因及 *DCTN4* 基因，同时发现一些“易感基因”作为疾病的易感因素参与疾病的发生。突变类型以微小变异和小片段的插入和缺失为主，所以针对肌萎缩侧索硬化症的疾病，首先选择 NGS 检测技术。

### 3. 治疗及预后

目前，对于 ALS 仍缺乏有效的治疗手段。FDA 批准治疗 ALS 的药物利鲁唑和依达拉奉仅能延长患者数月的生存期。其中利鲁唑是通过抑制兴奋性氨基酸的毒性，而依达拉奉是通过抗氧化应激来发挥作用的。对于 ALS 的治疗，如果能开发有效的基因治疗，则有望对携带特定的基因变异患者从病因上根治疾病。*SOD1* 基因是 1993 年被发现的第一个 ALS 的致病基因，*SOD1* 基因突变率具有种族差异性。在高加索人群中，*SOD1* 是第二个常见的 ALS 致病基因，在家族型和散发型 ALS 患者中阳性率分别为 12% ~ 23.5% 和 7.3%；而在中国患者的研究中，*SOD1* 基因突变无论是在家族型 ALS 还是散发型 ALS 患者中，均是最常见的 ALS 致病基因，阳性率分别为 25% 和 1.03%。目前的研究发现该基因的主要致病机制为突变的 *SOD1* 通过毒性获得的机制产生细胞毒害作用。因此，*SOD1* 基因突变阳性的患者基因治疗的主旨为抑制靶基因 mRNA 的转录，从而降低毒性蛋白的表达。基因治疗途径包括反义寡核苷酸（antisense oligonucleotides，ASO）、小干扰 RNA（small interference RNA，siRNA）、小 RNA（miRNA）和基因编辑等。

## （二）脊髓性肌萎缩症

### 1. 疾病概述

脊髓性肌萎缩症（spinal muscular atrophy，SMA）又称脊肌萎缩症，是一类由脊髓前角运动神经元变性导致肌无力、肌萎缩的疾病。患者主要表现为进行性、对称性四肢和躯干肌肉无力、萎缩，重症患儿常死于呼吸衰竭。它是一组儿童期仅次于DMD，居第二位的常见神经肌肉疾病，其发病率：英国报道为4/10万个新生儿，意大利为7.8/10万个新生儿，德国为10/10万个新生儿。人群携带者的频率为1∶40～1∶60，也是婴儿期最常见的致死性疾病，居所有致死性常染色体隐性遗传病的第二位。根据发病年龄和肌无力严重程度，临床分为婴儿型（SMA Ⅰ型）[OMIM 253300]，中间型（SMA Ⅱ型）[OMIM 253500]，少年型（SMA Ⅲ型）[OMIM 253400]和成年型（SMA Ⅳ型）[OMIM 271150]，约占全部近端性脊肌萎缩症的48.8%，后来又增加了Ⅳ型和O型。对于不同分型的SMA，其共同特点是脊髓前角细胞变性，临床表现为以进行性、对称性、肢体近端为主的广泛性弛缓性麻痹与肌萎缩。智力发育及感觉均正常。各型区别根据起病年龄、病情进展速度、肌无力程度及存活时间长短而定。

## 2. 临床特点

表 5-14 脊髓性肌萎缩症分型及临床特点

| 类型 | 别名 | 发病年龄 | 临床症状 |
| --- | --- | --- | --- |
| Ⅰ型（婴儿型） | 沃德尼格·霍夫曼病 (Werdnig-Hoffmann Disease) | 6个月内 | 头控能力较差，无法达到与发育相对称的运动功能。无法独坐，需要依靠推车或轮椅。吞咽、喂养困难，后期完全丧失。患儿会出现呼吸肌无力的情况，还会导致脊柱侧弯和髋部脱臼，进而造成更多的身体功能丧失 |

续表

| 类型 | 别名 | 发病年龄 | 临床症状 |
|---|---|---|---|
| Ⅱ型（中间型） | | 6 ~ 18 个月内 | 具有一系列的运动能力，但运动功能指标滞后。可以独坐，但有些孩子需要帮助才能进入坐姿。通常不会出现吞咽方面问题，但不同患儿可能存在个体差异。可能出现呼吸肌无力，咳嗽困难。肌肉无力同样会导致脊柱（侧弯）和髋部（脱臼）的问题，进而造成更多的身体功能丧失 |
| Ⅲ型（少年型） | 库杰尔博格·伟兰德病（Kugelberg-Welander） | 18 个月后发病，时间宽泛，早至 1 岁，晚至青春期均可发病 | 可以独自站立并行走，但随着病程的发展，某个时候行走就会出现困难 |
| Ⅳ型（成年型） | | 定义 18 岁后出现无力，多数 35 岁后发病 | 发病隐匿，病情发展非常缓慢。延髓所控制的肌肉，即用于吞咽和呼吸的肌肉很少受到侵害 |

### 3. 遗传机制

脊髓性肌萎缩症 SMA 是一种常染色体隐性遗传疾病，致病基因是位于 5q13 的运动神经元生存基因（survival motor neuron，*SMN*），人类基因组中含有两个高度同源的 *SMN* 基因，即 *SMN1* 与 *SMN2* 基因，*SMN1* 基因是主要的致病基因，*SMN1* 纯合缺失或复合杂合突变（即一个 *SMN1* 基因缺失，另一个 *SMN1* 基因存在点突变）引起 *SMN* 蛋白表达下降从而引发疾病。

*SMN* 蛋白主要依靠 *SMN1* 基因来制造，其与 *SMN2* 基因仅有 5 个碱基的差别，分别位于第 7 号外显子、第 8 号外显子，以及第 6 号内含子和第 7 号内含子中。其中 *SMN1* 基因和 *SMN2* 基因的主要差异就在于第 7 号外显子上 C（*SMN1*) 到 T（*SMN2*）核苷的变化，第 8 号外显子中的碱基变化对功能没有明显影响，但第 7 号外显子的碱基差异会导致 *SMN2* 的外显子拼接增强器功能受到抑制。*SMN2* 大多数情况下所生成的 mRNA 信息都不含 7 号外显子，所制造的 *SMN* 蛋白也更短小，不稳定。而 *SMN1* 生成的 mRNA 信息包含 7 号外显子，所制造的就是功能性的全长 *SMN* 蛋白。约 95% SMA 患者是由于 *SMN1* 基因 7 号、8 号外显子纯合缺失导致的。

### 4. 基因诊断

SMA 是严重致残、致死性疾病，是婴幼儿的头号遗传病杀手。身患 SMA 的患儿，由于运动神经细胞在生命初期即开始受损并凋亡，进而连最普通的翻身、抬头、爬行、坐稳都难以实现。随着病程的发展，他们原有的功能还会不断弱化，甚至最终影响吞咽和呼吸。对于出生后的患儿，如果临床上通过各项指标疑指 SMA，可对该患儿行基因检测，通过行之有效的基因检测结果为其确诊，进而进行遗传咨询和产前诊断。

由于致病基因 *SMN1* 存在高度同源假基因 *SMN2*，以及 *SMN1* 基因同时存在点变异和大片段的变异形式，NGS 测序无法有效区分，因此必须借助一代测序和 MLPA 技术来进行检测，Long PCR 和巢式 PCR 可有效分辨同源基因，保证检测结果的准确性。

### 5. 治疗预后

2016 年 12 月，首个 SMA 治疗药物诺西那生钠注射液（美国和欧盟注册商品名 SPINRAZA®）在美国获批用于治疗儿童和成人 SMA 患者。2019 年 4 月 28 日，美国百健（Biogen）公司宣布全球首个脊髓性肌萎缩症（SMA）药物，诺西那生钠注射液（美国及欧盟注册商品名 Spinraza/nusinersen）正式在中国上市。

Spinraza 是一种反义核苷酸，通过与 SMN2 外显子 7 的剪切位点结合，纠正有缺陷的 SMN2 基因的 RNA 剪接，生成更能替代 SMN1 基因功能的蛋白产物，从而达到治疗疾病的作用。在诺西那生钠注射液批准之前，SMA 无有效治疗手段，疾病管理仅限于呼吸支持、营养支持、骨科矫形等辅助治疗方法。

2019 年 10 月 10 日，诺西那生钠注射液在中国 5 个城市同步开启患者治疗，首批共计 10 位 SMA 患者接受了第一针注射治疗；2019 年 11 月北京协和医院在国内首次为 2 例脊髓性肌萎缩症（SMA）成人患者顺利实施全球首个 SMA 基因治疗药物诺西那生的鞘内注射治疗。这是国内首次对成人患者开展的鞘内注射治疗，也是首次将超声可视化技术用于鞘内注射治疗，开启了 SMA 成年患者的希望之门。

## （三）进行性肌营养不良症

### 1. 疾病概述

进行性肌营养不良症（progressive museular dystrophy）是一组遗传性肌肉变性疾病。临床特点为进行性加重的对称性肌无力、肌萎缩，最终完全丧失运动功能。根据遗传方式、发病年龄、肌无力分布、病程及预后可分为假肥大型肌营养不良、Emery-Dreifuss 肌营养不良、面肩肱型肌营养不良、肢带型肌营养不良、眼咽型肌营养不良、远端型肌营养不良、强直型肌营养不良及先天性肌营养不良。根据遗传方式不同分为 X 染色体遗传和常染色体遗传。X 染色体遗传多为隐性遗传，包括 Duchenne 型肌营养不良、Becker 型肌营养不良、Emery-Dreifuss 肌营养不良 1 型。常染色体遗传又分为常染色体显性遗传和常染色体隐性遗传。常染色体显性遗传包括面肩肱型肌营养不良、眼咽型肌营养不良；常染色体隐性遗传有强直性肌营养不良；兼有常染色体显性遗传亚型和常染色体隐性遗传亚型的有肢带型肌营养不良、远端型肌营养不良、Emery-Dreifuss 肌营养不良 2 型。

假肥大型肌营养不良症（pseudohypertrophy muscular dystrophy）包括杜氏型肌营养不良症 (duchenne muscular dystrophy，DMD) 和贝氏型肌营养不良症 (becker muscular dystrophy，BMD)，二者均是由于抗肌萎缩蛋白 *DMD* 基因突变所致的 X- 连锁隐性遗传病。Duchenne 型肌营养不良（DMD）是临床发病率最高、病情最重的进行性肌营养不良症，绝大多数为男性，发病率约为 1/3500。主要表现为全身骨骼肌进行性无力，近端重于远端，下肢重于上肢，多数患儿会出现小腿腓肠肌假性肥大，步态和姿势异常、鸭步和 Gowers 征。走路易摔倒，姿势异常，症状逐渐加重，发病 10 年内不能行走，多有心肌受累，脊柱及关节畸形，关节挛缩，心肺功能障碍，20 ～ 30 岁死于呼吸和循环衰竭。

## 2. 遗传机制及基因检测

DMD/BMD 患者 dys 缺乏主要导致了骨骼肌细胞膜缺陷，细胞内的肌酸激酶（creatine kinase）等外漏，肌细胞坏死，脂肪组织和纤维结缔组织增生。DMD 早期的主要表现为下肢近端和骨盆带肌萎缩和无力、小腿腓肠肌假性肥大，晚期可出现全身骨骼肌萎缩，通常在 20 多岁死于呼吸衰竭或心力衰竭。

Duchenne 肌营养不良是由编码 Dystrophin 的基因（*DMD*）突变所致，*DMD* 基因位于 X 染色体的短臂，约 2.4 Mbp，共有 79 个外显子。*DMD* 基因突变类型复杂，目前已知 7000 种突变与 *DMD* 发病相关。基因突变的主要类型是基因片段缺失，在基因 5’端和 3’端分别存在一个缺失高发区，尤其后者，以外显子 51 区域为高峰，中国人病例近 80% 的缺失突变发生在此区域。其中大范围（一个或数个外显子）缺失型占 60%，重复型突变占 6%，还有缺失区域不连续或同一患者既有缺失又有重复的复杂突变，微小缺失占 3%，单核苷酸改变占 29%。对于疑似 *DMD* 患者，首先选择 MLPA 检测基因片段缺失或者重复，同时结合 NGS 测序检测无义、错义、移码、剪切等微小变异。

## 3. 治疗及预后

目前 Duchenne 型肌营养不良尚无有效根治方法，但可采取多学科合作，通过药物治疗、康复干预、心肺功能管理、外科矫形等手段有效延长患者生存期，提高生活质量。激素是目前临床最常用的药物，用于延缓病情进展，《欧洲 Duchenne 型肌营养不良症诊断与护理家庭指南手册》指出，患儿运动功能趋于稳定或处于平台期（4 ～ 6 岁）是进行激素治疗的最佳时机。该指南也建议患儿需终身接受康复治疗，康复治疗的关键是维持肌肉伸展性，预防关节挛缩和防止皮肤出现张力。

## （四）脊髓延髓肌萎缩症

### 1. 疾病概述

脊髓延髓肌萎缩症（spinobulbar muscular atrophy，SBMA），又称为 Kennedy 病，俗称肯尼迪病，是一种少见的成人发病的性连锁隐性遗传下运动神经元变性疾病，由于脑干和脊髓中运动神经元的退化导致肌肉痉挛和进行性无力；其特征是缓慢进展的延髓、面部及四肢肌肉无力和萎缩。早期症状通常包括舌头和口腔肌肉无力，肌束震颤，以及随着肌肉萎缩逐渐增加的肢体肌肉无力。

### 2. 遗传机制

脊髓延髓肌萎缩症在 1968 年由 Kennedy 等首先报道，致病基因定位于性染色体长臂近侧端（Xq11-12），主要是由于雄激素受体 AR 基因的第一个外显子中三核苷酸重复（CAG）的扩增引起的。CAG 重复扩增越大，疾病发作越早，疾病表现越严重。对于疑似肯尼迪病的患者推荐进行动态突变检测。

### 3. 治疗及预后

临床上对于脊髓延髓肌肉萎缩症，尚无有效的治疗方法，都是选用神经营养性药物进行治疗。但需要注意的是，神经营养性药物的治疗并不能抑制疾病的发展，所以，对于生存期比较长的患者，应该在生活和心理上给予相应的帮助。产前做好筛查，这是预防此病最有效的办法。如果患者在青春期的时候出现肌肉痉挛或者疼痛，全身和咀嚼肌疲劳，男性乳房女性化，要警惕延髓脊髓肌肉萎缩症的发生。中年人如果出现肌肉萎缩、吞咽不良、构音不良和面部肌无力，也要注意警惕脊髓延髓肌肉萎缩症的发生。

## （五）Dravet 综合征

### 1. 疾病概述

Dravet 综合征（婴儿严重肌阵挛性癫痫）是一种临床难治的癫痫性脑病。总体发病率约为 1/20000，男：女约为 2 ： 1，占 3 岁以内婴幼儿童癫痫的 7%。表现为患儿出生时正常，1 岁以内起病，最初表现为由发热诱发长时间的全身性或一侧性惊厥发作，以阵挛性发作为主，偶有单发性的局部肌阵挛性抽搐，此阶段常被诊断为热性惊厥。1 ～ 4 岁后患儿逐渐出现无热惊厥，以全身性和（或）散发性肌阵挛发作为主，肌阵挛一般程度较轻，很少引起跌倒，年龄小而发作轻时难以识别，一般发作时无意识障碍，发作非常密集时可有意识减低，常发生癫痫持续状态，特别是在感染发热时。40% 的患儿有不典型失神，表现为失神持续状态中合并有阵发性的肌阵挛发作，46% 的患儿也有简单或复杂部分性发作，其中自主神经的症状比较突出，无躯干强直性发作，患儿发病后有进行性精神运动发育倒退，特别是语言发育迟缓，60% 的患儿有共济失调，20% 有轻度锥体束征，神经影像学无异常发现。

## 2. 遗传机制及基因检测

目前认为 *SCN1A* 基因突变导致其编码的钠离子通道 a 亚基功能异常是 Dravet 综合征的主要原因，在 Dravet 患者样本中 *SCN1A* 基因突变的检出率为 30% ~ 100%。遗传方式为常染色体显性遗传。90% 的基因突变为新发突变，其父母均不携带该突变。突变类型可以是无义突变、错义突变或剪切突变等微小变异及基因大片段变异。但不是所有患者都是 *SCN1A* 基因突变导致的。研究人员在一些女性患者身上发现了 *PCDH19* 基因突变，也会导致女性患者有 Dravet 综合征的表型。*PCDH19* 基因位于染色体 Xq22.1 上，负责产生钙依赖细胞黏附蛋白的基因产物，遗传方式为 X 连锁显性遗传（XLD）。所以只有带有该基因杂合变异的女性或者带有该基因嵌合体变异的男性才有可能发病，致病基因突变类型中大多数为微小变异，包括无义变异、错义突变、移码突变、剪切位点突变，同时又存在大片段缺失或重复变异。除上述两个主要的致病基因之外，也有研究表明 *SCN9A*、*KCNQ2* 和 *SCL6A8* 可能作为修饰剂影响 DS 相关 *SCN1A* 突变的表型表现。建议怀疑此病的患者同时进行 NGS/Sanger 和 MLPA 检测。

## 3. 治疗及预后

目前 Dravet 综合征的患者死亡率为 15% ~ 20%。治疗的手段也相对有限，包括药物治疗、非药物治疗和生酮饮食治疗。药物治疗包括避免应用加重病情的抗癫痫药物，例如奥卡西平、苯妥英、拉莫三嗪。疑诊 Dravet 综合征时立即给予一线治疗，一线治疗推荐氯巴占起始剂量 0.2 ~ 0.2 mg/kg·d，目标剂量 0.5 ~ 2.0 mg/kg·d、丙戊酸起始剂量 10 ~ 15 mg/kg·d，目标剂量 25 ~ 60 mg/kg·d；一线治疗一般不能充分控制发作，通常需要二线治疗，推荐托吡酯通常每日给药 2 次，起始剂量 1 ～ 2 mg/kg·d，逐渐增加到 8 ～ 12 mg/kg·d、司替戊醇起始剂量 10 ～ 15 mg/kg·d，目标剂量 20 ～ 50 mg/kg·d；成人维持剂量 20 ～ 30 mg/kg·d；三线及以后的治疗，推荐左乙拉西坦、溴剂、唑尼沙胺。家中常备苯二氮䓬类药物，以便癫痫持续状态时紧急用药，推荐地西泮直肠给药、咪达唑仑含服 / 滴鼻。生酮饮食治疗包括食用高脂肪、低碳水化合物，模拟空腹状态。改善病情的可能机制是酮体直接作用于 CNS，例如酮体中的 β－羟丁酸能够降低神经兴奋性，或者是酮体作用于能量生成的通路。

## （六）四氢生物蝶呤缺乏症

### 1. 疾病概述

四氢生物蝶呤缺乏症（THBD，BH4D），也称为 THB 或 BH4 缺乏症，是一种罕见的代谢紊乱，可增加苯丙氨酸的血液水平。苯丙氨酸是通过饮食获得的氨基酸，它存在于所有蛋白质和一些人造甜味剂中。如果不治疗四氢生物蝶呤缺乏症，过量的苯丙氨酸可能在体内达到有害水平，导致智力残疾和其他严重的健康问题。在未治疗的四氢生物蝶呤（THB，BH4）缺乏的人中，婴儿期存在高水平的苯丙氨酸，由此产生的体征和症状从轻微到严重，轻度并发症可能包括暂时性低肌张力，严重的并发症包括智力残疾、运动障碍、吞咽困难、癫痫发作、行为问题、发展中的进行性问题及无法控制体温。

### 2. 遗传机制及基因检测

四氢生物蝶呤缺乏疤是常染色体隐性遗传疾病，*GCH1*、*PCBD1*、*PTS* 和 *QDPR* 基因的突变直接导致 BH4 缺乏。另外，*MTHFR* 基因（A1298C

变体）和 *DHFR* 的突变可以干扰 BH4 的再循环并且导致 BH4 缺陷。BH4 是一种有助于将几种氨基酸（包括苯丙氨酸）转化为体内其他必需分子的化合物。它还参与血清素、多巴胺、肾上腺素和去甲肾上腺素——神经递质的产生，这些神经递质在大脑神经细胞之间传递信号。*GCH1* 基因、*PCBD1* 基因、*PTS* 基因和 *QDPR* 基因控制羟化酶的产生，这对生产和回收 THB 至关重要。对于疑似四氢生物蝶呤缺乏的患者，应进行致病基因的 NGS 检测。

### 3. 治疗及预后

目前对于诊断为 BH4 缺乏症的患者，应立即给予 BH4 和神经递质前质 L-DOPA、5- 羟色氨酸（5-HTP）联合治疗。BH4 每日 2 ～ 10 mg/kg，L-DOPA 5 ～ 15 mg/（kg·d），5-HTP 3 ～ 13 mg/（kg·d）。L-DOPA 和 5-HTP 药物开始治疗剂量从 1 mg/（kg·d），每周逐渐增加 1 mg/kg，直至治疗剂量，并将一天 DOPA、5-HTP 的总量分 3 ～ 4 次口服。

（魏伟）

---

魏伟，留德学者。2010 年回国后，带领团队自主研发了基于高通量测序及靶向捕获技术的新一代致病基因检测技术，并先后创立中关村华康基因研究院、北京康旭医学检验所。

### 参考文献

[1] 林立文 , 林岚 , 刘真秀 . 精准医学在中国的现状 [J]. 慢性病学杂志 , 2017,(1):21-23.

[2] 闵俊 .《第一批罕见病目录》正式发布 [J]. 中华医学信息导

报 ,2018(11):7.

[3] 郑因哲 . 肌萎缩侧索硬化症的病因及诊断研究 [J]. 中国保健营养 2018,28(13):2.

[4] 王雁 , 易航 , 廖巧 , 等 . 肌萎缩侧索硬化症发病机制的遗传学研究进展 [J]. 中南大学学报（医学版）,2020,45(12):1483-1489.

[5] 王柠 , 吴志英 , 慕容慎行 . 脊髓性肌萎缩症的分子遗传学研究 [J]. 中华神经科杂志 , 1999, 32(3):177-179.

[6] 黄美欢 , 曹建国 , 韩春锡 , 等 . 脊髓性肌萎缩症的诊断及多学科综合管理进展 [J]. 中华物理医学与康复杂志 ,2020,42(7),665-670.

[7] 马娜 , 李研怡 . 进行性肌营养不良的诊疗进展 [J]. 中华实用中西医杂志 , 2009,022(5)278-279.

[8] 刘敏娟 , 谢敏 , 毛君 , 等 . 第二代测序技术在假肥大型肌营养不良基因诊断中的应用 [J]. 中华医学遗传学杂志 , 2012, 29(3):249-254.

[9] 臧暑雨 , 陈芷若 . Dravet 综合征 [J]. 临床神经病学杂志 ,2012,25(004):316-317.

[10]张静 , 张月华 , 田小娟等 . 生酮饮食治疗 Dravet 综合征的临床疗效研究 [J]. 中国实用儿科杂志 ,2016(31):536. 叶军 , 邱文娟 , 韩连书 , 等 . 四氢生物蝶呤缺乏症鉴别诊断的进展及发病率调查 [J]. 中华预防医学杂志 , 2009, 43(2):128-131.

[11]谢曼青 , 李晓光 , 崔丽英 , 等 . 肯尼迪病基因诊断及临床特点 [J]. 中华医学杂志 , 2010, 90(35):2498-2500.

## 5.14 精准医学如何检测及治疗眼科罕见病

眼睛是人类感官中最重要的器官，大脑中大约有 80% 的知识都是通过眼睛获取的。读书认字、看图赏画、看人物、欣赏美景等都要用到眼睛。眼睛能辨别不同的颜色和亮度的光线，并将这些信息转变成神经信号，传送给大脑。根据 WHO 的定义，罕见病是指患病人数占人口的0.65‰ ~ 1‰的疾病。由于中国人口基数大，所以罕见病并不罕见。眼科罕见病多为致盲性眼病，严重损害眼的结构和功能，严重影响患者及后代的身心健康，而遗传性眼病是一类重要的眼科罕见病，如视网膜色素变性、眼白化病、原发性开角型青光眼等。常规临床检查中很难准确对遗传性眼病进行诊断，迫切需要精准医学在针对眼科罕见病的诊断治疗及后续遗传咨询的应用，即利用基因测序技术、分子影像技术和生物信息技术结合临床症状和体征，根据每位患者的个体差异来调整疾病的预防和治疗方法，是一种根据患者的不同，进行医疗方法定制的医疗模型。接下来我们将介绍临床上较为常见的遗传性眼病，以及其精准医学诊断方案。

## （一）视网膜色素变性

### 1. 疾病概述

视网膜色素变性（retinitis pigmentosa）是一组以进行性感光细胞及色素上皮功能丧失为共同表现的遗传性视网膜变性疾病；也称为毯层视网膜变性，是一种进行性、遗传性、营养不良性退行性病变，主要表现为慢性进行性视野缺失、夜盲、色素性视网膜病变和视网膜电图异常等，最终可导致视力下降。2018 年 5 月 11 日，视网膜色素变性被收录于国家卫生健康委员会等 5 个部门联合制定的《第一批罕见病目录》。

### 2. 遗传机制

视网膜色素变性，最常见的遗传方式为常染色体隐性遗传，其次为常染色体显性遗传，性连锁隐性遗传较罕见，目前已知超过 80 个基因突变可导致非综合征性视网膜色素变性，其中最常见的基因是 *RP1*、*RPGR*、*RP2*、*RHO*、*USH2A* 等。

### 3. 基因诊断

疑似视网膜变性的患者，推荐进行相关遗传性眼病检测 panel 或全外显子检测，保证检测覆盖度。

### 4. 治疗及预后

对于视网膜色素变性，目前还没有有效的治疗方案，手术治疗疗效不明显，但对其并发症如白内障和青光眼可以进行手术治疗。由于其隐性遗传的特性，患者需结合家族史和临床症状进行疾病确诊，对于携带致病变异的夫妻推荐进行羊水位点验证，来进行产前诊断。

## （二）眼皮肤白化症

### 1. 疾病概述

眼皮肤白化症是一种较为少见的遗传疾病。发病率大约为 1/20000，发病机制为黑色素细胞的酪氨酸酶缺乏，或酪氨酸相关酶异常，是黑色素小体内酪氨酸不能转化为黑色素，造成毛发、皮肤、眼的颜色变浅，并由于酪氨酸酶缺乏累及其他组织器官。临床表现为皮肤呈粉红色或乳白色，柔嫩发干，易角化；毛发呈淡白色或淡黄色；虹膜和视网膜色素减少，视力减退，视神经错位，眼球震颤，畏光。

### 2. 遗传机制

眼皮肤白化病大部分为常染色体隐性遗传，个别分型存在常染色体显性或隐性遗传，少数眼白化病为性染色体连锁遗传。大部分都是由于基因点突变导致发病，约有 60 种不同基因突变已经被报道。其中 GPR143 基因部分或全部外显子缺失也会导致眼白化病 Ⅰ 型、Nettlship-Falls 型的发病。所以，基因检测需要考虑到中长片段变异导致疾病发病。

### 3. 基因诊断

针对眼白化病患者，推荐进行相关遗传性眼病检测 panel 或全外显子检测，保证检测覆盖度，对疑似 X 连锁遗传的家系，怀疑为眼白化病，Ⅰ 型、Nettlship-Falls 型的患者，推荐在检测点突变之外还要重点关注 GPR143 基因中长片段变异，选择合适的检测项目进行检测。

### 4. 治疗及预后

眼皮肤白化病患者视力不佳，需要进行视力矫正，对于患者需要从小注意其视力，定期到眼科做追踪检查。由于缺乏黑色素防护，无法防护光线，患者的皮肤及眼睛极容易晒伤，日久可能导致皮肤癌或视神经伤害，应避免阳光直接曝晒或在长时间处于阳光下，需要遮阳防晒。目前除了进行防护，眼皮肤白化病尚无有效治疗方案，故对有眼皮肤白化病的家庭需进行遗传咨询和产前诊断。

## （三）先天小睑裂综合征

### 1. 疾病概述

先天小睑裂综合征（congenital blepharophimosis syndrome）又称

Komoto 综合征，睑裂狭小—上睑下垂—倒向型内眦赘皮综合征，是一种常染色体显性遗传病。西方发病占上睑下垂的 3.5%；男∶女为 2 ∶ 1。外观临床表现双侧完全性重度上睑下垂，倒向性内眦赘皮，睑裂长度一般 < 20 mm（正常长 25 ～ 30 mm，宽 7 ～ 12 mm），内眦间距明显增宽，鼻背低平。有些合并存在小眼球、眼球震颤、眼睑内外翻、斜视等，如果形成对瞳孔过多遮盖，可以影响视觉发育，表现视力低于常人。

## 2. 遗传机制

先天小睑裂综合征为常染色体显性遗传，常为家族性发病，外显率 100%。致病基因定位于染色体 3q22.3 的 *FOXL2* 基因。变异类型除了点突变之外，有研究说明某些患者发现 *FOXL2* 基因存在中长片段插入或缺失，并且染色体 3q22.3 ～ q23 发生染色体微缺失或微重复也会导致疾病发生。

## 3. 基因诊断

由于具有多种致病性变异类型，所以在对先天小睑裂综合征的患者进行基因检测时，需要注意检测项目应尽可能覆盖，针对点变异的 NGS 测序或 Sanger 测序，中长片段 CNV 的 MLPA 或 QF-PCR 检测，染色体微缺失的 CMA 染色体芯片或者 CNV-SEQ 检测。在对先天小睑裂综合征的患者进行检查时，需要结合其家族史，家系内有症状的患者均应进行疑似致病位点的验证。

## 4. 治疗及预后

先天小睑裂综合征目前有效的治疗方案为手术治疗，一般需分次手术，分别为矫正睑裂短小、内眦间距过宽和上睑下垂。手术要考虑患者状态，一方面要考虑提上睑肌自身发育，一方面要防止形成弱视，因此手术宜选择在 3 ～ 5 岁以后、学龄前进行。分次手术者两次手术间隔应在半年以上。对于这种病的治疗，目前的手术方式仅在一定程度上改善外观，睑裂开大程度有限，开大区缺乏眼睑睫毛，合并小眼球时术后眼睑与眼球贴附不良，术后易出现下睑泪点外移及眦角手术瘢痕明显等。上睑下垂复发的情况与先天性上睑下垂相同，而手术量受睑裂短小的影响，很难过矫，也是影响治疗效果的原因之一。但是一般能够获得明显的外观改善。

## （四）视网膜母细胞瘤

### 1. 疾病概述

视网膜母细胞瘤（Retinoblastoma，Rb）是一种来源于光感受器前体细胞的恶性肿瘤，发病率为 1/15000 ～ 1/20000；多为单眼，占 60%～ 80%，常见于 3 岁以下儿童，具有家族遗传倾向，可单眼、双眼先后或同时罹患，是婴幼儿最常见的眼内恶性肿瘤，成人中罕见。视网膜母细胞瘤的临床表现根据发展过程可分为眼内生长期、眼内压升高期、眼外扩展及全身转移期 4 期。早期表现视力下降，瞳孔发白，呈“猫眼”。眼底发生视网膜脱离，进而肿瘤长大，使眼压升高，眼球膨大，形成“牛眼”；晚期可向眼外扩展到眼睑、眶内及视神经颅内，也可以经淋巴或血液转移到全身肝、肾、骨骼等处危及生命。极少数患儿可自行消退、萎缩形成眼球痨，也有呈现所谓“视网膜细胞瘤”而形成网膜肿块及钙化等改变。大多数患儿预后患眼无视力，健眼视力良好，若为双眼患儿视力预后极差。若早期发现及时治疗可大大减少死亡，约 1/10 以下，若晚期已有全身转移等死亡率在 90%以上。因此，早期发现、早期诊断及早期治疗是提高治愈率、降低死亡率的关键。2018 年 5 月 11 日，视网膜母细胞瘤被收录于国家卫生健康委员会等 5 个部门联合制定的《第一批罕见病目录》。

## 2. 遗传机制

视网膜母细胞瘤，6% 为常染色体显性遗传，94% 为散发病例。其中 25% 为遗传突变，余为体细胞突变。其发病原因及机理还不完全清楚，可能与基因的突变及抗癌基因有关。目前研究发现其致病与 *RB1* 基因突变相关，变异类型主要为点变异和较小的插入变异。

## 3. 临床检测与基因诊断

由于视网膜母细胞瘤的病因及机理不明确，目前检测方法优先为临床眼底检查，一旦怀疑视网膜母细胞瘤，需尽快进行全麻眼底检查，并结合其他临床检查〔如眼部影像学检查、荧光眼底血管造影、前房细胞检查、尿化验及乳酸脱氢酶（LDH）活力测定〕。对于有视网膜母细胞瘤家族史的家庭，对患者及家系进行基因检测，提示其患病风险。目前推荐患者进行包含 *RB1* 基因的眼病检测 panel 进行基因筛查。

## 4. 治疗及预后

视网膜母细胞瘤，以前的主要治疗方法为眼球摘除手术，而目前普遍的治疗方法是根据肿瘤大小、位置和范围，应用静脉化疗、眼动脉介入化疗及局部治疗（激光、经瞳孔温热治疗、冷冻治疗和放射性核素敷贴器）等保眼疗法，力争保存有用视力。而当肿瘤转移风险高，肿瘤体积超过眼球的一半，以上治疗无法控制时要考虑眼球摘除。目前对视网膜母细胞瘤尚无有效的预防措施。对于有视网膜母细胞瘤家族史的家庭，进行基因检测、遗传咨询，可以减少患儿出生概率。可开展新生儿早期眼底筛查，早期干预，提高预后。

## （五）Leber 遗传性视神经病变

### 1. 疾病概述

Leber 遗传性视神经病变（LHON）是一种视神经退行性病变的母系遗传性疾病。男性患者居多，常于 15 ～ 35 岁发病，临床主要表现为双眼同时或先后急性或亚急性无痛性视力减退，同时可伴有中心视野缺失及色觉障碍。视力损害严重程度差异较大，可由完全正常、轻度、中度到重度。除了眼部异常外，患者还伴随着心律失常、非特异性肌病、体位性震颤、运动障碍、类多发性硬化、共济失调和周围神经病变等症状。2018 年 5 月 11 日，国家卫生健康委员会等 5 个部门联合制定了《第一批罕见病目录》，Leber 遗传性视神经病变被收录其中。

### 2. 遗传机制

Leber 遗传性视神经病变的致病原因，一般公认为是线粒体 DNA 的位点突变。目前国外已经报道有 25 个位点突变，其中 *MT-ND1* m.3460G ＞ A、*MT-ND4* m.11778G ＞ A 和 *MT-ND6* m.14484T ＞ C 3 个致病性变异占 90% ～ 95%。中国 Leber 遗传性视神经病变患者中，*MT-ND4* m.11778G ＞ A 占 66%。

### 3. 基因诊断

针对 Leber 遗传性视神经病变患者基因检测，推荐使用 PCR-SSCP，线粒体一代测序或 NGS 测序进行检测。对于女性患者，如已经证实为女性携带者，应进行产前检测，优生优育。

### 4. 治疗及预后

目前，Leber 遗传性视神经病变尚无有效的治疗方法，有些患者的视力可以自然恢复，所以对任何治疗效果的评价应慎重。对于急性期病例，有研究报道使用血管扩张剂艾地苯醌联合维生素 $B_2$、维生素 C、泛癸利酮（辅酶 Q10）和前列腺素类的降眼压药异丙乌诺前列酮，可以缩短视力恢复时间。该病一般预后较好，患者在视力减退数月甚至数年以后，视力可以恢复部分或全部，并且视力恢复后很少会再次减退。

（魏伟）

---

魏伟，留德学者。2010 年回国后，带领团队自主研发了基于高通量测序及靶向捕获技术的新一代致病基因检测技术，并先后创立中关村华康基因研究院、北京康旭医学检验所。

### 参考文献

[1] 元佳佳，马思琪，李斌．单眼视网膜色素变性一例 [J]．眼科学 ,2017,006(001):P.1-6.

[2] CHAN HW,SCHIFF ER,TAILOR VK,et al . Prospective Study of the Phenotypic and Mutational Spectrum of Ocular Albinism and Oculocutaneous Albinism[J]. Genes (Basel). 2021, 12(4):508.

[3] 宋楠，张天宇．先天性小睑裂综合征的病因及临床诊疗进展 [J]. 中国眼耳鼻喉科杂志 , 2018,18(03):167-170.

[4] 黄熙，张军军，马麟．成人视网膜母细胞瘤病例报告及文献回顾 [J]. 重庆医科大学学报 , 2008, 33(002):223-225.

[5] 韦企平，孙艳红，宫晓红，等. 中国人 Leber 遗传性视神经病变线粒体 DNA 突变的主要类型和临床特征 [J]. 中华眼底病杂志，2004, 20(002):78-80.

# 5.15 精准医学如何检测及治疗内分泌罕见病

内分泌系统是一个腺体网络，可以通过分泌特殊的化学物质来实现对有机体的控制与调节，调节人体新陈代谢、生长和发育、组织功能、性功能、生殖等。内分泌系统是由内分泌腺、内分泌组织和分布于其他器官的内分泌细胞组成。

我国 2018 年颁布的《第一批罕见病》目录中的 121 种疾病，与内分泌相关的罕见病占到了 10 余种。内分泌疾病罕见而隐秘，在诊断和治疗上都有很大难度，内分泌代谢疾病多和激素有关，内分泌罕见病也伴有激素水平的异常，与一些常见病的临床表现类似，临床误诊率较高。对于内分泌罕见病的确诊需鉴别病种，且由于有些疾病不仅包括点变异，也存在染色体变异，需运用多种分子检测手段进行检测。对于某些内分泌系统遗传病，如果可以早期诊断和治疗，可以提早预防，尽早掌握病情进展，有助于改善病情及预后。

## （一）内分泌代谢疾病

### 1. 先天性肾上腺皮质增生症（21- 羟化酶缺乏）

（1）疾病概述

肾上腺皮质增生（congenital adrenal hyperplasia，CAH）是一组由于肾上腺皮质激素合成途径中酶缺陷引起的疾病，属于常染色体隐性遗传病，女孩多见，男女比例约为 1 ： 2。正常肾上腺以胆固醇为原料，经过一系列酶的作用产生肾上腺皮质激素，它们的合成受下丘脑 (CRH)—垂体（ACTH）的调节，ACTH 增加或减少可使肾上腺皮质激素增多（或减少）；当血浆中皮质醇（F）增高时，又对 ACTH 及 CRH 具有负反馈调节作用，以维持动态平衡和钠钾含量的相对稳定。21-OHD 由 *CYP21A2* 基因突变引起，它编码 21- 羟化酶（P450c21），催化 17- 羟基孕酮（17-OHP）生成 11- 脱氧皮质醇和催化孕酮（P）为 11- 脱氧皮质酮，两者分别为皮质醇和醛固酮的前体。

（2）遗传机制

CAH 按已知缺陷酶的种类，可分为 6 个型。以 21- 羟化酶缺陷症（21 hydroxylase deficiency，21-OHD）最常见，占 90% ～ 95%。国际报道发病率为 1/10000 ～ 1/20000，杂合子发生率高达 1 ： 60。21-OHD 基因位于人类第 6 号染色体短臂 6p21.3 的 HLA Ⅲ类基因区，由无活性的假基因（cytochrome P450，family 21，subfamily A，polypeptide 1 pseudogene； *CYP21A1P*）和有活性的真基因（cytochrome P450, family21, subfamily A, polypeptide 2； *CYP21A2*）串联排列组成，真假基因之间有高度同源性。两者相距 30 kb，各有 10 个外显子、9 个内含子，外显子和内含子序列的同源性分别为 98% 和 96%。*C4/CYP21* 与其端粒侧 RP1 基因和着丝粒侧 TNXB 基因及它们的截短假基因 *RP2* 和 *TNX4* 基因串联构成 RCCX 模块。

由于真假基因序列的高度同源及 *RCCX* 基因序列的串联重复，故在同源重组过程中容易出现非等位基因重组或不等交换。*CYP21A2* 基因在减数分裂过程汇总由于不等交换导致一条姐妹染色体出现了 3 个 *CYP21* 基因，另一条姐妹染色单体只有一个无功能的 *CYP21* 基因（表 5-15）。

表 5-15 同源重组过程中的不等交换

| 基因 | 检测方法 | 此方法检测出携带致病变异的患者所占比例 |
| --- | --- | --- |
| *CYP21A2* | 序列分析 | ∽ 70% -80% |
| | 基因靶向的缺失 / 重复分析 | ∽ 20% -30% |

（3）治疗

通过药物治疗、手术治疗及支持治疗改善症状。药物治疗，采用皮质激素疗法（糖皮质激素、盐皮质激素）；手术治疗，男性患儿无须治疗，女性假两性畸形患儿宜 6 个月至 1 岁时进行阴蒂部分切除术或矫正术。

## 2. 假性甲状旁腺功能减退症

（1）疾病概述

假性甲状旁腺功能减退症（pseudohypoparathyroidism，PHP）是一种罕见的家族遗传性疾病，是周围靶细胞肾脏骨骼对甲状旁腺素反应缺陷所致，根据靶细胞对甲状旁腺是发生在环磷酸腺苷生成之前或之后，可分为Ⅰ型和Ⅱ型，具有不同的遗传背景及临床表现。

临床症状与甲状旁腺功能减退症相似，典型的患者还具有独特的骨骼缺陷和发育缺陷。主要表现为身材矮小、体胖、圆脸、颈短、盾状胸、低血钙、高血磷、低尿钙、低尿磷。血清、甲状旁腺素高于正常，靶组织对生物活性的甲状旁腺素无反应。

（2）遗传机制

PHP（表5-16）是由于PTH受体基因突变，对PTH反应减低或不反应，可表现细胞膜表面Gs蛋白-α亚基（Gsa）基因缺陷，或者腺苷酸环化酶（cAMP）系统对PTH不反应，或者靶细胞对cAMP无反应，这些因素使得临床表现为甲状旁腺功能减退症，但生化测定PTH是升高的，有少数儿童可同时对多种激素有抵抗，如甲状腺和肾上腺皮质功能减退、糖尿病、多发性内分泌腺功能减退症；部分儿童血中尚可检出抗胃壁细胞、甲状旁腺、肾上腺皮质和甲状腺的自身抗体。

表5-16 PHP基因检测

| 基因 | 检测方法 | 此方法检测出携带致病变异的患者所占比例 |
| --- | --- | --- |
| *GNAS* | 序列分析 | 62%～82% |
| | 基因靶向的缺失/重复分析 | 10例患者报道缺失变异 |
| | 甲基化分析 | 10%～60%（对于PHP-Ib，实际上为100%） |
| | 染色体微阵列分析 | 10% |
| *STX16* | 基因靶向的缺失/重复分析 | - |

（3）治疗

假性甲状旁腺功能减退症尚无根治的方法，可根据患者症状对症治疗。饮食上宜营养丰富、均衡、高钙、低磷、低钠、低脂。

## （二）糖代谢疾病

### 1. 青少年的成人起病型糖尿病

（1）疾病概述

青少年的成人起病型糖尿病（maturityonset diabetes of the young，MODY），是一种家族遗传的糖尿病，以胰岛素分泌缺陷为特征的慢性高血糖综合征，主要特点是：① 一般都在 25 岁前发病；② 直系家族成员中起码有三代人都有糖尿病（如患者本人、患者父亲、患者爷爷都有糖尿病）；③ 症状、表现类似于 2 型糖尿病，一般不会发生酮症酸中毒，至少在发病 2 年内不需要使用胰岛素治疗。1975 年由 Fajans 和 tattersall 依据 1950 年以来系列报道分析，将此型具有发病年龄早、以常染色体显性遗传为共同特点的非胰岛素依赖型糖尿病命名为 MODY。1985 年 WHO 的分类属非胰岛素依赖型糖尿病的一种亚型。近年来随着分子遗传学的进展及对糖尿病病因和发病机制的深入研究，1997 年 ADA 和 1999 年 WHO 糖尿病专家报告，将其归类为特殊型，属单基因突变的胰岛 B 细胞功能遗传缺陷所致糖尿病。MODY 比较罕见，在我国很少有相关的报道，可能是由于 MODY 病情较轻容易漏诊，其胰岛素不足程度介于 1 型及 2 型糖尿病之间，或容易被误诊为 1 型、2 型糖尿病（表 5-17）。

表 5-17 糖尿病类型及特点

| | T1DM | MODY | T2DM |
|---|---|---|---|
| 发病年龄 | 高峰，5 ～ 15 岁 | < 25 岁 | 从少年到老年均可 |
| 发病情况 | 急，需要胰岛素治疗 | 轻，不需要胰岛素治疗 | 轻微，不需要胰岛素治疗 |
| 自身免疫 | 存在 | 不存在 | 不存在 |
| 酮症 | 常见 | 少见 | 少见 |
| 治疗 | 依赖胰岛素 | 不依赖胰岛素 | 不依赖胰岛素 |
| 肥胖 | 少见 | 少见 | 常见 |
| 遗传方式 | 多基因遗传 | 常染色体显性遗传 | 多基因遗传 |
| 发病机制 | 自身免疫性 β 细胞破坏 | 胰岛素分泌减少 | 胰岛素抗体和（或）分泌不足 |

（2）遗传机制

6 种 MODY 亚型中，MODY2 与葡萄糖激酶基因（glucose kinase gene，*GCK*）突变有关，其余均为调节胰岛素基因表达的转录因子变异，但具体发病机制目前仍未清楚。这些转录因子主要在肝脏、肾脏、胃肠道及胰腺细胞中表达，彼此之间形成相互调节的网络体系，共同对胚胎期胰腺发育、胰岛 B 细胞的增殖分化及与葡萄糖、脂代谢相关基因的表达调控起重要作用。

① MODY1

位于第 20 号染色体长臂肝细胞核因子 -4α（hepaticnuclearfactor-

4α，*HNF4A*）基因突变，表现为 B 细胞对糖刺激反应的障碍。HNF4A 突变导致脱氧腺嘌呤核苷代谢受阻，使其浓度升高，同时其相应的 5’-三磷酸衍生物 dATP 浓度升高，继而抑制核糖核苷酸还原酶活性，阻断脱氧腺嘌呤核苷酸前体合成，使 DNA 复制受阻。随着年龄的增长，病情加重，临床体征出现，由此终致 MODY1 发生。

② MODY2

位于第 7 号染色体短臂上葡萄糖激酶基因突变，此亚型最多见，占整个 MODY 型中的 50%，引起胰岛分泌降低。研究表明，B 细胞葡萄糖激酶活性的轻微下降将提高葡萄糖诱导胰岛素分泌的感受阈，这是 MODY2 发生的主要机制。目前已发现 130 种以上与 MODY2 相关的葡萄糖激酶突变，包括无义突变、错义突变、缺失突变等，这些突变通过改变酶活性及酶与葡萄糖或三磷腺苷的结合力，使葡萄糖激酶选择性地对血中葡萄糖浓度的“感受力”下降，胰岛素分泌的快速时相延迟或消失，分泌率下降，从而导致不适当的胰岛素分泌不足，而 B 细胞对于其他促胰岛素分泌物如精氨酸的刺激反应正常。

③ MODY3

位于第 12 号染色体短臂肝细胞核因子 *HNF1A* 基因突变，除 B 细胞发育障碍，还兼有肾小管肾糖阀减低。目前已发现至少 120 种与 MODY3 相关的基因突变。HNF1A 调节着各种有关葡萄糖代谢重要基因的表达，有报道显示，HNF1A 通过启动子直接调节胰岛素基因的表达，胰岛细胞内有关胰岛素有效分泌的关键酶，如葡萄糖转运酶和葡萄糖激酶的启动子都含有 *HNF1A* 的结合区。

④ MODY4

与胰岛素启动子 -1、IPF-1、基因突变有关，表现为胰岛素基因表达障碍。IPF-1 对胚胎期胰腺的发育及成年期胰腺内分泌特异性基因的转录调节起着重要的作用，胚胎期该蛋白的表达缺失，可导致胰腺发育不良，而其杂合子突变则通过下调相关基因的表达，从而影响了胰岛素的分泌。

⑤ MODY5

位于染色体 17cen-q，肝细胞核因子 -1B（HNF1B）基因突变。

⑥ MODY6

位于染色体 2q32，神经源性分化因子 1(NeuroD1/BETA2) 基因突变。

⑦ 其他罕见类型

MODY7：位于染色体 2p25，*KLF11* 基因杂合突变引起的。

MODY8：或糖尿病—胰腺外分泌功能障碍综合征，是由 9q34 号染色体上 *CEL* 基因异质突变引起的。

MODY9：是由染色体上 *PAX4* 基因突变引起的。

MODY10：是胰岛素基因 *INS* 突变引起，在染色体 11p15.5 上。

MODY11：是由染色体上 *BLK* 基因杂合突变引起的。

MODY13：是由 11p15 染色体上 *KCNJ11* 基因杂合突变引起。

MODY14：是由 3p14 染色体上的 *APPL1* 基因杂合突变引起。

（3）治疗

MODY 的治疗和普通糖尿病相同，即控制血糖、防止或延缓并发症。通常要终身治疗。不同的 MODY 亚型，控制血糖的方案不同。例如：MODY2 一般病情较轻，2/3 的患者只要通过饮食控制、适当运动即可控制血糖，不需要服药；另外 1/3 的患者口服降糖药也可以很好地控制血糖，如果要生育，怀孕期间可能会短期使用胰岛素控制血糖。MODY1 和 MODY3 一般病情较重，发病早期需要口服降糖药控制血糖，随着病情进展，最终有一半的患者需要用胰岛素控制血糖。常用的口服降糖药为磺脲类和 $\alpha$ 糖苷酶抑制剂。

## 2. 先天性高胰岛素血症

（1）疾病概述

先天性高胰岛素血症（congenital hyperinsulinism，CHI），是一种以血液中高胰岛素水平为特征的遗传性障碍疾病，能引起婴儿或儿童出现低血糖症。如患儿没有及时检测出并进行治疗的情况下，可引起癫痫发作和持久大脑损伤。此病较为常见并且难以治愈，易引起年幼婴儿低血糖症。先天性高胰岛素血症临床多表现为肥胖、多食易饥、心悸、多汗、神志异常（反应差、惊厥、嗜睡、拒食、震颤、昏迷等）、易怒、感觉障碍、代谢紊乱等症状。

（2）遗传机制

先天性高胰岛素血症是持续性新生儿低血糖症的最常见原因，每名出现无法解释的低血糖症婴儿均应考虑。目前已有 14 种基因中的致病变异与 CHI 相关（表 5-18）。但仍有 40%的患者没有确定分子原因。

表 5-18 CHI 的致病基因变异

| 基因 | 基因变异导致疾病患者所占总患者百分比 | 遗传方式 |
| --- | --- | --- |
| *ABCC8* | 40% ~ 45% | AR/AD |
| *CACNA1D* | 1 例患者 | — |
| *GCK* | < 1% | AD |
| *GLUD1* | 5% | AD |
| *HADH* | < 1% | AR |

| 基因 | 基因变异导致疾病患者所占总患者百分比 | 遗传方式 |
|---|---|---|
| *HK1* | 1 个家系 | AD |
| *HNF1A* | 未知 | AD |
| *HNF4A* | 5% | AD |
| *PMM2* | 11 个家系 | — |
| *KCNJ11 3* | 5% | AR/AD |
| *SLC16A1* | 未知 | AD |
| *UCP2* | 2% 对二氮嗪敏感的 HI | AD |
| 未知原因 | 40% | — |

（3）治疗

治疗方案为抑制胰岛素并促进胰高血糖素的肝糖活动，可提供足够的碳水化合物，以确保血糖的维持。对于因 KATP 通道缺陷导致的早发型高胰岛素血症，需持续输注葡萄糖液和药物等以避免低血糖引发的神经损伤。

### 3. 糖原贮积症

（1）疾病概述

糖原贮积症（glycogen storage，GSD）是一种遗传性疾病，主要病因为先天性糖代谢酶缺陷所造成的糖原代谢障碍。美欧的发病率为 1/25000 万～ 1/2000 万。由于酶缺陷的种类不同，临床表现多种多样。根据临床表现和生化特征，共分为 13 型，其中以 I 型 GSD 最为多见。

糖原贮积病主要表现为肝大、低血糖。Ⅰa 型（葡萄糖 -6- 磷酸酶缺乏）及更罕见的Ⅰb 型（G-6-P 微粒体转移酶缺乏）患者临床表型包括智力低下、生长迟缓，形成侏儒状态、伴酮症和乳酸性酸中毒、高脂血症、向心性肥胖、高尿酸血症。Ⅱ型糖原贮积病全身组织均有糖原沉积，尤其是心肌糖原浸润肥大明显。婴儿型，面容似克汀病，舌大，呛咳，呼吸困难，2 岁前死于心肺功能衰竭。青少年型，主要表现为进行性肌营养不良。成人型，表现为骨骼肌无力。Ⅲ型、Ⅵ型患者生长延迟并伴有肝纤维化、肝硬化。Ⅴ型糖原贮积病多为青少年发病，中度运动不能完成，小量肌肉活动不受限制，肌肉易疲劳，肌痉挛，有肌球蛋白尿。Ⅵ型糖原贮积病主要表现为肝大，低血糖较轻或无。Ⅶ型糖原贮积病运动后肌肉疼痛，痉挛，有肌球蛋白尿，轻度非球形红细胞溶血性贫血。磷酸酶 b 激酶缺乏症（Ⅷ或Ⅸ型），肝大，偶有空腹低血糖，生长迟缓，青春期自行缓解。Ⅹ型糖原贮积病，肝脏、肌肉糖原沉积，肝大，空腹低血糖，肌肉痉挛，一定程度的智力低下。

（2）遗传机制

糖原贮积病为常染色体隐性遗传，磷酸化酶激酶缺乏型则是 X 性连锁遗传糖原贮积病系遗传性糖原代谢紊乱。糖原在机体的合成与分解是在一系列的酶的催化下进行的，当这些酶缺乏时，糖原难以正常分解与合成，累及肝、肾、心、肌肉甚至全身各器官，出现肝大、低血糖、肌无力、心力衰竭等。

糖原累积症Ⅰa 型：由于位于 17 号染色体上的葡萄糖 -6- 磷酸酶催化亚基（glucose-6-phosphatase catalytic subunit，*G6PC*）基因突变，基因产物是 G6Pase 的 $\alpha$ 催化亚基活性缺乏，导致患者在空腹状态下糖原降解或糖原异生过程不能释放葡萄糖，空腹低血糖进一步刺激体内生成更多的 6- 磷酸葡萄糖，堆积的 6- 磷酸葡萄糖部分进入糖酵解途径产生过多乳酸；部分进入磷酸戊糖途径导致血尿酸水平的升高；同时生成大量乙酰辅酶 A，导致三酰甘油等脂类的升高。因此，空腹低血糖是糖原累积症Ⅰa 型最重要的临床特征，也是其系列生化异常的基础病变。目前已检测出多 *G6PC* 基因突变，其中最多见于 R83C 和 Q347X，约占Ⅰ型 GSD 的 60%。但有地区差异，中国人群以 nt327G → A（R83H）检出频率最高，其次为 nt326G → A（R83C），因此 G-6-Pase 基因第 83 密码子上的 CpG 似乎是突变的热点。

糖原累积症Ⅲ型: 病因为肝和肌肉内淀粉 -1,6- 葡萄糖苷酶( 脱支酶 )缺陷，糖原由磷酸化酶分解后，不能进一步彻底分解为葡萄糖。

糖原累积症Ⅳ型：由于淀粉 -(1,4-1,6)- 转葡萄糖苷酶（分支酶）缺陷所致。所积贮的糖原结构异常，外链长、分支减少，结构似支链淀粉，故又称为支链淀粉病。所积贮的异常糖原溶解度远低于正常糖原。这种病罕见，为常染色体隐性遗传，杂合子的成纤维细胞内有分子酶缺陷（表 5-19）。

表 5-19 糖原贮积症各型基因检测

<table>
<tr><th>分型</th><th>遗传方式</th><th>基因</th><th>方法</th><th>不同方法检测携带致病变异患者所占比例</th></tr>
<tr><td rowspan="4">糖原贮积病Ⅰ型</td><td rowspan="4">AR</td><td rowspan="2">G6PC<br>（占 80%）</td><td>序列分析</td><td>~95%</td></tr>
<tr><td>基因靶向的缺失 / 重复分析</td><td>2 个人</td></tr>
<tr><td rowspan="2">SLC37A4<br>（占 20%)</td><td>序列分析</td><td>~95%</td></tr>
<tr><td>基因靶向的缺失 / 重复分析</td><td>未知</td></tr>
</table>

续表

| 分型 | 遗传方式 | 基因 | 方法 | 不同方法检测携带致病变异患者所占比例 |
|---|---|---|---|---|
| 糖原性贮积病Ⅱ型 | AR | *GAA* | 序列分析 | 83%～93% |
| | | | 基因靶向的缺失 / 重复分析 | 5%～13% |
| 糖原贮积病Ⅲ型 | AR | *AGL* | 序列分析 | ~95% |
| | | | 基因靶向的缺失 / 重复分析 | 未知 |
| 糖原贮积病Ⅳ型 | AR | *GBE1* | 序列分析 | 62/84（74%） |
| | | | 基因靶向的缺失 / 重复分析 | 8/84（10%） |
| 糖原贮积病Ⅴ型 | AR | *PYGM* | 序列分析 | 99% |
| | | | 基因靶向的缺失 / 重复分析 | 未知 |
| 糖原贮积病Ⅵ型 | AR | *PYGL* | 序列分析 | ＞95% |
| | | | 基因靶向的缺失 / 重复分析 | 未知但罕见 |

续表

| 分型 | 遗传方式 | 基因 | 方法 | 不同方法检测携带致病变异患者所占比例 |
|---|---|---|---|---|
| 糖原贮积病Ⅸ型 | XL | *PHKA1*（稀有一肌肉表型） | 序列分析 | 7/7 |
| | | | 基因靶向的缺失 / 重复分析 | 未知 |
| | | *PHKA2*（75% 的肝脏 PhK 缺乏者） | 序列分析 | ~94% |
| | | | 基因靶向的缺失 / 重复分析 | ~6% |
| | | *PHKB*（约 10% 的肝脏 PhK 缺乏症患者） | 序列分析 | ~96% |
| | | | 基因靶向的缺失 / 重复分析 | ~4% |
| | | *PHKG2*（约 10%的肝脏 PhK 缺乏症患者） | 序列分析 | ~99% |
| | | | | 未知 |

（3）治疗

以肝脏受损为主的 GSD，可少量多次地用碳水化合物以直接预防低血糖和乳酸酸中毒。生的玉米淀粉能使血糖稳定并减少乳酸血症、高尿酸血症、高脂血症，并可以达到追赶性生长。还可以选择持续在前一天的晚上鼻饲提供葡萄糖。GSD Ⅳ型可以经肝脏移植治疗。别嘌呤醇可用于预防痛风和肾尿酸性结石。

以肌肉受损为主的 GSD，限制无氧（局部缺血）锻炼。高蛋白饮食对某些患者有帮助。

## （三）氨基酸代谢疾病

### 1. 肝豆状核变性

（1）疾病概述

肝豆状核变性（Hepatolenticular degeneration，HLD）又名 Wilson 病，是一种常染色体隐性遗传的铜代谢障碍疾病，主要表现为肝病、神经系统症状、精神障碍或综合性临床表现，起病年龄多在 3 ～ 50 岁，临床症状在不同患病家系各异。HLD 的世界范围发病率为 1/10 万～ 1/3 万，致病基因携带者约为 1/90。HLD 好发于青少年，男性比女性稍多，如不恰当治疗将会致残甚至死亡。HLD 也是至今少数几种可治的神经遗传病之一，关键是早发现、早诊断、早治疗（表 5-20）。

肝豆状核变性致病基因 *ATP7B* 基因定位于染色体 13q14.3，该基因全长约 80 Kb, 含 21 个外显子及 20 个内含子。*ATP7B* 基因主要在肝脏表达，参与铜的跨膜转运，其作用是在肝细胞内将由肠道吸收入血的铜转运到高尔基内，与血浆蛋白形成铜蓝蛋白，并将体内多余的铜通过胆汁排出体外。*ATP7B* 基因突变导致 ATP 酶功能减弱或消失，引致血清铜蓝蛋白合成减少及胆道排铜障碍，血清中过多的游离铜大量沉积于肝脏内，造成小叶性肝硬化。当肝细胞溶酶体无法容纳时，铜即通过血液向各个器官散步和沉积。铜在眼角膜弹力层的沉积产生 K-F 环，是该疾病的典型症状。

表 5-20 HLD 对身体各器官和组织的影响

| 受累部位 / 系统 | 主要表现 |
| --- | --- |
| 脑 | 帕金森综合征、运动障碍（扭转痉挛、手足徐动、舞蹈症、步态异常、共济失调等）、精神症状 |
| 肝脏 | 转氨酶升高、急慢性肝炎、肝硬化、肝衰竭 |
| 肾脏 | 镜下血尿、微量蛋白尿、肾小管酸中毒 |
| 眼 | 角膜色素环（K-F 环） |
| 血液 | 贫血 |
| 骨关节和肌肉 | 骨关节病和肌肉损害 |
| 实验室检查 | ① 脑部 MRI 检查：最常见对称性基底核区、丘脑有长 T1 长 T2 信号、Flair 像高信号，偶有短 T1 信号。T2 高信号以壳核最常见，累及中脑的长 T2 信号可以形成“大熊猫脸征”，同时累及脑桥后方的 T2 高信号可形成“小熊猫脸征” |
|  | ② 铜代谢相关的生化检查：血清铜蓝蛋白＜ 200 mg/L（正常值：200 ～ 500 mg/L） |
|  | ③ 血尿常规：血常规出现血小板、白细胞和（或）红细胞减少，尿常规镜下可见血尿、微量蛋白尿 |
|  | ④ 肝肾功能：不同程度的肝功能改变，如血清总蛋白降低、球蛋白增高，晚期发生肝硬化 |

（2）遗传机制

分子遗传学检测 Wilson 病的分子诊断依据是 *ATP7B* 双等位基因的检测（表 5-21）。分子遗传学方法包括单基因检测和多基因 panel 检测。*ATP7B* 单基因测序为首选，如果只检出 1 个致病性变异或未检出变异，可加做基因靶向的缺失或重复分析。当单基因检测不能为 Wilson 病患者确诊时，可选择包含 *ATP7B* 基因的多基因 panel，或考虑全面基因组的检测，包括外显子组测序、线粒体测序及全基因组测序，该类检测可能发现其他致病基因。

表 5-21 *ATP7B* 基因检测

| 基因 | 检测方法 | 该检测方法检出致病变异百分比 |
|---|---|---|
| *ATP7B* | 序列分析 | 98% |
| | 靶基因缺失 / 重复分析 | 很少 |

（3）治疗

这种病以药物治疗为主，包括二硫基丙醇、二硫基丁二酸、二硫丙磺酸钠、D- 青霉胺、依地酸二钠钙及锌制剂等药物，辅以饮食治疗，从而缓解症状。

## 2. 矮小——成骨不全症

（1）疾病概述

成骨不全（osteogenesis imperfeeta，OI）是一种遗传性全身结缔组织疾病，以Ⅰ型胶原蛋白合成障碍，骨脆性增加为主要特征，又称脆骨病（brittle bonediesease）。临床表现主要有不同程度的骨折、蓝色巩膜、牙本质发育不全、进行性听力下降、皮肤肌腱和韧带松弛。该病具有遗传异质性，多数为常染色体显性遗传，少数为常染色体隐性遗传和散发突变。群体发病率为 1/15000 ～ 1/25000，男女发病无明显差异。

（2）遗传机制

成骨不全致病基因为Ⅰ型胶原 $\alpha_1$ 链编码基因 *COL1A1* 和 $\alpha_2$ 链编码基因 *COL1A2* 的突变，尤以 *COL1A1* 基因突变为主。根据分子遗传缺陷特点等因素，成骨不全症又可分为 7 种亚型（表 5-22）。其中，以Ⅰ型为最常见，病情最轻；Ⅱ型常导致围生期的死亡，最为严重；Ⅲ型和Ⅳ型严重程度仅次于Ⅱ型；Ⅴ—Ⅶ型属于特殊类型，发病机制目前尚未研究清楚。

表 5-22  成骨不全症的分型

| 分型 | 程度 | 临床表现 | 基因突变 | 遗传方式 |
|---|---|---|---|---|
| Ⅰ | 轻度或无畸形 | 身高正常或较矮小，有牙本质形成不全属Ⅰa 型，无牙本质形成不全属Ⅰb 型。幼儿学步期可造成长骨骨折，快速生长期可有脊柱压迫性骨折 | *COL1A1* 基因提前形成终止密码 | 染色体显性遗传 |

续表

| 分型 | 程度 | 临床表现 | 基因突变 | 遗传方式 |
| --- | --- | --- | --- | --- |
| Ⅱ | 胚胎期致死 | 出生前后会发生长骨与肋骨骨折，头骨短而宽，骨密度低，深蓝色巩膜，肋骨断裂造成肺功能不良常为致死原因 | *COL1A1* 和 *COL1A2* 基因发生突变使甘氨酸被替代 | 染色体显性遗传 |
| Ⅲ | 严重畸形 | 身材矮小，三角脸，重度脊柱侧弯，蓝色巩膜，严重牙本质形成不全，长骨易变性，四肢与脊柱发生畸形而影响呼吸功能，因此危及生命 | *COL1A1* 和 *COL1A2* 基因发生突变使甘氨酸被替代 | 染色体显性遗传 |
| Ⅳ | 中度畸形 | 轻到中度脊柱侧弯、肢体变形，蓝色或白色巩膜，有牙本质形成不全者属Ⅳa 型，无牙本质形成不全者属Ⅳb 型，身材矮小，可有听力障碍 | *COL1A1* 和 *COL1A2* 基因发生突变使甘氨酸被替代 | 染色体显性遗传 |
| Ⅴ | 中度畸形 | 轻到中度的身材矮小，桡骨前端易位，骨间膜矿化，骨板呈现筛板状，白色巩膜，无牙本质形成不全 | 未知 | 染色体隐性遗传 |

续表

| 分型 | 程度 | 临床表现 | 基因突变 | 遗传方式 |
|---|---|---|---|---|
| Ⅵ | 中至重度畸形 | 中度身材矮小，脊柱侧弯，类骨质沉积，骨板呈鱼鳞状，白色巩膜，无牙本质形成不全 | 未知 | 染色体隐性遗传 |
| Ⅶ | 中度畸形 | 身材稍矮，髋关节内翻，近端肢体短小，白色巩膜，无牙本质形成不全 | 未知 | 染色体隐性遗传 |

分子遗传学检测可包括单基因检测或多基因 Panel 检测方法。单基因检测可采用序列分析的方法，对 *COL1A1* 和 *COL1A2* 进行序列分析，检测较小的基因内缺失 / 插入及错义、无义和剪接位点变异。如果未找到致病变异，则对基因进行缺失 / 重复分析。多基因 Panel 检测方法可对包括 *COL1A1*、*COL1A2* 和其他感兴趣的基因进行打包检测，使用的方法可能包括序列分析、缺失 / 重复分析和（或）其他非基于序列的测试（表 5-23）。

表 5-23 成骨不全症的基因检测

| 基因 | 基因突变致病 | 方法可检测患者的比例 | |
|---|---|---|---|
| | | 序列分析 | 基因靶向的缺失 / 重复分析 |
| *COL1A1* | ~5%-70% | ＞ 95% | 1% ～ 2% |
| *COL1A2* | ~5%-30 | ＞ 95% | 1% ～ 2% |

（3）治疗

此病治疗主要是预防骨折，要严格保护患儿，一直到骨折趋势减少为止，同时又要防止长期卧床的并发症。药物治疗包括二磷酸盐、雌激素、降钙素、维生素 $D_3$，但疗效不确定。亦可采用手术治疗，如畸形严重的患者可采取措施矫正畸形。

## （四）脂肪代谢性疾病

### 1. X 连锁肾上腺脑白质营养不良

（1）疾病概述

肾上腺脑白质营养不良（adrenoleuko dystrophy，ALD）是由于细胞内过氧化酶体内氧化过程的先天性缺陷而引起的极长链脂肪酸 (very-long-chain fatty acids，VLCFA) 在组织内堆集，主要是累及脑白质和肾上腺。

ALD 多起始于 3 ～ 14 岁，以 5 ～ 6 岁为常见，也可以早至婴儿期或迟至成人期开始发病。小儿以脑型为多见。临床表现多种多样，主要为神经系统受损及肾上腺皮质功能减退，如进行性智力减退、行为异常、听力下降、构音及吞咽困难、肌力增高、步态不稳、反复抽风。大孩子有记忆力下降，查体多有锥体束征阳性，而肾上腺皮质功能减退的表现是色素沉着及失盐。ALD 的实验检查有肾上腺皮质功能减退，如血皮质醇、尿 17- 羟、17- 酮的减低及血中 VLCFA 增高。

（2）遗传机制

此病属于 X 连锁隐性遗传，定位于 xq28 的 *ABCD1* 基因突变相关（表 5-24）。由于溶酶体过氧化物酶的缺乏，导致极长链脂肪酸在细胞内异常沉积，特别是在肾上腺皮质和脑白质内沉积，导致肾上腺皮质和脑白质破坏。

表 5-24 ALD 的基因检测

| 基因 | 检测方法 | 此方法检测出携带致病变异的患者所占比例 |
|---|---|---|
| ABCD1 | 序列分析 | 97% |
| | 基因靶向的缺失 / 重复分析 | 3% |

（3）治疗

此病目前尚无特效治疗方法，主要治疗方法包括：① 骨髓移植（对极早期脑型患儿），国外报道 50% 有稳定病情的作用；② 调整免疫反应（针对脑型患儿），激素、干扰素、免疫球蛋白等仍在试用中；③ 饮食治疗，油酸饮食。

## 2. 脂质沉积性肌病

（1）疾病概述

脂质沉积性肌病（lipid storage myopathy，LSM）是指在肌肉中有异常含量的脂质沉积，为肌肉长链脂肪酸氧化过程缺陷所致的代谢性肌病，为常染色体隐性遗传或散发。

LSM 常见于儿童，成人亦可发病。大多缓慢起病，主要累及骨骼肌。四肢呈对称性肌无力，以肢带肌受累严重，少数可有程度较轻的肌萎缩。此外颈肌、咀嚼肌、吞咽肌及舌肌均可受累。肌肉运动稍久，无力现象明显加重，并伴随肌肉胀痛。一般病程为数月至数年之久，病程可有波动性。

LSM 的病因包括晚发型多酰基辅酶 A 脱氢缺陷 [multiple aeyl coenzyme A dehydrogenation deficiency，MADD，即戊二酸尿症Ⅱ型（glutaricaciduria type Ⅱ，GAⅡ）]、原发性系统性肉碱缺乏（primary earnitine deficiency，PCD）、单纯肌病型中性脂肪沉积症 (neutral lipid storage disease with myopathy，NLSDM)、中性脂肪沉积症伴鱼鳞病( neutral lipid storage disease with ichthyosis，NLSDI）。我国 90%LSM 的病因为晚发型 MADD。

（2）遗传机制

MADD 是一种以反复发作的非酮症或低酮症性低血糖、代谢性酸中毒、轻度高氨血症和脂质沉积性肌病为特征的常染色体隐性遗传的代谢综合征，是由电子转运黄素蛋白（ETFA/B）或电子转运黄素蛋白脱氢酶（*ETFDH*）基因突变所致脂肪酸、支链氨基酸和胆碱代谢障碍导致。PCD 为常染色体隐性遗传病，$Na^+$ 依赖性有机阳离子肉碱转运体蛋白（OCTN2）功能障碍导致细胞对肉碱摄取障碍和肾小管重吸收减少，从而引起细胞内肉碱缺乏而致全身多系统受累。NLSDM 为常染色体隐性遗传病，由 PNPLA2 基因突变导致脂肪三酰甘油脂肪酶（adipose triglyceride lipase，ATGL，又称 Desnutrin）功能缺陷导致的 LSM。

（3）治疗

此病尚无根治方法，但某些类型可以缓解症状。以糖皮质激素治疗为主，肉碱缺乏者可口服 L- 肉碱治疗。伴肌红蛋白尿及肾功能衰竭者，对症治疗，宜进低脂、高糖饮食，并应避免持久运动及饥饿。如糖尿病、消化道溃疡及结核病等，应进食富含肉毒碱的牛羊肉和牛奶制品，改一日三餐为一日多餐，以减少糖原转化为脂肪。低脂肪高碳水化合物或含中链及短链脂肪酸饮食，可减少脂肪在肌纤维内过多的沉积。

（魏伟）

---

魏伟，留德学者。2010 年回国后，带领团队自主研发了基于高通量测序及靶向捕获技术的新一代致病基因检测技术，并先后创立中关村华康基因研究院、北京康旭医学检验所。

**参考文献**

[1] 文伟，郭萌，张琦，等．新生儿先天性肾上腺皮质增生症筛查及不同胎龄体重新生儿血 17- 羟孕酮变化 [J]. 中国实用儿科杂志，2014(1):39-42.

[2] 刘英华，陈瑛．21- 羟化酶缺乏症的研究现状 [C].// 第十二次全国医学遗传学学术会议论文汇编．2014.

[3] 沈珉，柳林，刘阳，等．GNAS 基因新生突变致假性甲状旁腺功能减退症 Ia 型 1 例 [J]. 临床儿科杂志，2017, 35(008):601-604.

[4] VANDEPUTTE J,VAN HEETVELDE M,VAN CAUWENBERGH C,et al. Mild Leber hereditary optic neuropathy (LHON) in a Western European family due to the rare Asian m.14502T>C variant in the MT-ND6 gene[J]. Ophthalmic Genet,2021 4(16):1-6.

[5] 刘丽梅．青少年的成人起病型糖尿病的特点、基因诊断与转化医学 [J]. 中国糖尿病杂志，2014, 6(001):5-9.

[6] 岳少杰，王铭杰，王庆红，等．先天性高胰岛素血症 [J]. 中国当代儿科杂志，2006, 8(005):391-394.

[7] 王和．糖原贮积症Ⅱ型的酶学诊断与产前诊断 [J]. 中华妇幼临床医学杂志（电子版），2006, 2(6):360-360.

[8] 徐评议 , 梁秀龄 , 马少春 , 等 . 肝豆状核变性分子生物学研究 [J]. 中山大学学报 ( 医学科学版 ), 2001, 22(001):1-4.

[9] 杨任民 . 肝豆状核变性的治疗 [J]. 中国实用儿科杂志 , 2000, 15(2):79-80.

[10] MISRA P K , BAJPAI P C , SHARMA N L. "Hepatolenticular degeneration"[J]. Indian Pediatrics, 1978, 15(1):61-65.

[11] 鲁艳芹 , 任秀智 , 王延宙 , 等 . 成骨不全及其分子机制 [J]. 生物化学与生物物理进展 , 2015,42(6):511-518.

[12] 梁娟 , 王艳萍 , 缪蕾 , 等 . 中国先天性成骨不全围产儿特征分析 [J]. 中国实用儿科杂志 , 2000,15(6):351-352.

[13] 兰风华 , 黄梁浒 , 杨渤生 . 肾上腺脑白质营养不良的分子诊断与分子机制 [J]. 东南国防医药 , 2005, 7(5):321-323.

[14] 袁泉 , 王敏 , 卢岩 , 等 . 脂质沉积性肌病的临床和病理特点 [J]. 卒中与神经疾病 , 2012(05):259-261.

# 5.16 精准医学如何检测及治疗新生儿遗传病

精准医疗时代，新生儿医学临床面临诸多的机遇与挑战。根据 2012 年卫生部发布的《中国出生缺陷防治报告》统计，中国出生缺陷的发生率为 5.6% 左右。研究数据表明，新生儿重症监护病房（NICU）诸多疾病存在遗传因素，15% ～ 25% 的围生期死亡由遗传相关疾病引起。根据遗传病的致病因素，可以将其分为单基因病、染色体病、线粒体病、多基因病等。我们目前接触最多的新生儿常见病为单基因病，例如 SMA（脊髓性肌萎缩）、瓜氨酸血症（希特林蛋白缺乏症）、DMD（杜氏肌营养不良）、甲基丙二酸血症、苯丙酮尿症、肝豆核变性等。

随着 NGS 技术、染色体芯片技术、MLPA 技术等测序技术的发展，结合大样本的人群遗传数据库，越来越多的新生儿遗传性疾病被诊断。更重要的是，对于已有明确治疗方法的遗传病，明确的遗传诊断结果有助于早期诊断和治疗，可有效降低伤残率和病死率；对于缺乏有效治疗措施的遗传病，也有利于判断预后、试验新疗法，帮助患儿父母做出合理的医疗决策。本文中主要与大家分享 2 种常见的单基因病（希特林蛋白缺乏症和苯丙酮尿症 PKU）的疾病特点、遗传机制、基因诊断等内容，旨在为新生儿罕见遗传病的诊断和治疗提供方案和思路。

## （一）希特林蛋白缺乏症

### 1. 疾病概述

希特林蛋白缺乏症（Citrin deficiency，CD）是由体内希特林（Citrin）蛋白功能缺乏所引起。Citrin 是一种线粒体内钙结合天冬氨酸 / 谷氨酸载体 (aspartate/glutamate Carrier，AGC) 蛋白，它能够将肝脏内线粒体中生成的天冬氨酸转移到细胞质当中，同时把线粒体外的谷氨酸运到线粒体内，在尿素循环和还原型烟酰胺鸟嘌呤二核苷酸的转运中发挥重要作用。Citrin 缺乏症是一类包含成年发作Ⅱ型瓜氨酸血症（CTLN2）和新生儿肝内胆汁淤积症（NICCD）两种不同表型的疾病，最初发现于日本，为常染色体隐性遗传。

### 2. 临床特点

2001 年 Ohura 等发现了伴有高氨血症及半乳糖血症的肝内胆汁淤积患儿存在 *SLC25A13* 基因的突变，故将这种病定义为 Citrin 缺乏导致的新生儿肝内胆汁淤积症。新生儿肝内胆汁淤积症（NICCD）常在生后数月内发病，最常见表现为黄疸、血瓜氨酸升高及脂肪肝，此外还有半乳糖血症、低蛋白血症、出血倾向、低血糖及甲胎蛋白明显升高，可有瓜氨酸、蛋氨酸、苯丙氨酸、苏氨酸等多种氨基酸升高。

### 3. 遗传机制

Citrin 缺乏症的致病基因 *SLC25A13* 位于染色体 7q21.3，含 18 个外显子，长约 200 kb。Citrin 蛋白分子量约为 74 kDa，含 675 个氨基酸，在肝脏、肾脏及心脏中均有表达，位于线粒体内膜。Citrin 的 N 端有 4 个 EF 手型结构域，可结合钙离子，C 端作为线粒体载体活性部位有 6 个跨膜结构。现已报道 54 种 *SLC25A13* 基因突变，包括 13 种无义、17 种错义、5 种插入、5 种缺失、14 种剪切突变。正常人群 *SLC25A13* 基因突变筛查结果显示 851del4（20%）、S225X（25%）、ⅣS11+1G ＞ A（45%）在日本人中常见，851del4（70%）、1638ins23（3%）和ⅣS6+5G ＞ A（23%）在中国人中常见。其中，851del4、ⅣS16ins3kb 几乎在所有东亚患者中都有，提示这两种突变遗传学上在东亚地区较早出现。

### 4. 基因确诊

串联质谱分析对于 NICCD 的诊断有重要意义，NICCD 患儿可发现血液中瓜氨酸、蛋氨酸、苏氨酸、苯丙氨酸等多种氨基酸升高，但是基因确诊是诊断的金标准。此病的致病基因为 *SLC25A13*，针对点变异，可以借助 NGS 来进行检测，针对 *SLC25A13* 基因 16 号内含子 3 kb 的插入变异，需要借助多重 PCR 来进行检测。

### 5. 治疗预后

NICCD 患儿多数在一岁内有自然缓解，而 CTLN2 患者发病后却呈快速进展过程，因此对于 Citrin 缺乏症的两种不同表型的治疗有所不同。对于NICCD患儿，饮食方面给予高蛋白、高脂、低碳水化合物饮食。另外，苯巴比妥和熊脱氧胆酸用于黄疸对症处理，适当给予补充维生素 E 可改善氧化应激，有出血倾向患儿给予维生素 K 治疗，少数病情严重的患儿需进行肝移植。

## （二）苯丙酮尿症

### 1. 疾病概述

苯丙酮尿症（phenylketonuria，PKU）是最常见的氨基酸代谢病之一，病因是苯丙氨酸代谢途径中苯丙氨酸羟化酶或其他辅酶缺陷，使得苯丙氨酸不能转变成为酪氨酸，导致苯丙氨酸及其酮酸蓄积，并从尿中大量排出。临床表现不均一，主要临床特征为智力低下、精神神经症状、湿疹、皮肤抓痕征、色素脱失、脑电图异常，以及汗液、尿液中有鼠气味等。如果能得到早期诊断和治疗，则可以避免上述临床表现的发生。

### 2. 临床特点

（1）生长发育迟缓

除躯体生长发育迟缓外，苯丙酮尿症主要表现在智力发育迟缓，智商低于同龄正常儿，患儿生后 4 ～ 9 个月即可出现，重型者智商低于 50，语言发育障碍尤为明显，这些表现提示大脑发育障碍。

（2）神经精神表现

表现为有脑萎缩及小脑畸形，抽搐反复发作会随年龄增大而减轻。

肌张力增高，反射亢进，常有兴奋不安、多动和异常行为。

（3）皮肤毛发表现

皮肤常干燥，易有湿疹和皮肤划痕症。由于酪氨酸酶受抑，黑色素合成减少，故患儿毛发色淡而呈棕色。

（4）体液异味

由于苯丙氨酸羟化酶（phenylalanine hydroxylase，PAH）缺乏，苯丙氨酸从另一通路产生苯乳酸和苯乙酸增多，从汗液和尿中排出而有霉臭味（或鼠气味）。

### 3. 遗传机制

苯丙酮尿症是由于肝脏 *PAH* 基因突变导致 *PAH* 活性降低或丧失，苯丙氨酸不能转变为酪氨酸，酪氨酸代谢受阻，血 Phe 增高通过血脑屏障，脑内 Phe 浓度增高、神经递质多巴胺及 5- 羟色胺合成减少，引起脑髓鞘发育不良或脱髓鞘等脑白质病变，导致患儿智能发育障碍；Phe 增高可刺激转氨酶发育，旁路代谢增强，生成苯丙酮酸，苯乙酸和苯乳酸增高，并从尿中大量排出。

苯丙酮尿症为常染色体隐性遗传模式，患者的同胞有 25% 概率受累，有 50% 概率为无症状携带者，有 25% 概率不受累且非携带者。一旦发现 *PAH* 基因致病性的变异，家系携带者检测、产前诊断、孕前植入前遗传诊断应作为评估患病风险的措施考虑施行。

## 4. 基因确诊

表 5-25 苯丙酮尿症致病基因 PAH 检测

| 基因 | 遗传方式 | 方法 | 不同方法检测携带致病变异患者所占比例 |
|---|---|---|---|
| *PAH* | AR | 序列分析 | 97%～99% |
| | | 基因靶向缺失 / 重复分析 | < 1%～3% |

临床上可以对新生儿进行血液中氨基酸筛查来诊断，真正做到确诊还需基因诊断，已经明确的致病基因为 *PAH*（表 5-25），由于 PAH 基因同时存在大片段的变异和点变异，因此需要借助 NGS 测序和 MLPA 技术来检出。

## 5. 治疗预后

诊断一旦明确，应尽早给予积极治疗，主要是饮食疗法，并且开始治疗的年龄愈小，效果愈好，目的是保持血中丙氨酸在 0.24 ～ 0.6 mmoL/L。低苯丙氨酸饮食主要适用于典型 PKU 及血苯丙氨酸持续高于 1.22 mmoL/L（20 mg/dl）的患者，由于苯丙氨酸是合成蛋白质的必需氨基酸，完全缺乏时亦可导致神经系统损害，因此对婴儿可喂食特制的低苯丙氨酸奶粉，在此基础上也可辅以母乳和牛奶，到幼儿期添加辅食时应以淀粉类、蔬菜、水果等低蛋白食物为主，饮食控制至少需要持续到青春期以后。在限制苯丙氨酸摄入饮食治疗的同时，联合补充酪氨酸或用补充酪氨酸取代饮食。除了控制饮食外，针对主要用于 BH4 缺乏型 PKU，需给予药物（BH4 或者 5- 羟色胺）治疗。

（魏伟）

---

魏伟，留德学者。2010 年回国后，带领团队自主研发了基于高通量测序及靶向捕获技术的新一代致病基因检测技术，并先后创立中关村华康基因研究院、北京康旭医学检验所。

**参考文献**

[1] 堵向楠 , 丁岩 , 王向波 . 希特林蛋白缺乏症的研究进展 [J]. 疑难病杂志 , 2014(9): 980-983.

[2] 展玉涛 , 王凝 , 张川 . 希特林蛋白缺乏症的诊治体会 [C]// 第九届全国疑难及重症肝病大会 .

[3] 顾学范 . 苯丙酮尿症的诊断和治疗 [J]. 广东医学 , 2000,21(7):535-536.

[4] 张誌 , 何蕴韶 . 苯丙酮尿症分子遗传学研究进展 [J]. 遗传 , 2004, 26(5):729-734.

# 5.17 精准医学如何检测及治疗舞蹈症

舞蹈症，属椎体外系统疾病，以舞蹈样不自主运动为特征，是一类表现为短暂不能控制的装鬼脸、点头、手指跳动，随病情加重，不随意运动进行性加重，出现典型的舞蹈样不自主运动、吞咽困难、构音障碍的疾病，有小舞蹈病和遗传进行性舞蹈病两种分类。

小舞蹈病是指风湿性舞蹈病，常发生于链球菌感染，为急性风湿热中的神经系统症状，发病年龄在 5 ～ 15 岁之间，男女患病率为 1 ： 2。病变主要累及大脑皮质、基底节、脑干和小脑。临床表现一般为缓慢起病，在面部的舞蹈样动作表现为皱额、眨眼、努嘴、吐舌、牵动口角等动作。上肢常为近端肌群受累表现，如耸肩、急速挥动上肢等。下肢动作较少。以上动作在情绪紧张时加剧，睡眠时消失。一般预后良好。

遗传性进行性舞蹈病，也被称为亨廷顿舞蹈症，是一种罕见的常染色体显性遗传病。患者一般在中年发病，出现运动、认知和精神方面的症状。亨廷顿舞蹈症临床症状复杂多变，患者病情呈进行性恶化，通常在发病 15 ～ 20 年后死亡。起病隐匿，进展缓慢，以舞蹈样动作伴进行性认知、精神功能障碍终至痴呆为该病的主要特征。病因是亨廷顿基因上多核苷酸重复序列的错误表达，从而影响不同的分子通路，最终导致神经功能失调和退化。2018 年 5 月 11 日，国家卫生健康委员会等 5 个部门联合制定了《第一批罕见病目录》，亨廷顿舞蹈症被收录其中。

亨廷顿舞蹈症是一种全外显性的常染色体显性遗传病。在确认基因位点后，又经过多年研究才找到它的致病基因 *HTT*。这个基因编码 HTT 蛋白（Huntingtin protein），在它的第一个外显子中，包含了重复的 CAG 三联密码子。在亨廷顿舞蹈症患者基因检测中发现，位于染色体 4p16.3 的亨廷顿基因 HTT 第一个外显子的起始密码子 ATG 下游处有一段多态性的三核苷酸 CAG 的重复序列异常扩增。正常人的 CAG 重复数 9 ～ 34 次，拥有超过 36 次 CAG 重复三联子的个体会患病，如果重复次数为 36 ～ 40，为不完全显性，而当重复数超过 41 时，该疾病为完全显性。三联子重复次数不稳定，在遗传到下一代时重复次数可能发生改变。重复数中 60% 的变异是由年龄引起的，剩余的是由基因修饰和环境决定的。

在大脑中表达的变异 HTT 蛋白通过不同分子机制导致神经功能退

化。变异蛋白不仅促使该蛋白的异常功能增加而且导致正常功能的丧失。正常 HTT 蛋白本身具有多种细胞功能，HTT 蛋白变异则影响正常蛋白的细胞功能。蛋白变异常常首先表现为相关基因的表达异常，已有研究显示 HD 纹状体中有关神经传导的基因出现表达异常。另外，CAG 的异常重复可以大规模影响分子间的相互作用，导致细胞内蛋白运输紊乱。HTT 蛋白变异不仅打乱线粒体功能相关蛋白的基因调节，而且还和线粒体膜表面的蛋白反应，损伤呼吸链功能，妨碍线粒体固定到微管，影响线粒体动态融合与分裂并使钙传输增加。变异蛋白也可抑制自噬功能，促进凋亡，改变神经营养供能及细胞胞浆内的生物和信号合成。并且高重复数的 CAG 形成 PlolyQ（由于为 CAG 三核甘酸重复序列异常扩增，形成多聚谷氨酰胺）可造成 HTT 蛋白的聚集和沉降，进一步影响蛋白质的功能。

亨廷顿舞蹈症的患病率在不同人群中变异很大，欧洲平均发病率为 5.5/10 万。最近研究显示中国 / 日本 HD 患病率为 0.40/10 万，而欧洲 / 北美及大洋洲患病率为 5.7/10 万。在中国文献中以前只有少数的个案报道，但随着对此病的认识，病例报道逐渐增多。

由于亨廷顿舞蹈症致病原因为 CAG 三核苷酸重复序列异常扩增，所以在检测方式与其他遗传疾病有所不同。由于亨廷顿舞蹈症的 CAG 重复序列异常扩增一般不超过 100 次，所以可使用普通 PCR 进行扩增，之后结合凝胶电泳或者毛细管电泳片段分析进行动态突变检测。如果 CAG 重复序列异常扩增重复数超过 36，那么需要医生结合患者临床症状进行诊断。

亨廷顿舞蹈症是显性遗传，意味着只要父母其中一方患病，子女就有 50% 的遗传概率，所以建议亨廷顿舞蹈症的患者及家系进行动态突变的验证，提前预防。

目前亨廷顿的舞蹈症无法治愈，但治疗可以缓解一些症状，并在某些方面改善生活质量。药物治疗可以帮助控制亨廷顿舞蹈症的症状，但治疗无法与预防病情相关的身体、精神和行为下降。

丁苯喹嗪（Tetrabenazine）是一种可逆的、高亲和力的突触前神经元的颗粒小泡吸收单胺的抑制剂，通过抑制囊泡单胺转运体 2（VMAT2）通路发挥作用，是一种用于对症治疗多动性运动障碍的药物，该化合物自 20 世纪 50 年代已为人所知。以 Nitoman 和 Xenazine 等品牌名销售。该药分别在2000年和2008年被欧盟和美国FDA批准治疗亨廷顿舞蹈症。

Deutetrabenazine（商品名为 Austedo）是梯瓦（Teva）公司于 2017 年 4 月 3 日获 FDA 批准上市的用于治疗亨廷顿舞蹈症的丁苯喹嗪氘代产品。Austedo 是一种靶向 VMAT-2 的小分子口服抑制剂，是丁苯喹嗪的氘代药物，氘代以后，药代动力学特征得到改善，半衰期明显延长，从而可以使用更低的治疗剂量，不良反应也会降低。

这两种已经获批上市的药物，虽然会缓解亨廷顿舞蹈症症状，但并不能完全治愈疾病，并且两种药物都会导致患者焦虑、抑郁，自杀风险增加。

2018 年，Lonis 公布了在研新药 IONIS-HTTRx（RG6042）治疗早期亨廷顿舞蹈症患者的 1/2 期研究取得的积极顶线数据。Ionis 与罗氏公司联合开发的 IONIS-HTTRx 是一款靶向编码 HTT 蛋白的 mRNA 的反义创新疗法。通过与编码 HTT 蛋白的 mRNA 结合，IONIS-HTTRx 能够降低所有 HTT 蛋白转译的发生，因此无论编码 HTT 的基因变异出现在哪里，该药物都可以减少有毒性的 mHTT 产生。它已经获得了美国 FDA 和欧洲药品管理局（EMA）授予的孤儿药资格。在该研究的结果中显示，接收治疗的患者，脑脊髓液中变异 HTT 蛋白水平出现显著的剂量依赖性下降，平均减少 40%，最多减少 60%。

2019 年 10 月 31 日，复旦大学生命科学学院鲁伯埙与丁滪课题组（医学神经生物学国家重点实验室、脑科学教育部前沿科学中心）和复旦大学信息科学与工程学院光科学与工程系费义艳课题组（微纳光子结构教育部重点实验室）等多学科团队通力合作，在 Nature 上发表题为 Allele-selective lowering of mutant HTT protein by HTT-LC3 linker compounds 的文章，开创性地提出基于自噬小体绑定化合物（ATTEC）的药物研发原创概念，通过基于化合物芯片和前沿光学方法的筛选，发现了特异性降低亨廷顿病致病蛋白的小分子化合物，这些小分子化合物可以与特异性识别变异 HTT 蛋白，不影响脑组织内的野生型 HTT 蛋白水平，在动物实验中，通过低剂量腹腔给药直接降低亨廷顿病小鼠的大脑皮层及纹状体的变异亨廷顿蛋白水平，而不影响脑组织中的野生型亨廷顿蛋白水平，也改善了疾病相关的表型。该项发现为无法治愈的亨廷顿舞蹈症带来新曙光。

（魏伟）

---

魏伟，留德学者。2010 年回国后，带领团队自主研发了基于高通量测序及靶向捕获技术的新一代致病基因检测技术，并先后创立中关村华康基因研究院、北京康旭医学检验所。

### 参考文献

[1] 中华医学会神经病学分会帕金森病及运动障碍学组 . 亨廷顿病的诊断与治疗指南 [J]. 中华神经科杂志 , 2011(9):638-641.

[2] 王雁 , 林芳 , 秦正红 . 亨廷顿蛋白的翻译后修饰在亨廷顿病发病

机制中的作用 [J]. 科学通报 ( 英文版 ), 2010, 26(002):153-162.

## 5.18 精准医学如何检测及治疗肌张力障碍

肌张力障碍是发病率仅次于帕金森的运动障碍性疾病，长期以来由于病因复杂、机制不清且缺乏有效的治疗方法等原因，一直被人们所忽视。随着分子遗传学的迅速发展，肌张力障碍相关的遗传学机制被挖掘出来，相关致病基因的报道和收录，为遗传性学肌张力障碍的患者提供了精准的诊断方案。

肌张力障碍是由持续性或间歇性肌肉收缩引起的异常运动和（或）姿势，常重复出现；其运动呈模式化、扭曲性，可伴有震颤，常由随意运动诱发或加重，且伴随泛化的肌肉激活。2013 年，Albanese 等组成的肌张力障碍国际专家共识委员会更新了肌张力障碍的分类标准，根据是否伴有其他运动障碍，分为单纯性肌张力障碍和复合性肌张力障碍。

目前，单纯性肌张力障碍相关基因包括 *TOR1A*、*THAP1*、*ANO3*、*GNAL*、*TUBB4A*、*HPCA*、*COL6A3* 基因；复合性肌张力障碍中，肌张力障碍合并肌阵挛相关基因包括 *SGCE*、*CACNA1B*、*KCTD17* 基因，三磷酸鸟苷环化水解酶 1（GCH1）、酪氨酸羟化酶（TH）基因突变也可表现为肌张力障碍合并肌阵挛；肌张力障碍合并帕金森症状相关基因主要包括 *TAF1*、*GCH1*、*TH*、*ATP1A3*、*PRKRA* 基因。本文主要通过介绍常见的 3 种肌张力障碍类疾病——多巴反应肌张力障碍、发作性运动诱发性运动障碍、肌阵挛 - 肌张力障碍综合征，来帮助大家认识和理解这类疾病的特点及基因诊断和治疗的思路。

## （一）多巴反应肌张力障碍

### 1. 疾病概述

多巴反应性肌张力障碍（dope-reactive dystonia，DRD），又称Segawa 病，一种临床上较为少见的遗传性运动障碍疾病，发病率约1/200 万。此病好发于儿童或青少年，以肌张力障碍或步态异常为首发症状的少见，其临床特点为症状的昼间波动性，以及小剂量多巴制剂对其有快速、明显的疗效。75% 患儿的肌张力不全有特征性的昼间变化，即清晨刚起床时肌张力不全较轻，以后渐渐加重，黄昏时最为明显，日间休息后可稍有改善，但活动、运动后症状加剧。

### 2. 临床特点

根据儿童或成人起病时，以原因不明的肢体肌张力异常、震颤、步态怪异等为首发症状，晨轻暮重为主要临床特点，尤其有家族遗传史者，且对小剂量多巴制剂有疗效，应高度怀疑多巴反应性肌张力障碍。多巴反应性肌张力障碍的症状通常在儿童时期开始，通常起始仅累及一个下肢，患者通常踮着脚走路，症状在夜间加重。行走逐渐变得困难，逐步累及双侧上下肢。然而，有些孩子只有轻微症状，如运动后肌肉痉挛。有时症状在生命晚期才出现，类似帕金森病。运动可能是缓慢的，可能难以保持平衡，且可能会出现双手静息性震颤。

### 3. 遗传机制

多巴反应性肌张力障碍 DRD 可以由多种不同的酶缺陷引发，包括GTP 环水解酶（GTPCH）、墨蝶呤还原酶（Sr）或酪氨酸羟化酶（TH）缺陷，这些酶的缺陷均可导致基底神经节突触终端内的多巴胺耗竭，进而造成患者的运动和非运动障碍（情绪波动、抑郁、言语记忆缺陷和注意力集中障碍）。国外学者发现，60% ~ 70% 的 DRD 患者出现 *GCH1* 编码区的基因突变，*GCH1* 定位在 14q32.1。由于 *GCH1* 是合成四氢生物蝶呤的重要限速酶，而后者是儿茶酚胺生物合成的必需辅助因子，因此，黑质纹状体系统多巴能神经元 GCH1 的缺乏，必然导致酪氨酸羟化酶合成减少，最终致多巴胺水平降低。而婴儿期患者的致病性基因突变，最可能隐藏在 *SPR* 或 *TH* 基因内，负责编码 SR 酶的 *SPR* 基因位于染色体 2p14 ~ p12 上，目前已知其大约有 15 种不同类型的突变；而位于染色体 11p15.5 上的 TH 基因则有超过 50 种不同的已知突变。此外，多巴反应性肌张力障碍有不同的遗传方式，*GCH1* 突变导致的 DRD 为常染色体显性遗传，*TH* 基因突变导致的 DRD 呈现常染色体隐性遗传。

### 4. 基因确诊

目前 DRD 的诊断主要通过临床症状，虽然该病具有晨轻暮重、小剂量左旋多巴有效、儿童起病多见等临床特点，但临床表现多样，头颅 MRI、CT、脑电图检查缺乏特异性，故仍有较高的漏诊或误诊率。因此建议借助基因检测的手段来进行确诊，针对点变异可以借助 NGS 进行检测，由于部分基因（*GCH1*、*TH* 等）存在大片段的变异形式，因此还需进行 MLPA 检测。

### 5. 治疗预后

小剂量多巴制剂对 DRD 有戏剧性疗效，半数患者用药当天见效，起效时间一般不超过 7 日。一旦怀疑本病，立即用药，可以采用诊断性治疗，左旋多巴 / 苄丝肼（美多巴）可长期持续用药，副作用少；若停药，症状即再出现。DRD 的病因为 *GCH1* 基因突变致多巴胺合成减少，需长期补充其不足，不需增加剂量。

## （二）发作性运动诱发性运动障碍

### 1. 疾病概述

发作性运动诱发性运动障碍（paroxysmal kine-sigenic dyskenisia，PKD）为发作性运动障碍疾病中最常见的一种，以静止状态下突然随意运动诱发短暂、多变的运动异常为特征。根据其病因可分为原发性和继发性。原发性 PKD 一般在儿童期或者青少年期发病，随着年纪增长，患者发作次数及程度逐渐减轻，中年发病者罕见；继发性 PKD 可由中枢神经系统脱髓鞘疾病、颅内感染、代谢性疾病等所致。PKD 特征性的临床表现为突起的运动改变诱发肢体异常活动，发作时无意识丧失，具体发病机制不明，Menkes（1995）认为 PKD 是介于运动障碍与癫痫之间的一类疾病，目前倾向于是一种离子通道病，认为这种病与癫痫可能有共同的生物学基础和离子通道缺陷，其病理生理机制之一很可能与 $Na^{+}$ 和 $Ca^{2+}$ 通道缺陷有关。

### 2. 临床特点

PKD 起病于儿童和青少年期，发病年龄从 4 个月至 57 岁，多在 6 ~ 16 岁，以男性多见，男女之比为（2 ~ 4）：1。发作前少数患者可有感觉先兆，如受累部位肢体发麻、发凉、发紧等。发作常由突然的动作触发，如起立、转身、迈步、举手等，也可由惊吓、恐惧、精神紧张、过度换气等诱发。发作时患者表现为肢体和躯干的肌张力不全、舞蹈、手足徐动、投掷样动作等多种锥体外系症状。症状可累及单肢、偏身，也可为双侧交替或同时出现，当面部和下颌肌肉受累时，可出现构音障碍。发作时间短暂，一般持续数秒，80% 以上的病例发作持续时间短于 1 min，很少超过 5 min。发作时无意识障碍，停止动作或减慢动作常可终止发作。发作次数不定，1 年数次，1 个月数次或 1 日数次，病初发作次数少，至青春期发作次数增多，再随年龄增长而发作逐渐减少或停止。

### 3. 遗传机制

PKD 可为遗传性或散发性，有遗传家族史的病例约占 60%，遗传方式大多为常染色体显性遗传并且伴有外显不全现象。致病基因 *PRRT2* 位于染色体 16p11.2，包含 4 个外显子，该基因编码一种脯氨酸的跨膜蛋白，基因突变后导致跨膜蛋白无法定位于细胞膜。自 *PRRT2* 基因被证实为家族性 PKD 的致病基因以来，迄今为止已有约 20 种 *PPRT2* 基因突变在 PKD 患者中得以明确，其中突变 c.649dupC（p.R217PfsX7）为突变热点，约占 64%。之后陆续有研究者在家族性良性婴儿惊厥 BFIC 及发作性手足舞蹈徐动症 ICCA 中，发现 *PRRT2* 基因的突变，这些结果提示 PKD 与 BFIC 及 ICCA 可能为同一致病基因所导致的一类疾病。

近期研究发现，在 BFIS、ICCA、热性惊厥（FS）、偏头痛、发作性非运动源性运动障碍（PNKD）及发作性过度运动发性运动障碍（PED）家系及散发患者中也存在 *PRRT2* 基因突变，这些结果提示上述一系列发作性疾病包括 PKD 有可能是同一疾病的不同表型。由于与 PRRT2 基因相关的疾病谱不断扩大，PRRT2 相关疾病（PRD）这一名称被提出，目前在 PRD 中发现的突变有 57 种，致病突变多位于 *PRRT2* 基因 2 号及 3 号外显子，其中无义突变占 31 种（54%），其他突变类型包括错义突变 16 种（33%）、剪切位突变 6 种（11%）和插入突变（2%）。而在所有突变中 c.649dupC（p.R217PfsX8）出现的频率最高。

### 4. 基因确诊

除了临床诊断辅助检查（头部 MRI、脑电图）基因检测对家族遗传性 PKD 患者确诊有重要意义，已经明确的致病基因为 *PRRT2*。由于 PRRT2 基因不仅有点变异的形式，还有大片段的变异形式，因此需要结合 NGS 测序和 qPCR 技术来进行检测。此外，PKD 有遗传异质性，目前仍有部分家族性及散发性 PKD 患者未发现 *PRRT2* 基因的突变，因此可能存在其他的未知致病基因。

### 5. 治疗预后

PKD 虽然非癫痫，但是很多 PKD 患者对很多抗癫痫药物有反应；小剂量钠离子通道抗癫痫药卡马西平或苯妥英钠为PKD首选药，有报道，丙戊酸钠、氯硝西泮、左旋多巴、苯巴比妥等对该病也有一定疗效。随着年龄的增长 PKD 发作次数及持续时间逐渐减少，30 ～ 40 岁症状基本消失，有自愈倾向，预后较好。但 PKD 因其临床表现复杂，间隙期无阳性体征、发病率低、可治疗、易误诊，还应引起临床医师的重视。

## （三）肌阵挛 - 肌张力障碍综合征

### 1. 疾病概述

遗传性肌阵挛 - 肌张力障碍综合征（HMDS）是一种少见的运动异常综合征，为常染色体显性遗传性疾病。多在 4 岁前发病，发病比例男女相同，总的人群发病率未知。曾被命名为遗传性特发性肌阵挛、家族性肌阵挛、特发性家族性肌阵挛、良性特发性肌阵挛、乙醇反应性肌阵挛 - 肌张力障碍等。

## 2. 临床特点

多肌阵挛 - 肌张力障碍综合征在 4 岁前起病，文献报道的最小发病年龄为 5 个月。肌阵挛为一种短暂、快速、闪电样、不自主的、难以控制的肌肉收缩。以近端肌为主，多累及颈部及双侧上肢的近端，其次为躯干及延髓肌，较少累及面部肌肉和手部肌肉，极少累及下肢。可表现为局灶性、节段性、多灶性或全身性。肌阵挛多在休息时出现（通常不在睡眠中），活动后或噪音、咖啡因、触觉刺激、焦虑及疲劳状态下加重。患者缺乏其他神经系统体征，实验室检查阴性，有别于其他病因所致的肌阵挛。肌张力障碍为持续、不自主肌收缩引起的重复、扭曲样运动或姿势异常。肌张力障碍也可单独出现，此时多表现为书写痉挛。此外，还可以出现精神症状、姿势性震颤。

## 3. 遗传机制

HMDS 为不完全外显的常染色体显性遗传疾病，其遗传存在明显的异质性。2001 年，Zimprich 等对德国 6 个 HMDS 家系的研究证实，HMDS 属于 *SGCE* 基因（肌阵挛性肌张力障碍，11 型）突变造成的，*SGCE* 基因编码的 Epsilon-sarcoglycan 蛋白，可能与细胞黏合和组织完整性有关。*SGCE* 基因定位在 7q21 染色体，有 11 个外显子，其中 3 号外显子中的变异居多，变异形式包括点变异和外显子的缺失。此外，*KCTD17* 基因的变异会导致肌阵挛性肌张力障碍，26 型的发生，*KCTD17* 基因定位在 22q12.3，一共有 8 个外显子，该基因编码的蛋白为含有钾离子通道的四聚体，参与蛋白质的泛素化过程。

表 5-26 HMDS 类型与基因变异

| Desease | 疾病名称 | 相关基因 |
| --- | --- | --- |
| Dystonia-11, myoclonic | 肌阵挛性肌张力障碍，11 型 | *SGCE* |
| Dystonia 26, myoclonic | 肌阵挛性肌张力障碍，26 型 | *KCTD17* |

## 4. 基因确诊

肌阵挛性肌张力障碍常见的致病基因为 *SGCE* 和 *KCTD17*，目前已经明确的变异类型为点变异，需要借助 NGS 来检出，由于 *SGCE* 基因有大片段变异的报道，因此还需借助 MLPA 技术来辅助检出。

## 5. 治疗预后

包括药物及手术治疗，药物治疗是主要治疗方法。尽管乙醇可以显著改善 HMDS 的症状，但长期应用易产生成瘾性，故不作为常规治疗药物。$\gamma$ 羟丁酸可以改善肌阵挛的症状，疗效接近乙醇。对特发性肌阵挛，氯硝西泮中度有效。已证实以下药物对肌阵挛无效：普萘洛尔、硝苯地平、苯巴比妥、丙戊酸钠、卡马西平、苯妥英钠、可乐定、纳洛酮、吗啡、左旋多巴、卡比多巴、丁苯那嗪、利舍平、赛庚啶、美西麦角、5-羟色氨酸等。

（魏伟）

魏伟，留德学者。2010 年回国后，带领团队自主研发了基于高通量测序及靶向捕获技术的新一代致病基因检测技术，并先后创立中关村华康基因研究院、北京康旭医学检验所。

**参考文献**

[1] 邹健龙综述，罗曙光审校．原发性肌张力障碍的基因诊断研究进展 [J]. 重庆医学，2015,(11):1561-1562,1568.

[2] 陈蕾，张本恕，安中平．多巴反应性肌张力障碍的临床特点 [J]. 中国现代神经疾病杂志，2006, 6(2):114-118.

[3] 栗艳芳，陈国洪，杨志晓．发作性运动诱发性运动障碍研究进展 [J]. 中华实用儿科临床杂志，2013, ,28(18):1427-1429.

[4] 刘鼎，李国良，陈婵娟．家族性发作性运动诱发性运动障碍家系的遗传早现现象研究 [J]. 中风与神经疾病杂志，2009,26(2):155-158.[5] 田小娟，丁昌红，张月华，等．SGCE 基因变异致儿童肌阵挛肌张力障碍综合征临床特点及基因分析 [J]. 中华儿科杂志，2020(2):123-128.

[6] 付洁．肌阵挛一肌张力障碍综合征治疗研究进展 [J]. 癫痫与神经电生理学杂志，2014, 23(1):49-52.

# 5.19 精准医学如何检测及治疗帕金森病

## （一）疾病概述

帕金森病（Parkinson’s disease，PD）是一种常见的神经系统退行性疾病，1817 年由英国医生詹姆士·帕金森（James Pakinson）首次描述并介绍了这种疾病，以后该病被正式命名为帕金森病。其临床主要特征是非对称性起病，运动迟缓、静止性震颤、肌强直和姿势步态异常，左旋多巴治疗有效，发病率随年龄的增加而升高。病例特征性改变为中脑黑质多巴胺（Dopamine,DA）能神经元变性缺失和残存神经元内路易小体（Lewy body，LB）形成。PD 的病因至今不明，许多年来研究的焦点集中在内、外源性神经毒素在其发病中所起的作用。但是，近年来研究显示遗传因素也与其发病有关，此外本病的发病还涉及神经递质失衡、氧化应激、线粒体功能障碍、兴奋性氨基酸毒性作用及环境毒素等。

## （二）流行病学调查研究

帕金森病的全球发病率估计每年每 10 万个人中会增加 5 至 35 例新病例。帕金森病的发病率主要与年龄有关。在美国明尼苏达州的一项基于人群的研究中，通过临床诊断的病理学验证，帕金森病的发病率为每年每 10 万人中有 21 例新发病例。帕金森病在 50 岁之前很少见，但发病率从寿命的第 6 个十年到第 9 个十年之间增加 5 ～ 10 倍，在 80 岁以上人群中随着年龄的增长发病率急剧增加超过 3%。在 1990 年至 2010 年间，因帕金森病而导致的残疾人数有所增加，并且预计未来与该疾病有关的个人、社会和经济负担将逐年增加。其次，发病率可能与性别有关，大多数人群中，男性的帕金森发病率是女性的 2 倍，在少数人群中，男女发病率没有明显差异。女性性激素的保护作用，性相关的遗传机制或环境风险因素暴露中的性别差异可能解释了性别差异。另外，种族、基因型或社会环境不同也会导致发病率的差异。美国的非洲裔和亚洲人中，帕金森病可能不太常见。在以色列，该病的患病率很高，可能反映了与帕金森病有关的不完全渗透性基因 *LRRK2*（编码富含亮氨酸的重复丝氨酸/苏氨酸蛋白激酶2）和*GBA*（编码葡糖脑苷脂酶）所致的患病率较高。基因与环境的相互作用会改变散发性帕金森病的风险。例如，吸烟者或咖啡因使用者较低的个体中，帕金森病的发病率明显更高。

## （三）临床特点

帕金森病的临床定义是运动迟缓和至少一种额外的主要运动功能（僵硬或静息震颤）及其他临床指标支持和排除标准。发病的平均年龄在近60岁，年龄范围从40岁到80岁；如果是年轻人发病，通常发病年龄< 45岁，其中有10%以上的人具有遗传学基础。除了主要的运动功能障碍外，大多数帕金森患者也有非运动症状，涉及多种功能，包括睡眠—觉醒周期调节障碍、认知障碍（包括额叶执行功能障碍、记忆恢复障碍、痴呆和幻觉）、情绪和情感障碍、自主神经功能障碍（主要是体位性低血压、泌尿生殖器功能障碍、便秘和多汗症）及感觉症状（最主要的是低渗）和疼痛。其中一些可以在数年甚至数十年之前就早于经典运动症状的发作。非运动性症状在疾病过程中变得越来越普遍，并且是生活质量下降、残疾、需要长期护理研究的主要决定因素，在生存期超过20年的患者中，痴呆占83%，幻觉占74%，有症状的体位性低血压占48%，便秘占40%，尿失禁占71%。

## （四）分子遗传学机制

尽管遗传性帕金森病仅占所有病例的5%～10%，但它们为帕金森病神经病理学的潜在机制提供了重要线索。与帕金森病相关基因编码的某些蛋白质参与了一系列分子途径，这些分子途径一旦受到干扰，便会触发类似于散发性帕金森病或与之无关的神经病理学。此外，大型全基因组关联研究（GWAS）证实，其中一些基因在散发性帕金森病中也受到影响。这些途径包括：α-突触核蛋白蛋白稳态，线粒体功能，氧化应激，钙稳态，轴突运输和神经炎症。

与帕金森病遗传形式相关的几种突变与溶酶体自噬系统（lysosomal autophagy system，LAS）功能降低有关。编码 *LRRK2* 基因中的 G2019S 突变与 LAS 受损和暴露于 α-突触核蛋白原纤维的多巴胺能神经元中 α-突触核蛋白的聚集增加有关。编码溶酶体酶 *GBA*（帕金森病最常见的遗传危险因素）基因中的杂合突变与 LAS 功能降低相关。GWAS 已揭示了 *GBA* 基因座中的两个多态性，与发展帕金森病的风险相关，据报道正常衰老会导致 GBA 活性逐渐下降。来自临床队列研究的最新证据还表明，患有帕金森氏病的人痴呆症的风险增加，这些人携带纯合子状态下与高雪氏病的神经病性类型相关的 *GBA* 突变。在细胞培养和动物模型中，GBA 活性降低均与 α-突触核蛋白水平升高相吻合。血管蛋白分选相关蛋白 35（VPS35）编码基因的突变似乎也影响 α-突触核蛋白的处理，导致常染色体显性遗传性帕金森病。*VPS35* 缺乏和导致常染色体显性帕金森病的 *VPS35* 中的 D620N 突变均与溶酶体相关的膜糖蛋白 2（LAMP2）的细胞水平降低相关，再次表明 LAS 是疾病发病机理的关键。最后，*ATP13A2*（也称为 *PARK9*）的突变编码存在于溶酶体和自噬体中的 5 型 P 型 ATP 酶，与包括帕金森症特征的青少年性神经病（Kufor–Rakeb 综合征）有关，多巴胺治疗显示有效。LAS 的功能障碍和水泡运输可能会导致 *ATP13A2* 突变的人发生神经退行性变。GWAS 已揭示某些 *ATP13A2* 变异与 *LRRK2* 突变的穿透性增加及 GBA 突变携带者中帕金森病的风险增加有关。

## （五）基因确诊

引起帕金森病单基因型的突变列表继续增加，与复杂表型相关的基因数量也增加(表 5-28)。已经鉴定出其他一些基因，包括 *GBA*、*GCH1*、*ADH1C*、*TBP*、*ATXN2*、*MAPT* 和 *GLUD2*，这些基因会增加该疾病散发形式的风险，其中 *GBA* 是最普遍和最重要的杂合突变。来自 GWAS 的分析已经确定并确认了帕金森病其他基因座中许多更常见的低风险易感性变体。

目前导致帕金森病的变异基因检测主要集中在 *PARK* 基因家族，涉及的突变主要是点突变和大片段的缺失变异，因此一般推荐选择 NGS 测序和 MLPA 的方法进行检测。

## （六）治疗方法

目前，帕金森病的治疗手段不断发展，包括药物治疗、手术治疗、基因治疗、康复训练和饮食治疗等。抗帕金森病药物已发展至第 3 代，第 1 代为抗胆碱能药物，第 2 代为左旋多巴，第 3 代为多巴胺能受体激动剂。其他药物新剂型有：① 腺苷 A2A 受体阻断剂；② 新一代单胺氧化酶 B（MAO-B）抑制剂雷沙吉兰；③ 加速吸收药左旋多巴乙酯等；④ 持续多巴胺能受体激动剂罗替戈汀、盐酸普拉克索缓释片、左旋多巴甲酯等。辅助药物包括普萘洛尔、L- 脯氨酰 -L- 亮氨酰 - 甘氨酰胺（PLG）三肽、纳洛酮、神经节苷脂、拉莫三嗪、维生素 E、维生素 C、吡拉西坦等。

随着人口老龄化，帕金森病患病率逐年升高。尽管目前尚无有效方法治愈帕金森病，我们仍应尽量实现早期诊断、及时干预，以提高疗效，改善患者生活质量和延长生存期。

## （七）疾病护理

1）按照神经内科疾病护理常规。

2）饮食护理。给予高热量、高纤维素、低盐、适量优质蛋白的易消化饮食，加强营养状况监测。

3）对于上肢震颤未能控制、日常活动笨拙的患者，应谨防烫伤、烧伤，对有错觉、幻觉、欣快、抑郁、精神错乱、意识模糊、智能障碍的患者应特别强调专人陪护。

4）运动护理。制订切实可行的锻炼计划，目的在于防止和延迟关节强直和肢体挛缩。

5）生活护理。对于下肢行动不便、坐起困难的患者，应配备高位坐厕、高脚椅、手杖、床铺护栏、室内或走廊扶手等设施；保证床的高度适中；呼叫器置于患者床旁，生活用品固定放于伸手可及处，以方便患者取用。

6）皮肤护理。长期卧床患者使用气垫床或按摩床，保持床单整洁干燥，定时翻身、拍背，预防压疮。

7）排泄护理。对于顽固性便秘者，指导进食含粗粮纤维多的食物，多吃新鲜蔬菜和水果，多喝水。每天顺时针按摩腹部，必要时给予缓泻剂。排尿困难者应评估患者有无尿潴留和尿路感染的症状和体征，指导患者全身放松，辅以腹部按摩、热敷以刺激排尿，必要时给予留置尿管。

8）用药护理。注意观察抗组胺药金刚烷胺、左旋多巴等药物副作用。观察有无胃食管反流症状。及时吸出口腔内的反流物，防止窒息和吸入性肺炎。服左旋多巴期间忌服维生素 $B_6$、利眠宁、利舍平、氯丙嗪、奋乃静等药物，以免降低药物疗效或导致直立性低血压。饭后服药，防止胃肠道反应。密切观察消化道、心血管系统、精神症状、语言能力及运动障碍等副作用的表现。

9）采取有效的沟通方式。对于言语不清、构音障碍的患者，应耐心倾听；指导患者使用手势、纸笔、画板等沟通方式与他人交流；沟通过程中应尊重患者，不可随意打断患者说话。

（魏伟）

---

魏伟，留德学者。2010 年回国后，带领团队自主研发了基于高通量测序及靶向捕获技术的新一代致病基因检测技术，并先后创立中关村华康基因研究院、北京康旭医学检验所。

**参考文献**

[1] 张镛，马兴义．帕金森病的诊断 [J]. 医学理论与实践，2000,(7):447-447.

[2] 蒋雨平，王坚，丁正同，等．原发性帕金森病的诊断标准 (2005 年 ) [J]. 中国临床神经科学，2006, 14(1):40.

## 5.20 精准医学如何检测及治疗遗传性共济失调

遗传性共济失调（hereditary ataxia，HA）是一大类具有高度临床和遗传异质性、病死率和病残率较高的遗传性神经系统退行性疾病，占神经系统遗传性疾病的 10% ～ 15%。HA 多于 20 ～ 40 岁发病，但也有婴幼儿及老年发病者，临床上以共济运动障碍为主要特征，可伴有复杂的神经系统损害，如锥体束、锥体外系、大脑皮质、脊髓、脑神经、脊神经、自主神经等症状，亦可伴有非神经系统表现如心脏病变、内分泌代谢异常、骨骼畸形、皮肤病变等。HA 的遗传方式以常染色体显性遗传（autosomal dominant，AD）为主，部分可呈常染色体隐性遗传（autosomal recessive，AR），极少数为 X 连锁遗传（X-linked）和线粒体遗传（mitochondrial）。

在我国 ADCA 中，脊髓小脑性共济失调 3 型 / 马查多－约瑟夫病（SCA3/MJD）最常见，占 SCA 的 60% ~ 70%，而 SCA1、SCA2、SCA6 和 SCA7 少见，其他 SCA 亚型较罕见。在我国 ARCA 中，共济失调毛细血管扩张症（AT）有所报道，其他亚型罕见报道。

## （一）脊髓小脑共济失调

### 1. 疾病概述

脊髓小脑共济失调又称常染色体显性遗传性小脑共济失调（autosomal dominant cerebellar ataxia，ADCA），为遗传性共济失调的主要类型，是一大类以小脑功能失调或合并其他神经功能异常为特征的神经系统变性疾病。2018 年 5 月，由国家卫生健康委员会等 5 个部门联合发布国家《第一批罕见病目录》将 SCA 疾病收录在内。

SCAs 具有较高的遗传异质性和基因多态性，目前已知 SCAs 亚型有 30 余种（如 DRPLA，SCA1-8，10-23，25-31）。中国汉族人群中 SCA3 最为常见，SCA2、SCA1、SCA7、SCA6、SCA12 和 SCA17 比较少见，SCA8、SCA10 和 DRPLA 罕见，SCA17 亚型于 2009 年首次报道。SCAs 在我国的确切患病率及该病发病地区和民族的分布特征还有待于进一步调查研究。

### 2. 遗传机制

SCA 的致病基因大多是由三核苷酸密码子或多核苷酸密码子重复变异所致，如中国人常见的 SCA3、SCA2、SCA1、SCA7、SCA6、SCA12 和 SCA17 均为 CAG 密码子重复变异所致。除此之外，还包括致病基因编码区点突变、插入／缺失突变、拷贝数变异等变异形式。对于疑似脊髓小脑共济失调首先应进行动态突变的检测，同时结合 NGS 测序。

### 3. 我国各亚型 SCA 分类及遗传特点

在我国，SCA3/MJD 最常见，SCA2 次之，接下来依次是 SCA1、SCA6、SCA7 等亚型，SCA8、SCA10、SCA12、SCA17、DRPLA 和 SCA28、SCA31、SCA35、SCA36 较少见，其他亚型罕见（表 5-27）。

表 5-27 SCA 基因分型及其遗传特点

| 基因分型 | 致病基因 | 突变形式 | 发病比例 |
|---|---|---|---|
| SCA1 | *ATXN1* | CAG 重复 | 5.81% |
| SCA2 | *ATXN2* | CAG 重复 | 5.81% |
| SCA3/MJD | ATXN3 | CAG 重复 | 62.09% |
| SCA4 | *16q22* | — | — |
| SCA5 | *SPTBN2* | 点突变 | — |
| SCA6 | *CACNA1A* | CAG 重复 | 1.86% |
| SCA7 | *ATXN7* | CAG 重复 | 1.86% |
| SCA8 | *ATXN80S/ATXN8* | CTG 重复 | — |
| SCA10 | *ATXN10* | ATTCT 重复 | — |

续表

| 基因分型 | 致病基因 | 突变形式 | 发病比例 |
|---|---|---|---|
| SCA11 | *TTBK* | 插入 / 缺失突变 | — |
| SCA12 | *PPP2R2B* | CAG 重复 | 0.23% |
| SCA13 | *KCNC3* | 点突变 | — |
| SCA14 | *PRKCG* | 点突变 | — |
| SCA15 | *ITPRL* | 点突变 / 缺失突变 | — |
| SCA16 | *ITPRL* | — | — |
| SCA17 | *TBP* | CAG 重复 | 0.2% |
| SCA18 | *7q31* | — | — |
| SCA19 | *KCND3* | 点突变 | — |
| SCA20 | *11q12* | 大片段重复突变 | — |
| SCA21 | *TMEM240* | 点突变 | — |
| SCA22 | *KCND3* | 点突变 | — |
| SCA23 | *PDYN* | 点突变 | — |
| SCA25 | *2p15-p21* | — | — |

续表

| 基因分型 | 致病基因 | 突变形式 | 发病比例 |
|---|---|---|---|
| SCA26 | *EEF2* | 点突变 | — |
| SCA27 | *FGF14* | 点突变 | — |
| SCA28 | *AFG3L2* | 点突变 | — |
| SCA29 | *ITPRL* | 点突变、缺失突变 | — |
| SCA30 | *4q34* | — | — |
| SCA31 | *BEAN* | TGGAA 重复 | — |
| SCA32 | *7q32* | 点突变、缺失突变 | — |
| SCA35 | *TGM6* | 点突变 | 0.47% |
| SCA36 | *NOP56* | GGCCTG 重复 | — |
| SCA37 | *1p32* | — | — |
| SCA38 | *ELOVL5* | 点突变 | — |
| SCA40 | *CCDC88C* | 点突变 | — |
| SCA41 | *TRPC3* | 点突变 | — |
| DRPLA | *ATNL* | CAG 重复 | — |

### 4. 治疗及预防

脊髓小脑性共济失调（SCA）属于常染色体显性遗传疾病。到目前为止，SCA 尚没有特异性治疗方法，临床上只能以对症和支持治疗为主，主要目标是减轻症状，延缓病情进展，改善日常生活自理能力。

SCA 致残率高，治疗困难，预后不佳，产前诊断是防止 SCAs 发生的有效方法。产前诊段前需经分子诊断确定家系中先证者的基因突变类型，在此基础上进行 DNA 遗传诊断。

对于已患病的 SCA 患者，建议积极对症康复训练、物理治疗及辅助行走。药物治疗可采用：① 金刚烷胺可能有助于改善共济失调症状。② 左旋多巴可能有助于缓解强直。③ 康复及心理治疗是 SCA 治疗的重要组成部分，可增强患者对疾病的认识和自信心，提高生活质量。

## （二）Friedreich 共济失调

### 1. 疾病概述

Fredreich 型共济失调（Fredreich type ataxia，FRDA）是小脑性共济失调的最常见特发性变性疾病，由 Friedreich（1863）首先报道，为常染色体隐性遗传（AR），人群患病率 2/10 万，近亲结婚发病率高达 5.6% ~ 28%。这种病具有独特的临床特征，如儿童期发病，肢体进行性共济失调，伴锥体束征、发音困难、深感觉异常、脊柱侧突、弓形足和心脏损害等。

### 2. 遗传机制

Friedreich 型共济失调的致病基因 *FXN* 定位于 9q13，其编码蛋白为 frataxin 蛋白，*FXN* 基因的内含子 1 中存在（GAA）n 重复序列多态性，正常人 GAA 重复次数为 42 次以下，病人异常扩增（66 ~ 1700 次）

形成异常螺旋结构可抑制基因转录。约有 96% 的 FRDA 患者 *FXN* 基因（GAA）n 发生异常扩增，而仅 4% 的 FRDA 患者发病与 *FXN* 基因点突变有关。*FRDA* 基因产物共济蛋白存在于脊髓、骨骼肌、心脏及肝脏等细胞线粒体内膜，导致线粒体功能障碍而发病。重复扩增数愈多，发病年龄愈早。

### 3. 致病基因变异形式及结果判断

表 5-28 FRDA 致病基因检测及结果判断

| 基因 | 检测方法 | 发病比例 |
|---|---|---|
| *FXN* | GAA 重复扩展的目标分析 | 96% |
| | 序列分析 | 4% |
| | 基因靶向的缺失 / 重复分析 | 报道过但罕见 |
| **致病基因** | **重复数** | **临床意义** |
| *FXN* | < 42 次 | 正常 |
| | 66 ~ 1700 次 | 患者 |

### 4. 治疗及预防

目前尚无有效治疗方法，轻症患者给予支持和对症治疗，进行功能训练；重症者以手术矫正。

由于这种病预后不佳，多数患者病后 15 年左右需要轮椅，常死于晚期并发症，如心衰（90%）或糖尿病（10%），该疾病的预防重点在于遗传咨询。产前诊断或胚胎植入前诊断是目前有效控制发病的最佳手段。对于受累家庭成员，应通过遗传咨询，使他们了解该病的治疗和预后的相关情况，患病高风险的夫妇可通过产前诊断做到知情选择，避免生育患儿。

（魏伟）

---

魏伟，留德学者。2010 年回国后，带领团队自主研发了基于高通量测序及靶向捕获技术的新一代致病基因检测技术，并先后创立中关村华康基因研究院、北京康旭医学检验所。

**参考文献**

[1] 唐北沙 . 遗传性共济失调 : 基因型与临床表型研究进展 [J]. 国外医学 : 神经病学 , 1996, (5):227-231..

[2] 耿德勤 , 刘春风 . 遗传性神经系统疾病——遗传性共济失调 [J]. 中国医师进修杂志 : 内科版 , 2006,029 (8):1-3. .

[3] 谢秋幼 , 李洵桦 , 梁秀龄 . 脊髓小脑性共济失调 6 型的分子遗传学诊断及临床特点 [J]. 临床神经病学杂志 , 2004,17(5):321-323.

[4] 陈颜强 , 王新 , 邢成名 . Friedreich 型共济失调 1 例报告 [J]. 临床神经病学杂志 , 2009, 22(5):392-392.

# 第 6 章 精准医学伦理篇

## 6.1 与精准医学密切相关的有哪些重要伦理要求

涉及人体试验的重要的国际伦理准则包括:《纽伦堡准则》(Nuremberg Code)-natural propriety;《赫尔辛基宣言》(Declaration of Helsinki);《贝尔蒙报告》(Belmont Report);《涉及人类受试者生物医学研究的国际伦理准则》及其修订版等等。我国的伦理治理与管理也逐渐成熟，根据或参考这些准则，原卫生部《涉及人的生物医学研究伦理审查办法(试行)》;原国家卫计委发布了《涉及人体的生物医学研究伦理管理办法》。2019 年 2 月，国家卫生健康委员会发布了《生物医学新技术临床应用管理条例》(征求意见稿)广泛征求意见，将进一步加强生物技术管理，并将根据风险和伦理问题等分级管理。医学伦理原则从《纽伦堡准则》开启，在《赫尔辛基宣言》进一步明确要求——特别是知情同意的具体要求，到《贝尔蒙报告》认定生命伦理学基本原则，“尊重”、“有益”、“无伤害”。这些基本原则转化为国际共识和管理相关规定，是研究中的基本要求和实践伦理管理和审核内容。

## （一）知情同意

知情同意是在一般伦理原则应用于研究需要考虑的首要因素。知情同意是生命伦理基本原则“尊重”和我国“尊重生命权利”科技伦理原则的具体体现之一，也是涉及人的精准医学研究的主要伦理要求之一。知情同意的履行在内容和程序上均有一定的要求。包括：试验目的与程序，预期的受益、风险与不便，可替代的治疗措施，报酬与补偿，个人资料有限保密的原则，二次利用研究病历和生物标本的可能，受试者自愿参加与随时退出的权利，受到损害时获得治疗和赔偿的权利等。在此基础上以自愿的原则，最终确定受试者，所以知情同意是受试者权益保障的基础。无论签署的时间点如何，知情同意的重点是要客观、完整地告知个体参与者的相关事项，特别是对个体参与者的不利因素或潜在风险。在办理知情同意的过程中，向受试者（或其家属、监护人、法定代理人）提供的有关信息资料是否完整易懂，获得知情同意的方法是否适当。

## （二）隐私保护

隐私保护是生命伦理学基本原则（有益原则和无伤害原则）应用在涉及人体的医学研究受试者和数据共享的个人参与者保护的重要要求。无伤害原则要求在特定研究或项目中，研究人员、数据提供者及其相关机构有义务事先考虑到研究或共享过程中利益最大化和风险降低，包括隐私保护及隐私泄露的风险。互联网和大数据时代使隐私保护面临挑战。

1948 年联合国大会通过的《世界人权宣言》将隐私权确定为一项基本人权。不同国家、不同时期的隐私保护内容有所变化，隐私保护也会随着不同的科技发展产生变化。一般情况下，隐私更多的是个人信息，是指与特定个人相关联的、反映个体特征的具有可识别性的信息，包括个人身份、工作、家庭、财产、健康等各方面的信息。医学相关隐私内容更多涉及个人健康信息，如健康和疾病或潜在的疾病状况等。基因检测和基因测序技术在研究和临床中的应用则使隐私保护的内容具有特殊性，涉及个人遗传信息，例如基因组信息，这也正是精准医学隐私保护的特殊内容所在。

## （三）风险收益评估

风险收益评估是涉及人体的医学研究伦理审核的重要内容，也是保护受试者的重要手段。风险和收益评估有两个层次的要求。国际医学科学组织委员会和世界卫生组织共同修订了涉及人体的健康相关研究的国际伦理指南（International Ethical Guidelines for Health-related Research Involving Humans，2016 版），其中“准则 4”要求在邀请潜在参与者参与研究之前，研究者、发起人和研究伦理委员会必须确保参与者面临的风险最小化，并在潜在个人利益和研究的社会与科学价值方面适当平衡。为了研究具有社会价值和科学价值，施加研究相关任何研究风险应具有合理性，要求潜在个人利益和风险必须通过两个步骤进行评估。首先，必须评估研究中每个个人 / 单独研究干预或程序的潜在个人利益和风险，并对于可能有益于参与者的研究干预或程序的（风险）最小化。之后，必须评估整个研究的总体风险和潜在的个人利益，并认为这是适当的。而且，必须考虑到对不同组和人群的风险，包括尽量减少这些风险的战略。要求对参与研究的个体，其接受的干预等研究手段的潜在风险和收益进行合理评估。

### （四）自愿原则和随时退出

生命伦理基本原则中的尊重原则还体现在个体参与者在参与医学研究及其相关后续事宜中遵循自愿原则，以及可以按照自己的意愿随时退出研究。目的是避免个体参与者是在被欺诈或被胁迫的情况下参与研究，特别是具有潜在风险的研究。在传统的知情同意书中要求必须有“自愿参加”条款，和“允许个体参与者随时退出并不影响其应用的权益”条款。目前，为了避免这些条款被忽略，有些机构采取由个体参与者手写完成的方式加以强化。

## 6.2 精准医学中有哪些伦理挑战

伦理学的产生背景是保护参与涉及人体医学研究的个体权益。我们知道，即使是临床研究与医疗的目的也是不同的。因研究目的和医疗目的不同，总有一些试验的“研究程序”不是出于保护受试者利益最大化而考虑。一般而言，伦理研究旨在产生新的知识，以指导新的或改进的干预和治疗的实施，并评估这些干预和治疗，以改善健康结果，并确保个人充分了解研究参与情况，包括风险和收益，确保隐私和保密性，以及个体权益得到维护。

如果成功，精准医学计划将极大地扩展我们在基因组学、代谢组学和蛋白质组学领域的知识。精准医学的目的是为了促进健康，更精确地预测、诊断和治疗、预后。但是，基因检测和基因转移或干预均具有技术上的不足、缺陷或限制。因此，精准医学如同所有其他科学技术的研究过程喜忧参半，引起很多伦理问题。而且一些问题比原有的伦理问题更为突出，无论基因检测还是基因治疗，都面对一些特殊的伦理挑战，其中分别以基因测序和基因编辑的伦理挑战为大。

精准医学强调遗传因素及其环境与疾病的关系，利用基因组学等组学研究，通往更健康生活的道路在伦理尺度上提出了新的挑战。精准医学涉及的伦理问题，与精准医学的研究对象和研究方法密切相关。精准医学的直接研究对象和研究内容丰富，且都直接与人类自身遗传密码相关。正因为精准医学研究目的、内容，特别是研究技术和方法直接针对人体的遗传信息或遗传物质，因此不仅对于个体参与者具有隐患和风险。精准医学的伦理问题更深、更广，对个体的家庭、家族，挑战涉及现行所有的伦理原则和要求，甚至对整个人类福祉都可能产生伦理冲突和问题。

精准医学的体外研究和动物研究产生了很多的研究成果，但是，真正用于个性化医疗的产品和临床应用有限。这是当时提出转化医学的背景和目的。究其原因，有研究方法的原因，如基因检测和基因转移或干预均有技术瓶颈问题。一方面基因检测或基因转移、干预都无法达到100% 的正确率。另一方面，即使检测出其发病的全基因组序列，但是，目前医学发展无法解释和解读所有与疾病相关的分子或基因机制；此外，即使目前能够认识和确认疾病的分子病因，但是大部分疾病没有形成有效的干预或治疗方法。因此，精准医学目前更多的处于研究阶段，与临床应用有很大的距离。而且，对于基因治疗相关研究，缺乏被广泛认可的、有效的、远期副作用的检测或监测方法和指标。因此，精准医学技术和方法不能在临床应用更多的是因为前述技术的限制引起的非技术问题，包括其研究过程及研究结果和应用等对人类遗传物质的直接关系和影响。因此，精准医学与其他涉及人的生物医学研究相比，伦理问题有其独特的特点。

精准医学中的伦理问题与传统临床实践中的伦理问题有着重要的区别。首先，虽然全基因组测序和全外显子组（Sequencing The Entire Genome or Exome）正成为临床识别遗传条件分子基础的成本效益高的方法，但它们往往是无目标的方法，产生大量未知的医疗和社会影响数据。大规模 DNA 测序在全基因组检测中引发的伦理问题与医学遗传学中出现的伦理问题有质的不同，部分原因是全基因组或外显子组测序产生的大量数据增加了“未知意义的变体”（Variants of Unknown Significance，VUS）的数量。而且目前还不成熟的技术、缺乏分析有效性的共同标准、不同的测试平台、不完整或不充分的参考库等，这些都放大了“未知的未知”。不确定性下的风险沟通在医学上既令人担忧又很常见；然而，与非目标试验和非预期结果相关的不确定性的规模将临床基因组学中的知情同意与医学遗传学中的要求区分开来。更重要的是，随着全基因组分析有效性的提高，“未知意义的变体”还提出了在未来重新接触患者的伦理（可能还有法律）责任问题，我们更多地了解了今天“未知意义的变体”是什么，以及解释和关联方面的其他不确定性。这些对伦理的重要内容和原则，隐私保护和知情同意都增加了挑战。

此外，生物样本是基因测序的基础，也是精准医学的物质基础。美国制定精准医学计划的目标之一是组建一个由 100 万美国人组成的纵向队列，个体参与者愿意捐献生物样本，与未经识别的人口和健康数据一起储存在生物库中。但是，生物样本的储存和使用，具有其自身的伦理问题，包括推动泛知情同意签署及其引起个体参与者的潜在风险也是不容忽视的。此外，精准医学研究产生大规模的遗传信息和数据。美国国立卫生研究院要求其资助的项目产生的数据，包括基因组数据进行共享。英国于 2012 年启动“十万基因组计划”将基因组测序数据与个人的国家健康服务记录联系起来，目的是在现有的常规医疗路径中全面整合符合资格的个人基因组测试以研究一些恶性肿瘤和其他疾病。2018 年启动了“中国十万人基因组计划”，拟对 10 万健康人群获取全基因组测序和分析。大量数据的存储和共享对同意和隐私也有特殊的伦理要求。

## 6.3 精准医学中有哪些特殊的知情同意问题

精准医学目前更多的在于研究过程中，而且没有有效的、现成的、成熟的副作用的验证方法和评估标准等，具有更多的不确定性。而且，精准医学与人类自身和个体参与者（被检测者或受试者）及其家人的遗传信息等密切相关，精准医学相关研究和临床应用与其他研究和技术相比，更需要注意知情同意的履行。下面我们分别讨论精准医学的知情同意内容。

### （一）精准医学的意义

履行知情同意，有关精准医学的意义重点是适度，不能夸大精准医学的意义。避免过度检测，或诱导进行不必要基因检测或基因测序，特别是后者。细胞和分子遗传学的发展促进了人类遗传研究的发展，临床基因检测的实用性和价值被广泛接受，基因组学等组学的发展和高通量测序技术极大地促进了基因的检测和分析能力。但人类基因组中包含人体大量隐私信息，利用目前可用的分析技术，结合检测特定的基因型和染色体核型，可以逆向识别个体。另外，传统的分子遗传学提供特定的有限信息，基因组学测序涉及数以千计的 DNA 标记，检测中往往会发现目的疾病之外遗传信息的异常或变化，即偶然发现；目前基因信息解读能力极其有限，大部分遗传变异与表型之间的关系还不清楚。这一点，对于目前直接对消费者的基因测序服务尤为突出。“直接面对消费者的基因检测”（DTC gt）往往为了吸引消费者，夸大这一点，消费者应该有所认识。

对于基因治疗，目前的发展更多在体外研究，部分进入临床试验，但是罕有进入临床应用。有关基因治疗意义的告知更应该避免夸大或恶性欺骗以诱惑参与。

## （二）精准医学的不足和限制

### 1. 基因检测技术不足和诊断应用限制

精准医学目前还在初始阶段，无论技术或结果都有一定的缺陷和限制，包括检测结果的假阳性、假阴性；即使检测出结果，但是没有有效的干预措施。高通量检测技术及其分析大大提高了疾病相关遗传异常信息的发现，包括偶然发现，但包括全基因组测序在内的基因检测技术仍不是万能的。以全基因组测序和全外显子测序为例，其检测结果与人体实际存在结果仍有一定差异。而且，在能检测到的海量基因序列信息中，我们能够解释和解读的遗传信息量极少，对这部分遗传信息的解释仍具有一定的不确定性。医学发展有限，即使是已知致病基因和预期致病基因，但临床上可能仍没有有效的干预或治疗方法。这种情况下，给接受检测者反馈或披露信息，特别是对一些到成人或老年时才发病的疾病信息，除了引起焦虑和绝望感，可能没有任何意义，这显然违反医学伦理学的受益原则。而已知致病基因的检测也有引起过度医疗问题的嫌疑。如乳腺癌筛查基因 BRCA1&BRCA2，有家族性遗传倾向，基因检测对肿瘤风险预测的兴起，使为预防乳腺癌行预防性乳腺切除手术的很多。事实上，乳腺癌的发生和发展是需要时间的，过早地切除乳腺对患者的生活包括婚姻都有不利影响。

### 2. 基因治疗的技术不足和进展限制

药物研发或治疗方法应用于人体，安全性是必要条件，仅仅有效是不够的。体外再有效的药物或方法，如不能保证体内应用的安全性，也不可能最终在受试者或临床上应用，这也是伦理治理的目的。也因此国家食品药品管理局在审核新药时要对新药的安全、有效性要求提供依据。目前新药开发失败的主要原因是药物毒性，即安全性不能有效保证。事实上，药物研发之所以成本居高不下，这也是其中的原因之一。即大部分的体外有效药物，最终因为安全问题没有能够成功转化为临床应用。基因治疗的障碍主要在于没有成功解决有效载体的安全性问题。基因治疗的远期副作用，如何评估，目前仍缺乏有效经验。

基因治疗的进展则尤为有限。应用基因转移或基因干预进行基因治疗，则更多在体外研究阶段，精准医疗还有很长的路要走。而且，体外有效的分子或药物在体内无法达到预期效果。人体是一个整体，是一个能够动态调整不断自我平衡的系统，因此，分子药物或基因治疗在理论上，同样具有耐药的可能；而且，目前还没有特别有效的基因载体，使基因治疗的研究进展和应用受到很大限制。

### 3. 知情同意的收益和风险的客观性问题

精准医学的知情同意问题中，要求对收益风险告知的充分和客观性比较重要。伦理要求知情同意过程中个体参与者被充分告知，特别是不利和风险。如对于基因组测序，告知内容不仅包括基因组测序检测和咨询的目的、功能，更应该充分告知技术和遗传信息在解释方面涉及限制和缺陷。这在“直接面对消费者的基因检测”中问题相对突出。与医疗和医学研究不同，“直接面对消费者的基因检测”属于商业行为。其市场宣传中类似商业广告，为吸引消费者和基因测试的兴趣，在宣传和检测前咨询中，消费者更多获知的是进行基因检测的好处。检测前的知情同意履行可能存在严重瑕疵，对基因检测技术上和结果认知及解释方面的限制和缺陷淡化，对目前临床诊疗发展的有限性和其有所不能告知不充分等。提供“直接面对消费者的基因检测”服务的公司向消费者提供的健康相关信息和遗传系谱测试信息的科学性和有效性曾引起争议。国际上，美国食品药品管理局2010年宣布对“直接面对消费者的基因检测”进行管制。2015年2月，美国食品药品管理局只允许有限的“直接面对消费者的基因检测”市场化。澳大利亚国家卫生和医学研究委员会2012年也警告消费者对“直接面对消费者的基因检测”应保持谨慎。目前，我国对医疗机构中（包括孕前和产前检查）的临床诊疗用基因检测管理严格规范，尚未允许全基因组测序和全外显子测序应用在临床诊疗工作。但“直接面对消费者的基因检测”市场发展迅速，不仅需要加强对DTC gt的监管，消费者也应该提高知识普及，不仅需要了解目前精准医学的进展和优势，更应该了解目前的技术限制和应用缺陷。我们曾在《分子遗传学基因检测送检和咨询规范与伦理指导原则（2018）中国专家共识》中提示检测机构和接受检测者，在没有专门的法律法规情况下，“直接面对消费者的基因检测”分子遗传检测及咨询造成损害，适用《民法总则》和《侵权责任法》。接受检测者可以根据相关法律法规来维护自己的民事权益。在不断促进疾病诊疗个体化的同时，精准医学在分子水平的干预所引起的长期和远期副作用不能够在短时间内得到认识。这也需要精准医学在风险和收益的评估中有所考虑。

### 4. 不知情权

知情同意的内容和履行都具有其特殊要求和特点。需要强调的且非常重要的是，精准医学研究或临床应用个体参与者中的一个重要权利——针对遗传检测这些先进的技术及其携带的信息，个体参与者具有不知情权。

所谓不知情权（Right of Ignorance）是指所有人，包括患者及其家属，对遗传信息及遗传异常信息，有选择不知情的权利。不知情权的行使包括不进行检测的权利，即使是免费检测，也有拒绝检测的权利；如果检测公司或机构通过政府或者学校等进行免费检测，当事人可以明确拒绝，不参与。不知情权还包括对于一些预定检测目的之外的结果不接受反馈的权利等。涉及人体的医学研究，以往更多关注的是知情权和同意权；但是，在生命科学和医学遗传学整合密切的精准医学研究中，应该把公民大众，以及决定参与的个体参与者的不知情权作为重点“知情同意”的内容告知。不知情的对象，也包括潜在个体参与者及其家庭成员。但是，不知情权有其独有的内容专指，不能滥用不知情权而侵犯个体的知情同意权。

## 6.4 精准医学中有哪些特殊隐私保护问题

### （一）基因检测和基因测序的遗传隐私问题（家族）

精准医学因其涉及遗传物质的检测，因此除了对个体参与者的个人健康信息如疾病信息，还包括遗传因素，即个人生物学信息，这些信息如果涉及遗传性疾病信息，或者与某些疾病密切相关的遗传信息，不仅是个体被检测者的隐私，也是其家族隐私。

### （二）遗传隐私泄露潜在基因歧视问题

精准医学研究或检测上述遗传信息，如果涉及慢性疾病或精神疾病等信息，不仅影响个体及其家人的生活，还具有遗传隐私泄露引起的基因歧视问题，包括生活中婚姻问题、保险问题及工作就业问题。

在此，强调一点，个体的健康体检信息包括遗传信息，是个人隐私信息，是不允许医疗机构应保险公司以数据共享，或者判断被保险人是否隐瞒健康问题的申请而提供的。如果医疗机构或者任何平台泄露了相关信息，给个体或其家庭带来前述影响或名誉损失的，应该承担相关的法律责任，除非由公安机关侦查并出具相关配合调查的法律文书为前提。

## 6.5 精准医学目标的伦理问题重点是什么

精准医学的目标是促进健康和提高预防和诊疗水平，不能以任何其他为目的，同时，符合法律和伦理是前提。精准医学的目标具有两个方面的问题，一是对于个体的公平问题。精准医学的个性化诊疗目标基于大量研究和技术，一旦进入临床应用成本相对较高，是否能够按需进行个性化的医疗，让每一个个体受益？另外，有关精准医学目标的伦理问题重点在于技术或其应用对社会的潜在影响。对于一些可能影响全人类福祉的潜在研究，国际共识和我国都是严格禁止的，如人克隆技术等。在这一层面上，精准医学涉及的包含两大方面。其一，是基因检测、测序结果的滥用和恶用，特别是利用涉及人类遗传资源的数据对个人和种族或国家民族的歧视或安全行为；其二，是精准医学的基因转移和基因干预技术的滥用和恶用问题。与人工智能、克隆技术相似，此类相关的技术错误可能会导致问题，但在其无法控制的领域取得成功可能导致更严重的问题。基因转移和基因干预，特别是基因编辑技术在该层面上遭遇伦理前所未有的挑战。

因此，需要特别强调的是，一些基因治疗方法是法律和伦理都严格禁止在胚胎和生殖细胞使用的。特别是基因编辑，在眼睛、皮肤等终末分化组织细胞中使用，有的还为一些疾病提供了一种潜在的甚至成功的治疗方法。但是一旦应用到生殖细胞、受精卵或胚胎，将违反人类最基本的伦理和道德底线。科学家和大众都要更多地提高法律和伦理意识。科学家和科研人员更应该有所为、有所不为，不能为了名利违反法律和伦理实施研究的目的。

（关健）

---

关健　医学博士（中国协和医科大学），法学博士后（中国社会科学院），卫生管理学研究员、教授，国家科技基础条件平台——人口健康科学数据中心（临床医学－协和）常务副主任和肿瘤专题负责人。兼任《中国医学伦理学》杂志副主编，科技部等部门科技伦理治理、人类遗传资源项目管理和法律咨询专家。

**参考文献**

[1] 关健 . 生物医学研究涉及的伦理问题及其审核要求Ⅰ . 伦理争议和伦理审核的意义 [J]. 协和医学杂志 ,2011,2(3):291-292.

[2] 关健 . 生物医学研究涉及的伦理问题及其审核要求Ⅱ . 医学动物实验 .2011,2(4):393-395.

[3] 关健 . 生物医学研究涉及的伦理问题及其审核要求Ⅲ . 人体试验 .2012,3(1):124-126.

[4] 专家共识拟定组 . 分子遗传学基因检测送检和解读管理规范与伦理指导原则 2018 中国专家共识 [J]. 中华医学杂志 ,2018,98(28):2225-2232.

[5] GUAN J. Artificial intelligence in healthcare and medicine: promises, ethical challenges and governance[J]. Chin Med Sci J, 2019, 34(2): 76-83.

[6] 关健 . 基因组时代分子遗传学检测应用涉及的法律和伦理问题 [J].2018,31(3):273-277.

[7] 关健 . 转化医学的利益冲突及其影响 [J]. 中华医学科研管理学杂志 ,2014,27(3):241-243,246.

[8] 关健 . 现代医学研究伦理审核的管理探讨与经验分享 [J]. 中华医学科研管理学杂志 ,2012,25(4):291-293.

[9] ADJCKUM A, IENCA M, VAYENA E. What is trust? ethics and risk governance in precision medicineand predictive analytics[J]. OMICS[J].2017,21(12):704-710.

[10] 汪秀琴, 熊宁宁, 刘沈林, 等 . 临床实验的伦理审查: 知情同意 [J]. 中国临床药理学与治疗学 ,2004,9(1):117-120.

[11] WALPORT M, BREST P. Sharing research data to improve public health[J].Lancet,2011,377(9765):537-539.

[12] AZZARITI D R, RIGGS E R, NIEHAUS A,et al. Points to considerorsharingvariant-levelinformationfromclinicalgenetic testing with ClinVar[J]. Cold Spring Harb Mol Case Stud,2018,4(1): a002345.

[13] WHEWAY G, MITCHISON H M, GENOMIES England Research Consortium. Opportunities and challenges for molecular understanding of ciliopathies-the 100,000 genomes project[J].Front Genet, 2019,10: 127.

# 第 7 章
# 精准医学计划篇

## 7.1 精准医学的国内外政策背景是什么

精准医学是指根据患者个体的临床诊疗信息、基因组学信息及疾病过程中相关的转录组、蛋白组、代谢组等方面的特点，结合患者生活方式和生活环境，为患者“量身定制”出最佳的治疗方案，以尽可能使患者获得最佳的治疗效果和最低的副作用。精准医学一词最早是于 2008 年由美国哈佛大学商学院商业战略家 Clayton Christensen 提出，用于表述分子诊断，使医生不用依赖于直觉和经验便可以明确诊断。但当时精准医学并未引起医疗界的足够重视，直至 2011 年，美国国立卫生研究院下属的发展新疾病分类法框架委员会发表了“迈向精准医学：建立一个生物医学知识网络和一个新疾病分类法框架”，作为“个体化医学”的新表述，自此精准医学才受到业界的广泛关注。

2015 年，美国率先提出“精准医学计划”。1 月 20 日，奥巴马在国情咨文中从国家战略层面提出“精准医学计划”，1 月 30 日，白宫发布文件正式启动“精准医学计划”。2 月 8 日，美国白宫发布“精准医学计划”的实施细节，该计划先对大量个人和患者进行基因测序，以建立一个庞大的医学数据信息库，然后通过研究分析比对不同个体的基因信息，了解各种疾病的共有和特有的分子特征，从而开发出针对特定致病基因的靶向药物和治疗方法。同时，这些基因信息也能用于对健康人群进行疾病的个性化预防。美国精准医学计划一经提出，便引发了多国政界、商界、医疗界的广泛关注和热议。世界其他各国纷纷备战，出台本国精准医学研究计划和相关政策文件（表 7-1），如英国的“十万基因组计划”、加拿大的“个人基因组计划（PGP-Canada）”、澳大利亚的“基因组学健康未来使命（Australian Genomics Health Futures Mission）”和韩国的“万人基因组计划（10000 Genomes Project）”等。

表 7-1 国外精准医学计划相关政策文件

| 国家 | 政策名称 | 颁布机构 | 发布时间 |
|---|---|---|---|
| 美国 | 二十一世纪医疗法案 | 美国众议院 | 2016-12 |
| | NIH 数据共享政策及实施指南 | 美国国立卫生研究院（NIH） | 2003-03-05 |
| | 全基因组关联研究数据共享政策 | | 2007-08-28 |
| | NIH 基因组数据共享政策 | | 2014-08-27 |
| | CDC 数据发布与共享政策 | 疾病预防与控制中心（CDC） | 2005-09-07 |

（续表）

| 国家 | 政策名称 | 颁布机构 | 发布时间 |
|---|---|---|---|
| 美国 | NIDDK 数据共享政策 | 国立糖尿病、消化及肾脏疾病研究所（NIDDK） | 2013-07 |
| | 关于完整申报材料所需数据管理计划的更新信息 | 国家科学基金会（NSF）生物科学部 | 2015-10-01 |
| | 人类受试者保护和数据访问政策 | 国家人类基因组研究所（NHGRI） | 修订：2014-01-16 |
| 英国 | CRUK 数据共享指南 | 英国癌症研究中心（CRUK） | |
| | MRC 数据共享政策 | 医学研究理事会（MRC） | 2005-03 修订：2016-09 |
| | BBSRC 数据共享政策 | 英国生物技术与生物科学研究理事会（BBSRC） | 2007-04 修订：2017-03 |
| | 数据、软件及材料管理与共享政策 | 惠康信托基金会 | 2007-01 修订：2017-07-10 |
| | 数据访问和可接受的数据使用政策 | 英格兰基因组学公司 | 2014-07-01 修订：2015-11-13 |
| 加拿大 | 数据发布与资源共享 | 加拿大基因组基金会 | 2008-09-18 |
| | 数据发布与共享政策 | | 2016-09-22 |

（续表）

| 国家 | 政策名称 | 颁布机构 | 发布时间 |
| --- | --- | --- | --- |
| 加拿大 | CIHR 开放获取政策 | 加拿大卫生研究院 | 2013-01-01 |
| 澳大利亚 | 国家健康基因组政策框架 | 澳大利亚政府卫生部长理事会（COAG） | 2017-11 |
| | NHMRC 数据共享声明 | 国家卫生与医学研究理事会（NHMRC） | 2015-04-17 |

美国提出精准医学计划后，我国对精准医学进行了快速响应。2015年2月，习近平总书记批示科技部和国家卫生计生委，要求成立中国精准医学战略专家组。3月11日，我国科技部召开国家首次精准医学战略专家会议，并计划在2030年前，将在精准医学领域投入600亿元。此外，精准医学还被纳入国家“十三五”规划，并将“精准医学研究”列为国家重点研发计划重点专项之一，旨在应用高通量分子检测技术、生物信息技术、医学影像等技术，结合大规模人群队列研究的大数据分析，实现精准的疾病分类和诊断，以制定个体化的疾病预防和干预方案等。其实我国早在20世纪初就开始关注精准医学，于2006年首次提出“精准外科”的概念，并在精准医学领域发布了多项政策（表7-2），以促进精准医学的快速发展和对新型行业的监管和跟进。

表 7-2 中国精准医学相关政策文件

| 政策名称 | 颁布机构 | 发布时间 | 主要内容 |
| --- | --- | --- | --- |
| 食品药品监管总局办公厅关于基因分析仪等 3 个产品分类界定的通知 | CFDA | 2014-01 | 基因分析仪作为Ⅲ类医疗器械管理，测序反应通用试剂盒（测序法）作为Ⅰ类医疗器械管理 |
| 关于加强临床使用基因测序相关产品和技术管理的通知 | 卫计委 | 2014-02 | 检测仪器、诊断试剂和相关医用软件等产品，需经 CFDA 审批注册和卫计委批准技术准入方可应用 |
| 关于开展高通量基因测序技术临床应用试点单位申报工作的通知 | 卫计委 | 2014-03 | 已经开展高通量基因测序技术，且符合申报规定条件的医疗机构可以申请试点 |
| 开展高通量基因测序技术临床应用试点工作的通知 | 卫计委 | 2014-12 | 确定北广两地第一批高通量测序技术临床应用试点单位，开展遗传病诊断、产前筛查与诊断、植入前胚胎遗传学诊断试点工作 |
| 关于产前诊断机构开展高通量基因测序产前筛查与诊断临床应用试点工作的通知 | 卫计委 | 2015-01 | 审批通过了 109 家医疗机构开展高通量基因测序产前筛查与诊断（NIPT）临床试点 |

（续表）

| 政策名称 | 颁布机构 | 发布时间 | 主要内容 |
|---|---|---|---|
| 关于辅助生殖机构开展高通量基因测序植入前胚胎遗传学诊断临床应用试点工作的通知 | 卫计委 | 2015-01 | 审批通过了13家医疗机构开展高通量基因测序植入前胚胎遗传学诊断（PGD）临床应用试点 |
| 国家首届精准医学战略专家会议 | 科技部 | 2015-03 | 计划在2030年前，在精准医疗领域投入600亿元，其中中央财政部支付200亿元，企业及地方财政配套400亿元 |
| 《关于肿瘤诊断与治疗专业高通量基因测序技术临床应用试点工作的通知》 | 卫计委 | 2015-04 | 发布了第一批肿瘤诊断与治疗项目高通量基因测序技术临床试点单位名单 |
| 《关于取消非行政许可审批事项的决定》 | 国务院 | 2015-05 | 取消第三类医疗技术临床应用准入审批，包括造血干细胞移植、基因芯片诊断、免疫细胞治疗等第三类医疗技术临床应用 |
| 《国家发展改革委关于实施新兴产业重大工程包的通知》 | 发改委 | 2015-06 | 3年时间内建设30个基因检测技术应用示范中心，快速推进基因检测临床应用及基因检测仪器试剂的国产化 |
| 《肿瘤个体化治疗检测技术指南（试行）》 | 卫计委 | 2015-07 | 印发肿瘤个体化治疗检测技术指南 |

（续表）

| 政策名称 | 颁布机构 | 发布时间 | 主要内容 |
| --- | --- | --- | --- |
| 《药物代谢酶和药物作用靶点基因检测技术指南（试行）》 | 卫计委 | 2015-07 | 印发药物代谢酶和药物作用靶点基因检测技术指南 |
| 《中共中央关于制定国民经济和社会发展第十三个五年规划的建议》 | — | 2015-10 | 将“健康中国”写入纲领性文件，未来 5 年健康产业将会获得重点扶持 |
| 《关于发布国家重点研发计划精准医学研究等重点专项 2016 年度项目申报指南的通知》 | 科技部 | 2016-03 | 将“精准医学研究”列为 2016 年优先启动的重点专项之一 |
| 《中华人民共和国国民经济和社会发展第十三个五年规划纲要》 | 科技部 | 2016-03 | 大力推进精准医疗等新兴前沿领域创新和产业化，形成一批新增长点。加强前瞻布局，生命科学等领域，培育一批战略性产业 |
| 国务院常务会议 | 国务院 | 2016-07 | 通过“十三五”国家科技创新专利规划，以创新型国家建设引领和支撑升级，在精准医疗等重要领域启动一批新的重大科技项目 |

（修晓蕾，吴思竹，钱庆）

修晓蕾，中国医学科学院医学信息研究所，研究实习员，研究方向为医学知识组织、科学数据管理，发表论文 20 余篇。

吴思竹，中国医学科学院医学信息研究所，研究员，研究方向为医学科学数据集成融汇、医学科学数据管理及语义网技术研究，发表论文 60 余篇。

钱庆，研究员，现任中国医学科学院医学信息研究所副所长，国家人口与健康科学数据中心工程技术中心主任，中宣部新闻出版总署医学融合出版知识技术重点实验室主任。主持完成国家科技部、卫生健康委、工程院、世界卫生组织等资助课题 50 余项，以第一作者或通讯作者在国内外核心期刊发表论文 100 余篇。

**参考文献**

[1] WISHART, DAVID S.Emerging applications of metabolomics in drug discovery and precision medicine[J]. Nature reviews Drug discovery, 2016,15(7):473-484.

[2] JU Y. Ten years after the Human Genome Project: from genome biology to precision medicine[J]. Chinese Journal of Nature,2013,35(5):326-331.

[3] NEW NRCU, Disease TO. Toward precision medicine: Building a knowledge network for biomedical research and a new taxonomy of disease [M]. Washington DC: National Academic Press(US),2011:7-62.

[4] 中商产业研究院 .2018 年中国精准医疗政策及事件盘点 [EB/OL]. http://www.gclife.com.cn/Article/2018nianzhongguojing_1.html, 2020-02-18.

# 7.2 美国精准医学的发展目标是什么

2015 年 1 月 20 日，美国总统奥巴马在国情咨文演讲中发表了这样一段讲话——“21 世纪的经济将有赖于美国的科学技术和研究开发。我们曾消灭了小儿麻痹症，并初步解读了人类基因组。我希望，我们的国家能引领医学的新时代——这一时代将在合适的时间给疾病以合适的治疗。对那些患有囊泡纤维化的患者，我们能将他们转危为安，这个病在过去是不可逆转的。今天晚上，我要启动一个新的‘精准医学计划’。这一计划将使我们向着治愈诸如癌症和糖尿病这些顽症的目标迈进一步，并使我们所有人，都能获得自己的个体化信息。我们需要这些信息，使我们自己，我们的家人更加健康。”2015 年 1 月 30 日，美国白宫发布了精准医疗白皮书，标志着“精准医学计划”的正式启动。此外，奥巴马请国会 2016 年核拨 2.15 亿美元，其中 1.3 亿美元拨给 NIH 用于资助研究团体建立生物样本库和 100 万志愿者的招募和医疗记录、基因和生活方式等数据的收集；7000 万美元资助 NIH 癌症研究所，用于癌症形成机制及其治疗药物的相关研究；1000 万美元提供给美国食品药品管理局，用于建立项目数据库的监管机制；国家卫生信息技术协调办公室将获得 500 万美元，用于设立标准以确保数据共享不会侵犯个人隐私。

奥巴马从国家战略层面提出实施“精准医学计划”，其实是受到了科技、经济和政治三方面共同的驱动。

### 1. 在技术方面

2007 年第二代高通量基因测序技术出现，大大提高了测序速度并大幅度降低了测序成本。到 2014 年，一套 IlluminaHiseqX10 可在 3 天内测出 180 个人的全基因组且测序成本降到了 1000 美元以下，基因测序速度的大幅度提升和测序价格的大跌使得基因测序技术大范围应用于临床成为可能。此外，基因突变和疾病等相关性研究取得了许多突破，表明人类的很多疾病都直接或者间接与基因有关。基因测序技术的飞速发展，和基因诊断、治疗技术取得的重大突破，为精准医学的发展创造了条件。

### 2. 在经济方面

2012 年二代测序全球市场容量 13 亿美金，占整个基因诊断市场的 18.6%，相比过去 5 年复合增长率高达 50%，预计 2017 年二代测序的份额提升至 30% 以上。二代基因测序技术的发展将极大带动药品研发和肿瘤诊断及个性化临床应用，其快速发展的市场规模难以估计。

### 3. 在政治方面

美国当时的医疗费用急剧增长，医疗资源浪费和过度医疗的现象严重，使得美国医改陷入困境，奥巴马亟须采取措施扭转“医改失败”对公共健康造成的不利影响，而“精准医学计划”正是在这样一个背景下出台的。

美国实施“精准医学计划”的目标是通过研究、技术和政策创造一个新的医学时代，使患者、研究人员和医疗服务提供机构共同致力于个性化医疗发展。对疾病风险、治疗反应和疾病效果的预测性因素，如环境、遗传、生物化学和其他因素等进行研究，并发现确定疾病预防和治疗的新机遇和优化策略来改善美国人的健康，最终改善临床结果。

美国“精准医学计划”由队列计划主任领导项目整体实施，监督委员会负责协调和管理资源访问委员会、结果和信息反馈小组委员会、生物样本数据库委员会和安全小组委员会等；执行委员会负责具体活动实施；独立顾问委员会实施外部监督；队列的最终监督权由 NIH 的负责人承担。在成果共享方面将保持与 NIH 政策一致的立场，支持研究数据和样本共享，参与者数据和研究结果共享。表 7-3 总结了美国精准医学数据管理方面的基本情况。

表 7-3 美国精准医学计划数据管理和共享情况

| 项目 | 内容 |
| --- | --- |
| 核心数据 | 自我报告测量数据、基本体检数据、结构化临床数据、生物样本组数据、移动医疗数据、医疗索赔数据等 |
| 关联数据 | 基因组数据、临床和表型数据，生活习惯和环境因素数据 |
| 数据标准 | 使用通用数据模型，推荐借鉴 PCOnet、以患者为中心的全国临床研究网、观测健康数据和信息协同中心等创建的模型 |
| 数据管理 | 建立中央生物样本数据库管理样本数据；组建协调中心存储核心数据集并构建公共数据模型来描述和管理数据 |
| 数据存储 | 由协调中心集中存储所有参与者使用通用数据模型产生的核心数据集 |
| 数据访问 | 通过协调中心实现数据查询和分析；根据数据敏感性设置不同级别访问控制，促进汇总数据的广泛使用和基于角色和权限的个人数据访问 |

续表

| 项目 | 内容 |
|---|---|
| 数据安全 | 建立安全小组委员会，制定适当技术和政策性保护措施，保障数据和系统安全 |
| 技术工具 | 设计面向社会团体的工具，允许能够对队列核心数据进行基本访问、分析、可视化 |
| 政策伦理 | 制定内部政策的同时，美国国立卫生研究院、政府、国会或其他部门也参与部分政策制定，并且计划遵循和参考现有政策，如健康保险流通和责任法案的隐私规则、隐私法案等 |

2016年10月，NIH提出“全民健康研究项目（All of US Research Program）”作为“精准医学计划”的主要项目，旨在强调共同价值观和成果分享，改变现有的研究人员和参与者之间的关系，将他们作为合作伙伴而聚集在一起来指导研究的方向、目标和负责研究信息回馈。参与者能够访问自己的健康信息，整个参与者群体的数据也可以广泛地提供给不同的研究项目使用，体现了全民参与健康研究，共同探讨每一个人未来的健康、医疗服务和社会福祉问题。

（吴思竹，修晓蕾，钱庆）

---

吴思竹，中国医学科学院医学信息研究所，研究员，研究方向为医学科学数据集成融汇、医学科学数据管理及语义网技术研究，发表论文

60 余篇。

修晓蕾，中国医学科学院医学信息研究所，研究实习员，研究方向为医学知识组织、科学数据管理，发表论文 20 余篇。

钱庆，研究员，现任中国医学科学院医学信息研究所副所长，国家人口与健康科学数据中心工程技术中心主任，中宣部新闻出版总署医学融合出版知识技术重点实验室主任。主持完成国家科技部、卫生健康委、工程院、世界卫生组织等资助课题 50 余项，以第一作者或通讯作者在国内外核心期刊发表论文 100 余篇。

**参考文献**

[1] 杨焕明 . 奥巴马版“精准医学”的“精准”解读 [J]. 中国医药生物技术 ,2015,10(03):193-195.

[2] 吴思竹 , 钱庆 , 杨林 . 中国、美国、英国精准医学计划比较研究 [J]. 中国医院管理 ,2017,37(09):77-80.

## 7.3 英国精准医学的发展目标是什么

精准医学的基础是基因组学研究，而基因组学研究需要大量的人体基因数据。基因测序是确定任何生物单个 DNA（腺嘌呤、鸟嘌呤、胞嘧啶和胸腺嘧啶）的 4 个化学构建块的顺序。这些化学物质在每条 DNA 链中的顺序决定了 DNA 片段中包含的遗传信息类型。研究人员可以识别出 DNA 分子的哪些部分包含基因，哪些包含调控信息，从而查明具有某些特征的个体与没有某些特征的个体之间的差异。人类基因组含有约 30 亿个 DNA 碱基对，它们共同构成了生物体的“指导手册”。全基因组测序能够提高对多种疾病的精准诊疗，自 1990 年“人类基因组计划”

启动以来，多个国家先后兴起更庞大的基因组计划，试图夯实以基因数据为基础的精准医学，为疾病诊疗、药物研发提供更多的数据基础。

为了更好的实现精准医疗，2012 年 12 月，英国首相 David Cameron 宣布英国政府将投资 3 亿英镑启动“十万基因组计划”，该计划由 Illumina、Genomics England 和英国国家医疗服务体系（National Health Service，NHS）合作开展，使用 Illumina 测序技术进行全基因组测序，Genomics England 承诺为此支付 7800 万英镑。Illumina 公司也同意投资 1.62 亿英镑，并与 Genomics England 合作开发临床解释、决策支持和知识管理系统。其他资金来自惠康信托基金会、英国医学研究委员会和 NHS。该项目在 2017 年年底通过收集 10 万名来自癌症疾病和传染性疾病等患者及其家属的全基因组，并将序列数据关联到标准化、可扩展的临床数据，寻找疾病的致病基因，为临床提供更好的诊断工具，为患者提供个性化治疗，创造一种新型的基因组医学服务，改变人们的医疗保健方式，在 5 年内使英国成为世界领导者。

英国“十万人基因组计划”主要针对 17 种癌症（包括常见和罕见两种类型）及约 1200 种影响儿童和成人的罕见疾病，具体由计划委员会监督活动的实施和进展情况，以及解决新出现的问题，此外委员会还会及时总结和反馈实施中的经验教训。在成果共享方面，划分了多种数据共享的层次和访问控制机制，并对患者进行相关研究成果的反馈。表 7-4 总结了英国“十万人基因组计划”数据管理方面的基本情况。

表 7-4 英国“十万人基因组计划”数据管理和共享情况

| 项目 | 内容 |
| --- | --- |
| 核心数据 | DNA 样本、序列基因组数据等 |
| 关联数据 | 基因组数据、临床和表型数据、生活习惯和环境因素数据 |
| 数据标准 | 根据基因组医学中心或基因组英格兰中心生物仓储的标准操作流程或相关质量评估标准，规范数据和操作 |
| 数据管理 | 创建多个虚拟数据中心，为临床科研人员提供数据管理、审计和计算资源访问。多中心可交互，实现对共享仓储的访问 |
| 数据存储 | 生物样本数据最初在本地存储，之后被传输到中心生物仓储，目前收集的数据被存储在英国基因组学公司的多个虚拟数据中心 |
| 数据访问 | Genomics England 网站（http://www.genomicsengland.co.uki）提供汇总数据列表，研究者、NHS 基因组医学中心的医生、护士和其他医疗保健专业人员和参与者可访问患者数据；企业需接受审查并付费访问数据；访问需通过科学咨询委员会、访问审查委员会等审核 |
| 数据安全 | 数据使用需符合安全访问要求；所有数据传输和访问请求将被记录并由服务管理团队定期审查 |
| 技术工具 | 计划委员会提供对整个数据共享过程的追踪、监测和报告用于临床基因组学研究，数据质量保证和注释，基因组、临床和实验室数据解释和演示相结合的算法、模型和工具 |
| 政策伦理 | 建立独立伦理咨询委员会，研究和解决计划实施中伦理相关问题，如知情权益、数据访问许可、数据隐私等 |

2016年，首批通过“十万人基因组计划”获得基因诊断的孩子在北泰晤士区 NHS 基因组医学中心的 Great Ormond 街区医院收到了他们的结果，全基因组测序精确定位了引起她们疾病的潜在遗传改变。这些结果不仅让家庭消除了大量的不确定性，而且对他们生活的方方面面都产生重大的影响，包括未来的治疗方案、社会支持和生育计划。还有望帮助更多患有未确诊疾病的孩子，让他们尽早进行基因突变的检测，并提供诊断，以便更有效地管理他们的疾病。

2018年12月5日，时隔5年半，英国卫生部长 Matt Hancock 宣布由英国基因组学与英国 NHS 共同牵头的 100 000 个基因组计划已经实现了对来自 NHS 患者的 100 000 个全基因组进行测序的目标。截至项目完成时，已对 85 000 人进行了全基因组测序，包括罕见患者及其家人，同时还对癌症患者参与者的健康细胞及肿瘤细胞进行测序，总共 10 万份基因组。英国已成为世界上第一个在直接医疗保健中大规模应用全基因组测序的国家，并且为获得旨在改善患者预后的研究提供了高质量的未识别临床和基因组数据。

目前“十万基因组计划”已初步取得一些进展，如参与者中 25% 的罕见病患者病因第一次得到确认并给出应对方法，为大约 50% 的肿瘤患者进行精准治疗带来了希望。目前，大量的数据分析与处理仍在进行中。该项目为 NHS 基因组医学服务奠定了基础，该服务将从 2019 年开始为 NHS 的患者提供平等的基因组检测服务，给更加精准的诊断与治疗带来了希望。不仅对患者带来显著利益，也为相关研究提供大量资源。接下来，英国会将“十万人基因组计划”升级为“百万人基因组计划”。

（吴思竹，修晓蕾，钱庆）

吴思竹，中国医学科学院医学信息研究所，研究员，研究方向为医学科学数据集成融汇、医学科学数据管理及语义网技术研究，发表论文 60 余篇。

修晓蕾，中国医学科学院医学信息研究所，研究实习员，研究方向为医学知识组织、科学数据管理，发表论文 20 余篇。

钱庆，研究员，现任中国医学科学院医学信息研究所副所长，国家人口与健康科学数据中心工程技术中心主任，中宣部新闻出版总署医学融合出版知识技术重点实验室主任。主持完成国家科技部、卫生健康委、工程院、世界卫生组织等资助课题 50 余项，以第一作者或通讯作者在国内外核心期刊发表论文 100 余篇。

**参考文献**

[1] GENOMICS ENGLAND. The UK has sequenced 100000 whole genomes in the NHS[EB/OL]. https://www.genomicsengland.co.uk/the-uk-has-sequenced-100000-whole-genomes-in-the-nhs/, 2020-02-13.

[2] 吴思竹，钱庆，杨林. 中国、美国、英国精准医学计划比较研究 [J]. 中国医院管理 ,2017,37(09):77-80.

# 7.4 加拿大精准医学的目标是什么

2005 年，全球个人基因组计划（The Personal Genome Project，PGP）正式启动（表 7-5），这是一个致力于汇聚全球各地研究项目以创建公共基因组数据、健康信息数据和性状数据公共存储库的联盟。PGP 作为包含公共人类数据的独特资源，多年以来一直支持着科研人员进行人类基因组和生物学领域的相关开放式协作研究。

表 7-5 全球个人基因组计划的项目情况

| 国际项目名称 | 开始时间 | 所属国家 | 牵头机构 |
|---|---|---|---|
| 哈佛个人基因组计划（Harvard PGP） | 2005-08 | 美国 | 哈佛大学医学院 George Church's 实验室 |
| 加拿大个人基因组计划（PGP-Canada） | 2012-12 | 加拿大 | 多伦多大学 McLaughlin 中心和病童医院 |
| 英国个人基因组计划（PGP-UK） | 2013-11 | 英国 | 伦敦大学学院 |
| 奥地利基因组（Genome Austria） | 2014-11 | 奥地利 | 奥地利科学院分子医学研究中心 |
| 中国个人基因组计划（PGP-China） | 2017-10 | 中国 | 复旦大学 |

2012 年 12 月，加拿大也启动了自己的个人基因组计划（PGP-Canada）（图 7-1），该计划由加拿大多伦多大学 McLaughlin 中心和病童医院应用基因组学中心共同主导。加拿大个人基因组计划作为全球个人基因组计划的一部分，旨在建立一个在线的、可供全世界科研人员使用的加拿大人基因组公共存储库。加拿大个人基因组计划的目标是促进个人的基因组测序，以便使用测序信息来了解个人疾病风险概况、个人生理或生物学特征及个人祖先的相关信息，增强人们对遗传和环境等因素在人类

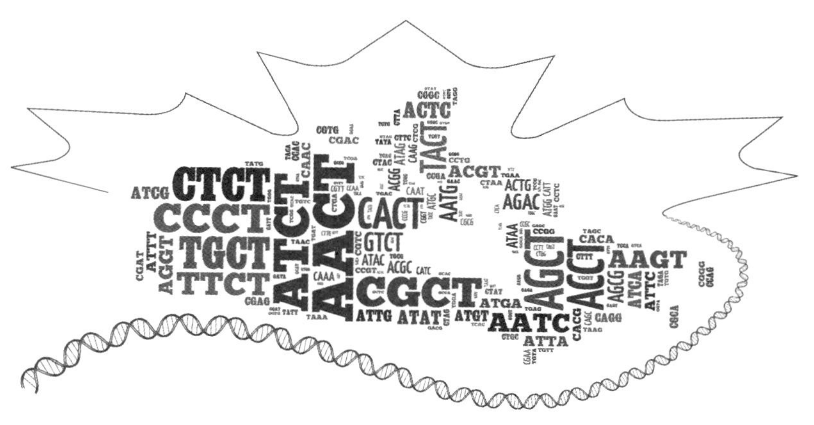


图 7–1 加拿大个人基因组计划

健康、疾病等方面的理解，并进一步支持评估全基因组测序及其在加拿大个性化医疗实践中的效用。该计划为加拿大提供了前所未有的机会来参与人类遗传学和生命健康领域的相关开创性研究，其得到的测序基因组为从事癌症、自闭症等疾病遗传基础的研究人员，以及致力于应用先进算法分析人类基因组序列信息的科学家们提供了宝贵的资源。

加拿大个人基因组计划从 2012 年起，长期招募愿意与研究社区和公众共享其基因组序列信息及其他多种类型个人信息的志愿者。2018 年，该计划对首批招募的 56 名志愿者进行了全基因组测序，并在 Canadian Medical Association Journal 上发表了相关测序结果。研究表明，通过全基因组测序鉴定出的大多数变异体的意义并不确定，或有存在良性的可能，但大多数志愿者（53/56）都至少携带了一种与疾病相关的等位基因，且志愿者携带的基因大约与 50 种药物的代谢有关。这一研究结果突显了全基因组序列数据应用于精准医学的潜力，有助于减少药物不良反应事件的发生和降低治疗失败的风险，为加拿大医疗用药的精准化、个性化研究提供支撑。

（王安然，吴思竹，钱庆）

---

王安然，中国医学科学院医学信息研究所，助理研究员，研究方向为医学科学数据管理，发表论文 10 余篇。

吴思竹，中国医学科学院医学信息研究所，研究员，研究方向为医学科学数据集成融汇、医学科学数据管理及语义网技术研究，发表论文 60 余篇。

钱庆，研究员，现任中国医学科学院医学信息研究所副所长，国家人口与健康科学数据中心工程技术中心主任，中宣部新闻出版总署医学融合出版知识技术重点实验室主任。主持完成国家科技部、卫生健康委、工程院、世界卫生组织等资助课题 50 余项，以第一作者或通讯作者在国内外核心期刊发表论文 100 余篇。

**参考文献**

[1] Open Humans Foundation. The Personal Genome Project [EB/OL]. https://www.personalgenomes.org/, 2020-2-18.

[2] PGP-Canada. Personal Genome Project Canada [EB/OL]. https://www.personalgenomes.ca/, 2020-2-18.

[3] REUTER, MIRIAM S., WALKER, SUSAN, THIRUVAHINDRAPURAM, BHOOMA, et al. The Personal Genome Project Canada: findings from whole genome sequences of the inaugural 56 participants[J]. Canadian Medical Association Journal: Journal de l'Association Medicale Canadienne,2018(May .):E126-E136.

# 7.5 澳大利亚精准医学的发展目标是什么

大规模基因组测序和分析，为人类重大疾病预测、预防、诊断和治疗奠定了基础，为此越来越多的国家纷纷启动了自己的基因组计划。

2015 年 12 月，澳大利亚宣布，未来 4 年将学习英国打造本国的十万基因组计划，通过对罕见疾病和癌症患者的基因测序，创建澳大利亚国民基因数据库，以构建一个基于基因组学的新医疗卫生服务系统，推动相关药物的进一步研究和发展。该项目的参与方有 Garvan 医学研究所、联邦政府及其他研究机构，如澳大利亚最大的电讯公司 Telstra，其中，Telstra 公司已成立专门的健康部门。澳大利亚政府相信此次项目能给政府、机构及个人创造许多可能，共同创造一个澳大利亚的基因组学经济。

在澳大利亚宣布打造本国十万基因组计划之前，数项基因计划已在澳大利亚提出或正在进行，其中每一项计划都旨在通过对患者 DNA 的测序，将其作为整个基因组（全基因组测序）或来自表达的基因序列（外显子组测序），以解决临床实际需求。

## （一）澳大利亚基因组学健康联盟

澳大利亚基因组学健康联盟（Australian Genomics）成立于 2014 年，由 78 个诊断实验室、临床遗传学服务机构及研究和学术机构的临床医生、诊断病理学家和研究人员共同组成，包括大约 30 个临床基地。2015 年，为了表彰 Australian Genomics 将基因组测序技术应用于医疗卫生系统过程中起到的作用和提出的实用性策略，澳大利亚国家卫生和医学研究委员会授予其 2500 万澳元（合 1920 万美元）的奖金，并以国家投资为杠杆继续筹资 1 亿澳元（合 7680 万美元）用于基因组项目。

## （二）墨尔本基因组学健康联盟

墨尔本基因组学健康联盟（Melbourne Genomics）成立于 2013 年，由 10 个维多利亚州医疗保健和研究机构与维多利亚州政府合作，致力于利用基因组学造福维多利亚州人的个人护理。Melbourne Genomics 已经建立了一个使用基因组测序来支持 11 种不同疾病患者的临床诊断和护理的模式，这些疾病包括免疫系统缺陷、遗传性心脏病、神经退行性疾病及实体癌症和血癌。到目前为止，Melbourne Genomics 正在为基因组学如何在医疗保健中找到应用建立证据，同时在医疗保健专业人员中积累基因组知识和经验，并建立支持基因组学实践的系统，迄今已有约 2000 名患者在他们的日常护理中获得基因组信息。该方法的重点是长期可持续性，并建立一种灵活的方法，可以适应测试方法学的进步。

## （三）悉尼基因组合作项目

加文医学研究所与新南威尔士州政府合作的悉尼基因组合作项目成立于 2014 年，旨在促进新南威尔士州对遗传性疾病和带有遗传成分（包括癌症）的疾病基因组研究。该合作项目包括几个项目和倡议：① 医学基因组参考库：对健康的老年人进行基因测序，以建立用于分析基于疾病队列的广谱对照；② 新南威尔士州基因组合作赠款计划，对具有不同医疗条件（如黑色素瘤、心脏病和精神分裂症）的患者进行基因组测序，以提高对疾病遗传原因的理解；③ 基因组癌症医学项目，该项目开展致力于将基因组学应用于癌症的理解、早期发现、预防和管理的研究。

此外，为了在后基因组时代搭上生命经济的高速列车，2016 年 5 月，澳大利亚首相 Malcolm Turnbull 宣布了“零儿童癌症计划（Zero Childhood Cancer Initiative）”。该计划将以澳大利亚儿童癌症研究所和悉尼儿童医院为依托，由澳大利亚联邦政府投资 2000 万澳元（约 1 亿人民币）开展，旨在利用基因组技术为目前无法治愈的儿童癌症提供个体化治疗策略。

2018 年 5 月，澳大利亚又启动了一项最新的基因组研究计划——澳大利亚基因组学健康未来使命（Australian Genomics Health Futures Mission），由总理马尔科姆·特恩布尔领导的国家政府承诺，在未来 10 年将向这个全国的基因组计划投入 5 亿澳元（约合 3.7 亿美元）。“澳大利亚基因组学健康未来使命”计划旨在启动扩展性的旗舰式临床研究，以应对罕见病、罕见癌症和复杂疾病、鼓励最新成果与技术用于临床，促进产学研合作、制定国家标准和方案，加强数据使用、分析与共享，提升基因组学的医学实践价值。该计划的首个项目是耗资 2000 万澳元，以因罕见病（脊髓性肌肉萎缩症）去世的患者 Mackenzie Casella 命名的“Mackenzie 的使命”。这是一项孕前筛查计划，旨在检测那些罕见的先天性遗传病。“澳大利亚基因组学健康未来使命”计划的开展将优化个人护理，为澳大利亚医疗卫生改革提供智力框架，改变个人的生活和选择。

（修晓蕾，吴思竹，钱庆）

---

修晓蕾，中国医学科学院医学信息研究所，研究实习员，研究方向为医学知识组织、科学数据管理，发表论文 20 余篇。

吴思竹，中国医学科学院医学信息研究所，研究员，研究方向为医学科学数据集成融汇、医学科学数据管理及语义网技术研究，发表论文

60 余篇。

钱庆，研究员，现任中国医学科学院医学信息研究所副所长，国家人口与健康科学数据中心工程技术中心主任，中宣部新闻出版总署医学融合出版知识技术重点实验室主任。主持完成国家科技部、卫生健康委、工程院、世界卫生组织等资助课题 50 余项，以第一作者或通讯作者在国内外核心期刊发表论文 100 余篇。

**参考文献**

[1] 张耘 . 全球部分国家和地区精准医学产业的发展策略 [EB/OL]. http://www.istis.sh.cn/list/list.aspx?id=10403, 2020-02-11.

[2] Australian Council of Learned Academies. The Future of Precision Medicine in Australia[EB/OL]. https://acola.org/hs2-precision-medicine-australia/, 2020-02-11.

# 7.6 精准医学的时代机遇是什么

精准医学是以个体化医疗为基础，随着基因组测序技术快速进步，生物信息与大数据科学的交叉应用，发展起来的新型医学概念与医疗模式，为公共健康、疾病诊疗、医药研发应用等多领域带来了新机遇。

## （一）开展人群队列、生物样本库和大数据平台建设

精准医学为建设自然人群队列、大规模疾病队列、高发区域前瞻性人群队列及其相关生物样本库，构建便于数据共享和汇交的精准医学大数据平台提供战略机遇。建立精准医学大数据平台，通过生物信息学处

理海量数据，形成新靶点、新结构、新药物、新方案、新标准以及新规范。同时构建基因和蛋白分析平台，将测序技术、芯片技术和蛋白质技术与临床需求深度融合，促进基因组学、芯片技术、蛋白质组学、分子影像技术在临床诊疗中规模化应用。

## （二）利于精准防控模式研究应用

精准医学有利于开展疾病主要危险因素等环境暴露因素和个体内因调查与检测研究，高发现场、高危人群个体化预防的前瞻性研究，探索建立符合我国国情的个体化疾病综合预防模式。积极推动建立个体信息库（包括医疗记录、基因序列、代谢产物、微生物、生活方式、环境等），再根据对这些数据进行分析后得到的综合信息，来制定干预计划和诊疗方案的精准防控模式。

## （三）推动医学基础研究有效开展

精准医学推动分子诊断技术大量应用，产生海量生物医学资源，对数据分析和信息处理提出更高的要求，需要开展大量的生命科学和公共健康等领域的基础研究。将生物、信息、计算机等多学科与医学紧密融合起来，共同开展分子标志物发现和应用，早期标志物筛查、早诊研究，诊断、分型标志物预后和复发转移预测，治疗敏感性监测标志物、生物治疗靶点识别等方面研究，同时加强基础研究与临床应用的结合，促进基础研究成果向临床转化，实现精准医学研究成果的推广应用。

## （四）促进精准用药与药物研发

以高通量生命组学技术为基础的精准医学研究体系的建立，给新药研发带来了新的机遇与挑战，优化新药研发管线、建立个性化用药模式是精准医学临床实践的重要出口。从目前成熟的靶向治疗药物，如伊马替尼、曲妥珠单抗、吉非替尼等研发的经验看，针对特殊靶点的药物对某些特殊疾病、特定人群具有显著效果。因此，通过测序技术将人群无限细分，必然会找到特定靶点或靶点群及针对此靶点的药物。

## （五）实施精准诊疗的临床应用

精准医学是对现有临床医疗模式的革新和革命，通过基因组、蛋白质组等组学技术和医学前沿技术，对于大样本人群与特定疾病类型进行靶点的分析、鉴定、验证与应用，从而精确寻找到疾病原因、临床诊断及治疗和预测的靶点，为患者提供更具针对性和有效性的治疗措施，最终实现对疾病和特定患者进行个性化精准诊疗的目的。需要通过跨学科研究并与临床实践密切结合，逐步摸索出适合我国的临床精准医疗与细胞治疗的诊治路径，真正做到精准医疗从精准检测和诊断开始。

精准医学为开启个体化诊疗创新时代指明了方向，通过对其合理理解和科学应用，积极开展预防、药物、诊疗方法的创新和研发，能够推动我国公共健康事业的进一步发展，为提升我国医学核心竞争力提供有力的科技基础支撑。

（陈松景，吴思竹，钱庆）

陈松景，中国医学科学院医学信息研究所，助理研究员，研究方向为医学信息学，发表文章 20 余篇。

吴思竹，中国医学科学院医学信息研究所，研究员，研究方向为医学科学数据集成融汇、医学科学数据管理及语义网技术研究，发表论文 60 余篇。

钱庆，研究员，现任中国医学科学院医学信息研究所副所长，国家人口与健康科学数据中心工程技术中心主任，中宣部新闻出版总署医学融合出版知识技术重点实验室主任。主持完成国家科技部、卫生健康委、工程院、世界卫生组织等资助课题 50 余项，以第一作者或通讯作者在国内外核心期刊发表论文 100 余篇。

参考文献

[1] 詹启敏 . 中国精准医学发展的战略需求和重点任务 [J]. 中华神经创伤外科电子杂志 ,2015,1(5):257-259.

[2] PEER D. Precision medicine-Delivering the goods? [J]. Cancer Letters,2014,352(1):2-3.

[3] 武爱文 , 季加孚 . 实施精准医学的机遇与挑战 [J]. 中华临床实验室管理电子杂志 ,2015,3(3):129-131.

[4] 焦怡琳 , 王吉春 , 张群 , 等 . 中国在精准医学领域面临的机遇与挑战 [J]. 中国公共卫生管理 ,2015,31(5):601-603.

[5] 郑媛婷 , 傅肖依 , 石乐明 . 精准医学时代的新药研发和个性化用药——标准、监管与伦理学挑战 [J]. 中国医学伦理学 ,2018,31(9):1102-1107.

# 7.7 精准医学面临哪些挑战

我国开展精准医学计划还面临着很多挑战，例如重大疾病防治形势严峻、医改科技支撑亟待加强、自主创新能力亟待提升、统筹规划协调和投入机制亟待强化、新型诊疗技术的政策法规亟待完善等，这些问题都需要尽力克服，以推动具有中国特色的精准医学计划顺利实施。

## （一）精准医学是多学科、多领域和多技术融合的医疗体系

精准医学体系结构复杂且功能繁多，如何建立、整合、运行和监督如此复杂系统体系是面临的首要挑战。仅以基因检测为例，患者因自身需求，首先需要与临床医师或专业的基因顾问进行沟通咨询，来判断是否需要进行基因检测。其次由具有基因检测资质的机构为患者进行检测，而这一过程包括了实验室人员提取 DNA 进行测序、生物信息人员整合、分析收集到的数据、生物医学人员解读数据所代表的意义并研究确认可能致病的各种变异基因等多种步骤。最后临床医生根据基因测序的信息为患者“量身定做”医疗方案。同时，监督管理需要贯穿始终。然而，基因检测的过程极为复杂，面临着如何确保检测的精准性和可靠性、如何对每个环节的实施进行质量控制、如何解读检测结果的复杂性等一系列的问题，因此想要顺畅而高效地实现以上每一个环节的预期目的，还任重而道远。

## （二）数据的保密性、安全性和共享性

在精准医学开展过程中，数据需要经过多个专业领域人员的共同努力才能转化为临床应用，而在这一流转过程中，如何确保数据使用的规范性、保密性和安全性是体系得以正常运转的必要条件。数据隐含着患者重要的个人信息，在未经患者知情同意的情况下不得挪作他用，未经授权的无关人员不可获取数据，确保患者的隐私不得外泄。同时，数据的共享性也一直是学术界所倡导的，在加速成果转化和全球健康的背景下，人类需要通力合作、协同创新来攻克疾病的难关，数据的共享将有助于全世界各地各领域的专家学者进行交流互动，为促进人类健康而共同努力。此外，医疗机构是否及时告知患者，患者是否有对数据的可获得权，以便患者采取自促健康的行为，还涉及伦理等方面的考虑。

## （三）国家层面的监管

发展精准医学需要夯实基础，认清方向，随着国家科学发展水平的不断提高、国家综合能力的不断增加而不断发展和完善。首先，需要国家在政策上制定科学的发展策略，给予准确定位。其次，建立完善监督体系。发展中国的精准医学是一个体系建立的过程，对每一个环节的监管都是必不可少的，因此监督体系的建立健全是精准医学得以健康发展的基础与保证。而这意味着需要动员整合各个领域层面的力量，从法律法规上给予原则上的约束，从行政管理上明确每一环节的责任归属，制定相关的规章制度，建立相应的质控监管部门，保持部门间协调配合，上下贯通，运转顺畅。各级监管部门要发挥统筹协调、督促指导作用，落实管理责任，推动各方齐抓共管，社会合力共治。

## （四）医学伦理挑战

随着精准医学的不断发展，将会引发一些尚未出现的社会伦理学方面的问题，如侵犯患者知情权、个人隐私泄露、医疗数据滥用等，需要组织专家讨论这些可能出现的伦理学问题，并提供预防和解决的办法。精准医学的发展呼唤精准医学伦理学的诞生，更需要用全新的思维模式去审视和研究，在保障精准医学良好发展的前提下，最大限度地保护患者的权益。

发展精准医学不仅需要基于我国国情明确发展方向，遵循科学合理的原则，还要以全系统性地满足我国疾病预防控制和公共卫生需求为导向，有助于促进新一代药物、诊疗方法等的创新和研发，为实施更有效的统筹规划协调机制提供强有力的推动。

（陈松景，吴思竹，钱庆）

---

陈松景，中国医学科学院医学信息研究所，助理研究员，研究方向为医学信息学，发表文章 20 余篇。

吴思竹，中国医学科学院医学信息研究所，研究员，研究方向为医学科学数据集成融汇、医学科学数据管理及语义网技术研究，发表论文 60 余篇。

钱庆，研究员，现任中国医学科学院医学信息研究所副所长，国家人口与健康科学数据中心工程技术中心主任，中宣部新闻出版总署医学融合出版知识技术重点实验室主任。主持完成国家科技部、卫生健康委、工程院、世界卫生组织等资助课题 50 余项，以第一作者或通讯作者在国内外核心期刊发表论文 100 余篇。

**参考文献**

[1] 王芳 , 雷晓盛 . 浅析我国精准医疗的发展与对策 [J]. 医学理论与实践 ,2019,32(1):153-154.

[2] 詹启敏 . 中国精准医学发展的战略需求和重点任务 [J]. 中华神经创伤外科电子杂志 ,2015,1(5):257-259.

[3] 焦怡琳 , 王吉春 , 张群 , 等 . 中国在精准医学领域面临的机遇与挑战 [J]. 中国公共卫生管理 ,2015,31(50)：601-603.

# 7.8 中医药研究在精准医学发展中起到什么作用

近年来，诸多国家开展了基于医学大数据和分子生物学技术的精准医学研究项目，我国也将精准医学研究上升为国家战略。与西方国家不同，在我国探索精准医学发展的实践过程中，中医药研究起到了无可替代的推动作用（图 7-2）。

## （一）中医药符合精准医学的基本要求

中医药学作为我国的传统医学模式，有着数千年的发展历史，既是我国医疗保健体系的有力支撑，也是世界传统医药学领域的重要组成部分。不同于西医，中医药学有着独特的理论体系，其辨证论治、以人为本的诊疗机制，体现了因人而异、因病而异、同病异治的个体化医疗模式，这些特点高度契合精准医学的基本要求。因此，我国正在大力发展中医药精准医学（Traditional Chinese Precision Medicine）研究，将基因测序、

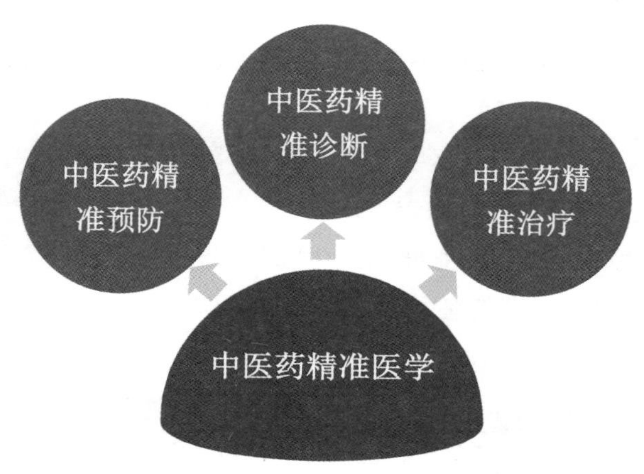


图 7-2 中医药精准医学的内容

分子影像和数据挖掘等前沿科学技术与中医药学的基础理论相结合，同时综合考虑患者的生活环境、个人习惯和其他相关临床信息，实现对疾病的精准预防、诊断，制订个体化的预防和治疗、康复方案。

## （二）中医药“治未病”与精准医学相辅相成

中医药学与精准医学在疾病的防诊治方面存在许多相通之处。精准医学不仅是要求对患者实施精准治疗，更注重的是对疾病的精准预防。而我国中医的“治未病”理念讲究未病先防，有病早治，已病防变，病后防复，这一点与精准医学的模式不谋而合。随着当今社会人口老龄化进程的加快，慢性病的发病率与日俱增，其中癌症、心脑血管疾病、呼吸系统疾病等多数病症尚无特效药，这些疾病严重威胁着人们的生命健康。将中医“治未病”的理念与精准医学的先进科学技术手段相结合，深入探究中医药精准医学的实践模式，针对慢性病形成面向全人群、以疾病预防和控制为核心的健康医疗模式，将十分有助于降低疾病发病率，提升国民健康素质。

## （三）中医药应用到精准医学可降低医疗成本投入

慢性病发病率的逐年上升及患病人群的低龄化，致使国家医疗卫生费用投入也呈现着快速增长的态势。相关报告显示，我国 2018 年的卫生总费用投入占 GDP 比重为 6.6%，与世界平均卫生总费用投入占 GDP 比重的 10.5% 相比还有很大的差距。我国作为一个发展中国家，无法同欧美等发达国家一样，实施“高投入”的医疗卫生制度，能够以相对低的经济投入来保障全球五分之一人口的卫生健康，中医药的研究与应用一直发挥着重大作用。中医药有着简、便、廉、验的优势，与西医比较费用相对低廉。将中医药应用到精准医学之中，既能遏制相关疾病的发病，又能减轻国家和个人经济负担。在中医药精准医学的背景下，建立以预防为主，花费低、疗效好的疾病防诊治体系已势在必行。

（王安然，吴思竹，钱庆）

---

王安然，中国医学科学院医学信息研究所，助理研究员，研究方向为医学科学数据管理，发表论文 10 余篇。

吴思竹，中国医学科学院医学信息研究所，研究员，研究方向为医学科学数据集成融汇、医学科学数据管理及语义网技术研究，发表论文 60 余篇。

钱庆，研究员，现任中国医学科学院医学信息研究所副所长，国家人口与健康科学数据中心工程技术中心主任，中宣部新闻出版总署医学融合出版知识技术重点实验室主任。主持完成国家科技部、卫生健康委、工程院、世界卫生组织等资助课题 50 余项，以第一作者或通讯作者在国内外核心期刊发表论文 100 余篇。

**参考文献**

[1] PORCHE DJ. Precision medicine initiative[J]. Am J Mens Health, 2015,9(3):177.

[2] 陈凯先 . 精准医学和中医药创新发展 [J]. 世界科学技术—中医药现代化 ,2017,19(01):7-18.

[3] 陈健 , 陈启龙 , 苏式兵 . 中医药精准医疗的思考与探索 [J]. 世界科学技术—中医药现代化 ,2016,18(04):557-562.

[4] 卓吴会 , 庄志奇 , 吴巧凤 . 简论精准医学与中医三因制宜和治未病思想关系 [J]. 转化医学电子杂志 ,2017,4(01):77-80.

[5] 新华网 . 去年我国卫生总费用占 GDP 比重达到 6.6%[EB/OL]. http://www.xinhuanet.com//fortune/2019-09/27/c_1210294535.htm, 2020-2-16.

# 7.9 我国精准医学的发展目标是什么

对于我国精准医学的发展目标，詹启敏院士团队认为可以分为总体目标和阶段目标两个层面。

就总体目标而言，我国精准医学的主要目标是为人民群众提供更精准、更高效的医疗健康服务，建立国际一流的精准医学研究平台和保障体系；自主掌握核心关键技术；形成一批我国定制、国际认可的疾病诊疗指南、临床路径和干预措施；显著提升重大疾病防治水平，带动生物医药、医疗器械和健康服务等产业的发展，加快推进医药卫生体制改革和医疗模式变革，推动健康中国战略发展。

就具体目标而言，我国精准医学的阶段目标包括五年目标和十五年目标两个方面。其中，五年目标是我国精准医学研究和临床水平位于国际前沿，部分具有中国特色疾病诊疗水平引领国际发展；针对某种肿瘤、心脑血管疾病、糖尿病、罕见病分别创制出 8 ～ 10 种精准治疗方案，并在全国推广实施。十五年目标是我国精准医学整体实现创新突破和临床应用，带动相关企业发展；重点研究疾病的诊疗标准和指南；在精准医学主要研究单位和试点地区，我国重要肿瘤早诊断率由目前的 20% 提高到 40% 以上；遏制新生儿出生缺陷率上升趋势，将发生率由 5.6% 降低到 3.0% 以下；主要心血管病的病死率和致残率降低 10%。

我国科技部印发的《“十三五”国家社会发展科技创新规划》和国家重点研发计划精准医学研究重点专项指南中，也对我国精准医学的发展目标进行明确，具体如下。

我国精准医学发展的总目标是把握生物技术和信息技术融合发展机遇，建立百万健康人群和重点疾病患者的前瞻队列，构建多层次精准医学知识库体系和国家生物医学大数据共享平台，重点攻克新一代基因测序技术、组学研究和大数据融合分析技术等精准医学关键核心技术，开发一批精准医学的检测试剂、个体治疗药物等医药产品，建立重大疾病的早期筛查、分子分型、个体化治疗、疗效预测及监控等应用解决方案和决策支持系统，推动医学诊疗模式变革，为显著提升人口健康水平、减少无效和过度医疗、避免有害医疗、遏制医疗费用支出快速增长提供科技支撑，使精准医学成为经济社会发展新的增长点。

我国精准医学发展的具体目标是以我国常见高发、危害重大的疾病及若干流行率相对较高的罕见病为切入点，实施精准医学研究的全创新链协同攻关，加强支撑精准医学发展的队列、平台、技术及临床应用体系建设。

### 1. 构建百万人以上的自然人群国家大型健康队列和重大疾病专病队列

具体包括：分区域（如京津冀区域、华中区域）建立面向百万级自然人群国家大型健康队列，基于重大疾病专病类型建立心血管疾病专病队列、脑血管疾病专病队列、呼吸系统疾病专病队列、代谢性疾病专病队列、乳腺癌专病队列、食管癌专病队列，建立面向罕见病的临床队列。

### 2. 建立多层次精准医学知识库体系和安全稳定可操作的生物医学大数据共享平台

具体包括：加强支撑精准医学大数据整合、处理、利用、共享多种应用场景的技术体系建设，加强精准医学大数据有效挖掘与关键信息技术的研发，加强面向恶性肿瘤、代谢系统疾病、呼吸系统疾病等重大疾病研究的精准医学知识库建设。

### 3. 建立支撑未来精准医学应用的技术体系

突破新一代生命组学临床应用技术（如临床用单细胞组学技术、临床用表观基因组技术）和生物医学大数据分析技术，加强生命组学数据质量控制体系和标准体系建设，建立创新性的大规模研发疾病预警、诊断、治疗与疗效评价的生物标志物、靶标、制剂的实验和分析技术体系。

### 4. 建立面向临床应用的支撑体系

具体包括：以临床应用为导向，形成重大疾病的风险评估、预测预警、早期筛查、分型分类、个体化治疗、疗效和安全性预测及监控等精准防诊治方案和临床决策系统，形成可用于精准医学应用全过程的生物医学大数据参考咨询、分析判断、快速计算和精准决策的系列分类应用技术平台，建设中国人群典型疾病精准医学临床方案的示范、应用和推广体系，推动一批精准治疗药物和分子检测技术产品进入国家医保目录。

（方安，王茜，钱庆）

---

方安，中国医学科学院医学信息研究所，研究馆员，医学知识组织与数字图书馆，发表文章 50 余篇，参编专著 3 部。

王茜，中国医学科学院医学信息研究所，馆员，医疗大数据信息技术应用与隐私保护，发表学术论文 20 余篇。

钱庆，研究员，现任中国医学科学院医学信息研究所副所长，国家人口与健康科学数据中心工程技术中心主任，中宣部新闻出版总署医学融合出版知识技术重点实验室主任。主持完成国家科技部、卫生健康委、工程院、世界卫生组织等资助课题 50 余项，以第一作者或通讯作者在国内外核心期刊发表论文 100 余篇。

**参考文献**

[1] 詹启敏 . 中国精准医学发展的战略需求和重点任务 [J]. 中华神经创伤外科电子杂志 ,2015,1(5):257-259.

[2] 张华 , 詹启敏 . 发展精准医学 , 助力健康中国 [J]. 疑难病杂志 ,2016,15(8):771-777.

[3] 科技部 . 科技部关于印发《“十三五”国家社会发展科技创新规划》的通知 [EB/OL]. http://www.most.gov.cn/mostinfo/xinxifenlei/fgzc/gfxwj/gfxwj2016/201703/t20170315_131996.htm.2016-12-22/2020-02-15.

[4] 科技部 . 科技部关于发布国家重点研发计划精准医学研究等重点专项 2016 年度项目申报指南的通知 ( 国科发资〔2016〕69 号 )[EB/OL]. http://www.most.gov.cn/mostinfo/xinxifenlei/fgzc/gfxwj/gfxwj2016/201603/t20160308_124540.htm.2016-03-08/2020-02-15.

[5] 科技部 .“精准医学研究”重点专项 2018 度项目申报指南 [EB/OL]. http://www.most.gov.cn/mostinfo/xinxifenlei/fgzc/gfxwj/gfxwj2017/201712/t20171212_136764.htm. 2017-12-12/2020-02-15.

[6] 科技部 .“精准医学研究”重点专项 2017 年度项目申报指南 [EB/OL].http://www.most.gov.cn/mostinfo/xinxifenlei/fgzc/gfxwj/gfxwj2016/201610/W020161012586568282225.pdf. 2016-10-12/2020-02-15.

## 7.10 哪些因素确保了我国精准医学计划的顺利实施

面对全球精准医学的大趋势，中国精准医疗计划也在积极推进之中，并取得一定成效。与国外精准医学计划推进模式相比，我国在制度政策、医疗资源、临床资源、工作基础等方面的优势确保了精准医疗计划的顺利实施。

### （一）拥有推动精准医学计划发展的组织和政策优势

与其他重大项目与系统工程类似，精准医学计划的发展特征主要体现在需要经历耗费较多资源的初级阶段，取得一定阶段性成果之后才能够惠及社会大众，而对于耗费较多资源的初级阶段往往需要强有力的政策支持和执行，中国所独有的集中力量办大事的组织制度和政策优势为我国的精准医疗计划的顺利实施提供了坚实的基础。自美国 2015 年提出精准医学计划后，我国政府高度重视并及时根据我国情况进行了相关安排和部署。如科技部在 2015 年 3 月举办了首届“国家精准医疗战略专家会议”，启动中国版“精准医疗计划”；2016 年 3 月科技部将精准医疗基因组学纳入我国“十三五”100 个重大项目，在国家规划层面加速推动基因组学等生物技术大规模应用。自 2016 年起，科技部连续发布国家重点研发计划精准医学研究专项申报指南，标志着我国精准医疗重大专项科研行动稳步开展；相继发布第一批肿瘤诊断与治疗项目高通量基因测序技术临床试点单位名单、《药物代谢酶和药物作用靶点基因测序技术指南（试行）》和《肿瘤个人化治疗检测技术指南（试行）》，标志着我国精准医疗计划在实践层面具体展开。

## （二）支撑精准医学计划实施的医疗资源相对集中

与国外医疗资源分散、医疗资源难以共享的现实相比，我国医疗资源相对集中的现状能够高效地推动精准医学计划的实施。例如，在癌症领域，我国 70% 的患者主要集中在全国顶尖的 300 家医院之中，这使得我国能够以较少的资源投入，迅速建立起医院之间的数据共享网络，收集、存储、分享和分析肿瘤精准医疗大数据。

## （三）丰富的疾病资源

中国人口多，所处地理环境和文化环境差异巨大，疾病谱宽且有不同疾病阶段分布，这使得我国的精准医学计划无论是在常见病还是罕见病的病例资源方面都拥有巨大的研究优势。与西方发病往往是胃癌、前列腺癌、乳腺癌等病种不同，我国的癌症多集中在消化道层面，在发病趋势上肺癌、结直肠癌等迅速上升，上消化道癌症居高不下，我国的肺癌、胃癌、肝癌和食管癌 4 种肿瘤死亡率位居世界第一，这些具有中国特色的病例既是中国精准医学计划亟需解决的重大问题，也是支撑中国甚至全球癌症治疗的临床实践。

## （四）坚实的工作基础

精准医学计划的提出与推进不能跟风而起，而需要具备坚实的工作基础。我国从“十一五”开始就在 863 计划中布局疾病基因组学、疾病分子分型和个性化治疗、大数据和生物样本库建设等研究工作，我国基因组学和蛋白质组学研究处于国际前沿水平，同时拥有一批国际竞争力的人才、基地和团队，这些因素确保了我国精准医学计划实施的工作基础和资源优势。

面对精准医学发展新的国际形势，基于我国的现实情况，在最终实现精准医疗计划的目标方面，我国仍需攻克精准医学关键技术缺乏、高水平的学科交叉的转化研究平台不足、符合国际标准的大规模群体队列的储备不够等方面的挑战，优化国家顶层设计与科学决策，打造具有国际竞争力的研究平台和人才队伍，加快构建精准医学大数据体系，完善与优化精准医学实施的监管政策与法规。

## （五）优化国家顶层设计与科学决策

作为一项重大的系统工程，精准医学计划的顺利实施需要从国家的需求出发，提出具有中国特色的研究和计划，搞好顶层设计并进行系统谋划。不仅需要国家层面对精准医学的战略布局，也需要政府对精准医学研究工作的重视，需要强有力的政策推动和扶持。

## （六）打造具有国际竞争力的研究平台和人才队伍

具有国际竞争力的研究平台和团队是我国精准医学计划顺利实施的技术和人才基础。需要立足我国部分疾病临床资源丰富、病种全、病例多、样本量大的基础性资源平台，基于高度凝练的临床和健康科学问题，依托国家科技支撑计划、国家科技重大专项、国家自然科学基金等科研项目，打造在疾病队列、组学和分子生物学平台、大数据和生物信息研究平台、动物模型平台等；需要优化精准医学人才培养和遴选机制，既要立足本土人才培养，重视基础教育，形成创新人才梯队的培养体系，又要着眼国际竞争，优化创新人才遴选机制，在全球范围内遴选具有国际水准的科学研究人才。

## （七）构建支撑精准医学开展的大数据体系

精准医学是以多组学生命大数据为基础，融合临床医疗与健康信息，开展精准的疾病分类及诊断、实现个性化的疾病预防和治疗的新型医疗模式。其主要特征是集成了基因组、转录组、表观组、蛋白质组、代谢组、微生物组等生物大数据，在系统生物学的理论指导之下，采用数学建模和统计学分析等生物信息学手段，对大样本健康队列和特定疾病人群进行整合研究，针对疾病发展进程和不同病理状态进行准确分类，确定并验证疾病诊断和治疗的最佳靶点，以期实现针对特定患者的精准化医疗服务。可以说，生物医学大数据是实现精准医学的基础，谁拥有生物医学大数据资源，谁就掌握精准医学的主动权，谁就能占有精准医学竞争的制高点。面向精准医学的发展应用，我国仍需加强精准医学大数据体系建设，具体包括构建中国自主的大数据中心、精准医学大数据处理和应用的标准化技术体系、精准医学大数据共享标准与规范、精准医学大数据体系规范化应用安全体系、人群队列、多组学数据整合分析等方面。

## （八）建立健全支撑精准医学计划实施的法律规范

为促进精准医学计划在我国健康有序的发展，需要建立健全支撑精准医学计划顺利实施的法律规范。具体包括：明确精准医学研究和应用的监管机构和职责；建立与完善精准医疗准入、退出机制和监管措施，构建精准医疗的准入和退出标准；完善精准医学研究的伦理规范体系；开展国际合作，扩大我国精准医学的国际影响力；优化促进生命科学、生物医药、健康医疗等大健康产业全产业链创新能力的政策措施，为精准医学计划的推进提供驱动力。

（方安，王茜，钱庆）

---

方安，中国医学科学院医学信息研究所，研究馆员，医学知识组织与数字图书馆，发表文章 50 余篇，参编专著 3 部。

王茜，中国医学科学院医学信息研究所，馆员，医疗大数据信息技术应用与隐私保护，发表学术论文 20 余篇。

钱庆，研究员，现任中国医学科学院医学信息研究所副所长，国家人口与健康科学数据中心工程技术中心主任，中宣部新闻出版总署医学融合出版知识技术重点实验室主任。主持完成国家科技部、卫生健康委、工程院、世界卫生组织等资助课题 50 余项，以第一作者或通讯作者在国内外核心期刊发表论文 100 余篇。

### 参考文献

[1] 徐萍 , 桂永浩 , 金力 . 加快中国特色的精准医学的发展 [J]. 中华儿科杂志 ,2016,54(5):321-322.

[2] 张华 , 詹启敏 . 引领全球精准医学发展 , 推动健康中国 2030 建设 [J]. 中华骨与关节外科杂志 ,2017,10(6):474-481.

[3] 付文华 , 钱海利 , 詹启敏 . 中国精准医学发展的需求和任务 [J]. 中国生化药物杂志 ,2016,36(4):1-4.

[4] 陈柯羽 , 张华 , 詹启敏 . 我国精准医学计划实施的保障 [J]. 转化医学电子杂志 ,2017,4(6):1-5.

[5] 李娜 , 马麟 , 詹启敏 . 迈向精准医学 [J]. 中国肿瘤生物治疗杂志 ,2019,26(1):3-6.

[6] 中国科学院北京基因组研究所基因组科学与信息重点实验室 . 项目组简介 [EB/OL]. http://sourcedb.big.cas.cn/zw/zjrc/kyxmz/xxzdsys/201311/t20131116_3979427.html,2020-2-18.

[7] 方向东 . 规范生命组学大数据推动精准医疗发展 [EB/OL]. https://www.cn-healthcare.com/article/20170428/content-491813.html,2017-4-28/2020-2-18.

[8] 杨咪 , 杨小丽 , 封欣蔚 , 等 . 论我国精准医学发展中的困境与出路 [J]. 中国卫生事业管理 ,2017,(4):249-251.

# 第 8 章 精准医学国家重点专项篇

## 8.1 我国在精准医学领域做了哪些重点部署计划

精准医学研究重点专项实施自 2016—2018 年来部署项目 98 项，投入中央财政资金 12.17 亿元。设计了 5 项任务：新一代生命组学技术研发，大规模人群队列研究，精准医学大数据的资源整合、存储、利用与共享平台建设，疾病防诊治方案的精准化研究，精准医疗集成应用示范体系建设。

## 8.2 构建百万人以上的自然人群国家大型健康队列有哪些专项

分区域（如京津冀区域、华中区域）建立面向百万级自然人群国家大型健康队列，共 4 项，项目实施周期均为 4 年（表 8-1）。

表 8-1 百万级自然人群国家大型健康队列专项

| 年份 | 项目名称 | 牵头单位 | 项目负责人 | 经费（万元） |
| --- | --- | --- | --- | --- |
| 2017 | 华东区域自然人群队列研究 | 复旦大学 | 赵根明 | 1983 |
| 2017 | 西北区域自然人群队列研究 | 西安交通大学 | 颜虹 | 1734 |
| 2017 | 西南区域自然人群队列研究 | 四川大学 | 李晓松 | 1557 |
| 2017 | 东北区域自然人群队列研究 | 中国医科大学附属盛京医院 | 赵玉虹 | 1957 |

注：**“华东区域自然人群队列研究”**（项目编号：SQ2017YFSF090080）项目负责人：复旦大学公共卫生学院赵根明教授，子课题：松江队列、泰州队列、常州队列、山东队列、浙江队列及区域信息平台建设。项目的目标是：建成华东区域10万自然人群队列，实现队列资源的共享；建立高效的全死因和常见慢性病发病随访系统，揭示常见慢性病的自然史；阐明区域人群行为、生活方式、地理环境等因素与常见慢性病的关系；评估危害当地居民健康的主要影响因素，为疾病防控和精准医学的深入研究提供依据和资源。

**“西北区域自然人群队列研究”**（项目编号：SQ2017YFSF090013）项目负责人：西安交通大学全球健康研究院颜虹，具体目标：充分利用已有的队列研究基础，建设具有良好代表性、覆盖西北五省的多民族自然人群队列；建设统一标准、信息化共享的队列数据库和多民族生物样本库；建设全联接的健康管理体系，高效追踪终点事件；明确暴露因素与疾病的因果关联，实现对本区域常见高发疾病的风险评估和高效预警。预期成果：制定符合国家标准的统一规范的项目实施方案；建设西北区域自然人群队列数据网络平台；建设西北区域自然人群队列生物样本库；开展基线调查，初步建成西北区域自然人群队列；探索大型自然人群队列建设的组织与管理机制。

**“西南区域自然人群国家队列研究项目”**（项目编号：SQ2017YFSF090144）项目负责人：四川大学华西公共卫生学院（华西第四医院）李晓松教授，目的：建立能够充分反映西南区域自然地理和民族构成鲜明特色的 10 万人以上自然人群队列，失访率 <8%，建立队列基线和随访个人信息库及部分生物样本库；建设高效协作的队列研究网络运行机制、建立统一规范的数据共享平台；研究常见高危慢性病复杂病因及危险因素、构建个性化精准慢性病风险评估及预测模型。预期结果：整合西南区域现有优质队列资源，构建西南区域大型自然人群队列研究协同创新网络和机制；构建西南区域主要少数民族聚集世居自然人群队列；构建西南区域高海拔地区世居高原大型自然人群队列；构建西南区域盆地大气重污染区域大型自然人群队列；西南区域自然人群出生队列；建立西南区域大型自然人群队列数据共享平台和生物大数据挖掘分析技术。

**“东北区域自然人群队列研究”**（项目编号：SQ2017YFSF090121）项目负责人：中国医科大学附属盛京医院赵玉虹教授，研究内容：在统一标准与信息化共享的基础上，建设东北区域（包括辽宁、黑龙江、吉林、内蒙古等地区）的自然人群队列，进行长期随访。

# 8.3 构建重大疾病队列有哪些专项

基于重大疾病专病类型建立心血管疾病专病队列、脑血管疾病专病队列、呼吸系统疾病专病队列、代谢性疾病专病队列、乳腺癌专病队列、食管癌专病队列，共 10 项，其中 2017 年 4 项，2016 年 6 项（表 8-2）：

表 8-2 重大疾病队列专项

| 年份 | 项目名称 | 牵头单位 | 项目负责人 | 经费（万元） |
|---|---|---|---|---|
| 2017 | 神经系统疾病专病队列研究 | 首都医科大学宣武医院 | 笪宇威 | 1417 |
| 2017 | 肺癌专病队列研究 | 中国医学科学院肿瘤医院 | 代敏 | 1472 |
| 2017 | 前列腺癌专病队列研究 | 广西医科大学 | 莫曾南 | 1410 |
| 2017 | 结直肠癌专病队列研究 | 浙江大学 | 丁克峰 | 1404 |
| 2016 | 心血管疾病专病队列研究 | 首都医科大学附属北京安贞医院 | 马长生 | 1833 |
| 2016 | 脑血管疾病专病队列研究 | 首都医科大学附属北京天坛医院 | 王拥军 | 1833 |
| 2016 | 呼吸系统疾病专病队列研究 | 中日友好医院 | 代华平 | 1833 |
| 2016 | 代谢性疾病专病队列研究 | 上海交通大学医学院附属瑞金医院 | 张翼飞 | 1833 |

（续表）

| 年份 | 项目名称 | 牵头单位 | 项目负责人 | 经费（万元） |
| --- | --- | --- | --- | --- |
| 2016 | 乳腺癌专病队列研究 | 中国疾病预防控制中心慢性非传染性疾病预防控制中心 | 王临虹 | 1833 |
| 2016 | 食管癌专病队列研究 | 中国医学科学院肿瘤医院 | 魏文强 | 1835 |

注：**“神经系统疾病专病队列研究”**（项目编号：SQ2017YFSF090175）旨在通过建立大规模系统专病队列，收集专病人群的疾病诊疗信息及生物样本，借助大数据分析手段，揭示疾病演变规律，探索疾病表型与组学之间关联，发现生物标志物，开展精准化防诊治研究。包含了癫痫、阿尔茨海默病 / 帕金森、多发性硬化 / 视神经脊髓炎谱系疾病、重症肌无力等 4 个子课题研究。

**“肺癌专病队列研究”**（项目编号：SQ2017YFSF090133）采用全链条设计，按照统一的肺癌危险因素调查、高危人群纳入、低剂量螺旋 CT 筛查、临床诊疗、随访标准和规范，系统整合不同特色社区人群和临床诊疗两个层面的队列资源，构建肺癌社区高危人群队列、肺癌高发现场人群队列、肺癌规范化临床诊疗队列、肺癌个体化临床研究队列、肺癌复发转移分子标志物监测队列 5 个肺癌专病队列，建立肺癌早期发现和临床诊疗全过程的生物样本库和与之相匹配的数据库及随访共享平台。

**“前列腺癌专病队列研究”**（项目编号：SQ2017YFSF090096）将建立前列腺癌早期筛查、分子分型、疗效评估、风险预测、随访预后的遗传及生物标志物体系，构建覆盖疾病发生发展全程的“金字塔”精准医疗模式，提供高效精准、开放共享的研究平台。

**“结直肠癌专病队列研究”**（项目编号：SQ2017YFSF090160）将整合高危人群和临床队列，收集结直肠癌及其癌前病变全疾病谱生物样本库，构建与之匹配的包括流行病学、临床诊治及结局随访等综合信息的数据库，并搭建互联互通生物样品和大数据共享平台。项目的实施将为我国提供有关结直肠癌诊疗的权威数据和优质生物资源，从而建立起具有中国特色的结直肠癌精准防诊治体系，真正地惠及广大患者和人民群众。

**“心血管疾病专病队列研究”**（项目编号：2016YFC0900900）统一标准和规范，在国家临床医学研究中心或疾病协同研究网络的基础上，针对心血管疾病，系统整合 5 万人以上规模的大样本人群社区队列和临床队列，进行长期随访，建立样本库，整合临床诊疗信息，建立可开展预后研究的随访数据库体系。

**“脑血管疾病专病队列研究”**（项目编号：2016YFC0901000）统一标准和规范，在国家临床医学研究中心或疾病协同研究网络的基础上，针对脑血管疾病，系统整合 5 万人以上规模的大样本人群社区队列和临床队列，进行长期随访，建立样本库，整合临床诊疗信息，建立可开展预后研究的随访数据库体系。

**“呼吸系统疾病专病队列研究”**（项目编号：2016YFC0901100）统一标准和规范，在国家临床医学研究中心或疾病协同研究网络的基础上，针对呼吸系统疾病，系统整合 5 万人以上规模的大样本人群社区队列和临床队列，进行长期随访，建立样本库，整合临床诊疗信息，建立可开展预后研究的随访数据库体系。

**“代谢性疾病专病队列研究”**（项目编号：2016YFC0901200）统一标准和规范，在国家临床医学研究中心或疾病协同研究网络的基础上，针对代谢性疾病，系统整合 5 万人以上规模的大样本人群社区队列和临床队列，进行长期随访，建立样本库，整合临床诊疗信息，建立可开展预后研究的随访数据库体系。

**“乳腺癌专病队列研究”**（项目编号：2016YFC0901300）统一标准和规范，在国家临床医学研究中心或疾病协同研究网络的基础上，针对乳腺癌，系统整合 5 万人以上规模的大样本人群社区队列和临床队列，进行长期随访，建立样本库，整合临床诊疗信息，建立可开展预后研究的随访数据库体系。

**“食管癌专病队列研究”**（项目编号：2016YFC0901400）统一标准和规范，在国家临床医学研究中心或疾病协同研究网络的基础上，针对食管癌，系统整合 5 万人以上规模的大样本人群社区队列和临床队列，进行长期随访，建立样本库，整合临床诊疗信息，建立可开展预后研究的随访数据库体系。

# 8.4 构建罕见病队列有哪些专项

建立面向罕见病的临床队列，仅 2016 年 1 项（表 8-3）：

表 8-3 罕见病队列专项

| 年份 | 项目名称 | 牵头单位 | 项目负责人 | 经费（万元） |
|---|---|---|---|---|
| 2016 | 罕见病临床队列研究 | 中国医学科学院北京协和医院 | 张抒扬 | 3800 |

注：**“罕见病临床队列研究”**（项目编号：2016YFC0901500），由中国医学科学院北京协和医院张抒扬教授总牵头，包括以北京协和医院、中国医学科学院阜外医院、上海交通大学医学院附属瑞金医院、四川大学华西医院及北京大学第一医院等 20 家在罕见病研究方面具有领先地位的单位为中心，百余家医院参与研究，聚集了我国罕见病研究最重要的力量。

# 8.5 精准医学大数据关键技术研发有哪些专项

加强支撑精准医学大数据整合、处理、利用、共享多种应用场景的技术体系建设，加强精准医学大数据有效挖掘与关键信息技术的研发，精准医疗大数据中心建设，共 4 项， 2016 和 2018 年各 2 项（表 8-4）：

表 8-4 精准医学大数据关键技术研发专项

| 年份 | 项目名称 | 牵头单位 | 项目负责人 | 经费（万元） |
|---|---|---|---|---|
| 2018 | 精准医学大数据的有效挖掘与关键信息技术研发 | 清华大学 | 张学工 | 1433 |
| 2018 | 精准医学大数据的有效挖掘与关键信息技术研发 | 上海交通大学 | 吕晖 | 1475 |
| 2016 | 精准医学大数据管理和共享技术平台 | 中国人民解放军军事医学科学院放射与辐射医学研究所 | 伯晓晨 | 2500 |
| 2016 | 精准医学大数据处理和利用的标准化技术体系建设 | 中国科学院北京基因组研究所 | 方向东 | 2500 |

注：**“精准医学大数据的有效挖掘与关键信息技术研发”**（项目编号：SQ2018YFC090002，SQ2018YFC090124）研究内容：针对有代表性的恶性肿瘤、心脑血管疾病、慢性呼吸系统疾病和代谢性疾病等重大疾病及相对高频的罕见疾病的生命组学大数据，研发高精度、高分辨率和高通量发现重要疾病基因、关键变异位点和表观遗传信息的新技术、新方法；研发整合临床疾病表型信息与影像组学、遗传变异、基因表达与调控、表观遗传与微生物组信息等的数据分析方法；研究建立从大数据收集、处理、科研分析到临床诊疗应用的全链条技术方法体系。研究新一代测序等高通量生物技术产出数据的高效并行计算技术、质量控制技术、隐私保护技术、计算分析结果汇交、共享及效果评估技术和大数据有效压缩和快速传输技术；研究生物医学大数据关联搜索方法和技术；研发生物医学大数据存储与分析的云计算和安全监管技术。

**“精准医学大数据管理和共享技术平台”**（项目编号：2016YFC0901600）研究内容：建立生物本体与医学本体融合的技术规范，研究精准医学大数据表述、组织与整合的标准化体系，研究精准医学大数据信息安全规范和技术架构，建立精准医学大数据平台的基础架构和技术体系；建设多维、动态多层次生物医学大数据汇交、管理、分析、共享和应用的技术平台；研发管理、注释、比较和展示 PB 以上量级组学数据与临床信息的应用技术系统；开发面向精准医学研究的大型数据库检索分析系统。

**“精准医学大数据处理和利用的标准化技术体系建设”**（项目编号：2016YFC0901700）研究内容：研发建立大规模疾病临床表型数据与生命组学数据整合的技术方法，研究建立以恶性肿瘤、代谢系统疾病、呼吸系统疾病、心脑血管疾病、免疫性疾病、神经精神类疾病等基因组数据为基础的整合多组学大型数据库体系及其综合数据分析系统，建立群体和个人基因组数据与临床信息和大数据整合、管理、搜索、分析与展示的应用技术系统，开发面向精准医学研究和应用的大数据搜索引擎和跨库检索分析技术系统；研发基于开放式架构上的“标准元数据规范”，开发数据访问、数据搜索、安全隐私、知识检索、规则创建等共性服务组件，研究以 API 服务等方式的标准接口技术，实现建立在标准元数据上的广泛数据源的互联互通互操作。

# 8.6 精准医疗临床生物样本库的专项有哪些

加强精准医疗生物样本检测的灵敏度研究，共 2 项，2017 年（表 8-5）：

表 8-5 精准医疗生物样本库专项

| 年份 | 项目名称 | 牵头单位 | 项目负责人 | 经费（万元） |
| --- | --- | --- | --- | --- |
| 2017 | 临床样本代谢组的超灵敏高覆盖定量分析技术研究 | 复旦大学 | 唐惠儒 | 1600 |
| 2017 | 应用于临床样本检测的超灵敏、高覆盖代谢组定量分析技术研发 | 中国科学院大连化学物理研究所 | 许国旺 | 800 |

注：**“临床样本代谢组的超灵敏高覆盖定量分析技术研究”**（项目编号：SQ 2017YFSF090025），针对临床样本检测需求，发展代谢组分析的新理论与新策略，创建超灵敏、高覆盖代谢组精密测量与定量的综合分析技术体系；研发针对细胞与组织代谢组及靶向目标代谢组的无创原位定量分析技术；发展基于多技术优势集成化并用于完全未知代谢物绝对结构鉴定的新技术和新方法，创立标准化的高选择性超灵敏代谢物探针库并构建其综合信息库，建立多个代谢途径中所有代谢物的超灵敏同步测量技术，开发创新研究与临床应用的工具技术。

**“应用于临床样本检测的超灵敏、高覆盖代谢组定量分析技术研发”**（项目编号：SQ2017YFSF090219）研究内容：针对临床样本检测需求，发展代谢组分析的新理论与新策略，创建超灵敏、高覆盖代谢组精密测量与定量的综合分析技术体系；

研发针对细胞与组织代谢组及靶向目标代谢组的无创原位定量分析技术；发展基于多技术优势集成化并用于完全未知代谢物绝对结构鉴定的新技术和新方法，创立标准化的高选择性超灵敏代谢物探针库并构建其综合信息库，建立多个代谢途径中所有代谢物的超灵敏同步测量技术，开发创新研究与临床应用的工具技术。

## 8.7 精准医学知识库建设有哪些专项

面向恶性肿瘤、代谢系统疾病、呼吸系统疾病等重大疾病研究的精准医学知识库建设专项，共 9 项，2016 年 6 项，2017 年 3 项（表 8-6）：

表 8-6 精准医学知识库建设专项

| 年份 | 项目名称 | 牵头单位 | 项目负责人 | 经费（万元） |
|---|---|---|---|---|
| 2016 | 结直肠癌诊疗规范及应用方案的精准化研究 | 中国医学科学院肿瘤医院 | 王锡山 | 680 |
| 2016 | 肺癌精准化防诊治模式和规范化临床应用方案研究 | 中国医学科学院肿瘤医院 | 高树庚 | 670 |
| 2016 | 肺癌的诊疗规范及应用方案的精准化研究 | 中山大学 | 张力 | 670 |

（续表）

| 年份 | 项目名称 | 牵头单位 | 项目负责人 | 经费（万元） |
|---|---|---|---|---|
| 2016 | 肺血栓栓塞症诊疗规范及应用方案的精准化研究 | 中日友好医院 | 翟振国 | 660 |
| 2016 | 间质性肺病诊疗规范及应用方案的精准化研究 | 中国医学科学院北京协和医院 | 徐作军 | 660 |
| 2016 | 呼吸疾病诊疗规范及应用方案的精准化研究（哮喘） | 广州医科大学附属第一医院 | 李靖 | 660 |
| 2017 | 冠心病和心房颤动的诊疗规范和应用方案的精准化研究 | 首都医科大学附属北京安贞医院 | 周玉杰 | 800 |
| 2017 | 稳定性心绞痛与急性冠脉综合征诊疗规范及应用方案的精准化研究 | 山东大学 | 陈玉国 | 400 |
| 2017 | 非酒精性脂肪性肝病诊疗的精准化研究 | 北京大学 | 张炜真 | 996 |

注：**“2016 年恶性肿瘤诊疗规范及应用方案的精准化研究”**的内容是结合恶性肿瘤的生物标志物特征图谱，开展疾病诊断、药物治疗和多学科综合治疗、预后判断的研究，制定疾病诊断、治疗、预后预测的新标准和新规范；针对恶性肿瘤，强化、

布局单病种临床研究多中心协作组和转化中心，开展疾病人群预防、有效治疗方案的大规模前瞻性临床研究，创新重大疾病精准防诊治方案。优化恶性肿瘤的精准医学多学科融合策略，形成高效、系统的临床应用解决方案。呼吸疾病诊疗规范及应用方案精准化研究的内容是结合呼吸系统疾病的生物标志物特征图谱，开展疾病诊断、药物治疗、预后判断的研究，制定疾病诊断、治疗、预后预测的新标准和新规范；强化、布局单病种临床研究多中心协作组和转化中心，开展疾病人群预防、有效治疗方案的大规模前瞻性临床研究，创新重大疾病精准防诊治方案。优化呼吸系统疾病的精准医学多学科融合策略，形成高效、系统的临床应用解决方案。

**“2017 年心脑血管疾病诊疗规范及应用方案的精准化研究”**的内容是结合心脑血管疾病的生物标志物特征图谱，开展疾病诊断、药物治疗、预后判断的研究，制定疾病诊断、治疗、预后预测的新标准和新规范；开展疾病人群预防、有效治疗方案的大规模前瞻性临床研究，创新重大疾病精准防诊治方案。优化心脑血管疾病的精准医疗多学科融合策略，形成高效、系统的临床应用解决方案。代谢性疾病诊疗规范及应用方案精准化研究的内容是结合代谢性疾病的生物标志物特征图谱，开展疾病诊断、药物治疗、预后判断的研究，制定疾病诊断、治疗、预后预测的新标准和新规范；开展疾病人群预防、有效治疗方案的大规模前瞻性临床研究，创新重大疾病精准防诊治方案。优化代谢性疾病的精准医疗多学科融合策略，形成高效、系统的临床应用解决方案。

## 8.8 生命组学临床应用技术有哪些专项

如临床用单细胞组学技术、临床用表观基因组技术专项，共 4 项，2016 年（表 8-7）：

表 8-7 生命组学临床应用技术专项

| 年份 | 项目名称 | 牵头单位 | 项目负责人 | 经费（万元） |
|---|---|---|---|---|
| 2016 | 临床用单细胞组学技术研发 | 北京大学 | 张泽民 | 1350 |
| 2016 | 临床用单细胞组学技术开发与肺癌应用研究 | 博奥生物集团有限公司 | 郭弘妍 | 900 |
| 2016 | 表观基因组学检测技术研发与临床应用 | 中国科学院北京基因组研究所 | 杨运桂 | 1350 |
| 2016 | 表观基因组技术研发及其在中国人群与复杂疾病图谱绘制中的应用 | 中国科学院动物研究所 | 孙中生 | 900 |

注：**“临床用单细胞组学技术研发”**（项目编号：2016YFC0900100）项目阶段性成果：（1）单细胞基因组测序技术。（2）单细胞转录组测序技术。（3）循环肿瘤细胞的单细胞测序研究。（4）单细胞组学在生殖医学中的应用。（5）肝癌的免疫单细胞研究。

**“临床用单细胞组学技术开发与肺癌应用研究”**（项目编号：2016YFC0900200）项目从单细胞样本制备、单细胞组学检测和临床应用三个方面开展研究，基于微流控芯片、显微操作等技术，研制自动化程度高的临床应用型单细胞制备系统；完善临床用单细胞基因组、转录组、表观基因组、蛋白质组检测技术体系和分析方法，并在卫计委批准的个体化医学检测试点单位和高通量基因测序技术临床应用试点单位开展标准操作规范研究；以我国癌症发病率和死亡率最高的肺癌为切入点，开展肺癌单细胞多组学图谱研究，探索新型潜在肺癌循环肿瘤细胞分子标志物。

**“表观基因组学检测技术研发与临床应用”**（项目编号：2016YFC0900300）研发“临床应用表观遗传学研究的创新型工具和技术”这一重大关键共性技术。对表观基因组学理论和测序有一个全新的认识，填补国内外在表观遗传学研究领域的空白。尤其是 DNA 甲基化、RNA 甲基化和组蛋白修饰测序新技术的研发将为疾病发生的表观遗传学研究注入新鲜血液。项目研究成果将为获得疾病表观基因组学图谱变异规律提供新的技术路线。为肝癌和乳腺癌等疾病的预防、早期诊断和治疗提供理论依据，也为其他重大疾病的研究提供重要的理论参考。

**“表观基因组技术研发及其在中国人群与复杂疾病图谱绘制中的应用”**（项目编号：2016YFC0900400）研究内容：绘制中国人特有的生活方式和环境因素影响的人类正常细胞和组织表观基因组图谱；绘制复杂疾病的细胞和组织表观基因组图谱；绘制从胚胎到个体发育的各个阶段的细胞和组织表观基因组图谱；开发用于表观遗传学研究的创新型工具和技术，包括 DNA / RNA 甲基化修饰的全新测序方法、组蛋白修饰和非编码 RNA 等。

# 8.9 生物医学大数据分析技术有哪些专项

加强生命组学数据质量控制体系和标准体系建设专项、整合以生命组学数据、临床信息和健康数据为核心的多层次数据，开发用于不同层次数据的快速分析体系，研发海量个人多组学信息管理、注释、可视化与应用系统，构建支持精准医疗的大型知识库系统，开发系列工具，为精准医疗和智慧医疗提供支撑，共 35 项，2018 年 4 项，2017 年 9 项，2016 年 22 项（表 8-8）：

表 8-8 生物医学大数据分析技术专项

| 年份 | 项目名称 | 牵头单位 | 项目负责人 | 经费（万元） |
|---|---|---|---|---|
| 2018 | 医学生命组学数据质量控制关键技术研发与应用示范 | 华南理工大学 | 杜红丽 | 1546 |
| 2018 | 面向临床的糖组学和糖蛋白质组学高效分析技术研发 | 复旦大学 | 顾建新 | 1569 |
| 2018 | 基于实时高空间分辨率和多模态图像融合技术的食管癌临床诊疗方案研究 | 中山大学 | 单鸿 | 1923 |
| 2018 | 精准医疗临床决策支持系统研发 | 北京大学 | 李全政 | 2462 |
| 2016 | 基于组学特征谱的鼻咽癌分子分型研究与精准治疗 | 中山大学 | 曾益新 | 320 |
| 2016 | 基于组学特征谱的未知原发灶骨转移癌的分子分型研究 | 中国人民解放军第二军医大学 | 肖建如 | 320 |
| 2016 | 基于多组学谱特征的前列腺癌分子分型研究 | 中国人民解放军第二军医大学 | 孙颖浩 | 320 |

（续表）

| 年份 | 项目名称 | 牵头单位 | 项目负责人 | 经费（万元） |
|---|---|---|---|---|
| 2016 | 基于组学特征谱的肺癌分子分型体系研究 | 中国医学科学院肿瘤医院 | 王洁 | 320 |
| 2016 | 基于多组学特征谱的肝癌分子分型研究 | 复旦大学 | 周俭 | 320 |
| 2016 | 基于组学特征谱的脑胶质瘤分子分型研究 | 首都医科大学附属北京天坛医院 | 江涛 | 320 |
| 2016 | 通过多组学数据整合提高肾癌分子分型的准确度 | 中山大学 | 罗俊航 | 320 |
| 2016 | 基于组学特征谱的白血病分子分型研究 | 上海交通大学医学院附属瑞金医院 | 任瑞宝 | 320 |
| 2016 | 基于组学特征谱的宫颈癌分子分型及精准防治研究 | 华中科技大学 | 马丁 | 320 |
| 2016 | 基于组学特征谱的 H 型高血压首发脑卒中分子分型研究 | 北京大学第一医院 | 霍勇 | 320 |
| 2016 | 基于组学特征谱的 2 型糖尿病分子分型及分类体系的研究 | 上海交通大学 | 贾伟平 | 320 |

（续表）

| 年份 | 项目名称 | 牵头单位 | 项目负责人 | 经费（万元） |
|---|---|---|---|---|
| 2016 | 基于组学特征谱的原发性痛风分子分型研究 | 青岛大学附属医院 | 李长贵 | 320 |
| 2016 | 基于组学特征谱的呼吸系统疾病（慢阻肺）分子分型研究 | 广州医科大学 | 卢文菊 | 320 |
| 2016 | 基于组学特征谱的社区获得性肺炎分子分型研究 | 北京大学人民医院 | 高占成 | 320 |
| 2016 | 基于组学特征谱的自身免疫病（系统性红斑狼疮）的分子分型研究 | 中国医学科学院北京协和医院 | 张烜 | 320 |
| 2016 | 基于组学特征谱的Vogt-小柳原田综合征分子分型研究 | 重庆医科大学 | 杨培增 | 320 |
| 2016 | 基于多组学图谱的免疫性肾小球疾病分子分型研究 | 中国人民解放军南京军区南京总医院 | 刘志红 | 320 |
| 2016 | 基于多组学图谱的精神分裂症精准诊疗模式研究 | 四川大学华西医院 | 李涛 | 320 |

（续表）

| 年份 | 项目名称 | 牵头单位 | 项目负责人 | 经费（万元） |
| --- | --- | --- | --- | --- |
| 2016 | 基于组学特征谱的癫痫分子分型研究 | 复旦大学 | 王艺 | 320 |
| 2016 | 以生物组学特征与多模态功能影像为基础的多线束精准放疗方案研究 | 中国医学科学院肿瘤医院 | 李晔雄 | 1200 |
| 2016 | 分子功能影像与生命组学引导肿瘤多线束精准放疗 | 山东省肿瘤防治研究院 | 李建彬 | 789 |
| 2016 | 疾病研究精准医学知识库构建 | 复旦大学 | 刘雷 | 4632 |
| 2017 | 基于系统生物学的重大自身免疫病防诊治精准化策略研究 | 上海交通大学 | 吕良敬 | 957 |
| 2017 | 基于组学和临床预后的心力衰竭及猝死分子分型及治疗靶标发现 | 华中科技大学 | 汪道文 | 800 |
| 2017 | 基于远程/移动医疗网络的精准医疗综合服务示范体系建设与推广 | 郑州大学第一附属医院 | 赵杰 | 3981 |

（续表）

| 年份 | 项目名称 | 牵头单位 | 项目负责人 | 经费（万元） |
|---|---|---|---|---|
| 2017 | 精准医疗集成应用示范体系建设 | 中日友好医院 | 姚树坤 | 2000 |
| 2017 | 精准医疗伦理、政策法规框架研究 | 复旦大学 | 王国豫 | 473 |
| 2017 | 中国人群多组学参比数据库与分析系统建设 | 哈尔滨工业大学 | 王亚东 | 8985 |
| 2017 | 中国重大疾病与罕见病临床与生命组学数据库 | 中国人民解放军总医院 | 任国荃 | 4977 |
| 2017 | 头颈部恶性肿瘤个性化药物评价及临床转化体系建立 | 上海交通大学 | 孙树洋 | 1432 |

注：**“医学生命组学数据质量控制关键技术研发与应用示范”**（项目编号：SQ 2018YFC090062）华南理工大学生物科学与工程学院杜红丽教授作为负责人，由来自华南理工大学、中山大学、中国科学院大连化学物理研究所、暨南大学、北京师范大学、深圳华大智造科技有限公司6家单位科研一线的产、学、研、用一体化的交叉学科研究团队共同承担。精准的生命组学大数据是“精准医疗”的核心基础，我国在精准医学研究和生命组学数据积累处于世界前列，但由于目前各组学测定平台多样化且数据分析技术不精准、数据可重复性和可验证性差，检测成本昂贵等因

素，致使组学大数据尚不能准确、快速、有效地转化应用于“精准医疗”。项目将整合优势资源进行集成联合攻关，多中心协作，多平台一体化发展，在拥有完全自主高通量测序仪和高精度组学分析技术的基础上，研发每种生命组学数据质量控制的关键技术，以大幅提高我国生命组学数据质量，最终实现组学数据跨技术平台、跨实验室的可比性及数据的可重复性和可验证性，加速组学数据在“精准医疗”领域的有效转化和应用。项目的实施将推动生命组学数据在基础医学和临床上的应用，提升我国精准医学领域整体技术水平，进一步提升我国生命组学技术的国际影响力。

**“面向临床的糖组学和糖蛋白质组学高效分析技术研发”**（项目编号：SQ2018YFC090041）研究内容：研发高灵敏的糖组分离、鉴定和定量技术；建立人体重要器官、细胞和体液的糖链组成表达谱；制备糖链样本库；开发糖链结构自动化分析软件。

**“基于实时高空间分辨率和多模态图像融合技术的食管癌临床诊疗方案研究”**（项目编号：SQ2018YFC090075）研究内容：针对国内食管鳞癌的患病特点，实现食管癌临床精准诊疗方案的制定。旨在开发针对食管鳞癌的分子探针和高灵敏的成像仪器，用于食管癌术中导航，以实现食管鳞癌精准切除，提高生存率。

**“精准医疗临床决策支持系统研发”**（项目编号：SQ2018YFC090081）研究内容：构建多学科协作、贯穿诊治全过程的精准医疗临床决策支持系统，研发针对肿瘤和心脑血管等重大疾病从医学数据融合、医疗知识发现到临床决策应用的综合应用平台，并依托大型综合性医院验证推广，旨在提高重大疾病的诊疗水平和防治效益。

**“2016 年基于组学特征谱的恶性肿瘤分子分型研究”**的研究内容：以我国常见高发恶性肿瘤为主要对象，采用新一代实验技术，以规模化的临床样本为基础，以基因组学信息和临床大数据为基石，根据病种的需要整合转录组学、表观基因组学、蛋白组学、免疫组学及代谢组学等信息，形成生物医学研究知识网络，抽提出各个疾病的多组学图谱。在多系统分子相互作用和网络调控层次上深入分析挖掘，描绘出疾病分类体系框架，并结合患者临床信息及现有对疾病的了解，寻找与疾病精准预测、早期诊断、分类分型及预后判断相关的组学特征谱，并实现更为精确和精细的疾病分类、分型，同时对比国内外已有的研究结果，为我国患者精确诊断和精确治疗的标准化提供依据。

**“2016 年基于组学特征谱的心脑血管疾病分子分型研究”**的研究内容：以我国常见高发心脑血管疾病为主要对象，采用新一代实验技术，以规模化的临床样本为基础，以基因组学信息和临床大数据为基石，根据病种的需要整合转录组学、表观基因组学、蛋白组学、免疫组学及代谢组学等信息，形成生物医学研究知识网络，抽提出各个疾病的多组学图谱。在多系统分子相互作用和网络调控层次上深入分析挖掘，描绘出疾病分类体系框架，并结合患者临床信息及现有对疾病的了解，寻找与疾病精准预测、早期诊断、分类分型及预后判断相关的组学特征谱，并实现更为精确和精细的疾病分类、分型，同时对比国内外已有的研究结果，为我国患者精确诊断和精确治疗的标准化提供依据。

**“2016 年基于组学特征谱的代谢性疾病分子分型研究”**的研究内容：以我国常见高发代谢性疾病为主要对象，采用新一代实验技术，以规模化的临床样本为基础，以基因组学信息和临床大数据为基石，根据病种的需要整合转录组学、表观基因组学、蛋白组学、免疫组学及代谢组学等信息，形成生物医学研究知识网络，抽提出各个疾病的多组学图谱。在多系统分子相互作用和网络调控层次上深入分析挖掘，描绘出疾病分类体系框架，并结合患者临床信息及现有对疾病的了解，寻找与疾病精准预测、早期诊断、分类分型及预后判断相关的组学特征谱，并实现更为精确和精细的疾病分类、分型，同时对比国内外已有的研究结果，为我国患者精确诊断和精确治疗的标准化提供依据。

**“2016 年基于组学特征谱的免疫性疾病分子分型研究”**的研究内容：以常见高发免疫性疾病为主要对象，采用新一代实验技术，以规模化的临床样本为基础，以基因组学信息和临床大数据为基石，根据病种的需要整合转录组学、表观基因组学、蛋白组学、免疫组学及代谢组学等信息，形成生物医学研究知识网络，抽提出各个疾病的多组学图谱。在多系统分子相互作用和网络调控层次上深入分析挖掘，描绘出疾病分类体系框架，并结合患者临床信息及现有对疾病的了解，寻找与疾病精准预测、早期诊断、分类分型及预后判断相关的组学特征谱，并实现更为精确和精细的疾病分类、分型，同时对比国内外已有的研究结果，为我国患者精确诊断和精确治疗的标准化提供依据。

# 8.10 精准医学在个体化治疗方面有哪些专项

共 8 项，2017 年 4 项，2016 年 4 项（表 8-9）：

表 8-9 精准医学个性化治疗专项

| 年份 | 项目名称 | 牵头单位 | 项目负责人 | 经费（万元） |
|---|---|---|---|---|
| 2017 | 糖尿病个体化诊疗靶标的发现与应用 | 首都医科大学附属北京同仁医院 | 杨金奎 | 800 |
| 2017 | 冠心病个体化用药靶标发现与组学新技术研发 | 中山大学 | 黄民 | 400 |
| 2017 | 基于临床生物信息学研发慢性阻塞性肺病的个体化治疗靶标和新技术 | 复旦大学 | 王向东 | 948 |

（续表）

| 年份 | 项目名称 | 牵头单位 | 项目负责人 | 经费（万元） |
|---|---|---|---|---|
| 2017 | 肥胖及 2 型糖尿病个体化治疗靶标发现与新技术研发 | 中国科学院上海生命科学研究院 | 林旭 | 400 |
| 2016 | 结直肠癌个体化治疗靶标发现与新技术研发 | 四川大学 | 石虎兵 | 785 |
| 2016 | 免疫性肾病精准医疗研究：个体化治疗的生物学标记及干预新靶点 | 中山大学 | 余学清 | 800 |
| 2016 | 重大风湿免疫疾病个性化靶标发现及精准治疗 | 清华大学 | 董晨 | 505 |
| 2016 | 精神分裂症个体化治疗靶标发现与新技术研发 | 上海交通大学 | 贺光 | 551 |

注：**“2017 年心脑血管疾病个体化治疗靶标发现与新技术研发”**的研究内容：针对心脑血管疾病，采用多种生命组学及大数据分析等大科学手段，建立从基因序列改变、表观遗传修饰、基因表达谱、分子调控网络等多级水平的特征谱，找出关键驱动基因及信号通路并进行功能确证研究，最终识别出有潜在临床应用价值的、可用于疾病的预防、诊断、治疗和预后判断的药物作用靶点，并针对现有药物靶点开发新的适应证。

**“2017 年呼吸疾病个体化治疗靶标发现与新技术研发”**的研究内容：针对呼吸疾病，采用多种生命组学及大数据分析等大科学手段，建立从基因序列改变、表观遗传修饰、基因表达谱、分子调控网络等多级水平的特征谱，找出关键驱动基因及信号通路并进行功能确证研究，最终识别出有潜在临床应用价值的、可用于疾病的预防、诊断、治疗和预后判断的药物作用靶点，并针对现有药物靶点开发新的适应证，发展高通量靶标发现新技术及微量先导化合物活性评估等新方法。

**“2017 年代谢性疾病个体化治疗靶标发现与新技术研发的”**研究内容：针对代谢性疾病，采用多种生命组学以及大数据分析等大科学手段，建立从基因序列改变、表观遗传修饰、基因表达谱、分子调控网络等多级水平的特征谱，找出关键驱动基因及信号通路并进行功能确证研究，最终识别出有潜在临床应用价值的、可用于疾病的预防、诊断、治疗和预后判断的药物作用靶点，并针对现有药物靶点开发新的适应证。

**“2016 年恶性肿瘤个体化治疗靶标发现与新技术研发的”**研究内容针对恶性肿瘤，采用多种生命组学以及生物医学大数据分析等手段，建立从基因序列改变、表观遗传修饰、基因表达谱、分子调控网络等多级水平的特征谱，找出关键驱动基因及信号通路并进行功能确证研究，最终识别出有潜在临床应用价值、可用于疾病的预防、诊断、治疗和预后判断的生物标志物和药物作用靶点，并针对现有药物靶点开发新的适应证。

**“2016 年免疫性疾病个体化治疗靶标发现与新技术研发的”**研究内容针对免疫性疾病，采用多种生命组学以及生物医学大数据分析等手段，建立从基因序列改变、表观遗传修饰、基因表达谱、分子调控网络等多级水平的特征谱，找出关键驱动基因及信号通路并进行功能确证研究，最终识别出有潜在临床应用价值、可用于疾病的预防、诊断、治疗和预后判断的生物标志物和药物作用靶点，并针对现有药物靶点开发新的适应证。

**“2016 年精神神经类疾病个体化治疗靶标发现与新技术研发”**的研究内容针对精神神经类疾病，采用多种生命组学以及生物医学大数据分析等手段，建立从基因序列改变、表观遗传修饰、基因表达谱、分子调控网络等多级水平的特征谱，找出关键驱动基因及信号通路并进行功能确证研究，最终识别出有潜在临床应用价值的、可用于疾病的预防、诊断、治疗和预后判断的生物标志物和药物作用靶点，并针对现有药物靶点开发新的适应证。

# 8.11 精准医学在肿瘤免疫方面有哪些专项

共 2 项，2016 和 2017 各 1 项（表 8-10）：

表 8-10 精准医学在肿瘤免疫方面的专项

| 年份 | 项目名称 | 牵头单位 | 项目负责人 | 经费（万元） |
| --- | --- | --- | --- | --- |
| 2016 | 基于恶性肿瘤免疫微环境，代谢及耐药相关分子靶标鉴定及干预研究 | 南京医科大学 | 孙倍成 | 1200 |
| 2017 | 基于修饰型抗体及免疫细胞的精准医学治疗的标准研究 | 中国人民解放军第二军医大学东方肝胆外科医院 | 钱其军 | 1819 |

注：**“基于恶性肿瘤免疫微环境，代谢及耐药相关分子靶标鉴定及干预研究”**（项目编号：2016YFC0905900），项目实施周期：5 年。

“基于修饰型抗体及免疫细胞的精准医学治疗的标准研究”（项目编号：SQ2017YFSF090143）该项目主要针对免疫治疗中尚需解决的三个关键科学问题：不同患者肿瘤差异大并在免疫编辑过程中形成不同的免疫特征，亟需根据不同的肿瘤分子特征与免疫特征，选择合适治疗靶点（包括肿瘤细胞与免疫细胞），并制定相应免疫疗法；同一患者的肿瘤细胞高度异质，单一靶点的 CAR-T 疗法疗效欠佳或易复发，而单一靶点的抗体治疗有效率偏低，亟需建立多靶向、单靶向的序贯治疗或联合治疗策略；广泛激活整体免疫反应具有潜在安全性风险，需增强肿瘤局部的免疫功能，如应用具有肿瘤趋向性的免疫细胞自表达功能性抗体，协同发挥细胞免疫与抗体免疫的双重优势，提高免疫治疗的安全性与有效性。

# 8.12 精准医学在基因测序方面有哪些专项

2017 年 1 项（表 8-11）：

表 8-11 精准医学在基因测序方面的专项

| 年份 | 项目名称 | 牵头单位 | 项目负责人 | 经费（万元） |
|---|---|---|---|---|
| 2017 | 新一代基因组测序技术、临床用测序设备及配套试剂的研发 | 深圳华大基因研究院 | 牟峰 | 1843 |

注：**“新一代基因组测序技术、临床用测序设备及配套试剂的研发”**（项目编号：SQ2017YFSF090017），通过该项目，提高基因组测序精度并降低测序成本，大幅度提升我国精准医学测序技术水平和相关产品的市场竞争力，为中国精准医学计划长远目标的实现打下坚实基础。该项目的成果将助力防控出生缺陷，精准治疗癌症和重大慢性病，护航“健康中国 2030”，提高我国人口健康水平，并产生巨大的民生示范价值，同时也将成为“一带一路”科技输出的重要窗口，带动万亿的市场价值。

# 8.13 精准医学在疾病早期筛查应用研究有哪些专项

2016 年 1 项（表 8-12）：

表 8-12 精准医学在疾病早期筛查应用的专项

| 年份 | 项目名称 | 牵头单位 | 项目负责人 | 经费（万元） |
|---|---|---|---|---|
| 2016 | 基于多组学谱的慢性阻塞性肺疾病早期分子诊断、分子分型、精准治疗与急性加重风险预警模型的系统研究 | 四川大学华西医院 | 文富强 | 320 |

注：**“基于多组学谱的慢性阻塞性肺疾病早期分子诊断、分子分型、精准治疗与急性加重风险预警模型的系统研究”**（项目编号：2016YFC0903600）四川大学华西医院呼吸内科文富强教授团队牵头，中日友好医院、北京大学第三医院、山东大学齐鲁医院等多家医院共同参与的“基于多组学谱的慢性阻塞性肺疾病早期分子诊断、分子分型、精准治疗与急性加重风险预警模型的系统研究”项目正式启动。据了解，该项目旨在通过基因、蛋白与代谢等多组学技术，系统性探究慢阻肺个体化分型和精准治疗方案。

# 8.14 精准医学在新型生物标志物的发现与应用方面有哪些专项

2017 年 1 项（表 8-13）：

表 8-13 精准医学在新型生物标志物的发现与应用的专项

| 年份 | 项目名称 | 牵头单位 | 项目负责人 | 经费（万元） |
|---|---|---|---|---|
| 2017 | 肿瘤药物耐药的遗传学与表观遗传学标志物的发现与临床解决方案研究 | 浙江大学 | 曾苏 | 990 |

注：**“肿瘤药物耐药的遗传学与表观遗传学标志物的发现与临床解决方案研究”**（项目编号：SQ2017YFSF090222）由浙江大学药学院曾苏教授牵头承担，药学院曾苏教授和陈枢青教授分别为两个课题负责人，项目联合复旦大学、浙江省肿瘤

医院、迪安诊断技术集团股份有限公司、海正药业（杭州）有限公司、杭州迪安医学检验中心有限公司，围绕抗肿瘤药物耐药，从基础理论研究、核心关键技术攻关、样本库与生物信息学工具开发、基因检测试剂盒开发、新药研发和临床解决方案等方面开展系统的合作研究。

（李俊阳，毛嫄，张秀梅）

---

李俊阳，《中国组织工程研究》杂志社编辑，主要从事编辑、学术出版等工作。

毛嫄，北京万方医学信息科技有限公司，研究方向为医学信息素养提升，参编《医学研究与医学信息素养》《精准医学文献库构建与应用》《精准医学术语管理系统构建与应用》《精准肿瘤知识库构建与应用》等图书。

张秀梅，管理学博士、研究员，北京万方医学信息科技有限公司总经理，创立万方医学网。

## 参考文献

[1] http://www.nhc.gov.cn/ 中华人民共和国国家卫生健康委员会。

[2] 黄文雅，杨景丽，黄佩瑶，等．亚欧地区部分国家队列研究进展分析 [J]. 中华流行病学杂志 ,2020,41(6):962-967.

[3] 吴思竹，陈松景，王安然，等．重大疾病精准医学数据库群 [R]. 2019.

[4] 郭健，吕浩涵，李杰，等．中国国家罕见病注册系统架构和数据质量控制及管理流程 [J]. 中国数字医学 ,2021,16(1):17-22.

[5] 彭柯鑫．放射性药物针孔伽马成像系统关键技术研究 [D]. 四川：成都理工大学 ,2018.

[6] 张林 , 姚品芳 , 刘媛媛 , 等 . 湖北省肿瘤医院 3.0 版肿瘤生物样本库的建立与管理 [J]. 中国肿瘤 ,2021,30(1):48-53.

[7] 王星 , 徐慧琳 , 刘雷 . 精准医学大数据平台建设与应用 [C]. //2019 中国肿瘤学大会论文集 . 2019:3358-3359.

[8] 潘璇 , 赵萌 , 张秀梅 , 等 . 生物 3D 打印技术在精准医学领域研究应用现状的中英文文献分析 [J]. 中国组织工程研究 ,2021,25(21):3382-3389.

[9] 阮晋蒙 . 精准医疗将引领未来医学新时代 [J]. 新经济导刊 ,2017(1):27-30.

[10] 武奥申 , 刘小娜 , 刘昀赫 , 等 . 二代基因测序数据管理和大数据平台在精准医学中的应用 [J]. 中国生物工程杂志 ,2019,39(2):101-111.

[11] 付一鸣 , 刘晓燕 , 韩泽龙 , 等 . 人工智能辅助内镜在消化道早癌筛查应用研究进展 [J]. 中华消化内镜杂志 ,2019,36(4):296-299.

[12] 毛凯晟 , 阎海 . 精准医学与膀胱癌的个体化诊疗 [J]. 中国肿瘤生物治疗杂志 ,2018,25(1):17-22.